Archives of Oto-Rhino-Laryngology
Archiv für Ohren-, Nasen- und Kehlkopfheilkunde
Supplement 1983/II

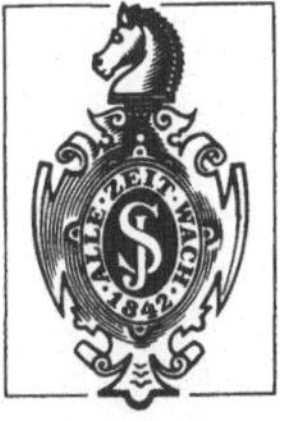

Verhandlungsbericht 1983

der Deutschen Gesellschaft
für Hals-Nasen-Ohren-Heilkunde,
Kopf- und Hals-Chirurgie

Teil II: Sitzungsbericht

Schriftleitung E. R. Kastenbauer
Herausgeber E. Lehnhardt

Mit 172 Abbildungen

Springer-Verlag
Berlin Heidelberg New York Tokyo
1983

Prof. Dr. E. R. Kastenbauer,
Universitätsklinikum, Charlottenburg, HNO-Klinik,
Spandauer Damm 130, 1000 Berlin 19

Prof. Dr. Dr. med. Ernst Lehnhardt,
HNO-Klinik, Medizinische Hochschule
Konstanty-Gutschow-Straße 8, 3000 Hannover 61

ISBN-13: 978-3-540-13145-8 e-ISBN-13: 978-3-642-69553-7
DOI: 10.1007/978-3-642-69553-7

CIP-Kurztitelaufnahme der Deutschen Bibliothek
Deutsche Gesellschaft für Hals-Nasen-Ohren-Heilkunde, Kopf- und Hals-Chirurgie:
Verhandlungsbericht ... der Deutschen Gesellschaft für Hals-Nasen-Ohren-Heilkunde, Kopf- und Hals-Chirurgie.
Berlin; Heidelberg; New York; Tokyo: Springer.
Früher mit d. Erscheinungsorten Berlin, Heidelberg, New York. 1983.
Teil 2. Sitzungsbericht. – 1983. (Archives of oto-rhino-laryngology: Suppl.; 1983, 2)

NE: Archives of oto-rhino-larynology/Supplement

Satz, Druck- und Bindearbeiten: Brühlsche Universitätsdruckerei, Gießen
2122/3130-543210

Inhaltsverzeichnis Teil II: Sitzungsbericht

Erläuterungen zu den Referaten

Vortrag I auf Aufforderung

Orbita und Schädelbasis

Varia

Plastische Chirurgie
Klinik und Therapie des malignen Melanoms

Freie Vorträge

Neurootologie

Filmdemonstrationen

Freie Vorträge

Hauptvortrag

Freie Vorträge

Varia

Kehlkopf

Audiologie

Tag der Praxis

Vortrag II auf Aufforderung

Freie Vorträge

Speicheldrüsen

Rundtischgespräch

HNO-Arzt und Anästhesist in der täglichen operativen Praxis

Mittelohr

Innerer Gehörgang

Klinische Forschung

Poster

Arch Otorhinolaryngol Suppl 1–16 (Verhandlungsbericht 1983)

Archives of
Oto-Rhino-Laryngology

II. Teil: Sitzungsbericht

Erläuterungen zu den Referaten

A. E. Wilmes, F. Deinhardt (a. G.) (München): Virale Krankheiten im HNO-Bereich (Erläuterungen zum Referat)

In Ergänzung zum oben genannten Referat soll auf die Therapie viraler Erkrankungen mit Immunglobulinen, Kortikosteroiden, Chemotherapeutika und Interferonen eingegangen werden.

Zunächst sei daran erinnert, daß nicht jede Virusinfektion behandlungsbedürftig ist. Grundsätzlich sollte daran gedacht werden, daß das, was der Patient als Belästigung und der Arzt als Symptom wertet, wesentliche Abwehrfunktionen erfüllt:

So ist z. B. die Produktion von Interferonen bei Temperaturen über 38,5 °C wesentlich gesteigert; die Schwellung der Schleimhäute ist eine Folge der verbesserten Durchblutung; Sekrete bringen Leukozyten, Immunglobuline und unspezifische Abwehrsubstanzen, wie Lysozym und Proteinasen-Inhibitoren an den Ort der Erkrankung und transportieren Fremdmaterial und Mikroorganismen ab.

Immunglobuline

Hyperimmunglobuline werden seit Jahren erfolgreich bei angeborenen oder erworbenen Immundefekten therapeutisch und prophylaktisch angewandt.

Dagegen ist die Therapie bei akuten viralen Infekten umstritten, da die Serumantikörper nur Zellen vor einer Infektion schützen können, aber nicht in infizierte Zellen eindringen und dort die Vermehrung hemmen können.

Mit anderen Worten: Eine Schutzwirkung kann nur eintreten, wenn Immunseren vor Generalisation der Virusinfektion zugeführt werden. Hier liegt das Problem sowohl der Immunglobulintherapie als auch anderer Therapieformen.

Da bei einem Teil der Virusinfektionen mit dem Auftreten der ersten Symptome die Virusvermehrung bereits den Höhepunkt erreicht hat, kommt eine Therapie mit Immunglobulinen in der Regel zu spät.

Anders ist die Situation bei erworbenen Immundefekten, z. B. bei konsumierenden Erkrankungen oder unter immunsuppressiver Therapie. Hier können *latent* vorhandene Viren aufgrund der gestörten Immunabwehr reaktiviert werden (*Beispiel: Zoster*). Diese andauernde Virusvermehrung kann mit Immunglobulinen behandelt werden. Anzumerken ist hier, daß *nur* solche Immunglobulinpräparationen wirksam sein können, die *einen hohen Titer* gegenüber dem verursachenden Virus aufweisen.

Kortikosteroide

Ob man Kortikosteroide bei Viruskrankheiten einsetzen soll oder nicht, diese Frage ist heute noch ungelöst. Man kann genügend Arbeiten finden, die über den günstigen Einfluß der Kortikosteroide berichten und ebenso viele, die das Gegenteil zu beweisen scheinen. Auch Tierversuche haben bisher keine weiterführenden Ergebnisse gebracht. Während z. B. in pädiatrischen Handbüchern Kortikosteroide im akuten Stadium von Virusinfektionen in aller Regel abgelehnt werden, wird in dem Buch von Kaiser „Kortisonderivate in Klinik und Praxis" die Kortikosteroidmedikation als ungefährlich, gelegentlich sogar als indiziert angesehen.

Befassen wir uns zunächst mit der *Wirkungsweise* der Kortikosteroide.

Kortikosteroide sollen

1. antiinflammatorisch und
2. immunsuppressiv

wirken (s. Tabelle 1 u. 2).

Der antiinflammatorische Effekt ist sicher bei manchen infektiösen Zuständen sinnvoll, der immunsuppressive jedoch unerwünscht.

Während die immunsuppressive Wirkung in erster Linie die zelluläre Immunität beeinflußt, wird die humorale Immunität, nämlich die Antikörperbildung, kaum beeinträchtigt. Dies ist bei Virusinfektionen unerwünscht, da zelluläre Abwehrmechanismen eine bedeutendere Rolle spielen. Auch die Hemmung der Interferonbildung ist ganz offensichtlich ungünstig.

Tabelle 1. Entzündungshemmender Effekt der Kortikosteroide. (Nach Goetz u. Peller 1982)

1. Granulozyten-Migration gehemmt
2. Granulozyten-Funktion gehemmt
3. Monozyten-Migration gehemmt
4. Monozyten-Funktion gehemmt
5. Membranabdichtung auf entzündete Zellen
6. Kapillarresistenz gesteigert, Hemmung der Hyperämie und Exsudation

Tabelle 2. Einfluß der Kortikosteroide auf das Immunsystem. (Nach Goetz u. Peller 1982)

1. Hemmung der Lymphozyten-Migration
2. Atrophie des lymphatischen Gewebes
3. Beschleunigung des Lymphozyten-Umsatzes
4. Störung der Antikörper-Bildung
5. Hemmung der Komplement-Bildung
6. Antikörperabbau beschleunigt
7. Abfall der T-Lymphozyten
8. Interferon-Bildung reduziert

Es besteht zudem die Möglichkeit, daß die *Virusvermehrung* selbst *begünstigt wird*, wenn man die z.T. tödlich verlaufenden Fälle von generalisierten Herpes simplex- oder Varizella-Zoster-Infektionen unter Kortikosteroidtherapie betrachtet.

Aus dem oben geschilderten Sachverhalt wird verständlich, daß Medikamente, die die zelluläre Immunität stören, gefährlich für die Ausbreitung einer Virusinfektion sein können. Aus diesem Grunde sollte man mit Kortikosteroiden bei Virusinfektionen – zumindest z.Z. der Virusvermehrung – doch wohl eher zurückhaltend sein (Goetz u. Peller 1982). Im akuten Stadium einer Infektion sind Kortikosteroide sicher nicht indiziert. Eine Ausnahme mag das Pseudocroup-Syndrom der Kleinkinder – meist eine Parainfluenza oder RS-Virusinfektion – mit Atemnot sein.

Antivirale Chemotherapie

Viren benutzen zu ihrer Vermehrung die Synthesemaschinerie der infizierten Zelle. Wegen der engen Verknüpfung von Virusreplikation und Wirtszellstoffwechsel ist es prinzipiell schwierig, eine Virusvermehrung zu blockieren, ohne die Zellen des Wirts zu zerstören. Andererseits ist auch von ihnen keine Wirkung mehr zu erwarten, wenn die Virusvermehrung abgeschlossen ist.

Dennoch gibt es zwei theoretische Ansatzpunkte für eine Chemotherapie bei Viruserkrankungen (Otte u. Brandis 1978):

Zum einen können analog der Zytostatikatherapie maligner Tumoren quantitative Unterschiede bezüglich der DNS-Synthese zwischen infizierten und nicht infizierten Zellen ausgenutzt werden. Während die DNS-Synthese bei nichtinfizierten Zellen nur in der S-Phase stattfindet, ist sie bei infizierten Zellen stets gleichbleibend hoch. Darauf beruht die Wirksamkeit von *Antimetaboliten.*

Zum anderen ist es möglich, virusspezifische Strukturen, die in der uninfizierten Zelle nicht vorkommen, durch *selektive Inhibitoren* in ihrer Funktion zu blockieren.

Antimetabolite

IUDR (Virunguent, Zostrum) gehört zu den Antimetaboliten. Aufgrund seiner Ähnlichkeit mit der Thymidinstruktur wird es an dessen Stelle in die Virus-DNS eingebaut (Abb. 1). Dadurch kommt es zu „Ablesefehlern" bei der Replikation

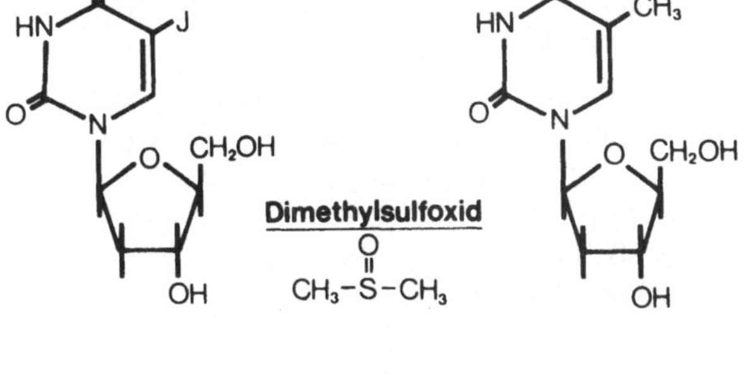

Abb. 1. Strukturformeln von Idoxyuridin und Dimethylsulfoxid (Zostrum). Aufgrund der Ähnlichkeit mit der Thymidinstruktur wird IUDR an dessen Stelle in die Virus-DNA eingebaut

und Translation, und es entsteht eine defekte Virus-DNS. Da allerdings auch die DNS nicht infizierter Zellen durch IUDR betroffen wird, sind die Nebenwirkungen beträchtlich. Deshalb wird dieses Medikament nur lokal angewendet. Als Indikation wird der *Zoster* angegeben.

Zudem wird es vom Hersteller für den rezidivierenden Herpes simplex empfohlen. Seine Effektivität ist jedoch umstritten (Balda 1983).

Selektive Virusinhibitoren

Das *Tromantadin* (Viru-Merz) blockiert wahrscheinlich die Viruspenetration in die Zelle durch Inhibition eines an diesem Vorgang beteiligten Enzyms.

Es wird vor allem für den rezidivierenden Herpes simplex (H. labialis) empfohlen. Die Nebenwirkungen sind nach Meinung der Dermatologen (Mischer u. Fanta 1978; Balda 1983) erheblich. So entwickeln die Patienten häufig eine Kontaktdermatitis auf dieses Medikament. Da diese epicutane Sensibilisierung von den Patienten meist als Fortschreiten der Erkrankung gedeutet und das Medikament weiter verwendet wird, entsteht ein circulus vitiosus, der die Patienten spät und in fortgeschrittenem Stadium in die Klinik führt.

Das *Vidarabin* (Ara-A) scheint die Synthese viraler DNS zu hemmen und soll unter den bisher genannten Medikamenten am wenigsten toxisch sein. Die lokale Anwendung beschränkt sich auf eine durch DNS-Viren hervorgerufene Keratokonjunktivitis. Die Gabe dieser Substanz in Form einer Salbe bei der Zoster-Erkrankung brachte enttäuschende Ergebnisse. Dagegen soll der in jüngster Zeit entwickelte *Vidarabin-Monophosphat-Ester* in Kombination mit Interferon bei der Hepatitis und beim Zoster sehr gute Erfolge haben.

Acyclovir (Zovirax) ist eine neue, gegen Herpes-Virus gerichtete Substanz, die am Menschen nur eine geringe toxische Wirkung aufweist. Es hemmt die Virus-DNS-Polymerase nach Aktivierung durch eine virusspezifische Thymidinkinase. Da zelluläre Kinasen das Acyclovir nicht oder nur unbedeutend aktivieren, kann Zovirax selektiv in Herpes-Virus-infizierten Zellen wirksam werden. Bisher wurde es mit Erfolg bei Empfängern von Knochenmarktransplantaten, die aufgrund immunsuppressiver Medikamente eine Varizella-Zoster-Infektion durchmachten, eingesetzt (Serota et al. 1982).

Interferone

Interferone (wir kennen fast 28 verschiedene Interferone, die unterschiedlich wirksam sind) hemmen generell die Vermehrung von Viren, sofern sie mit einer gesunden Zelle früher als das Virus in Kontakt kommen. Klinisch gesehen können sie also, rechtzeitig verabreicht, das Angehen oder wenigstens die Ausbreitung einer Infektion, aber nicht deren Spätfolgen verhindern. Sie induzieren zelleigene Wirkstoffe, welche die *Virusreplikation* an verschiedenen Stellen des Zyklus so stören, daß sie schließlich zum Erliegen kommt.

Hierdurch werden aber auch Zellfunktionen betroffen, so daß es u. a. zu einer *Verlängerung der Zellverdoppelungszeit* kommt, wovon insbesondere schnell proliferierende Gewebe betroffen sind. Dieser Effekt könnte neben anderen die klinischen Beobachtungen erklären, welche auf einen *antitumoralen* Effekt der Interferone hindeuten.

Interferone beeinflussen aber auch das Immunsystem. Sie erhöhen deutlich die Aktivität der sogenannten natürlichen Killer-Zellen („*Modulation des Immunsystems*") und aktivieren Makrophagen. Damit bilden sie eine *primäre Abwehrbasis* bei Infektionen, noch bevor die Antikörperbildung einsetzt.

Nebenwirkungen

Die bisher bekannten Nebenwirkungen der Interferone wie *Fieber, Abgeschlagenheit, Müdigkeit, Kopfschmerz, Gliederschmerzen und Leukopenie* hat man anfangs auf „Verunreinigungen" der natürlichen Interferone zurückgeführt. Heute wissen wir, daß auch das gentechnologisch hergestellte Interferon, von dem man annehmen kann, daß es rein ist, ähnliche Nebenwirkungen besitzt. Die geschilderten Nebenwirkungen ergeben ein Bild, welches sich auch im Verlauf einer akuten Viruserkrankung beobachten läßt.

Bei langandauernder Anwendung würden darüber hinaus Leukopenien, Thrombozytopenien und Erythrozytopenien beobachtet, die nach Therapieende jedoch reversibel sein sollen (Hofschneider u. Obert 1982).

Klinik

Zur Zeit befindet sich die klinische Prüfung der Interferone noch im Stadium der Behandlung von sogenannten Pilotfällen.

Nur in wenigen kontrollierten, randomisierten Studien konnte die antivirale Wirkung überzeugend dargestellt werden. Hierzu gehören die Therapie bei der

Keratitis dendritica (IF-Alpha, kombiniert mit Trifluorothymidin) (Sundmacher et al. 1978), dem

Herpes labialis (IF-Alpha) (Pazin et al. 1979) und

Generalisiertem Zoster (IF-Beta) (Merigan et al. 1978).

Was die antitumorale Therapie angeht, so möchte ich auf die bekannte Osteosarkom-Studie von Strander und Mitarbeitern (1973) verweisen.

Die *Kehlkopfpapillomatose* scheint bei Kindern günstig beeinflußt zu werden, d.h. die Rezidivintervalle werden verlängert. Allerdings hält die Wirkung nur so lange an, wie Interferon gegeben wird. Unseres Wissens gibt es z.Z. keine kontrollierte bzw. randomisierte Studie zu dieser Erkrankung.

Weitere Pilotstudien mit Beta-Interferon werden z.Z. in der Bundesrepublik Deutschland bei einer großen Anzahl von malignen Erkrankungen und Viruserkrankungen (Übersicht bei Hofschneider u. Obert 1982) durchgeführt. Eine abschließende Wertung dieser mit unterschiedlichem Erfolg durchgeführten Studien ist sicher z.Z. wegen der noch zu geringen Fallzahlen nicht möglich. Gemessen an den großen Erwartungen, die vielfach geäußert wurden, sind die Erfolge jedoch bescheiden.

Es scheint sich herauszukristallisieren, daß bei *Tumoren* die Monotherapie mit Interferonen nicht besser ist als eine konventionelle Therapie. So ist noch völlig unklar, welches der verschiedenen Interferone bei welcher Erkrankung am wirksamsten ist. Chancen liegen möglicherweise in der Kombination verschiedener Therapieformen.

Während man erwartet, daß auf dem Gebiet viraler Erkrankungen Interferone in absehbarer Zeit eingesetzt werden können (Übersicht bei Abb 1983), wird auf dem Gebiet der malignen Erkrankungen erst eine weitere jahrelange experimentelle und klinische Forschung notwendig sein, um die Bedeutung und den eventuellen Indikationsraum der Interferone klären und abgrenzen zu können.

Literatur

Abb J (1983) Interferon – klinische Ergebnisse. Vortrag am 9. 5. 1983 anläßlich der Tagung der Dt. Vereinigung zur Bekämpfung der Viruskrankheiten e. V. in Verbindung mit dem Dt. Grünen Kreuz, München

Balda BR (1983) Therapie bei Viruskrankheiten der Haut. Vortrag am 9. 5. 1983 anläßlich der Tagung der Dt. Vereinigung zur Bekämpfung der Viruskrankheiten e. V. in Verbindung mit dem Dt. Grünen Kreuz, München

Goetz O, Peller P (1982) Kortikosteroid – Therapie bei Virus-Infektionen. Münch Med Wochenschr 124:51–54

Hofschneider PH, Obert HJ (1982) Stand klinischer Interferonstudien in der Bundesrepublik Deutschland. Münch Med Wochenschr 124:911–914

Kaiser H (1977) Kortikosteroide in Klinik und Praxis. 7. Aufl. Thieme, Stuttgart

Merigan TG, Rand KH, Pollard RB, Abdalla PS, Jordan GW, Fied RP (1978) Human leukocyte interferon for the treatment of herpes zoster in patients with cancer. N Engl J Med 298:981–987

Mischer P, Fanta (1978) Das Tromantadinkontaktekzem. Hautarzt 29:337–339

Otte HJ, Brandis H (1978) Lehrbuch der medizinischen Mikrobiologie. G. Fischer, Stuttgart New York

Pazin GJ, Amstrong JA, Lam MT, Tarr GL, Jannetta TJ, Ho M (1979) Prevention of reactivated Herpes simplex infection by human leucocyte interferon after operation on the trigeminal route. N Engl J Med 301:225–230

Serota FT, Starr StE, Bryan CK, Koch PA, Plotkin StA, August ChS (1982) Behandlung des Herpes zoster mit Acyclovir – Einsatz bei Kindern mit Knochenmarkstransplantationen. JAMA 16:865–868

Sundmacher R, Cantell K, Skoda R, Hallermann C, Neumann-Haefelin D (1978) Combination Therapy of Dendritic Keratitis with Trifluorothymidine and Interferon. Albrecht von Graefes Arch Klin Ophthalmol 208:229–233

Strander H, Cantell K, Carlstrom G, Jakobsson PA (1973) Clinical and laboratory investigations on man: systematic administration of potent interferon to man. J Natl Cancer Inst 51:733–742

H. Decher (Köln): Das Pro und Contra bezüglich der Tonsillektomie im akuten Stadium bei Mononucleose mit Monozytenangina wurde auf einer Tagung dieser Gesellschaft zuletzt vor 2 Jahren in Wiesbaden diskutiert. Damals trat – ebenso wie heute Herr Wilke – Herr W. Becker als einziger konsequenter Verfechter des Pro auf, die Contra-Anhänger schienen zu überwiegen. Ich glaube, daß das Contra-Übergewicht gar nicht so groß ist, wie es damals erschien. Als Schüler Walter Beckers möchte auch ich eine Lanze für die Tonsillektomie bei Mononucleose brechen und mich als konsequenter Anhänger des aktiven Vorgehens bekennen, trotz der vielen bekannten Gegenargumente vor allem aus dem Lager der Virologen. Vor 14 Jahren konnte ich den Internisten unseres Hauses davon überzeugen, daß der Krankheitsverlauf der Mononucleose durch die Tonsillektomie, gegebenenfalls natürlich einschließlich Adenotomie, wesentlich abgekürzt wird und die Patienten innerhalb 24 Std post operationem fieberfrei sind. Die Erfahrungen an meiner Abteilung basieren inzwischen auf sehr guten Erfolgen bei über 250 Fällen, von denen nur einer nicht innerhalb von 24 Std fieberfrei war. Der große Nutzen für den Patienten durch den verkürzten Krankheitsverlauf sollte doch über virologische bzw. immunbiologische Bedenken gestellt werden.

J. Wilke (Erfurt): Die Therapie der Wahl bei der anginösen Form der infektiösen Mononukleose (iM) im akuten Stadium besteht an der HNO-Klinik Erfurt in der Tonsillektomie. Um das Immunverhalten von IgG, IgM und der heterophilen Antikörper zu kontrollieren, wurden vergleichende Untersuchungen bei tonsillektomierten und konservativ behandelten Patienten durchgeführt.

Bei der Bildung von Antikörpern gegen EBV-VCA und EBV-EBNA sowie der heterophilen Antikörper wurden signifikante Differenzen zwischen beiden Patientengruppen beobachtet, die dafür sprechen, daß postoperativ die tonsillektomierte Patientengruppe eine humorale Hyporeaktivität aufweist.

Dies könnte ev. die Gefahr einer Reinfektion bedingen. Die Untersuchungen wurden an 23 Patienten durchgeführt. Als Kontrollgruppe dienten 20 Patienten, welche ebenfalls an infektiöser Mononukleose erkrankt waren, jedoch nur konservativ, medikamentös behandelt wurden.

Durch die beobachteten serologischen Veränderungen und die damit wahrscheinlich einhergehende unzureichende zelluläre Abwehr besteht zwar die Möglichkeit der endogenen Reinfektionen nach TE, die Verkürzung der Erkrankungsdauer bei der infektiösen Mononukleose nach Tonsillektomie ist aber wahrscheinlich auf die Entfernung eines wichtigen Epstein-Barr-Virus-Depots im lymphoepithelialen Gewebe des Waldeyerschen Rachenringes im Stadium der akuten Entzündung zurückzuführen.

Eine mögliche Reinfektion wurde bei tonsillektomierten Patienten, wenn überhaupt, dann nur selten beobachtet.

Es mag durchaus sein, daß eine generalisierte Lymphknotenerkrankung, die nicht exakt differentialdiagnostisch abzuklären war und unter der Bezeichnung „generalisierte Lymphopathie" lief, eine Reinfektion mit Epstein-Barr-Virus darstellte, diese Fälle sind aber auch außerordentlich selten und wurden kaum serologisch abgeklärt.

Die klinischen Erfahrungen berechtigen uns sonst zu sagen, auch unter Kenntnis der postoperativen Titerverläufe, daß die Vorteile einer Operation die bisher durch große klinische Studien nicht belegten Nachteile überwiegen.

Wir begründen dies mit einer um die Hälfte kürzeren Krankheitsdauer und einer deutlich schnelleren Normalisierung der Blutbefunde und der Lymphknotenschwellung.

Eine Woche nach der Tonsillektomie, das entspricht der 2. Krankheitswoche, sind diese Patienten bereits in der Rekonvaleszenz, sicher auch dadurch bedingt, daß postoperativ innerhalb von 2 Tagen die Körpertemperatur Normalwerte erreicht und die Schluckbeschwerden nicht länger als bei einer „normalen Tonsillektomie" anhalten.

Da fast alle in unserer HNO-Klinik stationär behandelten Patienten mit iM ein schweres Krankheitsbild boten, bei ihnen durch die Tonsillitis sowohl starke Schluckbeschwerden wie auch eine Atembehinderung bestand, konnte die therapeutische Entscheidung nur zugunsten einer Tonsillektomie ausfallen.

H. H. Naumann (München): Herr Wilmes hat in seinem gedruckten Referat bereits klar den Standpunkt auch der Münchner Universitäts-HNO-Klinik zur Frage der Indikation einer Tonsillektomie bei der Mononukleose dargelegt. Die Älteren unter uns werden sich erinnern, daß in der Zeit unmittelbar nach dem Zweiten Weltkrieg mehrere erfahrene Kliniker empfahlen, beim Pfeifferschen Drüsenfieber zu tonsillektomieren. Die Mehrzahl der deutschen HNO-Ärzte hat sich vermutlich seinerzeit an diese Empfehlungen gehalten. Nachdem man nun aber in den zurückliegenden Jahren sehr viel mehr über die Genese der Mononukleose gelernt hat und weiß, daß die Tonsillenerkrankung beim Pfeifferschen Drüsenfieber nur eine Teilmanifestation einer viralen Allgemeininfektion darstellt, muß man die Berechtigung eines solchen Eingriffs bei dieser Erkrankung überdenken. Für den *Regel*fall der Mononukleose hat unter dem Aspekt des Vorliegens einer viralen *generalisierten* Infektion die Tonsillektomie ihre Berechtigung verloren: Zum einen geht ein Pfeiffersches Drüsenfieber bekanntlich in der Mehrzahl der Fälle ohnehin innerhalb von 1(–2) Wochen ohne ausgesprochen schwere oder sogar bedrohliche Symptome vorüber, und zum anderen gibt es für den „Normalfall" keinen überzeugenden Grund, in eine floride virale Allgemeininfektion hineinzuoperieren. Bei keiner anderen Virusinfektion würde man dies ohne Not tun, und es ist nicht einzusehen, warum die Infektion mit dem Epstein-Barr-Virus hier eine Ausnahme bilden sollte. Keines der bei der heutigen Diskussion bislang vorgebrachten Argumente für die Beibehaltung der Tonsillektomie bei einer Mononukleose konnte überzeugen. – Dem in der Praxis stehenden Kollegen sollte man die klare Regel an die Hand geben, daß bei einer Mononukleose mit normalem klinischen Verlauf nur eine symptomatische Behandlung durchgeführt werden sollte, nicht aber eine Tonsillektomie. Nur in den *sehr seltenen* Fällen, in denen es durch übermäßige Schwellung etc. im Bereich des Waldeyerschen Rachenrings zu einer mechanischen Stenosierung und damit zu Erstikkungsgefahr kommt, sollte tonsillektomiert werden, um eine Tracheotomie und eine ernste Behinderung der Nahrungsaufnahme zu vermeiden.

W. Ristow (Frankfurt/M.): Unzweifelhaft hat bei viralen Infektionen wie dem Zoster oticus im akuten Stadium die Anwendung von Kortison zu unterbleiben. Im späteren Stadium kann es jedoch recht wertvoll sein. So entwickelte sich etwa 2½ Wochen nach dem Auftreten einer Fazialislähmung im Rahmen eines Zoster oticus bei einer jungen Patientin eine Encephalitis mit verifizierter leichter Meningitis, bei der die Kopfschmerzen und auch das Erbrechen unerträglich waren.

Unter der Applikation von Kortison verschwanden beide Erscheinungen prompt.

H. Breuninger (Tübingen): Mitteilung, daß Interferon (Fiblaferon) vom Bundesgesundheitsamt *nur* zur Anwendung beim H. zoster zugelassen ist.

H. Pichler (Wien): Unser Feindbild von den Bakterien ist vielleicht zu groß. Seitdem wir mit den Sulfonamiden und den Antibiotica so mächtige Waffen gegen die Bakterien in der Hand haben, besteht der Eindruck, daß die Virus- und Pilzerkrankungen zugenommen haben. Die Bakterien scheinen einen funktionellen Platz besetzt gehalten zu haben, den nach ihrer Vernichtung die Viren und Pilze ausfüllen, und es stellt sich die Frage, ob Bakterien nicht auch eine gute, erwünschte Wirkung haben und es wäre zu überlegen, ob Bakterien gegen Viren nicht auch therapeutisch einsetzbar wären? Sicherlich ist dies ein provokanter Vorschlag. Man scheint den Teufel mit Beelzebub auszutreiben. Aber es bleibt die Überlegung einer Umstimmungstherapie und die Frage, ob eine abgeschwächte, kontrollierbare bakterielle Infektion im Einzelfall nicht als Therapeutikum gegen Viren und Pilze verwendbar wäre. Medizinhistorisch erinnere ich an die Idee Wagner-Jauregg's, die Lues mit Malaria zu behandeln, eine Therapie, die später mit einem Nobelpreis ausgezeichnet wurde.

E. Wilmes (München); Schlußwort:
Zur Diskussionsbemerkung der Herren Decher und Wilke: Wir sind in München aus verschiedenen Gründen, die wir im Referat dargestellt haben, gegen eine Tonsillektomie bei der infektiösen Mononukleose (iM).

Zusammengefaßt: Es handelt sich um eine akute virale Erkrankung, die nicht nur die tonsilla palatina, sondern das *gesamte lymphatische Gewebe,* also auch die Zungengrundtonsille, das adenoide Gewebe im Nasenrachenraum, Lymphknoten, Leber und Milz (beide sind vergrößert!) erfaßt. Daher sehen wir keine Veranlassung, bei einer akuten *generalisierten Erkrankung lokal* operativ einzugreifen.

Bezüglich der „Folgeerkrankungen" nach EBV-Infektion, zu denen Herr Prof. Wilke das Karzinom der Tonsille zählt, darf ich folgendes anmerken:

Es gibt bis heute keine gesicherten wissenschaftlichen Untersuchungen, die das Tonsillenkarzinom als Folgeerkrankung der EBV-Infektion ansieht und daß daher die Tonsillektomie indiziert wäre. Eine EBV-Infektion ist durch eine Tonsillektomie sicher nicht zu verhüten, da diese längst stattgefunden hat. Außerdem gibt es auch infektiöse Mononukleosen bei tonsillektomierten Patienten.

Das Tonsillenkarzinom hat unserer Meinung nach nichts mit einer primären EBV-Infektion zu tun. Zur Tumorentstehung sind eine ganze Reihe Faktoren zu diskutieren, wie eine verminderte Immunreaktivität mit einer möglichen gestörten Immunsurveillance sowie eine sich über Jahrzehnte erstrekkende Anhäufung von Karzinogenen im Körpergewebe sowie eine durch die (altersbedingte?) Abnahme der Immunkompetenz vermehrte Aktivität onkogener Viren.
Zu Herrn Vosteen: Es gibt keine randomisierten Studien über die Interferon-Wirkung bei Nasopharynxcarcinom-Patienten. Es handelt sich bisher um Einzelfall-Beobachtungen, die keine endgültige Aussage erlauben. Die Untersuchungen aus Tübingen sind meines Wissens mit Beta-Interferon durchgeführt worden.

Man sollte sicher den von Ihnen vorgeschlagenen Weg der Transplantation dieser Tumoren auf nude mice fortführen und die Wirkung der verschiedenen Interferone auf das Tumorwachstum zunächst im Tierversuch austesten.

Zum „Entstehungsmodus" von Nasopharynxcarcinomen:

Man nimmt an, daß eine ganze Reihe von Faktoren (genetische, Umweltfaktoren, Cofaktoren, Coronaviren?) zur Entstehung eines Nasopharynxcarcinoms beitragen. Dies wird im Referat am Beispiel von Hypothesen, die auf der Zusammenstellung von Laborversuchen beruhen, versucht darzustellen.

Wahrscheinlich ist, daß EBV ein essentieller Faktor ist. So ist bisher kein undifferenziertes Nasopharynxcarcinom bekannt, in dem nicht das Virus in den epithelialen Zellen des Tumors nachzuweisen wäre.

Nach einer Hypothese von H. Wolf führen eine ganze Reihe von Faktoren (dazu gehört auch die Anhäufung von Karzinogenen im Gewebe) zu einer Aktivierung von Epstein-Barr-Virus in Lymphozyten (die latentes EBV enthalten) und damit zu einer Zellfusion mit epithelialen Zellen.

Auf noch nicht geklärte Weise erhält die fusionierte epitheloide Zelle die Information durch EBV zur Proliferation.

Falls dieser sich bildende Zellklon aufgrund eines genetischen oder immunologischen Defektes (immune surveillance) nicht eliminiert wird, so wäre die Entstehung eines Nasopharynxcarcinoms denkbar.

Zu Herrn Terrahe: Wenn man annimmt, daß die Virusvermehrung noch 7–9 Tage nach dem ersten Auftreten von Zoster-Bläschen stattfindet, so sind in dieser Phase Kortikosteroide sicher nicht indiziert, da die Virusvermehrung beschleunigt werden könnte und damit die Krankheitsdauer verlängert würde. Immunglobuline sind in der Phase der Virusvermehrung indiziert, falls sie einen entsprechend hohen Antikörper-Titer gegen Varizella-Zoster-Virus aufweisen. Später nutzen Immunglobuline nicht mehr.

Das Dilemma des Klinikers ist, daß er nicht weiß, wann die Virusvermehrung noch stattfindet bzw. wann sie beendet ist. Bei immunsupprimierten Patienten, bei denen latentes Virus reaktiviert wird, sind Immunglobuline dagegen indiziert. Hier scheint aber auch das Acyclovir gute Erfolge zu haben.

Zu Herrn Ristow: Bei der Virusencephalitis sollte man mit Kortikosteroiden zurückhaltend sein, da man nicht weiß, ob die Virusvermehrung noch stattfindet. Wenn man das virusbedingte Hirnödem behandeln will, so läßt sich unserer Meinung nach auf andere Medikamente ausweichen. An eine Kortikosteroid-Therapie ist vielleicht zu denken, falls alle anderen Behandlungsmöglichkeiten ausgeschöpft sind.

Zu Herrn Jakobi: Die Wirkungsweise der Interferone auf die kindliche Papillomatose des Kehlkopfes ist bisher nicht bekannt. Ob es sich hier um einen antiviralen Effekt oder um einen antiproliferativen Effekt der Interferone handelt, ist noch völlig offen.

Zu Herrn Pichler: Ob Viruserkrankungen in den letzten Jahren zugenommen haben oder nicht, vermag ich nicht zu beurteilen. Sicher wissen wir heute mehr über Virusinfektionen als noch vor 20 Jahren. Dies mag der Grund sein, daß wir sie „häufiger" beobachten.

B. J. Drescher (a. G.) (Hannover): Influenza (Erläuterungen zum Referat)

Im vorliegenden Referat waren die Eigenschaften von Influenzaviren, die durch sie hervorgerufenen Krankheitsbilder, die Epidemiologie und Diagnostik der Influenza und ihre Prävention besprochen worden. In den folgenden Erläuterungen zum Referat soll auf die Bekämpfung der Influenza eingegangen werden.

Angesichts der Tatsache, daß Influenzapandemien und Epidemien mit vielen Tausenden an Todesopfern in regelmäßigen Zeitabständen auftreten, kann an der Notwendigkeit der Bekämpfung der Influenza kein Zweifel bestehen. Zur Prävention der Influenza kommt beim gegenwärtigen Entwicklungsstand virostatischer Substanzen im wesentlichen nur die Schutzimpfung in Frage. Wirksame und verträgliche Impfstoffe (inaktivierte Impfstoffe aus Vollvirus oder viralen Untereinheiten) sind verfügbar.

Die Frage nach dem optimalen Umfang der Durchführung der Impfung wird nicht einheitlich beantwortet. So wird einmal die Meinung vertreten, daß jährliche Impfungen der Gesamtbevölkerung anzustreben seien, da nur hierdurch das Auftreten weiterer Pandemien und Epidemien beeinflußt werden könnte. Gegen diese Auffassung wird eingewendet, daß die aus derartigen Massenimpfungen resultierende Immunität einen wesentlichen zusätzlichen Selektionsdruck auf das Virus ausüben könnte, so daß es beschleunigt zum Auftreten antigenmäßig abgewandelter Stämme und damit zum Unwirksamwerden der Impfung kommen würde. Da schon aus finanziellen und organisatorischen Gründen eine Durchimpfung der gesamten Bevölkerung unmöglich ist, ist eine Klärung dieser Frage bisher nicht erfolgt.

Beim Auftreten von Epidemien oder gar Pandemien ist stets mit einem Mißverhältnis zwischen verfügbarem Impfstoff und der Anzahl der impfwilligen Personen zu rechnen. Es ist daher wichtig, daß der verfügbare Impfstoff möglichst so eingesetzt wird, daß seine Anwendung einen optimalen Nutzen erwarten läßt. Indikationen zur Schutzimpfung aufzustellen, bedeutet daher bei Influenza, diejenigen Personengruppen zu definieren, die bevorzugt geimpft werden sollten.

Stellt man der Impfung die Aufgabe, ein Maximum an Influenzatodesfällen zu verhüten (*Ärztliche Indikation*), so muß man bevorzugt diejenigen Personen impfen, die erfahrungsgemäß ein überdurchschnittlich hohes Risiko, an Influenza zu sterben, aufweisen. Dies sind die Anghörigen der "high risk groups", d.h. zum Beispiel Personen mit bestimmten chronischen bronchopulmonalen und Herz-Kreislauf-Erkrankungen. Die amtlichen Impfempfehlungen in der Bundesrepublik und den Vereinigten Staaten orientieren sich an dieser ärztlichen Indikation. Daneben ist eine *volkswirtschaftliche Indikation* definiert worden, d.h. die Durchführung der Impfungen erfolgt mit der Zielsetzung, durch Verhütung von Massenerkrankungen in Betrieben entsprechende volkswirtschaftliche Schäden zu verhüten. Schließlich ist als sogenannte *soziale Indikation* die Impfung von Personen in Schlüsselstellung hervorzuheben, deren massenhafter Ausfall im Epidemiefall entsprechende Schäden für das Gemeinwesen befürchten läßt (z. B. Krankenschwestern).

Als *Nebenwirkungen* der Impfung können lokale (Rötung und Schwellung an der Impfstelle) und systemische (Fieber, Muskelschmerzen) Symptome auftreten, bei Impflingen mit Hühnereiweißallergie auch entsprechende allergische Reaktionen. Als *Impfkomplikation* ist 1976/77 das Auftreten des Guillain-Barré-Syndroms bei mit den Schweineinfluenzavirusstamm A/New Jersey/76 enthaltenden Impfstoffen Geimpften in den Vereinigten Staaten beobachtet worden. Diese Assoziation zwischen Impfung und Guillain-Barré-Syndrom ist bei früheren oder späteren Impfaktionen nicht beobachtet worden. Der Kausalzusammenhang der 1976/77 aufgetretenen Fälle in den USA mit der Influenzaschutzimpfung ist ungeklärt.

Als *Kontraindikationen* gegen die Impfung sind das Bestehen von Hühnereiweißallergie und hochfieberhafte Infekte anzusehen.

Die Schutzwirkung der Impfung gegen Influenza ist in vielen, z.B. von der Commission on Influenza der US-Army durchgeführten Feldversuchen ermittelt worden. In der Mehrzahl der Untersuchungen wurden Schutzraten zwischen 0,67 und 0,90 registriert. Ungenügender Schutz wurde in Versuchen beobachtet, in denen das im Impfstoff vorliegende Virus sich antigenmäßig von dem als Krankheitserreger im Feld auftretenden Virus unterschied. Diese Befunde bedeuten, daß die Schutzimpfung gegen Influenza dann eine hohe Schutzrate erwarten läßt, wenn eine weitgehende Übereinstimmung zwischen im Impfstoff vorliegenden Virus und im Feld als Krankheitserreger auftretenden Virus zu erwarten ist. Angesichts der ständigen Abwandlung der Antigenkonfiguration des im Feld vorkommenden Virus ergibt sich daraus eine Limitierung der Schutzdauer, so daß Wiederholungsimpfungen in etwa einem Jahr Zeitabstand angeraten werden.

Es kann daher ausgesagt werden, daß im Prinzip verträgliche und hochwirksame Impfstoffe gegen Influenza zur Verfügung stehen, daß die Dauer des Schutzes nach Impfung jedoch durch die ständige Abwandlung der Antigenkonfiguration des Virus im Feld drastisch limitiert wird. Hier ist also eine grundlegend andere Situation gegeben als bei Impfstoffen, die antigenetisch stabile Antigene, wie z. B. Poliovirus, enthalten.

Die weitere Entwicklung der Bekämpfung der Influenza durch die Schutzimpfung ist daher weniger in einer qualitativen Verbesserung der Impfstoffe im Hinblick auf Schutz gegen das in ihnen enthaltende Virus zu sehen als in einer Verbreiterung des Schutzspektrums gegenüber zukünftigen Epidemie- oder gar Pandemieerregern. Die bisher mit der Zielsetzung, diese Verbreiterung zu erreichen, durchgeführten Versuche haben noch nicht zu einem Durchbruch geführt, die weitere Entwicklung bleibt abzuwarten.

C. K. Sesterhenn (Hamburg): Klinik virusbedingter Tumoren (Erläuterungen zum Referat)

Zusammenfassung: In diesem Referat werden Kenntnisse zur Ätiologie, Epidemiologie, Histogenese, der EBV-Serologie während des Krankheitsverlaufes und die therapeutischen Möglichkeiten beim nasopharyngealen Karzinom dargestellt. Darüber hinaus wird die Ätiologie und die Therapie der juvenilen Larynxpapillomatose besprochen.

Das nasopharyngeale Karzinom gehört zu den wenigen menschlichen Tumoren, bei denen eine Entstehung durch Viren diskutiert wird und hat daher wie kaum ein anderer Tumor das Interesse von Molekularbiologen, Virologen und Onkologen auf sich gezogen. Es wird aber auch eine Reihe anderer ätiologischer Faktoren diskutiert. Zunächst nimmt man an, daß das Epstein-Barr-Virus eine zentrale Rolle spielt.

Henle hat mehrere Indizien zusammengefaßt, die für die onkogene Rolle des EBV beim Nasopharynxkarzinom sprechen:

1. In den malignen Tumorzellen des Nasopharynxkarzinoms lassen sich Genome des EBV mit Sicherheit nachweisen.
2. Das Virus ist in der Lage, menschliche Lymphozyten in der Zellkultur wie auch in vivo zu permanentem Wachstum zu transformieren.
3. Durch Infektion mit EBV lassen sich bei bestimmten Primaten maligne Lymphome induzieren.
4. Bei nahezu allen undifferenzierten bzw. lymphoepithelialen Karzinomen des Nasenrachens lassen sich wie beim Burkitt-Lymphom stark erhöhte Antikörpertiter gegen EBV nachweisen, die erheblich höher liegen als bei gesunden seropositiven Kontrollpersonen.

Es gibt noch eine Reihe anderer in vitro Befunde, die die Wahrscheinlichkeit dieser Annahme unterstreichen. Skeptiker führen vor allem das Argument ins Feld, daß bei weitem nicht jede seropositive Person ein Burkitt-Lymphom oder ein NPC entwickelt. Darüber hinaus wird die Möglichkeit diskutiert, daß die Epithelzellen durch die maligne Transformation erst für das Virus permissiv werden und das EBV hier lediglich als Saprophyt fungiert. Es handelt sich um die sog. Passenger-Theorie, die bisher noch nicht widerlegt werden konnte. Streng wissenschaftlich gesehen, steht der endgültige Beweis für die maßgebliche onkogene Rolle des EBV beim nasopharyngealen Karzinom aus. Möglicherweise kann diese Frage erst ex iuvantibus mit einer virusspezifischen Therapie beantwortet werden, etwa mit einer Immunisierung, die die Tumorinzidenz in einer Risikopopulation reduziert.

Neben dem Epstein-Barr-Virus existieren noch weitere Risikofaktoren, deren ätiologische Rolle nicht von der Hand zu weisen ist.

Wie bei kaum einem anderen menschlichen Tumor erhöhen bestimmte Leukozytenantigene (HLA-Muster) das Erkrankungsrisiko beträchtlich. Hier sei lediglich auf das bei Chinesen besonders häufig vorkommende Sin 2 oder BW 46 Antigen hingewiesen.

Bei der systematischen Suche nach Karzinogenen, die für das NPC in Frage kommen, fand man vor allem Nitrosamine. Eine besonders hohe Konzentration dieser Substanz läßt sich in gesalzenem Fisch nachweisen, der in Südchina als beliebte Spezialität häufig verzehrt wird. Die erhebliche kanzerogene Potenz dieser Substanz wie auch des gesalzenen Fisches wurden tierexperimentell von Druckrey bzw. von Huang belegt.

Schließlich fand man eine Reihe sog. tumor promoting agents, die in der Lage sind, die Induktion von EBV-Genomen in Lymphozytenkulturen beträchtlich zu steigern.

Zusammenfassend dürfte es sich bei dem nasopharyngealen Karzinom um einen Tumor handeln, bei dessen Entstehung wahrscheinlich mehrere ätiologische Faktoren zusammenwirken.

Die Epidemiologie des Nasopharynxkarzinoms ist charakteristisch. Man beobachtet eine endemische Häufung dieses Tumors im südchinesischen Raum, möglicherweise im Zusammenhang mit den bereits dargelegten genetischen Besonderheiten der dortigen Bevölkerung. Aber auch in Gegenden Afrikas, wo das Burkitt-Lymphom endemisch gehäuft auftritt, findet man eine sehr hohe Inzidenz für Nasopharynxkarzinome. Schließlich liegt die Inzidenz in Tunesien und Malta, bei den Eskimos in Grönland und Alaska ebenfalls beträchtlich höher, als bei der übrigen Weltbevölkerung. Die Gründe hierfür wurden bisher noch nicht aufgedeckt, möglicherweise spielen neben klimatischen Bedingungen aber auch hier genetische Konstellationen eine entscheidende Rolle.

Angesichts der erheblichen Begriffsverwirrung bei der histologischen Terminologie soll auch auf diesen Punkt etwas näher eingegangen werden. Die Ursachen hierfür sind einerseits in den unklaren Vorstellungen zur Histogenese der verschiedenen Nasenrachenmalignome, andererseits in den morphologischen Gemeinsamkeiten zwischen malignen Lymphomen und undifferenzierten Karzinomen des Nasenrachens zu suchen.

Spätestens seit dem elektronenmikroskopischen Nachweis von Desmosomen und Tonofilamenten in den Tumorzellen des undifferenzierten Karzinoms war die plattenepitheliale Herkunft dieser Tumoren erwiesen. Ein Sachverhalt, den Schmincke bereits 1923 ohne alle Hilfsmittel annahm. Die Zugehörigkeit der undifferenzierten Karzinome zum Plattenepithel läßt sich auch mit dem immunzytochemischen Nachweis von Keratinantigenen belegen.

Diese anatomischen und immunzytochemischen Merkmale lassen sich auch ausgezeichnet zur manchmal schwierigen Differentialdiagnose zwischen malignen Lymphomen und undifferenzierten Nasenrachenkarzinomen heranziehen.

Kontroverse Auffassungen werden über die Natur der lymphozytären Anteile in undifferenzierten Nasenrachenkarzinomen vertreten. In Deutschland wird dem undifferenzierten Nasenrachenkarzinom eine eigenständige Rolle als Tumor des lymphoepithelialen Gewebes im Waldeyerschen Rachenring eingeräumt. Diese Theorie hat angesichts der diskutierten Virusgenese wieder an Aktualität gewonnen, da sie die Vorstellung erleichtert, wie die Übertragung der EBV-Genome von Lymphozyten auf Epithelzellen vonstatten geht, nämlich möglicherweise durch eine Zellfusion.

Im angloamerikanischen Schrifttum dagegen deutet man die lymphozytären Anteile als Reaktion des immunkompetenten Systems auf den Tumor. Diese Annahme stützt sich vorwiegend auf Befunde von Eva Klein und Mitarbeitern, nach denen die Lymphozyten im lymphoepithelialen Karzinom vorwiegend T-Tellen sind, die zytotoxische Eigenschaften gegen EBV-positive Zellinien besitzen.

Aufgrund der eindeutigen Abstammung der Nasopharynxkarzinome vom Plattenepithel hat die WHO eine klare Einteilung nach dem Differenzierungsgrad der Nasenrachentumoren vorgeschlagen. Sie unterscheidet im wesentlichen das verhornende Plattenepithelkarzinom vom nichtverhornenden Karzinom und vom undifferenzierten Karzinom, wobei die Tumoren nach dem überwiegenden Reifegrad klassifiziert werden.

Es ist heute gesichert, daß Patienten mit nichtverhornenden und undifferenzierten Karzinomen weit höhere Antikörpertiter gegen die verschiedenen EBV-Antigene entwickeln als gesunde seropositive Personen. Mit dem Grade der Entdifferenzierung steigt der Titer. Die gleiche Korrelation läßt sich auch bei zunehmender lymphozytärer Infiltration in gering- und undifferenzierten Karzinomen ablesen, d. h. je dichter der Rundzellanteil, um so höher die Antikörpertiter gegen EBV-Antigene. Diese Beobachtungen gelten nur für die nichtverhornenden und die undifferenzierten Karzinome. Bei verhornenden Plattenepithelkarzinomen und nichtverhornenden Karzinomen mit geringer Rundzellinfiltration finden sich lediglich Antikörpertiter gegen das EBV, die denen gesunder seropositiver Personen entsprechen.

Diese Beziehungen zwischen Morphologie und Serologie legen eindrucksvoll dar, daß mit der WHO-Klassifikation morphologische und nosologische Einheiten sehr gut definiert werden. Es empfiehlt sich deshalb, vor allem aus praktisch-klinischen Erwägungen, die WHO-Nomenklatur oder eine ihrer Modifikationen zu benutzen.

Der Begriff des lymphoepithelialen Karzinoms beschreibt jedenfalls nur eine kleine Gruppe der undifferenzierten Karzinome mit Lymphozytenreichtum und umfaßt damit nicht alle seropositiven Nasenrachenkarzinome.

Beobachtet man die EBV-Serologie während des Krankheitsverlaufes, so läßt sich feststellen, daß sich die Antikörpertiter bei kompletten Remissionen wieder auf das Niveau gesunder seropositiver Individuen zurückbilden und bei Rezidiven erneut ansteigen. Nach eigenen Untersuchungen spiegelt die EBV-Serologie sehr gut den klinischen Verlauf wider. Klinisch noch nicht faßbare Rezidive lassen sich jedoch nicht prämonitorisch mit Titeranstiegen dokumentieren.

Auch der prognostische Wert der ADCC-Titer ist zweifelhaft. Bei diesem Test, der antibody dependent cellular cytotoxicity, wird der zytotoxische Effekt der Serum-Immunglobuline auf Virus-superinfizierte Raji-Zellen untersucht. Hohe prätherapeutische Titer sollen für eine günstige Prognose sprechen, was bei den untersuchten Patienten mit Nasopharynxkarzinom aus der Kölner Klinik nicht der Fall war.

Es ist unbestritten, daß die Strahlentherapie die besten Ergebnisse bei der Behandlung von Nasopharynxkarzinomen aufzuweisen hat. Die 5-Jahres-Überlebensquote ist nach den Ergebnissen von HO für alle Stadien bei etwa 45% anzunehmen. Die hervorragenden Behandlungsergebnisse bei Initialstadien des Nasopharynxkarzinoms demonstrieren eindringlich, von welch wichtiger prognostischer Bedeutung eine frühe Diagnose ist. Die Chirurgie und die Chemotherapie können beim Nasopharynxkarzinom die Prognose unter bestimmten Voraussetzungen wesentlich verbessern, nicht jedoch die Strahlentherapie ersetzen.

Nach den bisher verfügbaren Daten leisten weder der Transferfaktor noch das mit beträchtlichen Nebenwirkungen behaftete Interferon Entscheidendes zur Verbesserung der Prognose.

Es bleibt abzuwarten, ob virustatische Substanzen oder die aktive und passive Immunisierung durchschlagende Wirkung in der Therapie der virusassoziierten nasopharyngealen Karzinome bringen. Das hängt wesentlich von der Frage ab, ob das Virus tatsächlich den malignen Prozeß unterhält oder lediglich eine maligne Entartung in Gang gesetzt hat, oder nur als Saprophyt ohne pathologische Bedeutung im Tumor beherbergt wird.

Eine der wirksamsten virustatischen Substanzen gegen Herpesviren steht uns auch mit dem Acyclovir (Zovirax) zur Verfügung. Es handelt sich um ein Purinnukleosid, das zu einer Inhibition der DNS-Polymerase führt. Damit wird in vitro und in vivo die Reduplikation von DNS-Viren aufgehoben. Da das Epstein-Barr-Virus zu den DNS-Viren zählt, konnte auch bei ihm in vitro dieser Effekt nachgewiesen werden, z. B. an einer Reduktion der DNS-Synthese in virussuperinfizierten Raji-Zellen in Abhängigkeit von der Acyclovirkonzentration. Erste Erfahrungen bei der Behandlung chronischer Formen der infektiösen Monomukleose liegn zwar vor, jedoch noch keine verwertbaren Ergebnisse des Einsatzes beim Nasopharynxkarzinom.

Die Entwicklung aktiver und passiver Impfstoffe befindet sich noch im Frühstadium. Man hat inzwischen aus EBV-positiven Zellinien ein Glykoprotein solubilisieren können, das dem Membranantigen des EBV entspricht. Zweifellos ist mit diesem Antigen eine aktive und passive Immunisierung möglich. Bevor jedoch die Impfung gegen das EBV etwa in Risikogebieten eingesetzt wird, muß experimentell gesichert sein, daß hierdurch nicht etwa ein immunologisches Enhancement-Phänomen ausgelöst wird, mit dem die Entstehung von Burkitt-Lymphomen und nasopharyngealen Karzinomen begünstigt wird.

Bei der juvenilen Papillomatose des Larynx kann eine virale Genese mit Sicherheit angenommen werden, was nicht nur durch die klassischen Transplantationsversuche von Ullmann in den 20er Jahren belegt ist. Nach einer persönlichen Mitteilung von Gissmann u. zur Hausen konnten bisher aus Warzen, condylomata acuminata und aus Papillomen insgesamt 17 Typen des HPV (Human Papilloma Virus) charakterisiert werden. Nur zwei von diesen, nämlich Typ 6 und 11 wurden in Larynxpapillomen gefunden.

Es handelt sich bei den humanen Papillomviren um Angehörige der Papova-Viren, die wie das Epstein-Barr-Virus ebenfalls zu den DNS-Viren zählen.

Es gibt kaum eine Form der Behandlung, die angesichts der extrem hohen Rezidivquote der juvenilen Larynxpapillome nicht versucht worden wäre. Dabei wurden sowohl verschiedene medikamentöse als auch chirurgische Behandlungsverfahren eingesetzt. Neben der endolaryngealen mikrochirurgischen Abtragung hat vor allem die laserchirurgische Behandlung in kombiniertem Einsatz mit Interferon offensichtlich die längsten therapiefreien Intervalle erzeugt. Bis heute verfügen wir jedoch noch über keine Therapie mit dauerhaften Erfolgen. Dies kann, wenn überhaupt, nur mit der Entwicklung einer gezielten Immuntherapie in Form einer aktiven oder passiven Vaccination erfolgen.

Zusammenfassend werden Hals-Nasen-Ohrenärzte und Chirurgen kaum in der Lage sein, weder die noch offenstehenden ätiologischen noch therapeutischen Fragen alleine zu lösen. Aber sie können durch eine intensive Zusammenarbeit mit kompetenten Wissenschaftlern auf dem Gebiet der Immunologie und Virologie ihren Teil zur Lösung der anstehenden Probleme beitragen.

A. Beigel (Kiel): Die HLA-Antigene HLA-AZ und Bw 46 (Sin 2), die von Chan und Simons signifikant erhöht bei Patienten mit Nasopharynxkarzinomen gefunden wurden, konnten weder in Nordafrika (Bend u. a. 1975) noch in Mittel-Nordeuropa nachgewiesen werden. Die Kölner Arbeitsgruppe (Krüger et al. 1981) fand das HLA-Antigen B 5 erhöht, was in eigenen Untersuchungen (Beigel et al. 1983) nicht bestätigt werden konnte. Somit ist zu diskutieren, ob die Befunde von Chan u. Simons (1981) letztlich auf den typischen genetischen Hintergrund der asiatischen Bevölkerung zurückzuführen sind und somit für Mittel-Nordeuropa kein spezielles HLA-Antigen als genetischer Marker für Nasopharynxtumoren zu finden ist.

Prof. H. Jakobi (Halle/Saale): Juvenile Larynxpapillome können bekanntlich trotz aller Therapie rezidivieren und ohne Behandlung heilen. In resistenten Fällen, die nach operativer Abtragung rezidivierten, hatten wir einige Male Gelegenheit erfolgreich mit dem Antivirusmittel Morgalin zu behandeln. Nach Absetzung des Präparates traten ein bis zwei Jahre später wieder Kehlkopfpapillome auf, die, erneut mit dem gleichen Medikament behandelt, verschwanden.

K. Sesterhenn (Hamburg); Schlußwort:
Zu Herrn Vosteen: Die von Ihnen diskutierte Rolle der Coronaviren als Ko-Faktor bei der Ätiologie der Nasopharynx-Karzinome wurde bisher in der Literatur unseres Wissens nicht bestätigt. Es bleibt abzuwarten, ob diese Beobachtung mit der gleichen Regelmäßigkeit auch in Regionen mit hoher Inzidenz für das nasopharyngeale Karzinom bestätigt wird.

Die Koppelung von Zytostatika an Antikörper gegen das Epstein-Barr-Virus entspricht einem logischen Konzept, da auf diese Weise zytostatische Substanzen spezifisch an den Tumor gebracht werden könnten.

Zu Herrn Terrahe: Mit Hilfe der EBV-Serologie kann sehr wohl der klinische Verlauf eines nasopharyngealen Karzinoms kontrolliert werden, da die Antikörpertiter offenbar mit der Tumormasse korrelieren. Nach unseren eigenen Erfahrungen gelingt es jedoch nicht, mit der EBV-Serologie ein klinisch noch nicht faßbares Rezidiv nachzuweisen.

Zu Herrn Zenner: Bei histologisch nachgewiesenen Lymphknotenmetastasen eines undifferenzierten Karzinoms vom nasopharyngealen Typ bzw. eines lymphoepithelialen Karzinoms kann die EBV-Serologie die Suche nach dem Primärtumor wertvoll unterstützen. Hier haben sich insbesondere die Titer des IgA gegen VCA und die D-Komponente des Early Antigen bewährt.

Nach unseren Befunden zeigen Patienten mit undifferenzierten Karzinomen vom nasopharyngealen Typ im Oropharynx im Vergleich mit gesunden seropositiven Kontrollpersonen keine signifikant erhöhten Antikörpertiter gegen das EBV. Trotzdem lassen sich nach den Untersuchungen von Wilmes und Wolf in derartigen Tumoren mit Hilfe der in-situ-Hybridisierung in einzelnen Tumorzellen EBV-Genome nachweisen, wie auch nach eigenen Befunden leicht erhöhte Antikörpertiter gegen EBNA.

Undifferenzierte Tumoren vom nasopharyngealen Typ des Oropharynx sollten in Anbetracht der bekannt hohen Strahlensensibilität ebenfalls primär radiologisch behandelt werden.

Zu Herrn Beigel: Die im südchinesischen Raum nachgewiesene Häufung von BW 46 Antigenen bei Patienten mit nasopharyngealen Karzinomen wurde in anderen Regionen der Welt deshalb nicht gefunden, weil die dafür notwendigen Antiseren nicht zur Verfügung standen. Nach einer Mitteilung von Herrn Bertram wurde vor kurzem bei einem Patienten mit Nasopharynx-Karzinom der Kölner Universitätsklinik meines Wissens erstmals in Europa unter anderem auch BW 46 gesichert. Bestätigt sich dieser Befund bei der Überprüfung, so sollten derartige genetische Untersuchungen in größerem Stil auch in Gebieten mit niedriger Inzidenz für das Nasopharynx-Karzinom systematisch durchgeführt werden.
Zu Herrn Jakobi: Bisher steht leider eine virusspezifische Therapie der juvenilen Larynxpapillomatose noch nicht zur Verfügung. In dem Referat wurde jedoch sehr wohl auf immunologische Therapiekonzepte eingegangen. Ich erinnere an die Behandlungsversuche mit Autovakzine von Holinger, mit Transferfaktor und Interferon. Im übrigen ist hoffentlich deutlich geworden, daß die Charakterisierung der HP-Viren durch die Arbeitsgruppe von zur Hausen und Mitarbeitern noch im Fluß ist. In juvenilen Larynxpapillomen wurden, wie erwähnt, bisher die Subtypen 6 und 11 eindeutig nachgewiesen. Vielleicht gelingt mit der Reindarstellung eines gruppenspezifischen Antigens der menschlichen Papillomviren auch die Herstellung einer spezifischen Vakzine.

Archives of
Oto-Rhino-Laryngology

Vortrag I auf Aufforderung

Li Chen-Chuan (a. G.) (Canton/VR China): Die Frühdiagnose des Nasopharynxkarzinoms

Manuskript nicht eingegangen

G. Bertram (Köln): Ich danke für die mir freundlicherweise gegebene Möglichkeit, anhand einiger Diapositive auf Perspektiven der therapeutischen Anwendung des kürzlich von unserer Arbeitsgruppe bei NPC-Patienten isolierten Lymphozyten-Stimulations-Inhibitors hinzuweisen.

Wir berichteten 1981 [1] in dieser Gesellschaft, daß bei Patienten mit NPC vom undifferenzierten Typ die antikörperabhängige zelluläre Zytotoxizität (ADCC) offensichtlich durch Immunglobuline der Gruppe IgA gehemmt wird. Diese Hemmung war, wie wir seinerzeit demonstrierten, nur bei Patienten mit Epstein-Barr-Virus-positivem NPC nachweisbar. Die zelluläre Zytotoxizität gesunder Probanden oder von Patienten mit histomorphologisch-identischen Karzinomen anderer Lokalisation im Hals-Nasen-Ohren-Bereich wurde in diesem Test nicht gehemmt.

Die Versuchsanordnung unserer Untersuchung kann in extenso bei Sundar et al. [2] nachgelesen werden. Bisher wurden, nachdem der Lymphozyten-Stimulations-Inhibitor (LSI) an Patienten unserer Klinik nachgewiesen wurde, seine Existenz in Langzeitstudien an bisher insgesamt 34 Patienten mit Nasopharynxkarzinom, 20 Patienten mit anderen Malignomen des Kopf-Hals-Bereiches sowie 35 gesunden Probanden überprüft. Neben insgesamt 25 NPC-Patienten der Kölner Klinik steuerten zu diesen Untersuchungen die Mayoklinik in Rochester USA sowie die HNO-Klinik der Universität Kuala-Lumpur Patienten bei.

Die 55 Kontrollpatienten stammten entsprechend anteilig ebenfalls aus den genannten drei Kliniken.

Tabelle 1. Ergebnisse der LSI-Testung für EBV-positive NPC im Vergleich zu gesunden Kontrollpatienten (ges. Kontrollp.) und (and.) anderen HNO-Malignomen. n = Anzahl der je getesteten Patienten. Die Messung erfolgte in 10^3 counts per min (cpm), die Hintergrundaktivität der Stimulation* betrug durchschnittlich ca. $0{,}35 \times 10^3$ cpm. Die Hemmung des patienteneigenen IgA wurde in % angegeben. Unter PHA-Stimulation ist das Ergebnis der Basisstimulierung der Lymphozyten gesunder Probanden mit Arbeitsmedien (Med.), eigenen IgA ($IgA_{ges.}$) sowie für NPC-Patienten hemmaktivem IgA (IgA_{NPC}) vermerkt

	n	Stimulation* (10^3 cpm)			Hemmung IgA in %
		IgM	IgG	IgA	
Ges. Kontrollp.	10	32,5	26,2	28,7	<10
NPC (UC)	19	39,6	37,8	5,3	86
And. HNO-Malignome	20	29,5	30,9	29,6	<10
PHA-Stimulation	2	34,7	36,5	31,5 a) 28,2 b)	<15
	n	Med.	IgA ges.	IgA_{NPC}	

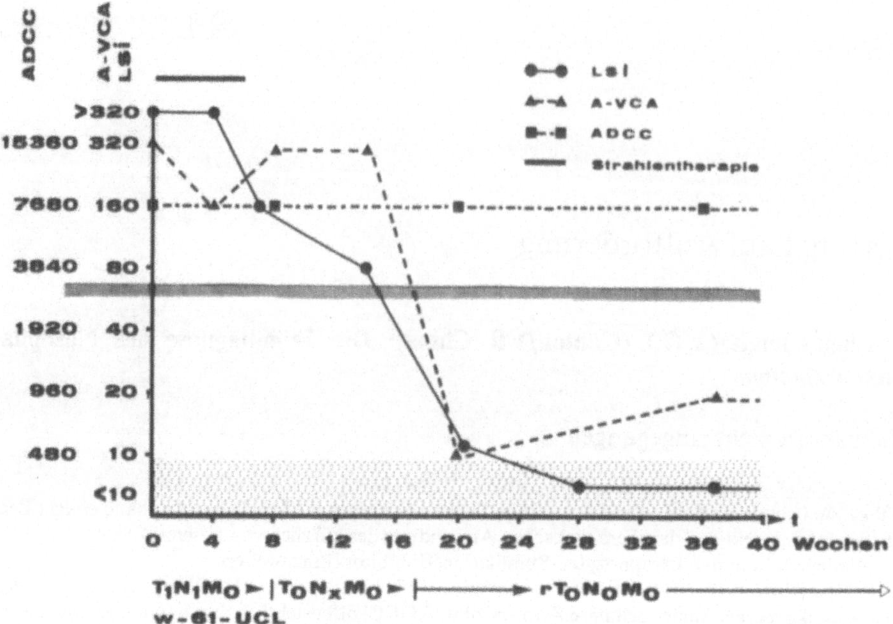

Abb. 1. Titerverlauf von LSI, Antikörpertiter gegen EBV-Virus-Capsid der Immunglobulin-Klasse A (A-VCA) sowie des ADCC (*Erläuterung s. Text*) über den Zeitraum nach Diagnose. Dargestellt für einen weiblichen Patienten von 61 Jahren mit einem undifferenzierten Nasopharynxkarzinom mit ausgeprägtem lymphoidem Stroma (UCL). Die vermerkten TNM-Angaben entsprechen der Klassifikation nach UICC. N_x bedeutet, daß zu diesem Zeitpunkt noch ein fraglicher Lymphombefund palpatorisch vorlag, der sich jedoch in der Folge völlig zurückbildete und nachfolgend weder mit klinischen noch mit CT-diagnostischen Methoden nachgewiesen werden konnte. *rTNM* = Klassifikation nach durchgeführter Radiatio. Die Raster geben die Grenzwertbereiche für A-VCA/LSI bzw. ADCC an

Wir konnten (Tabelle 1) verifizieren, daß der LSI ein Maß der Tumoraktivität im Bereich des Nasenrachens und der regionären Halslymphknoten darstellt. Fernmetastasen beeinflussen den LSI-Titer anscheinend nicht bzw. nicht in jedem Falle.

Wir konnten weiterhin feststellen, daß der LSI-Titer bei offensichtlich guter Prognose der NPC-Patienten bereits zum Ende der Strahlentherapie deutlich abfällt und ca. ein Vierteljahr nach Ende der klinisch erfolgreichen Strahlentherapie praktisch nicht mehr nachweisbar ist (Abb. 1). Nach unseren Ergebnissen kann damit eine prognostische Aussage anhand keines anderen NPC-abhängigen Testverfahrens so früh abgelesen werden, wie an den Ergebnissen des LSI.

Diese Annahme, die wir an den Ergebnissen von Einzelpatienten gefunden hatten, bestätigt sich bei einer bereits abgeschlossenen Stichprobe von Patienten mit vollständiger Tumorremission nach Strahlentherapie im Gegensatz zu Patienten, die klinisch nur eine kurze Tumorremission mit frühem Rezidiv oder aber eine weitere Tumorprogredienz aufweisen (Abb. 2). Weiterhin brachten diese Untersuchungen Hinweise dafür, daß anscheinend die Aktivität des LSI von der NPC-Aktivität im Primärtumorbereich bzw. den Halslymphknotenmetastasen, nicht jedoch in gleichem Maße von Fernmetastasen abhängt.

Unsere Arbeitsgruppe befaßt sich z. Z. mit dem Problem einer ausführlichen biochemischen Charakterisierung des LSI, um nachfolgend diesen charakterisierten Hemmkörper zur Herstellung eines spezifischen Antikörpers zu verwenden, mit dessen Hilfe der bei NPC-Patienten zirkulierende LSI durch eine LSI-Plasmapherese entfernt werden kann.

Wir nehmen ferner an, daß wir hierdurch in der Lage sind, wie im in-vitro-Versuch bereits nachgewiesen, die zelluläre patienteneigene Anti-NPC-Aktivität so zu verbessern, daß wir hierdurch eine Unterstützung bisheriger Therapieformen und damit eine verbesserte Prognose der NPC-Patienten erreichen können.

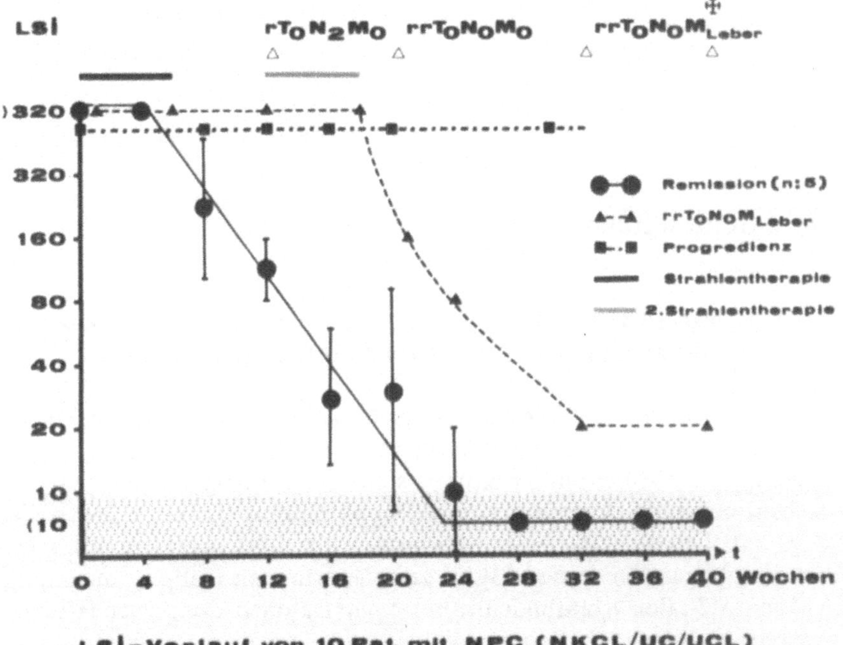

Abb. 2. LSI-Verlauf für insgesamt 10 der 35 Patienten mit NPC. Es sind ausschließlich Angaben der Titerverläufe für Patienten mit folgenden Histologien gegeben: NKCL = entdifferenziertes, nicht verhornendes Plattenepithelkarzinom mit lymphoidem Stroma, UC = undifferenziertes Karzinom ohne lymphoides Stroma, UCL = undifferenziertes Karzinom mit lymphoiden Stroma. Die übrigen Angaben wie im Text erläutert. Das Punktraster bezeichnet den Grenzwertbereich für LSI. Es wurden untersucht: 5 NPC-Patienten mit vollständiger Remission, 4 NPC-Patienten mit Tumorprogredienz trotz Radiatio, 1 NPC-Patient mit klinisch vollständiger Tumorremission nach 2 maliger Radiatio, jedoch nachfolgenden Lebermetastasen. Symbole wie in der Abbildung vermerkt. Die TNM-Klassifikation bezieht sich auf die Tumorstadien des Patienten mit Lebermetastasen

An dieser Studie waren beteiligt:

- HNO-Klinik und Immunpathologische Laboratorien der Universität Köln [G. Bertram, K. Sesterhenn*, G. R. F. Krueger],
- Immunvirologische Laboratorien des Pädiatrischen Forschungszentrums des St. Justine Hospitals in Montreal [S. K. Sundar],
- Department of Cellbiology and Microbiology sowie Department of Otolaryngology der Mayoklinik Rochester [G. Pearson],
- National Cancer-Institute, NIH, Bethesda [L. S. Kamaraju, D. V. Ablashi, P. Levine], sowie das
- Institut für allgemeine Pathologie II der Universität Rom [A. Faggioni].

Literatur

1. Bertram G u. a. (1981) Das nasopharyngeale Karzinom (NPC): Prognostische Aussagekraft des antikörperabhängigen zellulären Zytotoxizitätstestes (ADCC). Arch Otorhinolaryngol (NY) 231:768–773
2. Sundar SK et al. (1982) Sera from Patients with Undifferentiated Nasopharyngeal Carcinoma Contain a Factor which Abrogates Specific Epstein-Barr Virus Antigen – Induced Lymphocyte Response. Int J Cancer 29:407–412

* Nunmehr Universitäts-HNO-Klinik Hamburg-Eppendorf

Arch Otorhinolaryngol Suppl 20–36 (Verhandlungsbericht 1983)

Archives of
Oto-Rhino-Laryngology

Orbita und Schädelbasis

1. U. Koch, S. Reinert (a. G.), H. Hartwig (a. G.) (Bonn): Die Bedeutung des Doppelbildbefundes für die Therapie der Blow-out- und Mittelgesichtsfrakturen

Frakturen des Orbitabodens werden sowohl isoliert als sog. Blow-out-Frakturen, als auch kombiniert im Rahmen einer komplexen Mittelgesichtsfraktur gefunden. Bei der Therapie der Blow-out-Frakturen steht die Beseitigung der Diplopie (Doppeltsehen) neben der Verhütung eines Enophthalmus als funktionelles Ziel im Vordergrund. Das Spektrum der Meinungen über das operative Vorgehen reicht über die obligate Operation [3] bis zur abwartenden Haltung für mindestens 4–6 Monate [2]. Bei Orbitabodenfrakturen im Rahmen komplexer Mittelgesichtsfrakturen ist dagegen die Notwendigkeit einer operativen Frühversorgung nicht umstritten.

Bei 89 Patienten mit Orbitabodenfrakturen wurden das BES-Feld („Binokulares Einfach-Sehen“), das Doppelbildschema sowie der Enophthalmus direkt posttraumatisch und nach 5–6 Jahren untersucht und verglichen. Von 40 Patienten mit einer *Blow-out-Fraktur* wurden 24 operiert und 16 konservativ behandelt. Bei beiden Kollektiven waren vor allem die Blickhebung und Blicksenkung am stärksten beeinträchtigt (s. Abb. 1 a, b). In dieser Abbildung sind die vier Hauptblickrichtungen anhand eines Koordinatenkreuzes dargestellt. Die durch einen Pfeil verbundenen Zahlen entsprechen den Patienten in Prozent, die bei der Erstuntersuchung bzw. der Nachuntersuchung über binokulares Einfachsehen verfügten. Dies ist in allen Blickrichtungen in 5°-Schritten aufgetragen. Die konservativ behandelten Patienten wiesen in allen Blickrichtungen wesentlich höhere Anteile von binokularem Einfachsehen auf. Bei der Nachuntersuchung waren bei den operierten Patienten in allen Blickrichtungen z. T. erhebliche Verbesserungen nachweisbar. Das gilt aber auch für die nichtoperierten Patienten! Ähnliche Ergebnisse fanden sich auch bei der Untersuchung des Doppelbildschemas. Bei der klinischen Nachuntersuchung ließ sich bei 46% der operierten Patienten und 50% der konservativ behandelten Patienten ein Enophthalmus nachweisen. In keinem Fall betrug bei der Messung mit dem Exophthalmometer nach Hertel der Enophthalmus mehr als 3 mm, war also klinisch nicht relevant.

Unsere Untersuchungen zeigen, daß es bei Blow-out-Frakturen zu einer spontanen Rückbildung der Doppelbilder kommen kann. In keinem Fall war eine Befundverschlechterung festzustellen, d. h.:

1. Die obligate Operation einer Blow-out-Fraktur ist nicht indiziert.
2. Eine obligat abwartende Haltung ist ebenfalls nicht begründet [1].

Voraussetzung für eine exakte Operationsindikation ist jedoch die *quantitative Untersuchung* des binokularen Einfachsehens sowie des Doppelbildschemas:

a

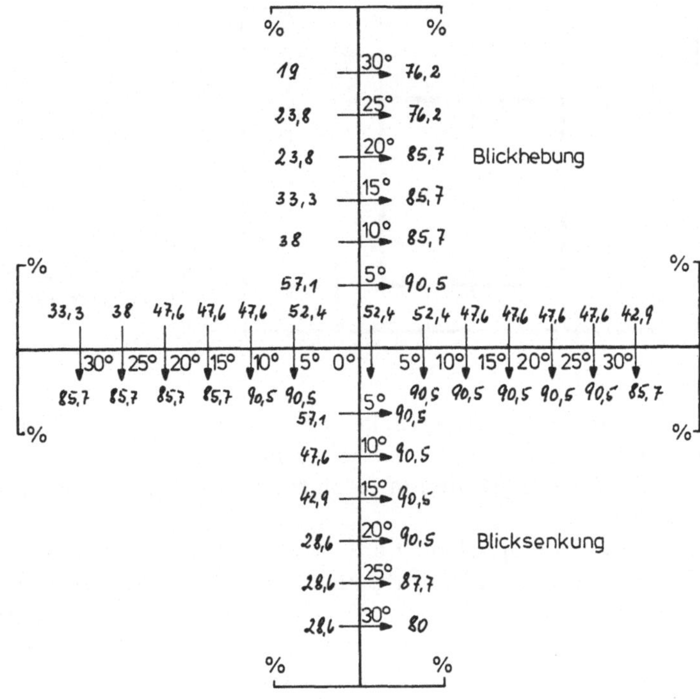

b

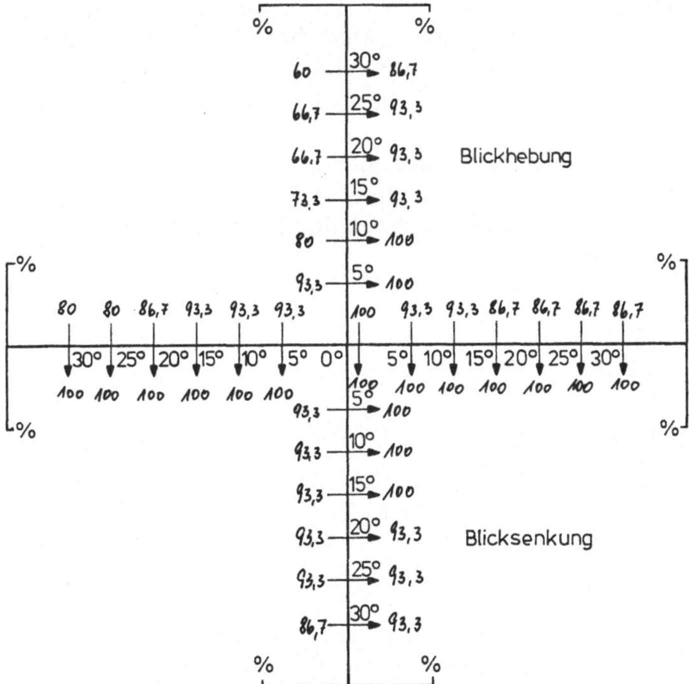

Abb. 1 a, b. Binokulares Einfachsehen bei operierten(**a**) und nichtoperierten (**b**) Patienten

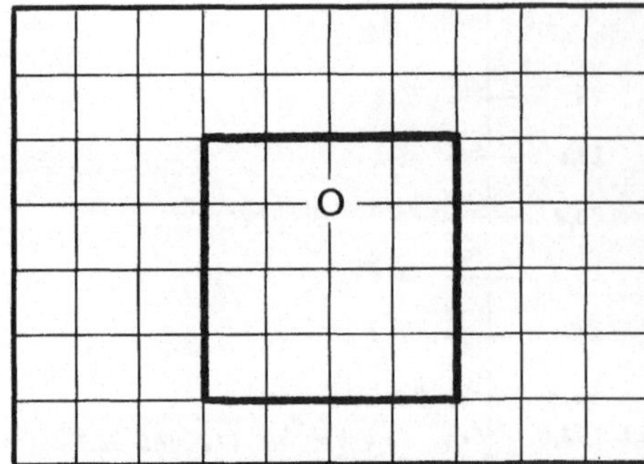

Abb. 2. Definition des Hauptblickbereiches: 10° Blickhebung, 30° Blicksenkung, 20° Blick zur Seite

1. Sind posttraumatisch keine Doppelbilder nachweisbar, so ist die Operation nur dann indiziert, wenn die Möglichkeit eines späteren Enophthalmus besteht. Als Entscheidungskriterium ist in einem solchen Fall der Röntgenbefund heranzuziehen.

2. Treten Doppelbilder auf, so muß über die Notwendigkeit einer Operation bis spätestens zum 14. posttraumatischen Tag entschieden werden:

a) Handelt es sich um Doppelbilder außerhalb des Hauptblickbereiches (s. Abb. 2), so ist eine Operation im allgemeinen nicht indiziert, da auch langfristig mit einer Rückbildung dieser Doppelbilder gerechnet werden kann.

b) Handelt es sich primär um Doppelbilder im Hauptblickbereich, so sollte eine Operation im allgemeinen zur Vermeidung persistierender Doppelbilder durchgeführt werden. Nur bei sehr rascher Rückbildungstendenz in den ersten Tagen ist eine Operation in Ausnahmefällen zu vermeiden.

Bei Orbitabodenfrakturen im Rahmen komplexer Mittelgesichtsfrakturen ist eine operative Frühversorgung unabhängig vom Doppelbildbefund fast immer erforderlich. Durch quantitative Untersuchung des BES-Feldes, des Doppelbildschemas und des Enophthalmus konnte gezeigt werden, daß auch bei diesen komplexen Frakturen die für Blow-out-Frakturen typischen Motilitätseinschränkungen gefunden werden und sich durch die Operation ebenfalls weitgehend zurückbilden.

Literatur

1. Bumm P, de Decker W (1982) Erfahrungen in der Traumatologie der Periorbita. Arch Otorhinolaryngol (NY) 235:399
2. Putterman AM (1977) Late management of blow-out-fractures of the orbital floor. Trans Am Acad Ophthalmol Otolaryngol 83:650
3. Schlöndorff G, Kaufmann H (1973) Diagnostik und Therapie der Orbitabodenfrakturen. Klin Monatsbl Augenheilkd 162:760

W. Ristow (Frankfurt/M.): Nicht nur das Vorhandensein von Doppelbildern, sondern auch ein Enophthalmus sollte die Indikation zur operativen Behandlung der Blow-out-Fraktur darstellen, zumal das transmaxilläre Vorgehen keine kosmetische Belastung darstellt und auf diese Weise ein therapeutisches Versäumnis vermieden wird.

H. Decher (Köln): Wir alle kennen die Schwierigkeiten bei der Diagnose der Blow-out-Fraktur, die oft trotz ausgiebiger konventioneller, tomographischer und auch CT-radiologischer Untersuchungen nicht eindeutig abzuklären ist. Ich empfehle, von der transnasalen (nicht transfacialen!) Sinuskopie bei der Diagnostik von Blow-out-Frakturen mehr Gebrauch zu machen.

U. Koch (Bonn); Schlußwort:
Zu Herrn Ristow: Wie ich in meinem Vortrag ausgeführt habe, sollte unabhängig vom Doppelbildbefund bei der Möglichkeit eines späteren Enophthalmus eine operative Versorgung einer Blow-out-Fraktur erfolgen.

2. W. Stoll, H. Busse (a. G.), P. Kroll (a. G.) (Münster): Transkonjunktivale Revision von Orbitaboden- und Jochbeinimpressionsfrakturen

In der Gesichtschirurgie sind ausschließlich Schnitte geeignet, die ein übersichtliches Operationsfeld gewährleisten, eine schnittbedingte funktionelle Störung verhindern und kosmetisch gute Ergebnisse bieten [3, 9, 10].

Für die Versorgung der Orbitafrakturen stehen diesbezüglich der Infraorbital-, der Subziliar- und der Transkonjunktivalschnitt [4–8] zur Verfügung.

Nach unserer Erfahrung wird das transkonjunktivale Vorgehen in Kombination mit einer lateralen Kanthotomie am besten den gestellten Anforderungen gerecht [1, 2].

Methode

Operatives Vorgehen in Stichworten:

- Laterale Kanthotomie mit horizontaler oder leicht nach oben gerichteter Schnittführung in einer vorgegebenen Hautfalte (Schnittlänge ca. 1–1,5 cm)
- Präseptales Vorgehen, d.h. Trennen von Septum orbitale und M. orbicularis oculi, wobei die Konjunktiva untertunnelt wird. Durchschneidung der Konjunktiva nach medial bis ca. 0,3–0,5 cm vor das Tränenpünktchen. Der Konjunktivalschnitt wird ca. 0,5 cm oberhalb der Umschlagfalte angelegt (Abb. 1)
- Verschluß der Lidspalte durch eine Situationsnaht zwischen Konjunktiva und Oberlid zum Schutz des Auges

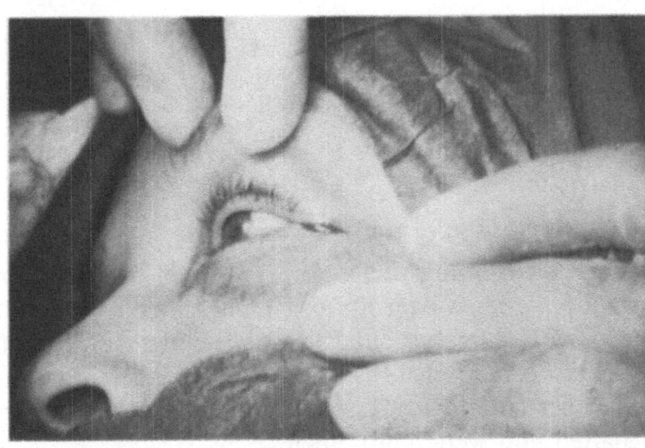

Abb. 1. Laterale Kanthotomie

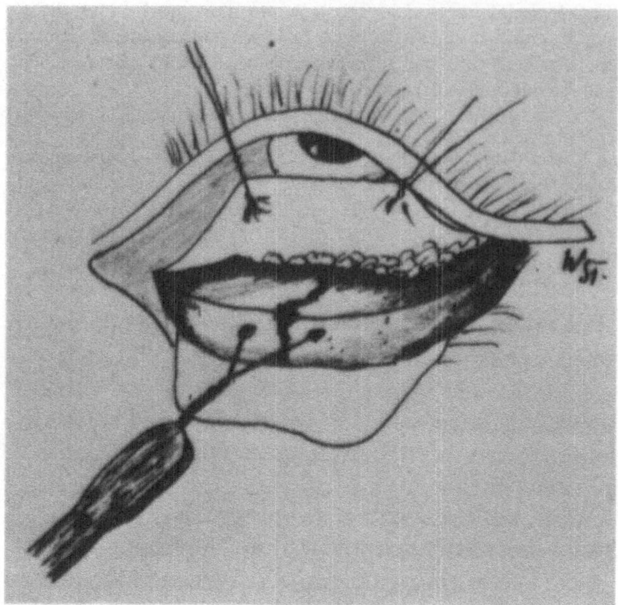

Abb. 2. Transkonjunktivale Darstellung des frakturierten unteren Orbitarahmens mit Drahtosteosynthese

- Darstellung der medialen und lateralen Bruchspalten, Inspektion des Orbitabodens mit der sog. Hand-über-Hand-Methode
- Aufrichten der Fragmente, Rekonstruktion des Orbitabodens
- Mediale und laterale Drahtosteosynthese (Abb. 2)
- Motilitätsprüfung (Traktionstest)
- Schichtweiser Wundverschluß
- Konjunktivanaht fortlaufend mit 5 × 0, bzw. 6 × 0 resorbierbarem Nahtmaterial
- Verschluß der lateralen Kanthotomie nach exakter Adaptation mit zwei bis drei Einzelknopfnähten.

Indikationen

Blow-out-Frakturen	18
Jochbeinimpressionsfrakturen	16
Multiple Mittelgesichtsfrakturen	6

Ergebnisse

40 nachuntersuchte Fälle wiesen keine ernsthaften Komplikationen auf. 2 mal dauerte die Heilungsphase länger als zwei Wochen, 1 mal stieß sich ein eingelegtes Fremdmaterial wieder ab und 1 mal sahen wir ein Fadengranulom im lateralen Augenwinkel, verursacht durch ungeeignetes Nahtmaterial.

Das kosmetische Ergebnis war bei allen Patienten zufriedenstellend. Aufgrund der guten Resultate werden wir auch in Zukunft diesen Zugangsweg beibehalten und weiterempfehlen.

Literatur

1. Busse H (1981) Transkonjunktivale Revision des Orbitabodens bei Blow-out-Fraktur. Ber Dtsch Ophthalmol Ges 78:941
2. Converse JM, Firmin F, Wood-Smith D (1973) The conjunctival approach in orbital fractures. Plast Reconstr Surg 52:656
3. Kastenbauer ER (1975) Plastisch rekonstruktive Maßnahmen im Bereich der Orbita und der angrenzenden Nasenregion. HNO 25:23
4. Lynch DJ, Camp JC, Royster HP (1974) The conjunctival approach for exploration of the orbital floor. Plast Reconstr Surg 54:153
5. Maniglia AJ (1980) Conjunctival approach to the orbit for repair of blow-out-fracture. Laryngoscope 90:1564
6. Ricbourg B (1981) Conjunctival mucous approach for maxillofacial traumas: 100 consecutive cases. Ann Chir Plast 26:307
7. Tenzel RR, Miller GR (1971) Orbital blow-out-fracture repair, conjunctival approach. Am J Ophthalmol 71:1141
8. Tessier P (1973) The conjunctival approach to the orbital floor and maxilla in congenital malformations and trauma. J Maxillofac Surg 1:3
9. Zange J, Schuchardt K (1950) Rhinologische und plastische Operationen auf Grenzgebieten mit der Ophthalmologie und Chirurgie. Thieme, Stuttgart
10. Zöllner F (1956) Der Lidrandschnitt nach Zange. Acta Otolaryngol (Stockh) 46:462

W. Ristow (Frankfurt/M.): Wir haben an der Frankfurter Klinik gerade 94 Fälle von reiner Blow-out-Fraktur ohne Jochbein-Beteiligung aus den letzten 16 Jahren zusammengestellt. Aufgrund unserer Erfahrungen wird in sehr vielen Fällen das transmaxilläre Vorgehen erforderlich sein, um den in die Kieferhöhle hinein prolabierten Orbita-Inhalt anzuheben und sicher abzustützen. Bei dem Vorgehen auf transkunjunktivalem Wege oder nach dem subziliaren Schnitt wird die Abstützung des Orbitabodens sowohl medial als auch lateral keinen ausreichenden Halt finden und damit ineffizient bleiben.

F. Moser (Leipzig): Der Subciliarschnitt im Zusammenhang mit den transkonjunktivalen Vorgehen stammt von Zange und ist als Zangescher Subciliarschnitt in der Gesichtschirurgie unseres Faches verankert.

Die technischen Einzelheiten des transkonjunktivalen Vorgehens, wie sie von Herrn Stoll beschrieben wurden, entsprechen dem Vorgehen von Zange einschließlich der Modifikation von Zöllner zur Vermeidung des Ektropions. Zange verwendete diese Methode wegen der besseren kosmetischen Resultate bei der partiellen und totalen Oberkieferresektion.

C. Herberhold (Hamburg): Da Medikation und Durchführung operativer Korrekturen bei Blow fractures sehr konträr diskutiert werden, finde ich es verdienstvoll, immer wieder vorgebrachte „Meinungen" durch Befunde der Motilitätsstörungen zu substantiieren.
Frage an Herrn Koch: Wie verhalten sich primäre Motilitätsstörungen im Hauptblickbereich bis zu 30°? Wie lang sind ihre Nachbeobachtungsphasen?
An Herrn Stoll: Der transkonjunktivale Schnitt ist auch nach meiner Erfahrung elegant und kosmetisch hervorragend. Zur Stabilisierung des Orbitabodens halte ich Teflon für nicht mehr angemessen, auch ist die temperäre Stützung durch den antralen Ballon einer Festkörperstützung durch Silikonschlauchstücke, wie Sie es vortrugen, sicherlich vorzuziehen.

3. K. Jahnke, Elfriede Aulhorn (a. G.) (Tübingen): Funktionsverbesserung des Sehnerven nach Eingriffen an der Rhinobasis *

Gesichtsfeldausfälle und Visusverluste sind häufige Erstsymptome von Hypophysen-Adenomen. Nach transsphenoidaler Hypophysektomie kommt es in einem

* Erscheint ausführlich in Laryngologie, Rhinologie-Otologie

hohen Prozentsatz zu einer teilweisen oder vollständigen Erholung der Sehnerven-Funktionen. Wir untersuchten einzelne Faktoren, die für die Funktionsverbesserungen von Bedeutung sind. Unsere Ergebnisse wurden mit denen verglichen, die wir in einzelnen Fällen nach Entfernung intraorbitaler Tumoren und nach Exstirpation eines faustgroßen Rhinobasis-Tumors sowie nach Dekompression des traumatisierten Nervus opticus erhielten.

H.-G. Boenninghaus (Heidelberg): Sie sprachen im Rahmen der Operation von Orbitatumoren davon, daß Sie bei der medianen Orbitotomie die mediale Orbitawand osteoplastisch angehen. Die mediale Orbitawand ist die hauchdünne Lamina papyracea. Mich interessiert, nach welcher Methode Sie diese Knochenwand entnehmen und nach der Tumoroperation wieder einsetzen?

4. Hiltrud Glanz (Marburg): Osteoplastische Orbitotomie zur Exstirpation von retrobulbären Tumoren

Replantierte Knochen des Gesichtsschädels heilen in der Regel innerhalb eines Jahres komplikationslos wieder ein. Diese Erfahrung veranlaßte uns, die knöchernde Orbitawand großzügig auszusägen und den schwer zugänglichen retrobulbären Raum der Orbita zu erreichen, um dort sitzende Tumoren schonender als beim transfrontalen Zugang und sicherer als bei der bisherigen Orbitotomia ossea lateralis zu exstirpieren.

Praeoperativ ist die genaue Lage des Tumors zum Sehnerv und zu den Augenmuskeln abzuklären, dies erfolgt vornehmlich durch die Computertomographie mit der Möglichkeit verschiedene insbesondere coronare Ebenen zu rekonstruieren. Eine intracranielle Ausdehnung muß ausgeschlossen sein.

Lage und Ausmaß der Orbitotomia ossea werden dem Tumor adäquat geplant und durchgeführt. So kann die Orbitotomie nach cranial oder caudal ausgedehnt werden. Sie kann auch die gesamte laterale Hälfte der knöchernen Orbita betreffen. Je nach Situation kann der ausgesägte Knochen vollständig gelöst oder auch am Periost gestielt bleiben.

Die Hautschnitte erfolgen vorwiegend in den RSTL's, es wird darauf geachtet, daß Lymphabflußwege nicht unterbrochen werden. Intraorbital werden Tränendrüse und Augenmuskeln vorsichtig abgeschoben, um den Tumor breit exponieren zu können.

Die auf diese Weise operierten 10 Fälle von retrobulbären intraorbitalen Tumoren entwickelten keine Komplikation. Bis auf einen Fall mit praeoperativer Erblindung wurde der Visus immer verbessert, die Bulbusmotilität nie beeinträchtigt, die Protrusio behoben, die Wiederherstellung des Gesichtes war ausgezeichnet.

Mit der osteoplastischen Orbitotomie wurde eine Operationsmethode entwikkelt, die bei ausgesuchten, auf die Orbita limitierten Fällen von retrobulbären Tumoren den bisher empfohlenen transfrontalen Zugang der Neurochirurgen weitgehend ersetzen kann.

5. W.L. Mang (München): Rekonstruktion der lateralen Mittelgesichtsfraktur durch Plattenosteosynthese und Antralballon

In den Jahren 1979–1983 wurde an der HNO-Klinik rechts der Isar insgesamt 386 laterale Mittelgesichtsfrakturen (Orbitaboden-, Jochbein-, Kieferhöhlenfrakturen) behandelt. Die Plattenosteosynthese hat sich bewährt bei stark dislozierten Frakturen mit Substanzdefekten im Bereich von Orbitaboden und Sutura frontozygomatica. Vorteil der Vitallium-Miniplatte ist, daß a) sie nicht entfernt werden muß und b) Substanzdefekte gut durch geeignete Implantate (z.B. „künstlicher Knochen" Trikalziumphosphat) überbrückt werden können. Falls eine Stabilisierung der Kieferhöhlenwände notwendig ist, führen wir diese mit einem speziellen Antralballon durch. Aufgrund unserer Behandlungsergebnisse (problemlose intraoperative Plazierung und schonende Entfernung des Antralballons in der 3. postoperativen Woche) geben wir dem Antralballon den Vorzug gegenüber Silikonstempeln und Kieferhöhlentamponade bei der Rekonstruktion von lateralen Mittelgesichtsfrakturen.

Häufigste Ursachen von lateralen Mittelgesichtsfrakturen sind Verkehrsunfälle, Rohheitsdelikte und Sportunfälle. In rund 80% der Mittelgesichtsfrakturen ist das männliche Geschlecht betroffen, wobei das Alter zwischen dem 20. und 40. Lebensjahr bevorzugt ist. Auch in unserem Krankengut bei 396 lateralen Mittelgesichtsfrakturen kommt dies zum Ausdruck (Abb. 1).

Zu den lateralen Mittelgesichtsfrakturen sind Orbita- und Kieferhöhlenbrüche sowie Jochbeinbrüche zu rechnen. Bei der typischen lateralen Mittelgesichtsfraktur handelt es sich um eine Jochbeinimpressionsfraktur mit Abriß der Processus maxillaris, temporalis und frontalis. Wir sprechen hier von einer Dreipunktfraktur. Hauptaufgabe der Behandlung dieser Frakturen muß es sein, einerseits ein gutes kosmetisches Ergebnis zu erzielen und andererseits die normale Funktion wieder herzustellen. Die Fixierung der transmaxillären und perkutanen reponierten lateralen Mittelgesichtsfraktur gelingt am sichersten durch Verdrahtung mit korrespondierenden Bohrlöchern.

In bestimmten Fällen jedoch gelingt mit der Drahtosteosynthese oft nur eine ungenügende Fixierung in Repositionsstellung. Die Indikation zur Plattenosteosynthese bei lateralen Mittelgesichtsfrakturen ist somit gegeben bei Kleinfrag-

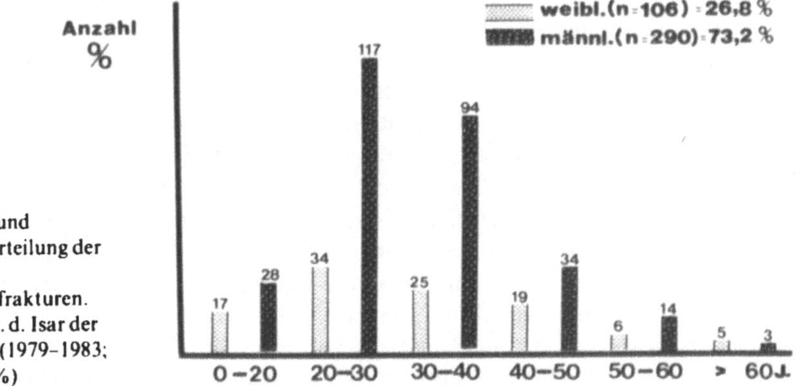

Abb. 1. Alters und Geschlechtsverteilung der lateralen Mittelgesichtsfrakturen. HNO-Klinik r.d. Isar der TU München (1979–1983; n = 395 = 100%)

menttrümmerfrakturen und bei Frakturen mit Knochensubstanzverlust. Die Durchführung einer Plattenosteosynthese ist einfach, wobei Vitallium-Miniplatten verschiedener Länge und Biegung sowie 3, 6 und 9 mm Zugschrauben zur Anwendung kommen.

Abschließend läßt sich sagen, daß durch die Verwendung von Miniplattenosteosynthesen die operativen Möglichkeiten bei der Rekonstruktion von lateralen Mittelgesichtsfrakturen sinnvoll erweitert werden. Die Platte muß nicht entfernt werden. Falls eine Stabilisierung der Kieferhöhle notwendig ist, führen wir diese mit einem Antralballon (Firma Bard GmbH, Maibachstr. 11, 7022 Leinfelden 1, Stuttgart) durch. Aufgrund der guten Behandlungsergebnisse mit diesem Antralballon halten wir die Verwendung von Kieferhöhlentamponade, Kunststoffspänen und Silikonstempeln im Kieferhöhlenbereich bei der Rekonstruktion von lateralen Mittelgesichtsfrakturen als nicht so sehr geeignet.

Literatur

Seifert LB, Wustrow F (1977) Verletzungen im Bereich der Nase, des Mittelgesichtes und seiner Nebenhöhlen sowie frontobasale Verletzungen. In: Berendes J, Link R, Zöllner F (Hrsg) HNO-Heilkunde in Praxis u. Klinik, Bd. 1. S. 8,1–8,38

6. W. Ch. Richter (Würzburg): Die Techniken der Miniplattenosteosynthese in der Hals-, Nasen- und Ohrenchirurgie

Wir befassen uns seit nunmehr drei Jahren mit der osteoplastischen Versorgung des zentralen Mittelgesichtes unfallverletzter Patienten und bedienen uns der Miniosteosynthese.

Auf dem Wege zur Rhinobasis muß der Operateur oftmals ausgedehnte Trümmerzonen bereinigen. Die Folge kann eine Schwächung des vorderen, medialen Trajektors sein. Dieser zählt zu den tragenden Streben und Pfeilern des Mittelgesichtes. Er stützt den Oberkiefer an der Kalotte und an der starken, selten in das Frakturgeschehen einbezogenen Supraorbitalspange ab. Das osteoklastische Vorgehen kann zu verzögerter Heilung des frakturierten Oberkiefers führen, ja zur Pseudarthrosebildung.

Das übliche Verfahren der Fixation ist die Knochendrahtnaht. Sie hat Nachteile, da sie ein instabiles Osteosyntheseverfahren darstellt. Dies schafft keine Probleme bei der Drahtung von Fragmenten, auf die *keine* Muskelzüge einwirken, wie etwa im Falle isolierter Stirnhöhlenvorderwandfrakturen.

Bei den Multitraumen des Gesichtes jedoch wirken die Kraftvektoren der Kaumuskulatur und der mimischen Muskulatur *indirekt* über das Kaumassiv und den Prozessus frontalis des Oberkiefers auf eine vermeintliche „Ruhezone" ein. Der Oberkiefer gleitet nach dorsal und kaudal ab. Diese Bewegung überträgt sich auf die mit Knochendrahtnaht versorgte Region interorbital. Es kommt hier zu Mikrobewegungen der Fragmente gegeneinander. Einzelne sprechen von der „Pumpwirkung auf die Schädelbasis". Resorptive Entzündungen, Lockerungen

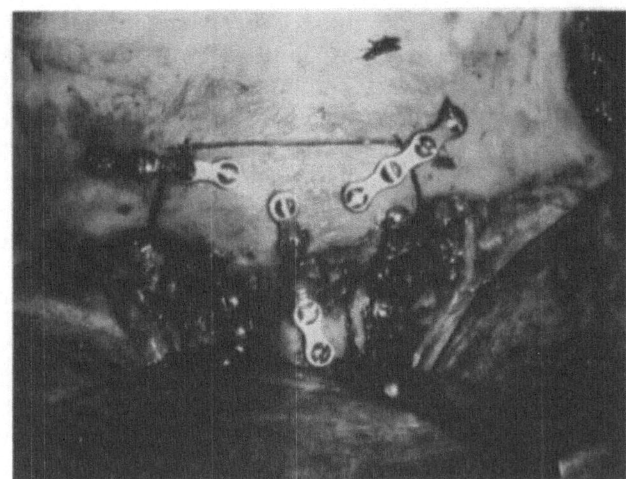

Abb. 1. Blick auf die Nasenwurzel, das Stirnbein und die Kopfhaut (Eröffnung über temporo-temporalen Bügelschnitt). Rekonstruktion des Interorbitalraumes mit Miniosteosynthesen nach Rhinobasisrevision und Duraplastik

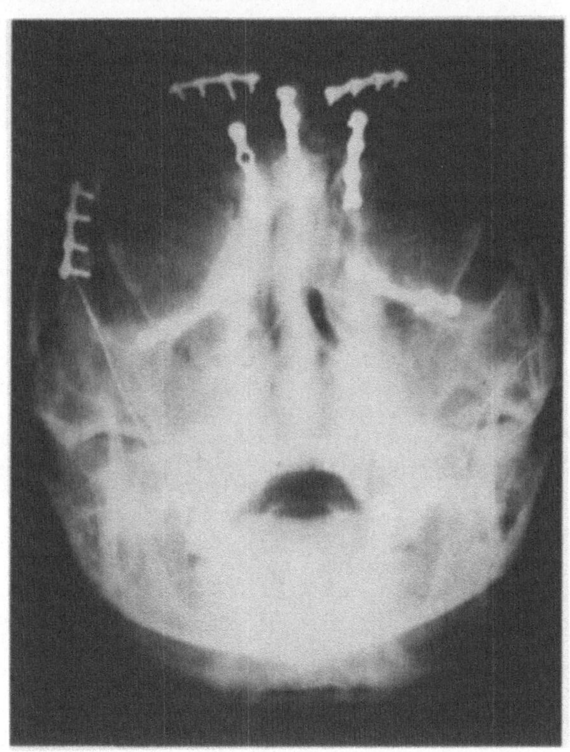

Abb. 2. Postoperative Röntgenkontrolle (Abb. 1) bei osteoplastischer Rekonstruktion des Mittel- und Obergesichtes nach Trauma

und letztlich Redislokationen stellen sich ein. Die Folgezustände zeigen sich unter dem klinischen Bild des traumatischen Telekanthus, der knöchernen Plattnase und bei gleichzeitiger Abflachung der Jochbeinregion als Schüsselgesicht.

Gemeinsam mit anderen empfahl Weerda (1977) die stabile Osteosynthese für das Obergesicht und die Nasenwurzel. Im Vergleich dazu ließ Champy grazilere

Platten herstellen, die eine hervorragende Biegefähigkeit aufweisen und sich insbesondere für die Rekonstruktion der anatomisch so komplex gestalteten Region um die knöcherne Augenhöhle eigneten.

Auf der Grundlage der Arbeiten von Michelet und Festal empfiehlt Champy die „Osteosynthèse monocorticale". „Monokortikal" bedeutet, daß als Schraubenlager lediglich die äußere, der Platte zugewandte Kortikalis notwendig ist, um eine Stabilität gegen indirekte Muskelzüge zu erzielen. Derartige „monokortikale Zonen" finden wir sehr ausgedehnt im zentralen Mittelgesicht, besonders die Stirnhöhlenvorderwand ist zu erwähnen.

Die Technik der „monokortikalen Osteosynthese" folgt überschaubaren und starren Regeln. Wir überblicken derzeit weit über 100 Osteosynthesen.

Osteosynthetische Techniken des Mittel- und Obergesichtes stellen eine zuverlässige Prophylaxe bleibender Entstellungen, wie Telekanthus, Einsattelung von Nase und Glabella, Abflachung der Stirn, ja Ausbildung eines Schüsselgesichtes dar. Darüber hinaus ist der wesentliche Gedanke der Miniosteosynthesetechniken darin zu erkennen, daß ein frakturierter Oberkiefer, welcher zur Redislokation nach dorsal und kaudal neigt über „Vermittlung" des rekonstruierten und osteosynthetisierten Interorbitalraumes seine Abstützung letztlich an der Kalotte findet. Dies bedeutet, daß die Chirurgie der oberen Nasennebenhöhlen und der Basis nicht 6–8 Wochen zurückstehen muß, bis ein frakturierter Oberkiefer eingeheilt ist. Die Fixierung des Oberkiefers und die Stirnhöhlen-Siebbeinrevision mit Basischirurgie sind simultane Eingriffe.

Literatur

Richter WCh, Georgi W, Collins N (1983) Das Trauma des interorbitalen Raumes (Pathologie und Therapie des traumatischen Telekanthus), I. Teil Pathologie. HNO 31:145–152

Richter WCh, Georgi W, Brunner FX (1983) Das Trauma des interorbitalen Raumes, II. Teil Therapie (Pathologie und Therapie des traumatischen Telekanthus). HNO 3/5 (im Druck)

Richter WCh, Georgi W (1983) Erfahrungen mit dem „Champy-System" bei der periorbitalen Knochenrekonstruktion, insbesondere bei der Therapie des traumatischen Telekanthus. In: Jungbluth KH (Hrsg) Bericht der 20. Jahrestagung der Deutschen Gesellschaft für Plastische und Wiederherstellungschirurgie, Hamburg. Springer, Berlin Heidelberg New York Tokyo (im Druck)

Richter WCh, Georgi W, Brunner FX (1982) Die periorbitale knöcherne Rekonstruktion (Miniplattenosteosynthese nach Champy). HNO 30:186–188

Georgi W, Richter W, Brunner FX (1982) Die Primärversorgung des zentralen Mittelgesichtspfeilers mit stabiler Plattenosteosynthese. Laryngol Rhinol Otol (Stuttg) 61:392–398

Kley W, Richter WCh (1982) Die Schädel-Hirn-Trauma aus Hals-Nasen-Ohrenärztlicher Sicht. Melsunger Med Mitt 54:81–89

H. H. Naumann (München): Herr Mang und auch Herr Richter haben die Plattenosteosynthese zur Rekonstruktion bei lateralen Mittelgesichtsfrakturen empfohlen. Es ist zuzustimmen, daß dieses methodische Prinzip einen erheblichen Fortschritt bezüglich einer soliden Stabilisierung der frakturierten Skelettfragmente darstellen kann. Wir wenden es auch an – jedoch mit einer gewissen Reserve. Herr Richter hat mit Recht gesagt, daß vor allem jene Frakturfragmente der Plattenfixierung bedürfen, an denen ein Muskelzug oder eine sonstige erhebliche mechanische Beanspruchung wirksam wird. Dies sind klare Indikationen für den Einsatz der Lochplatten. Auf der anderen Seite sollte man aber dort, wo es möglich ist – z. B. am unteren Orbitalrand usw. – der Draht-Osteosynthese den Vorzug geben. Sie ist am wenigsten traumatisierend, in der Mehrzahl der Fälle auch bezüglich der Spätresultate zuverlässig und vermeidet bei guter Technik, daß später entweder störende Konturen (durch die unmittelbar subkutan liegenden Lochplatten) tast- und/oder sichtbar werden oder daß in einem weiteren Eingriff die Platten wieder entfernt werden müssen – was eine unauffällige und ungestörte Narbenbildung im Gesichtsbereich erschweren könnte. – Herr Mang hat zum Schluß konstatiert, daß die Verwendung der sog. Kunststoff-Stempel in der Kieferhöhle zur Fixierung etwa des frakturierten Orbitabodens nicht mehr berechtigt und der sog. Antralballon das Mittel der Wahl sei. Dem ist nachdrücklich zu widersprechen. Der mehrteilige Kunststoff-Stempel – wir verwenden Silikon – hält zuverlässig für jede erforderliche Zeitspanne die reponierten Skelettfragmente in gewünschter Position. Wenn man die Technik beherrscht, rutscht der Stempel auch nicht ab. Die Methode hat den Vorteil, daß man ohne Zeitzwang und ohne Belästigung des Patienten die fixierende Kraft so lange einwirken lassen kann, bis mit Sicherheit eine optimale Konsolidierung des Frakturbereiches erfolgt ist. Das ist oft nach wenigen Wochen noch nicht der Fall, sondern erfordert bei komplizierten Frakturverhältnissen bis zu 6 Monaten Wartezeit! Der Stempel – richtig angewendet – erlaubt darüber hinaus eine exakte Orientierung der Ansatzpunkte der Stützstruktur(en) und eine genaue Dosierung und individuelle Richtwirkung der korrigierenden Kräfte. Der scheinbare Nachteil der Notwendigkeit einer Entfernung des Stempels durch einen zweiten, kleinen Eingriff fällt demgegenüber erfahrungsgemäß nicht ins Gewicht – zumal diese Stempelentfernung sogar ambulant ausgeführt werden kann. – Der so empfohlene Antralballon mag – vor allem bei einfachen Fällen – auch zu zufriedenstellenden Dauerergebnissen führen, er ermöglicht jedoch seinem Prinzip entsprechend keine differenzierte und gezielte Stützwirkung und birgt das Risiko eines allmählichen Druckverlustes durch Poröswerden des Gummis und damit einen gewissen Unsicherheitsfaktor in sich. Für den Patienten bringt er außerdem die Unannehmlichkeit, nach der Entlassung aus dem Krankenhaus mit einem sehr störenden, aus der Nase hängenden Gummischlauch sowie mit einer zunehmenden Geruchsentwicklung und Nasensekretion herumlaufen zu müssen. Alle diese Nachteile sind mit einer lege artis eingesetzten Stempel-Konstruktion zu vermeiden.

7. H. Spitzer (München): Die Versorgung frontobasaler Frakturen mit Mittelgesichtsbeteiligung

Nachuntersucht wurden ca. 300 Patienten der Klinik und Poliklinik für HNO-Kranke der Universität München, die im Zeitraum von 1975–1980 mit frontobasalen Frakturen versorgt wurden. Dabei wurde die Unfallursache, die Frakturenteilung und die Art der Versorgung erhoben. Immerhin zeigte sich in 32% der Patienten eine Beteiligung des Mittelgesichtes bzw. des Unterkiefers. Die Einteilung dieser Frakturen wurde gleichfalls erhoben und die Versorgungsmöglichkeit aufgeschlüsselt.

8. G. Dokianakis, G. Gavalas, E. Makrellis (a. G.), E. Chatzimanolis (a. G.) (Athen): Mißbildungen der ersten Kiemenfurchen und des Nervus facialis

Zusammenfassung: Die Anomalien der ersten Kiemenfurche stellen eine seltene aber sehr interessante Gruppe der kongenitalen Mißbildungen dar. Sie zeigen ein enges anatomisches Verhältnis zum Nervus facialis und machen sich oberhalb, unterhalb oder durch seine Äste bemerkbar. In der vorliegenden Arbeit wird die Erläuterung dieser Beziehung vorgestellt. An Hand von 7 Fällen, die wir an unserer Klinik während der letzten 5 Jahren behandelt haben, werden gleichzeitig die Grundlagen diskutiert, auf denen die erfolgreichen operativen Maßnahmen beruhen.

Einleitung

Die Anomalien der ersten Kiemenfurche treten klinisch als Zyste, Fistel oder Sinus in Erscheinung und sie stehen im engen Zusammenhang zum N. facialis, zur Parotis, zum äußeren Gehörgang und seltener zum Mittelohr und zur lateralen Pharynxwand. Der Operateur soll die radikale Exstirpation der Anomalie gewährleisten, damit ein Rezidiv vermieden wird. Gleichzeitig soll er die anatomischen Elemente der Umgebung aufrechterhalten unter besonderer Würdigung der Facialisschonung. Dieses Ziel kann man unter bestimmten Voraussetzungen erreichen, man soll aber dazu die Embryologie des Bronchialapparates genau beherrschen.

Eigenes Material

In den letzten 5 Jahren sind an unserer Klinik 7 Patienten mit Mißbildungen der 1. Kiemenfurche operativ behandelt worden. Es handelte sich dabei um 4 Frauen und 3 Männer. Ihr Alter bei der Aufnahmezeit war 5–14 Jahre mit Ausnahme von 2 Patienten die 32 und 70 Jahre alt waren. Klinische Manifestationen gab es für einen Zeitraum zwischen einigen Wochen und 25 Jahren. Zwei Patienten hatten in der Anamnese rezidivierende Entzündungen und waren in der Vergangenheit

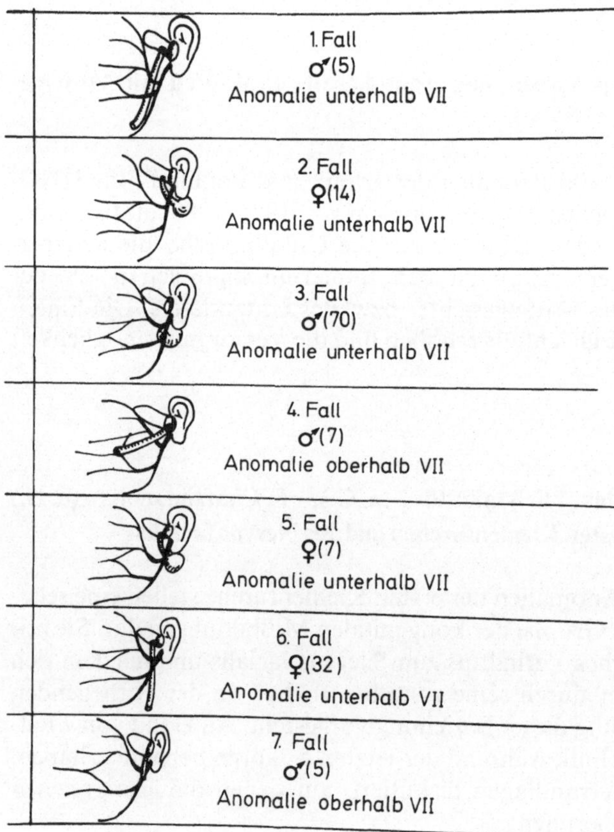

Abb. 1. Verlauf der Anomalie bei unseren Fällen

mehreren Operationen unterworfen. Zwei weitere hatten sich einer unvollständigen chirurgischen Entfernung der Fistel unterzogen. Zwei Patienten wiesen eine progrediente Anschwellung der Parotisregion auf. Zwei weitere hatten ein intermittierendes Ohrlaufen geäußert, und bei zwei weiteren Patienten gab es eine mukös-eitrige Sekretion in der Nähe des Unterkieferwinkels.

Die vorgenommenen Eingriffe hatten in 2 Fällen eine Hals-Fistel gezeigt, deren innere Öffnung blind am Übergang vom knöchernen zum knorpligen Teil des äußeren Gehörganges endete. In zwei weiteren Fällen zeigte sich eine Zyste gleichzeitig mit einem Fistelgang, der blind am knorpeligen Teil des äußeren Gehörganges endete. Eine isolierte Zyste gab es bei einem Fall, und bei den zwei letzten Fällen gab es eine perfekte Fistel mit äußerer Öffnung in der Nähe des Unterkieferwinkels, während die innere in die Cymba conchae mündete. Der Facialisnerv befand sich in 5 Fällen oberflächlich der Anomalie und in 2 Fällen in der Tiefe. Eine Anomalie zwischen den Facialisästen haben wir nicht feststellen können. Der präzise Verlauf der Anomalie bei unseren Fällen ist an der Abbildung zu sehen.

Diskussion

Zusammenfassend stellen wir fest:

1. Die frühzeitige Diagnosestellung und die operative Sanierung, bevor Entzündungen, Narben und Verwachsungen stattfinden, sind von großer Bedeutung, da die Orientierung und die Arbeit des Operateurs dadurch sehr erleichtert wird.
2. Der Eingriff ist nur dann durchzuführen, wenn sich die Anomalie in einem entzündungsfreien Zustand befindet.
3. Es ist empfehlenswert bei der Exstirpation der Anomalie wie bei der Parotidektomie vorzugehen und den N. facialis freizulegen. Bei der Suche und Präparation des Facialis müssen wir damit rechnen, daß einige Landmarken, wie z. B. der „Pointer", ihre exakte Position geändert haben können. Außerdem können Dysplasien vorhanden sein, die die bekannten anatomischen Verhältnisse verändern, so daß der Operateur unversehens in die Schädelbasis geraten kann.
4. Die präoperative Kontrolle der Parotis ist oft notwendig. Bei einer Hypoplasie kann der Facialisnerv direkt unter der Haut liegen und leicht dadurch gefährdet werden.
5. Abgesehen vom Haupttrakt der Fistel können noch weitere Ausläufer bestehen. Dies soll dem Operateur bei der Präparation des Haupttraktes bekannt sein, so daß die Anomalie vollständig entfernt wird.
6. Die Beziehung der Anomalien der 1. Kiemenfurche zur Paukenhöhle stellt eine Rarität dar. Die Möglichkeit, daß das Mittelohr an der Anomalie beteiligt ist, verdient die Betonung, daß diese Anomalien von einem Spezialisten, der mit der Chirurgie des Mittelohres vertraut ist, behandelt werden müssen.

Literatur

Belenky MW, Medina EJ (1980) First branchial cleft anomalies. Laryngoscope 90:28–39

Olsen DK, Weiland HL (1980) First branchial cleft anomalies. Laryngoscope 90:423–436

Ungerecht K (1982) Die Gefährdung des N. facialis bei der operativen Behandlung der angeborenen Hals-Ohr-Fistel. HNO 10:197–200

G. Gavalas (Athen): Was die Mündung der inneren Öffnung der Fistel betrifft, gibt es keine Einigkeit. Einige meinen, die Fistel mündet am Übergang des knöchernen zum knorpeligen Teil des inneren Gehörganges. Andere, daß eine Mündung auch am knöchernen Teil möglich ist. Fälle mit Gehörgangsverdoppelung haben wir nicht gehabt. Wir wissen aber, daß man aufpassen soll, weil in diesen Fällen der N. facialis unterhalb der Verdoppelung verläuft. Die Möglichkeit, daß bei Parotishypoplasien der Facialisnerv direkt unter der Haut liegen kann, drängt uns, präoperativ eine Sialographie durchzuführen.

Mündungen in die Pauke oder Ohrtrompete bei unseren Fällen haben wir nicht gesehen. Außerdem kommen sie selten vor, da sie einen Einriß der Membrana branchialis und Einbezug der 1. Schlundtasche in die Anomalie voraussetzen.

9. U. Ganzer, J. Lamprecht, F. Spinnrock (Düsseldorf): Zur Behandlung der idiopathischen Fazialislähmung (Bellsche Parese) *

Mehr als zweitausend Fälle des Schrifttums und 48 länger als ein Jahr nachbeobachtete Facialislähmungen des eigenen Krankengutes wurden nach den Gesichtspunkten der operativen und konservativen Behandlung mit bzw. ohne Glucocorticoide zusammengefaßt und hinsichtlich ihrer Heilungsraten miteinander sowie mit einem Kollektiv nicht behandelter Fälle verglichen. Dabei ergab die Operation die schlechtesten Resultate. Der Behandlungserfolg nach konservativer Therapie mit und ohne Cortison entsprach etwa der Heilungsrate der nicht behandelten Fälle. Das Untersuchungsergebnis läßt eine multizentrische, randomisierte und prospektive Studie über die Zweckmäßigkeit der gebräuchlichen Behandlungsverfahren bei der Bellschen Parese sinnvoll erscheinen.

H. H. Naumann (München): Herr Ganzer ließ offen, ob durch eine schon innerhalb der ersten Stunden nach Auftreten der Bellschen Parese durchgeführte Dekompression des Nerven eine bessere Prognose des Krankheitsverlaufes zu erwarten sei. Nach den schon in den 60iger Jahren veröffentlichten katamnestischen Untersuchungen von H. W. Naumann und H. Schliack, die eine überzeugende günstige Wirkung der Dekompression bei der Bellschen Parese nicht bestätigen konnten, wurden bei uns noch etwa 20 Erkrankungsfälle innerhalb der ersten 48 Stunden nach Auftreten der Lähmung mittels Dekompression behandelt. Das Ergebnis dieser „Sofort"-Operationen war nicht besser als bei den vorher publizierten „Spät"-Dekompressionen.

Was die konservative Behandlung angeht, so möchte ich mit allem Vorbehalt erwähnen, daß wir an der Münchner Klinik bei der Bellschen Parese und auch bei Zoster oticus zu Behandlungsbeginn seit einiger Zeit Intraglobin (3 Tage lang 2,5 g) geben und den Eindruck haben, als ob diese Maßnahme u. U. einen abkürzenden Effekt auf den Krankheitsverlauf ausüben könne. Nach den von Herrn Ganzer heute präsentierten desillusionierenden Resultaten der Kortikoidtherapie könnte diese immunspezifische Teilbehandlung dann sinnvoll und folgerichtig sein, wenn man eine Virus-Genese bei der Bellschen Lähmung für möglich hält und eine aktive Therapie auch aus psychologischen Gründen durchführen möchte.

W. Ristow (Frankfurt/M.): Miehlke hat einmal darauf hingewiesen, daß bei idiopathischen Fazialisparesen, bei denen die Lähmung sehr schnell fortschreitet, eine möglichst frühzeitige Dekompression des Nervus facialis erfolgen sollte. Wir haben diese Aufgabe mehrfach bestätigen können und zweifeln nicht daran, daß die danach beobachtete schnelle Reinnervation darauf zurückgeführt werden konnte, so daß wir zumal in solchen Fällen auf die Dekompression nicht verzichten wollen.

E. Stennert (Göttingen): Zu Ihrem Vortrag, Herr Ganzer, gäbe es eine ganze Reihe von kritischen Anmerkungen zu machen, ich möchte mich auf wenige grundsätzliche Gesichtspunkte beschränken:

* Erscheint ausführlich in Laryngol Rhinol Otol (Stuttg)

1. Sie haben für Ihre vergleichende Analyse eine große Fallzahl aus der Literatur herangezogen. Mit solchen historischen Vergleichen muß man speziell in diesem Zusammenhang sehr vorsichtig sein. Das Literaturstudium macht nämlich zweierlei deutlich: a) Die mit konstanter Regelmäßigkeit genannten ca. 80% Spontanheilungen werden von der Mehrzahl der Autoren offensichtlich gefühlsmäßig akzeptiert, ohne daß diesen Angaben eigene kritische Untersuchungen zugrunde liegen. Matthews (1961) spricht von „orthodoxen 80%", die spätestens bei Kettel (1959) festgeschrieben sind. b) Demgegenüber stehen nur 8 Publikationen, die den Anforderungen einer kritischen und objektiven Auswertung gerecht werden, und interessanterweise geben genau diese Arbeiten eine deutlich schlechtere Rate an vollständigen Spontanheilungen an, nämlich 50–60%.

2. Leider haben auch Sie keine Angaben über Ihre Beurteilungskriterien gemacht.

3. Sie kommen zu dem Schluß, das Cortison nicht hilfreich sei. Cortison allein und zusätzlich in niedriger Dosierung ist in der Tat nicht hilfreich, das haben schon unzählige Untersuchungen in der Vergangenheit gezeigt. Genau das ist ja der Grund, weshalb wir die Meinung vertreten, daß man das Cortison höher dosieren muß und daß dies nur das eine Bein ist, auf dem die Therapie steht: Mindestens ebenso wichtig ist die Verbesserung der Mikrozirkulation und damit der Sauerstoffversorgung des Nervengewebes.

4. Schließlich ist der Virusnachweis als Indikation für eine Therapie eine äußerst problematische Sache.

10. H. Eichner (München): Akupunkturbehandlung der Sinusitis

Die akute Sinusitis wird in der Akupunkturliteratur als gut zu behandelnde Erkrankung beschrieben (Gleditsch 1977; Bischko 1978; König-Wankura 1981; Auerswald u. König 1982). Es lag deshalb nahe, die Akupunkturwirkung bei der akuten rhinogenen Sinusitis maxillaris klinisch zu überprüfen. Nach Voruntersuchungen wurden von Januar bis April 1983 56 Patienten mit akuter rhinogener Sinusitis maxillaris durch Akupunktur behandelt.

Die Akupunkturbehandlung erfolgte bei 40 erwachsenen Patienten durch Nadelung von je zwei Punkten des Dickdarmmeridians, des Blasenmeridians und des sog. Lenkergefäßes. Bei 16 Kindern wurde eine Laser-Akupunktur der gleichen Punkte ausgeführt.

Als Vergleichsgruppe diente eine Anzahl von 50 Patienten mit akuter Sinusitis, die mittels herkömmlicher Therapie durch abschwellende Nasentropfen, Antibiotika, Analgetika und gegebenenfalls Antihistaminika, Antiphlogistika und Kopflichtbädern behandelt wurde.

Neben der Befragung der Patienten wurden folgende Parameter zur klinischen Objektivierung aufgezeichnet: Endoskopische Aufnahmen, rhinomanometrische Messungen, Röntgenaufnahmen der Nasennebenhöhlen occipito-mental und occipito-nasal und bakteriologische Abstriche.

Die Ergebnisse beider Patientengruppen sind in Tabelle 1 und 2 dargestellt. Bei 33 von 40 erwachsenen Patienten, die durch Akupunktur behandelt wurden, waren die Beschwerden nach 8 bis 10 Tagen abgeklungen. Diese Befunde wurden endoskopisch rhinomanometrisch, radiologisch und bakteriologisch bestätigt. Bei 7 Patienten kam es zu einem protrahierten Heilungsverlauf. Die Ergebnisse durch Akupunktur entsprechen in etwa den herkömmlichen Therapieergebnissen. Jedoch kam es bei den Akupunkturpatienten bereits nach der ersten Akupunktur zu einer deutlichen Besserung im Gegensatz zur herkömmlichen Therapie, wo in der Regel erst nach zwei bis drei Tagen eine Besserung zu verzeichnen

Tabelle 1. Herkömmliche Behandlung

n	Nach 8–10 Tagen subjektiv und objektiv beschwerdefrei	Nach 8–10 Tagen nicht beschwerdefrei
40 Erwachsene	31	9
15 Kinder	3	12

Tabelle 2. Akupunkturbehandlung

n	Nach 8–10 Tagen subjektiv und objektiv beschwerdefrei	Nach 8–10 Tagen nicht beschwerdefrei
40 Erwachsene	33	7
16 Kinder	10	6

war. Auffallend jedoch ist die hohe Erfolgsquote bei der Behandlung der kindlichen Sinusitis durch Akupunktur.

Berücksichtigt man, daß durch die Akupunkturbehandlung mit Laser oder Nadelung auf die medikamentöse Therapie und ihre möglichen Nebenwirkungen in Form der Magen-Darmkanalbelastung oder möglicher allergischer Reaktionen verzichtet werden kann, so scheint die Akupunkturbehandlung nach den bisherigen Pilotstudien eine echte Alternative zur herkömmlichen Therapie zu sein.

Literatur

Bischko J (1980) Akupunktur für mäßig Fortgeschrittene, Bd II. Haug, Heidelberg

Gleditsch J (1977) Akupunktur-Erfahrungen in der HNO-Praxis, speziell bei der Therapie von Sinusitiden. Arch Otorhinolaryngol (NY) 216:610

Herget HF (1974) Klinische Erfahrungen mit Akupunktur-Analgesie. Ärztl Praxis 44:2177

König G, Wancura I (1981) Neue Chinesische Akupunktur. Lehrbuch und Atlas mit naturwissenschaftlichen Erklärungen. Maudrich, Wien München Bern

König G, König K (1982) In: Auerswald W (Hrsg) Ist Akupunktur Naturwissenschaft? Maudrich, Wien München Bern

H.-G. Boenninghaus (Heidelberg): Sie haben zwei Gruppen Patienten mit Kieferhöhlenentzündungen unterschiedlich behandelt. Die eine Gruppe herkömmlich, also mit abschwellenden Tropfen, Spülungen, Dampfbädern, Antibiotika u. ä., die zweite durch Akupunktur. Meine Frage ist, ob Sie bei der zweiten Gruppe ausschließlich Akupunktur angewandt haben oder zusätzlich irgendeine der herkömmlichen Behandlungsmethoden?

H. Eichner (München); Schlußwort:
Wir verwandten bei beiden Gruppen nach Bedarf Kieferhöhlenspülungen und zwar spülten wir bei der Gruppe, der mit herkömmlicher Therapie behandelten Patienten bei 12 Patienten und bei der Gruppe der mit Akupunktur behandelten Patienten bei 4 Patienten. Berücksichtigt man, daß die Gruppe mit Akupunktur behandelten Patienten 30 Patienten beträgt, so wurde etwa bei 10% der Patienten einmal zu Behandlungsbeginn gespült.

Arch Otorhinolaryngol Suppl 37–59 (Verhandlungsbericht 1983)

Archives of
Oto-Rhino-Laryngology

Varia

11. R. Reck, Th. Wallenfang (a. G.), E. Schindler (a. G.) (Mainz): Stirnbeinplastik mit bioaktivem Knochenzement. – Tierexperimentelle Untersuchungen

Die günstigen Materialeigenschaften der bioaktiven Glaskeramik als Implantat im reizlosen und entzündlichen Implantatlager wurde von uns tierexperimentell und klinisch gezeigt [2–4]. Mit dem bioaktiven Knochenzement Palavital (Fa. E. Merck, Darmstadt) wurde ein Material entwickelt, welches die plastischen Eigenschaften des Palacos mit den bioaktiven Eigenschaften des Ceravital verbindet [1, 5]. Palavital setzt sich aus 30 Gewichtsprozenten Polymethylmethacrylat, 60 Gewichtsprozenten Glaskeramikpartikeln (Korngröße 80–180 µm) und 10 Gewichtsprozenten sialisierten Glasfasern (Länge 3 mm, Durchmesser 10 µm) zusammen (Abb. 1).

Bei 9 Hunden wurden die Schädeldächer und die Stirnhöhlenvorderwände reseziert und jeweils zur Hälfte mit Polymethylmethacrylat (Palacos) und bioaktiviertem Knochenzement (Palavital) rekonstruiert. Mit Hilfe von Übersichtsaufnahmen und Tomogrammen wurden röntgenologische Verlaufskontrollen ange-

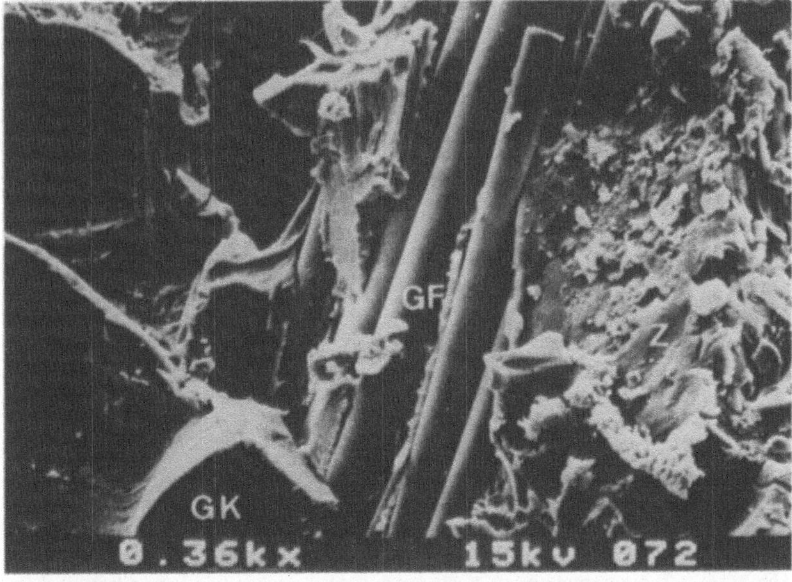

Abb. 1. Bruchfläche eines abgebundenen bioaktivierten Knochenzements. *GK* = Glaskeramikpartikel, *GF* = Glasfaserbündel, *Z* = PMMA-Zement, REM, Primärvergrößerung 168 : 1

schlossen. Die histologische Untersuchung der in Methylmethacrylat eingebetteten Implantate erfolgte durchlichtmikroskopisch und mit Hilfe von Mikroradiogrammen.

Ergebnisse

Zu allen Untersuchungszeitpunkten waren die Kontaktstellen zwischen dem knöchernen Lager und den Palacos- sowie Palavital-Implantaten röntgenologisch deutlich dargestellt, es ergab sich kein Hinweis auf eine knochenfeste Verwachsung der Palavital-Implantate mit dem knöchernen Implantatlager.

Die histologischen Untersuchungen der Palacos-Implantate ergaben die aus der Literatur bekannten Befunde: allseitige Einscheidung der Implantate mit straffem Bindegewebe, in randständigen Porositäten zellreiches Bindegewebe. Bei den Implantaten aus bioaktiviertem Knochenzement (Palavital) stehen die Glasfasern meist über die Grenzzonen der Implantate hinaus und sind hier von einem dichten sehr zellreichen Bindegewebe umgeben. Die Keramikpartikel grenzen nur selten direkt an das umgebende Gewebe, meist sind sie von einer dünnen Schicht des Polymethylmethacrylats bedeckt und somit dem direkten Kontakt zum knöchernen Lagergewebe entzogen. Glaskeramikpartikel, die die Oberfläche des Knochenzementes überragen und Kontakt zum knöchernen Lagergewebe finden, weisen den bekannten bindegewebsfreien Verbund mit dem knöchernen Lager auf (Abb. 2). Die den Stirnhöhlen zugewandten Flächen der Implantate waren von Schleimhaut überwachsen.

Die vorläufigen Ergebnisse unserer tierexperimentellen Untersuchungen legen den Schluß nahe, daß bei der untersuchten Fragestellung der bioaktivierte Kno-

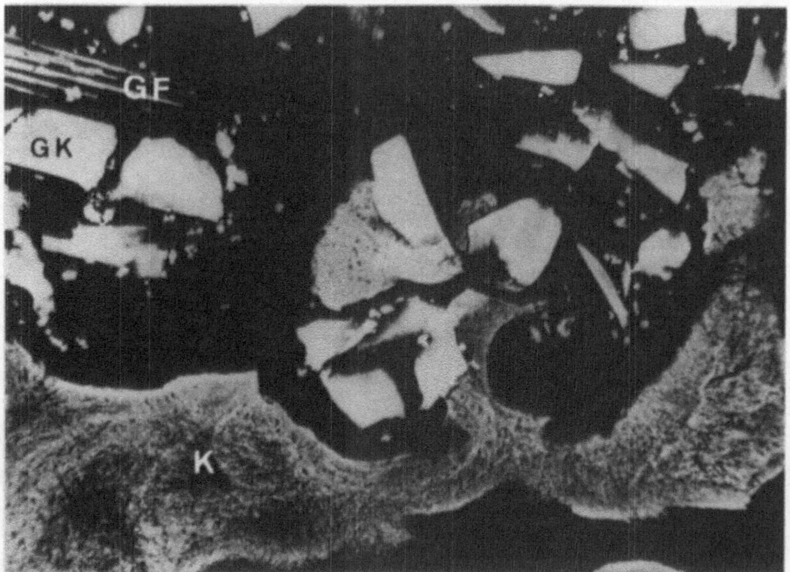

Abb. 2. Mikroradiogramm eines Knochenverbundes zwischen Glaskeramikpartikeln (*GK*) und Lagerknochen (*K*), *GF:* Glasfasern

chenzement Palavital dem herkömmlichen Zement auf Polymethylmethacrylatbasis (Palacos) überlegen ist. Die Handhabung der beiden Zemente ist annähernd identisch, der Temperaturanstieg des bioaktivierten Zementes jedoch verzögert. Die die Oberfläche des bioaktivierten Zementes überragenden Glaskeramikpartikel verringern die inaktive Implantatoberfläche und verwachsen mit dem knöchernen Lager. Das Ziel der zukünftigen Materialentwicklung sollte sein, die Zahl der wirksamen Glaskeramikpartikel an der Zementoberfläche zu vergrößern, um ein breitflächiges Verwachsen mit dem Lagerknochen zu ermöglichen.

Literatur

1. Fuchs G, Exner G, Ege W, Brömer H (1981) Bioaktivierter Knochenzement unter physiologischen Belastungsbedingungen. Tierexperimentelle Ergebnisse. Rheumamedizin 3:61–62
2. Reck R (1979) Erste tierexperimentelle und klinische Erfahrungen mit bioaktiver Glaskeramik in der rekonstruktiven Mittelohrchirurgie. Arch Otorhinolaryngol (NY) 223:369–373
3. Reck R (1981) Tissue reactions to glass ceramics in the middle ear. Clin Otolaryngol 6:63–65
4. Reck R (1983) Bioactive glass ceramic: A new material in tympanoplasty. Laryngoscope 93:196–199
5. Strunz V, Gross UM, Männer K, Zühlke H, Deutscher K, Brömer H, Ege W (1980) Gewebsreaktionen auf bioaktiven Knochenzement. Dtsch Zahnärztl Z 35:49–53

12. A. Berghaus, G. Mulch, M. Handrock (Berlin): Zur Verwendbarkeit von porösem Polyäthylen für die Korrektur von Schädeldefekten *

Vergleichende Implantationen von Scheibchen aus porösem Polyäthylen und Proplast in Schädeldefekte bei Meerschweinchen zeigten bei der Auswertung von jeweils 55 Implantaten die Überlegenheit von porösem Polyäthylen in bezug auf Formkonstanz und Verankerung durch Knocheneinbau (Abb. 1). Anhand eines Fallbeispiels – Rekonstruktion der Stirn nach Stirnbeinabszeß – wird die klinische Verwendbarkeit des porösen Polyäthylens zur genannten Fragestellung demonstriert (Abb. 2).

J. Helms (Mainz): Nach langdauernder Implantation können auch Polyäthylenimplantate in geringem Maße phagozytiert werden. Haben Sie Zeichen dafür in Ihren histologischen Untersuchungen gesehen?

R. Reck (Mainz): Nach den Untersuchungen von Homsey und von G. Smith kann das schwammähnliche poröse Polyäthylen zu einem therapieresistenten Bakterienreservoir werden und daher zur Implantatentnahme zwingen. Bei der Implantation von porösem Polyäthylen zur Verödung der Stirnhöhle muß diese Komplikation bedacht werden. Mit der knöchernen Durchwachsung des Materials, wie sie nach Implantation im Meerschweinchenschädel gezeigt wurde, ist wegen der geringen Regenerationskraft der flachen Schädelknochen beim Menschen nicht zu rechnen.

H.-J. Pesch (Erlangen): Sie benutzten Polyäthylen zur Auffüllung einer primär pneumatisierten Höhle und erreichten die äußere Niveauangleichung durch ein zusätzliches, entsprechend modelliertes Implantat. Sollte nicht vielmehr angestrebt werden, den Sinus frontalis wieder zu pneumatisieren, z. B. durch Rekonstruktion der Vorderwand mit einem perforierten Implantat aus Aluminiumoxid-Keramik?

---

* Erscheint ausführlich in der Z Laryngol Rhinol Otol

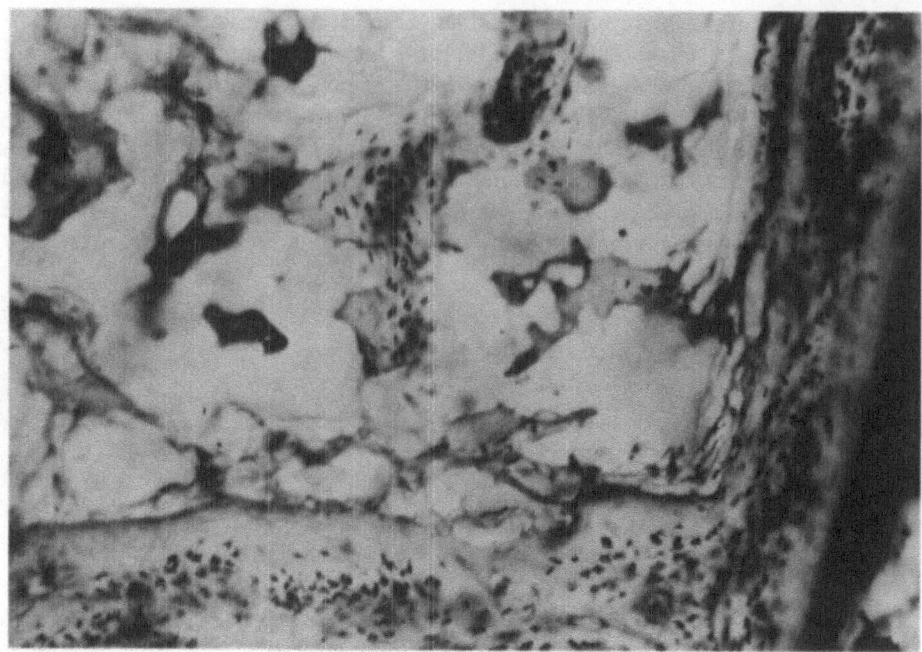

Abb. 1. Poröses Polyäthylen, 6 Monate nach Implantation in die Kalotte des Meerschweinchens; neugebildeter Knochen faßt den Kunststoff ein und dringt in die Poren

M. E. Wigand (Erlangen): Liegen aufgrund Ihrer experimentellen Untersuchungen Erfahrungen vor über das Verhalten von porösem Polyäthylen in einem infizierten Implantatlager? Dies könnte seine Verwendbarkeit zum Defektausgleich nach Operationen im pneumatisierten Schädelbereich entscheidend bestimmen.

A. Berghaus (Berlin); Schlußwort:
Zu Herrn Helms: Phagozytose haben wir nicht beobachtet.
Zu Herrn Wigand: Die auffallend geringe Infektanfälligkeit des porösen Polyäthylens wurde bereits von Sauer (1974/1975) erwähnt und u. a. bestätigt durch die Dissertation von Ch. Handrock (1979) aus unserer Klinik, der das Material in die infizierte Meerschweinchenbulla implantierte.
Zu Frau Wullstein: Das Anfertigen einer Gipsmaske und die anschließende thermoplastische Formung einer Profilplatte bedeuten einen wenig zeitraubenden, geringen Aufwand, den ich zugunsten eines besseren Operationsergebnisses immer in Kauf nehmen würde. Das Material beziehen wir äußerst preisgünstig von einem Hersteller aus Oberhausen, dem die Zulassung des BGA für die medizinische Anwendung vorliegt.
Zu Herrn Pesch: Bei dem demonstrierten Defekt handelte es sich um eine bereits verödete, mit äußerer Haut ausgekleidete Stirnhöhle, die Wiederherstellung eines pneumatisierten Raumes war nicht anzustreben.
Zu Herrn Reck: Das subperiostale Auftreten von neugebildetem Knochen auch ohne unmittelbaren Kontakt zum Nasenbein hat uns nicht so sehr überrascht; Faserknochen kann wohl als Folge von bestimmten Druck-Zug-Wirkungen aus kollagenem Bindegewebe entstehen, besonders in der Nähe von Periost, aber auch – wie wir in anderen Untersuchungen zeigen konnten – z. B. als Kapsel um Polyäthylenimplantate in Knorpeldefekten des Kaninchenohres.

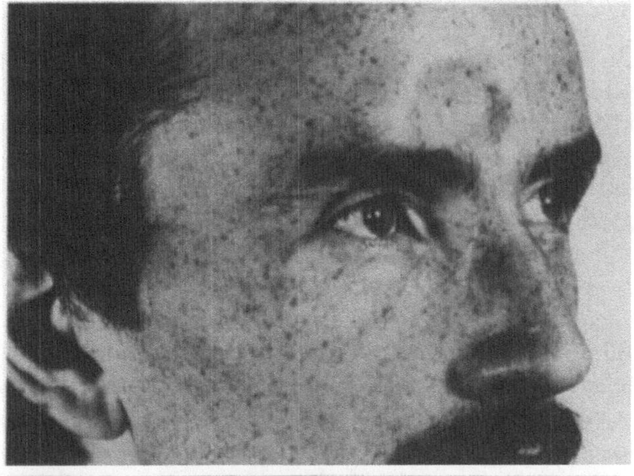

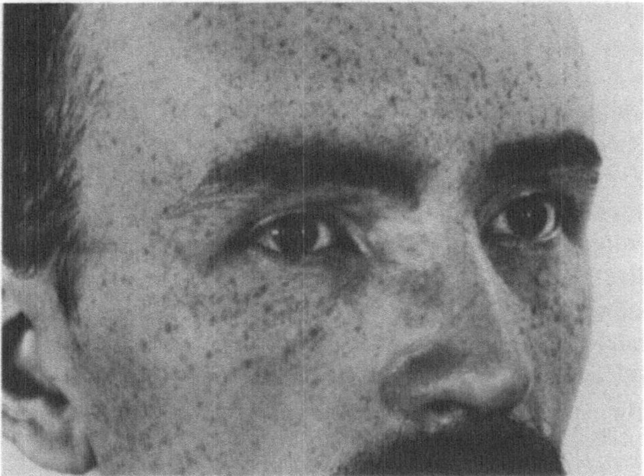

Abb. 2. Stirndefekt vor (oben) und 3 Monate nach Korrektur mit Implantat aus porösem Polyäthylen (unten)

13. P. Federspil (Homburg): Zur Technik der Stirnhöhlenoperation

Es wurde bereits darauf hingewiesen, daß die Wahl der allgemein verbreiteten Stirnhöhlenoperation nach Jansen/Uffenorde heute in der Mehrzahl der Fälle als nicht optimal zu bezeichnen ist [3], und zwar:

1. aus *funktionellen Gründen,* da anhand unserer Nachuntersuchungen die Rezidive nach dieser Operation nicht sehr selten sind,

2. aus *ästhetischen Gründen,* da lediglich in 20% der Fälle nach der Jansen/Uffenorde-Operation gute ästhetische Ergebnisse erzielt wurden. In 80% der Fälle liegt zumindest eine Einziehung im Operationsbereich vor und

3. obwohl die nach sorgfältigen augenärztlichen Nachuntersuchungen von 70 zwischen 1970 und 1978 stirnhöhlenoperierten Patienten der Homburger Universitäts-HNO-Klinik beobachteten *Doppelbilder* bzw. *okulomotorische Störungen* im Vergleich zu den in der Literatur beschriebenen geringer sind [1, 4], soll über die verbesserte Operationsmethode berichtet werden, nach der es bei keinem der 18 Patienten zu derartigen Störungen kam.

Zur Technik

Zur sicheren Vermeidung von Doppelbildern empfehlen wir, von der im Anschluß an Hajek immer wieder propagierten sorgfältigen Auslösung der Trochlea abzusehen, ebenso wie Marx bereits 1950, da Läsionen der Trochlea die hauptsächliche Ursache der Doppelbilder sind, selbst wenn nach gewissenhafter Trochleaauslösung nur selten Doppelbilder auftreten [1, 2]. Diese *Auslösung der Trochlea ist* praktisch immer *zu umgehen,* wenn nicht vom Boden der Stirnhöhle aus, sondern von der Vorderwand her *Einblick in die Stirnhöhle* genommen wird.

Der *osteoplastische Zugang* ist in den heute selteneren Fällen von entzündlichen Veränderungen der Stirnhöhle der bessere, da er die operative Sanierung mit Bildung eines breiten Schachtes zur Nasenhöhle mit den oben geschilderten Vorteilen gestattet. Nach dem üblichen Killianschen Hautschnitt erfolgt das Ausfräsen eines Deckels aus der Stirnhöhlenvorderwand. Es wird nicht nur von der Auslösung der Trochlea Abstand genommen, sondern aus ästhetischen und funktionellen Gründen auch eine *Knochenspange* in dem medial von der Trochlea liegenden Stirnhöhlenbodenbereich *erhalten* (Abb. 1), da auf diese Weise die oben erwähnten, nach der Jansen/Uffenorde-Operation zu beobachtenden Hauteinziehungen vermieden werden und das Lumen des Schachtes zur Nase besser gesichert ist. Die *Entfernung des Bodens der Stirnhöhle hinter und medial von der Trochlea* schafft nach unseren Erfahrungen einen ausreichend großen Spalt [3]. Wesentlich erscheint auch die von Uffenorde besonders empfohlene Verbreiterung des Schachtes der Stirnhöhle zur Nasenhöhle durch Abfräsen der medialen Begrenzung bis auf Septumniveau vorzunehmen. In gewissen Fällen ist selbstverständlich auch die besonders von Mayer und Kressner propagierte mediane Drainage ins Auge zu fassen. Grundsätzlich ist es wichtig, bei den entzündlichen Indikationen zur Stirnhöhlenoperation unter Erhaltung der oben genannten Knochenspange eine radikale Siebbeinausräumung von außen durchzuführen.

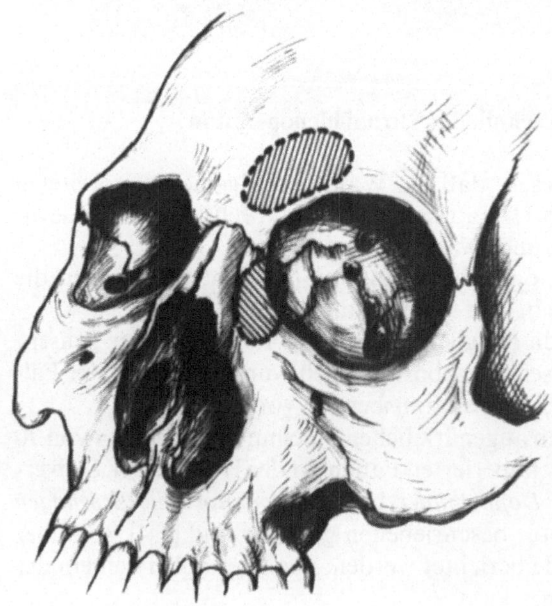

Abb. 1. Darstellung des Zugangs zur Stirnhöhle und zum Siebbein von außen

Bei Stirnhöhlenosteomen oder -verletzungen, bei denen der Ductus nasofrontalis mit großer Wahrscheinlichkeit erhalten werden kann, ist der osteoplastische Zugang zur Stirnhöhle von vorne ebenfalls optimal, und zwar sowohl aus ästhetischen als auch aus funktionellen Gründen.

Schlußfolgerung

Die empfohlene Technik der osteoplastischen Stirnhöhlenoperation [1,2] reduziert das der Methode anzulastende Augenmotilitätsrisiko praktisch vollkommen und verbessert das kosmetische und funktionelle Ergebnis deutlich, so daß die Stirnhöhlenoperation zu einem harmlosen Eingriff wird.

Literatur

1. Federspil P (1982) Zur Stirnhöhlenchirurgie. Referat anläßlich der Jahresversammlung der Westdeutschen HNO-Gesellschaft, 10.–11.4.1981 in Wuppertal. HNO 30:118
2. Federspil P (1981) De la chirurgie du sinus frontal. Comptes Rendus des Séances du 78e Congrès Français d'O.R.L., Paris, 1981, pp 145–147
3. Federspil P (1982) Diskussion des Referates W. Draf: Die chirurgische Behandlung entzündlicher Erkrankungen der Nasennebenhöhlen. Arch Otorhinolaryngol (NY) 235:374–375
4. Jung J (1982) Störungen der Okulomotorik nach Stirnhöhlenoperationen. Inauguraldissertation der Medizinischen Fakultät der Universität des Saarlandes
5. Draf W (1982) Die chirurgische Behandlung entzündlicher Erkrankungen der Nasennebenhöhlen. Arch Otorhinolaryngol (NY) 235:133–305
6. Lange G (1977) Operative Behandlung der entzündlichen Nasennebenhöhlenkrankheiten. In: Berendes J, Link R, Zöllner F (Hrsg) Hals-Nasen-Ohren-Heilkunde in Klinik und Praxis, 2. Aufl, Bd 1/I. Thieme, Stuttgart, S 13.1–13.37

(Weitere Literatur in [4–6])

C. Gedik (Krefeld): Wenn man nur die schraffierten Felder (in der Vorderwand der Stirnhöhle und an der lateralen Wand der Nase) entfernt oder abhebt und eine knöcherne Brücke in der Infundibulumgegend stehen läßt, dürfte der operative Erfolg für längere Zeit gesichert sein. Aber bei der entzündlichen Erkrankung der Stirnhöhle muß man ja die Siebbeingegend weitgehend ausräumen. Können Sie durch diese enge Öffnung die hinteren Siebbeinzellen ausräumen?

M. E. Wigand (Erlangen): Warum wird auf die Verwendung des am Knochendeckel gestielten Periostlappens verzichtet? Wir halten den Fensterausschnitt möglichst klein und verkleinern eventuell das Osteom in situ, so daß es auch durch kleine Öffnungen extrahiert werden kann.

B. Minnigerode (Essen): Problem jeder Stirnhöhlenoperation ist die Erhaltung des Zuganges im Bereich des Siebbeines und des Stirnhöhlen-Infundibulum. Eine bislang optimale Lösung bot hierfür die Mediandrainage nach Mayer. Könnten Sie die Vorteile Ihres Vorgehens gegenüber der Mediandrainage präzisieren?

P. Federspil (Homburg/Saar); Schlußwort: Ich danke allen drei Diskussionsrednern.
Zu Herrn Gedik: Die in Zusammenhang mit der Stirnhöhlenoperation von außen durchgeführte Siebbeinausräumung unterscheidet sich nicht von der allein von außen durchgeführten Siebbeinausräumung. Ebenso wie bei der Siebbeinoperation von außen wird angestrebt, den größten Teil der Lamina papyracea zu erhalten. Schwierigkeiten gibt es auch im Falle ausgedehnter periorbitaler Siebbeinzellen insofern nicht, als ich auch heute noch das von Uffenorde empfohlene Vorgehen bevorzuge, welches in der Wegnahme des Bodens dieser Zellen besteht.

Zu Herrn Wigand: Ja, Sie haben richtig gesehen, daß auf den hier gezeigten Aufnahmen die Knochendeckel nicht periostgestielt waren. Ich habe mich nach Rücksprache u. a. mit Herrn Lange zu diesem technisch einfacheren Vorgehen entschlossen und bis jetzt auch nach Anwendung bei eitrigen Stirnhöhlen keinen Versager zu verzeichnen. Ich bin mit Herrn Wigand einverstanden, daß die radikale permaxilläre und endonasale Siebbeinausräumung mit Stirnhöhleneröffnung die Indikationen der Stirnhöhlenchirurgie von außen deutlich zurückdrängt. Bei Rezidiven erscheint uns jedoch das modifizierte Vorgehen von außen das empfehlenswertere, da diese Stirnhöhlenchirurgie heute als harmlos zu bezeichnen ist.

Zu Herrn Minningerode: Durch die von Uffenorde angegebene Erweiterung des Schachtes zur Nasenhöhle im medialen Bereich, d. h. das Abtragen bzw. Abfräsen der medialen Stirnhöhlenbegrenzung auf das Niveau des Septums, kann in 9 von 10 Fällen auf die technisch etwas aufwendigere Mediandrainage nach Mayer oder Kressner verzichtet werden.

14. R. Jakse (Graz): Zur Differentialdiagnose des Gesichts- und Halsemphysems

Zusammenfassung: Anhand von ausgewählten Fällen – Emphysem nach Adenotomie und Tonsillektomie, Schleuderverletzung, Kehlkopf- und Trachealtrauma, Siebbeinfraktur, Zahnbehandlung und bei Rhinophathia allergica und Asthma bronchiale – wird über Pathogenese und Pathomechanismus des Emphysems der Hals- und Gesichtsweichteile berichtet.

Durch eine Schleimhautläsion im Bereich des Respirationstraktes und der oberen Speisewege nach Traumen, chirurgischen Eingriffen, Intubation, Fremdkörperextraktion oder spontan kann Luft in das Gewebe eindringen. Husten, Pressen, Schlucken, Erbrechen und forcierte Atmung begünstigen die Ausbreitung, wodurch sich oft rasch ein Pneumomediastinum entwickelt.

Sorgfältige Diagnostik und unverzügliche Therapie können lebensbedrohende Komplikationen, insbesondere Erstickungsgefahr und Herzversagen abwenden.

Wesentliche Bedingung für die rasche Ausbreitung eines Emphysems (E) ist eine Ventilbildung, so daß bei jeder Druckerhöhung (durch forcierte Atmung, Husten, Pressen, Erbrechen, Schlucken oder Maskenbeatmung) im Röhrensystem des Aero-Digestivtraktes eine gewisse Menge Luft durch eine Schleimhautläsion in das umgebende Gewebe gepreßt wird.

Mit Sauerstoff und verdünnter Tusche wurden die Ausbreitungswege im Gesichtsschädel bis in das Mediastinum untersucht. Druckwerte von 120–180 cm H_2O genügten in jedem Fall bei erwachsenen, frischen Leichen ein Gesichts- und Halsemphysem (GE, HE) zu erzeugen, für die weitere Ausbreitung Drucke unter 100 cm H_2O. Aus den Gesichtsweichteilen gelangte die Luft und die Tusche durchwegs zuerst in das Trigonum caroticum und von dort entlang der Gefäßnervenscheide ins Mediastinum und unter die Haut [1].

Das subakute E ist charakterisiert durch luftkissenartige Auftreibungen mit typischen Emphysemknistern. Tiefe HE können Dysphonie, Schluck- und Atembeschwerden hervorrufen. Dyspnoe, Zyanose, Tachykardie, Blutdruckabfall, Aufhebung der Herzdämpfung, Venenstauung und Hamman-Zeichen sind bedrohliche Zeichen des Mediastinalemphysems (ME). Durch Kompression der großen Gefäße und Entstehen eines Pneumothorax drohen Herzversagen und Erstickungsgefahr.

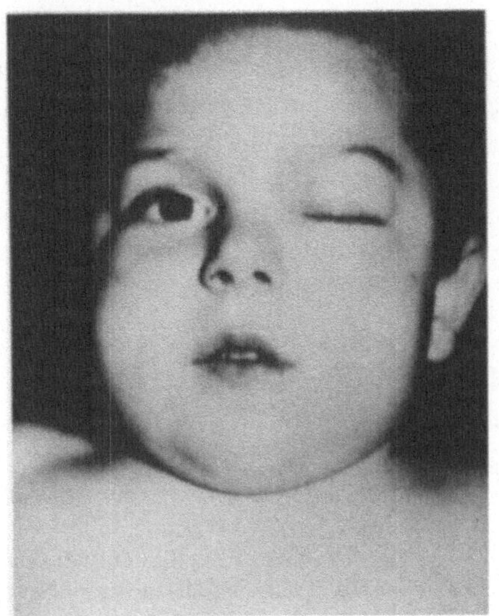

Abb. 1. H.T., 5 a: Emphysem der Gesichts- und Halsweichteile im Rahmen eines Ganzkörperemphysems nach TE/AT. Ursache: Intubationstrauma

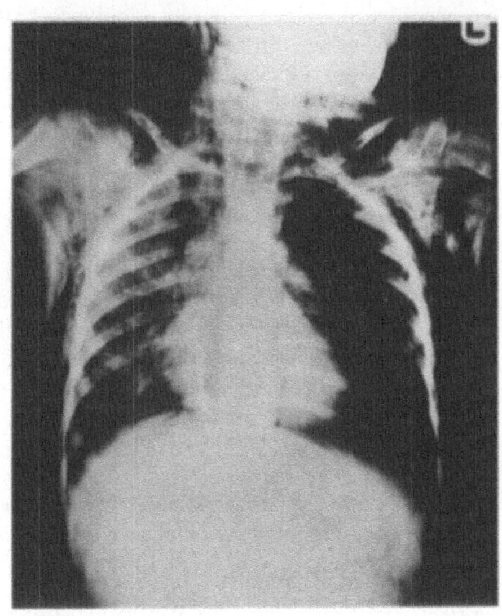

Abb. 2. H.T., 5 a: Mediastinalemphysem und Pneumothorax links

Bei postoperativen E sind als Eintrittspforten der Luft zu erwägen: die Operationswunde; Austritt von Luft aus einer Lungenalveole durch Überblähung (Beatmung, Pressen); Oesophagusperforation durch heftiges Erbrechen (Boerhave-Syndrom); Intubationstraumen und Platzen eines Trachealdivertikels [2, 3]. Der Diagnose dienen vor allem Röntgen (Schädel-, NNH-, Schluckakt, HWS-, Thorax-Rö, CT) und Endoskopie. In der ap-Projektion werden ca. 50% der ME übersehen [3]. Bewährt hat sich ein flexibles Pharyngolaryngoskop besonders bei Patienten mit Polytrauma oder HWS-Verletzung.

Ausgewählte Fälle werden demonstriert: Lid-, Apex orbitae- und HE nach Siebbein- und Orbitabodenfraktur; GE und HE nach Tonsillektomie in LA und

Ganzkörper-E nach Adenotonsillektomie in Intubationsnarkose (Abb. 1 u. 2); GE, HE und ME nach Zahnbehandlung; HE nach Schleudertrauma; GE, HE, ME und Pneumothorax nach stumpfem Kehlkopftrauma; spontanes ME nach Asthmaanfall bei akuter Pollinosis.

Die Therapie der E richtet sich nach der Entstehungsursache und nach der Bedrohlichkeit der Symptome. Bei E der Orbita und des Mediastinum ist größte Sorgfalt geboten. Kinder erfordern meist umgehend eine Entlastung des Mediastinums, um letale Folgen durch Herzstillstand und Erstickung zu verhindern.

Literatur

1. Grodinsky M, Holyoke EA (1938) The fasciae and fascial spaces of the head, neck and adjacent regions. Am J Anat 63:367
2. Jash DK (1973) An unusual complication during adenotonsillectomy. J Laryngol 87:191
3. Kirchner JA (1980) Cervical mediastinal emphysema. Arch Otolaryngol 106:368

R. Neveling (Duisburg): Mir wurde von einem tragischen letalen Ausgang bei einem 45jährigen Patienten berichtet, der einen Stimmbandpolypen hatte. Der Eingriff wurde in ITN in der Methode nach Kleinsasser durchgeführt. Eine Stunde postop. trat ein ausgedehntes Haut-Emphysem der ganzen oberen Körperhälfte auf, welches trotz sofortiger intensivmedizinischer Behandlung einschließlich Tracheotomie und collarer Mediastinotomie nach einer Stunde zum Exitus führte. Die Autopsie ergab keinen Hinweis für eine Eintrittspforte, auch bestand kein Pneumothorax. Welche Erklärung kann man finden?

F. Wustrow (Köln): Die Differentialdiagnose des Halsemphysems ist nicht immer leicht. Dies beweist folgender Fall:

11jähriger Knabe schlägt beim Rollerfahren auf den Lenker mit dem Hals. Die besorgten Eltern suchen einen Arzt auf. Dieser findet keinerlei Besonderheiten und entläßt das Kind nach Hause. 5 Std später wird das Kind in unsere Klinik unter hochgradiger Atemnot eingeliefert. Es findet sich ein allgemeines Emphysem: Brust – obere Extremitäten so stark, daß die Arme und vor allem die Hände ballonartig aufgetrieben sind. Hochgradiges Emphysem im Bereich des Halses und des Mediastinums. Sofortige Tracheotomie und Endoskopie. Dabei findet man unterhalb des Kehlkopfes eine kleine Schleimhautläsion im Bereich der Hinterwand der Trachea. Entlastung des Thorax durch die Thoraxchirurgen.

Dieser Fall beweist, wie kleine Ursachen oft große Wirkungen haben können. Äußerste Vorsicht bei der Beurteilung solcher scheinbaren Bagatellunfälle ist erforderlich!

R. Jakse (Graz); Schlußwort:
Zu Herrn Neveling: Hals- und Mediastinalemphyseme können auch bei supraglottischen Schleimhautverletzungen entstehen, wie wir jüngst bei einem jungen Mann nach stumpfem Kehlkopftrauma sahen. Weshalb es Ihrem berichteten Fall zu einem plötzlichen Exitus kam, kann ich nicht sagen. Möglicherweise war es eine Luftembolie oder doch ein Mediastinalemphysem mit einer extrakardialen Herztamponade.
Zu Herrn Wustrow: Vielen Dank für die schöne Ergänzung durch Ihren demonstrierten Fall.
Zu Herrn Wigand: Wo es zum Übertritt der Luft vom Mediastinum in den Pleuraraum kommt, konnten wir bei unseren Untersuchungen an der Leiche noch nicht klären. Wie von manchen Autoren angegeben, tritt die Luft wahrscheinlich am Lungenstiel in den Pleuraraum beziehungsweise reißt über diesem durch die hohen Druckwerte die Pleura mediastinalis und parietalis ein.

15. R. Mohr (a. G.), G. Bertram (Köln): Diagnostische und therapeutische Möglichkeiten bei extramedullären Plasmozytomen

Das extramedulläre Plasmozytom stellt eine Rarität dar. Es macht etwa 2–4% aller Plasmozytome aus. Nach heutiger histologischer Subklassifizierung werden die Plasmozytome eingeteilt in: solitäre ossäre Plasmozytome, generalisierte und extramedulläre Plasmozytome.

Die Frequenz der plasmazellulären Neuerkrankungen ist in ihrer Gesamtheit in der Größenordnung von ca. 2 Neuerkrankungen pro 100000 Einwohner und Jahr anzusetzen. Trotz der Seltenheit dieser Krankheitsbilder kommt dem extramedullären Plasmozytom gerade im HNO-Bereich eine gewisse Bedeutung zu, da es überwiegend in diesen Regionen lokalisiert ist. Wir möchten drei eindrucksvolle eigene Kasuistiken darstellen, von denen ein Beispiel zur charakteristischen Abgrenzung zur extramedullären Lokalisation ein solitäres ossäres Plasmozytom darstellt, das im weiteren Beobachtungsverlauf generalisierte.

Kasuistik I

Bei dem ersten Patienten handelt es sich um eine 70jährige Frau, bei der erstmals vor 5 Jahren Schluckbeschwerden rechts auftraten. Weiterhin entwickelte sich allmählich ein Tumor in der rechten Halsregion, der klinisch als Konglomerat superfizieller Halslymphome in Verbindung mit einer Vergrößerung der rechten Tonsille auf 4 × 3 cm beschrieben wurde. Die Tonsille war reizlos und nicht luxierbar. Alle übrigen HNO-ärztlichen Spiegelbefunde waren unauffällig. Aus diagnostischen Gründen wurde eine Tonsillektomie und Epipharyngoskopie mit Probeentnahme aus dem Nasenrachenraum in Intubationsnarkose durchgeführt. Bei der Epipharyngoskopie stellte sich zusätzlich ein Tumor der rechten Seitenwand des Nasenrachens dar. Die histologische Aufarbeitung der entnommenen Proben ergab für den Nasopharynx ein Plasmozytom mit Amyloidablagerung, für die entnommene Tonsille den Befund einer chronisch hyperplastischen Tonsillitis. Zum Ausschluß eines generalisierten Plasmozytoms erfolgte eine internistische Durchuntersuchung einschließlich Sternalpunktion und Bestimmung der immunologischen Parameter. Einziger pathologischer Laborwert war eine auf 28/54 erhöhte BSG. Ein Anhalt für eine Generalisation lag nicht vor, ebenso kein Anhalt für ein sekretorisches Plasmozytom.

Da der Konglomerattumor des rechten Halses nach CT-Diagnostik nicht von der Carotis interna isoliert werden konnte, unterblieb eine zunächst vorgesehene rein operative Behandlung zugunsten einer Radiatio. Diese zeigte keinen Erfolg. Aus diesem Grunde wurde eine Zytostatikatherapie nach dem Alexanian-Schema mit Alkeran und Prednisolon durchgeführt. Nach 3 Therapiezyklen, die keinen Erfolg brachten wurde die Zytostatika-Monotherapie auf eine Polychemotherapie nach dem sogenannten M-2-Protokoll umgesetzt (Vincristin, Endoxan, BCNU, Alkeran und Prednisolon). Auch diese Polychemotherapie brachte keinen Erfolg im Sinne einer Remission. Es mußte allerdings auch keine Progredienz festgestellt werden, weshalb auf weitere Therapieversuche verzichtet wurde. Seit nunmehr mehr als 2 Jahren wurde bei der Patientin keine weitere Therapie mehr durchgeführt, in diesem Zeitraum zeigte sich ein auch mit dem CT kontrollierter und dokumentierter status idem, so daß unterstellt werden darf, daß es sich zumindest um einen sehr langsam proliferierenden Tumor handelt. Die Patientin ist bis auf den Halstumor beschwerdefrei. Ein Lokalrezidiv im Bereich des Epipharynx mußte bisher nicht nachgewiesen werden.

Kasuistik II

Beim 2. Patienten handelt es sich um einen 57jährigen Mann, der sich vor 10 Jahren wegen Kopfschmerzen in HNO-ärztliche Behandlung begab. Anläßlich dieser Untersuchung wurde als Zusatzbefund eine höckrige Vorwölbung im Bereich des weichen Gaumens und des rechten Taschenbandes festgestellt. Diese Veränderungen wurden abgetragen, die histologische Diagnose lautete: extramedulläres Plasmozytom mit ausgeprägter, herdförmiger Amyloidose.

Nach internistischer Durchuntersuchung konnte auch bei diesem Patienten eine Generalisation ausgeschlossen werden. Internistischerseits lag nur eine geringfügige Gammaglobulinvermehrung ohne Nachweis monoclonaler Antikörper vor.

Zu diesem Zeitpunkt erfolgten mit Ausnahme von HNO-ärztlichen Lokalkontrollen keine weiteren therapeutischen Maßnahmen.

Neun Jahre später bemerkte der Patient erneut eine gleichbleibende Heiserkeit. Zu diesem Zeitpunkt wurde HNO-ärztlicherseits ein Rezidiv im Bereich des Taschenbandes sowie zusätzlich ein kleiner Tumor im Bereich des linken Nasenseptums beobachtet. Die histologische Aufarbeitung der abgetragenen Tumoren bestätigte den klinischen Verdacht des Rezidives. Eine Generalisation konnte internistischerseits erneut ausgeschlossen werden. Sekretorische Aktivität des extramedullären Plasmozytoms wurde ebenfalls nicht festgestellt.

Bei nunmehr als Progredienz mit multipler Lokalisation beurteiltem Krankheitsstadium wurde zunächst eine Strahlentherapie mit 5 MeV-Röntgenstrahlen (Linearbeschleuniger) durchgeführt. Es wurden 40 Gy auf Kehlkopf, Nasenboden und Nasopharynx appliziert. Eine nach 40 Gy durchgeführte Kontrolluntersuchung ergab eine zusätzliche Progredienz mit Neumanifestation im Zungengrund links sowie im Epipharynx (trotz dort applizierter Strahlendosis).

Unter der Vorstellung der Strahlenresistenz mit weiterer Progredienz wurde auch in diesem Falle eine zytostatische Monotherapie nach dem bereits angeführten Alexanian-Schema eingeleitet. Eine erneute Kontrolle nach drei Therapiezyklen mit multiplen Probeentnahmen konnte den Nachweis maligner Plasmazellinfiltrationen nicht mehr erbringen.

Unser weiteres Therapiekonzept besteht nunmehr in der Fortführung der begonnenen Zytostatikatherapie bis insgesamt 6–8 Zyklen in 42 Tagesabständen. Bei Konstanz der derzeit ermittelten Remission wird die Therapie dann abgesetzt und nur noch durch engmaschige Verlaufskontrollen ersetzt.

Kasuistik III

Bei dem letzten Patienten handelt es sich um eine 53jährige Frau, bei der vor 3 Jahren ein Knoten im Bereich des medialen Drittels der Clavicula auffiel. Bei der Operation stellte sich ein exophytischer Tumor mit Ausgang von der Clavicula dar. Histologisch wurde ein Plasmozytom diagnostiziert. Internistisch lag auch in diesem Falle weder eine Generalisation noch ein sekretorisches Plasmozytom vor. Es bestand lediglich auch in diesem Falle eine auf 51/98 beschleunigte BSG.

Nach Durchführung einer postoperativen lokal umschriebenen Radiatio entdeckten wir bei engmaschigen Verlaufskontrollen ca. 1 ½ Jahre später Bence-Jones Proteine, ohne jedoch Hinweise für einen anderweitigen Knochenbefall oder gar eine Lokalisation erhalten zu können. Erst 4 Monate nach bekanntwerden der ersten Bence-Jones-Proteine mußten anhand einer weiteren Osteolyse und dem Nachweis von lambda-reaktiven Plasmazellen mit Kernpolymorphie in der immunhistologischen Untersuchung der Beckenstanze eindeutig die Generalisation des primär-monolokulären ossären Plasmozytomes im Sinne eines Bence-Jones-Plasmozytoms nachgewiesen werden.

Wegen der Generalisation wurde eine systemische Zytostatikatherapie eingeleitet.

Nach Crowin u. Lindberg sowie unseren Daten (s. Tabelle 1) machen extramedulläre Plasmozytome etwa 1–4% aller plasmozytären Malignome aus. Die generalisierten Plasmozytome stellen mit 93–97% den Hauptanteil. In der Diagnostik bieten letztere meist das bekannte, typische Krankheitsbild mit beschleunigter BSG, charakteristischer Elektrophorese mit schmalbasigem Gipfel in der Gammaglobulinfraktion, dem Nachweis monoclonaler Antikörper in der Immunelektrophorese, sowie pathologischen und vermehrten Plasmazellen im Sternalpunktat. Außerdem weisen diese Patienten meist typische radiologische Veränderungen auf. Es gibt allerdings neben diesen „Vollbildplasmozytomen“ generalisierte, nicht sekretorische Formen oder sogenannte Bence-Jones-Plasmozytome. Diese Bence-Jones-Plasmozytome müssen primär nicht in jedem Falle durch pathologische Blutparameter auffallen.

Aus diesem Grunde erscheint es besonders wichtig, daß bei der Untersuchung extramedullärer Plasmozytome die Frage der Generalisation bzw. Sekretion

Tabelle 1. Vorkommen extramedullärer Plasmozytome

Plasmozytomtyp	n		%	
	Crowin	Köln	Crowin	Köln
Generalisierte Form	856	150	93,2	96,7
Solitäre ossäre Form	26	3	2,8	2,0
Extramedulläre Form	37	2	4,0	1,3
Gesamt	919	155	100	

Tabelle 2. Lokalisation extramedullärer Plasmozytome. (Literaturzusammenstellung nach Crowin u. Lindberg 1979)

Lokalisation	n	%
Tonsillen, Gaumen, Nasopharynx, Nase, Sinus nasales, Orbita	248	76,3
Lymphknoten, Milz	18	5,5
Bronchien, Lunge	13	4,0
Haut	12	3,7
Magen-Darm-Trakt	10	3,1
Schilddrüse	9	2,8
Testes	3	0,9
Andere	12	3,7
Gesamt	325	100

durch Untersuchung auch des Urins auf leichte Ketten (Bence-Jones-Paraproteine) ausgeschlossen wird.

Die hier in den Kasuistiken I und II dargestellten extramedullären Plasmozytome finden sich überwiegend in HNO-Bereich (s. Tabelle 2). Sehr viel seltener treten diese Plasmozytomformen in anderen Körperregionen auf.

Für die malignen Plasmazelltumoren unterschiedlichen Ursprungs läßt sich die Diagnose solitärer ossärer und extramedullärer Plasmozytome, wie dargestellt, meist nur durch die Probeentnahme stellen. Wegen des Auftretens von sekretorischen extramedullären Plasmozytomen (nach Literaturangaben ca. 20–30% der Fälle) muß jedoch in jedem Falle eine entsprechende Serum- und Urindiagnostik zum Ausschluß durchgeführt werden. Die günstigste Prognose der drei bekannten Plasmozytomformen bieten in jedem Falle die extramedullären Plasmozytome mit einem Überlebensmedian von ca. 192 Monaten. Demgegenüber stehen ein Überlebensmedian von 114 Monaten für solitäre bzw. von nur 30 Monaten für generalisierte Formen. Solitäre wie extramedulläre Plasmozytome zeigen je nur in ¼ der Fälle M-Proteine in Urin oder Serum. Die von uns dargestellten Kasuistiken unterstreichen diese Befunde.

Unsere dritte Kasuistik sollte darlegen, daß neben dem extramedullären Plasmozytom solitäre ossäre Verlaufsformen gefunden werden, die dennoch, häufig erst nach längerer Krankheitszeit, eine Generalisation aufweisen können.

Tabelle 3. Therapeutisches Konzept beim extramedullären Plasmozytom

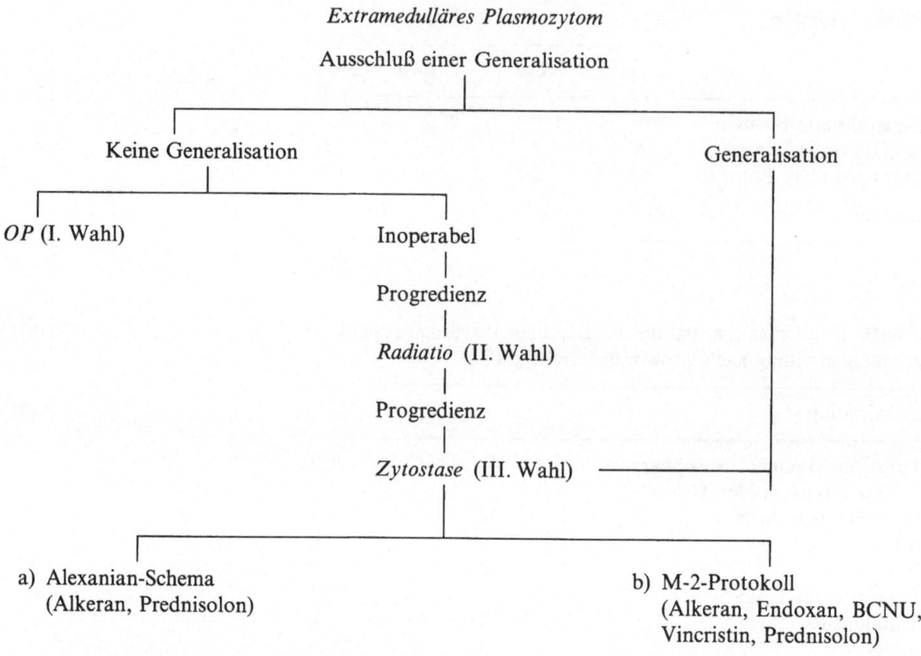

Wegen der geringen Fallzahl der beobachteten extramedullären Plasmozytome gibt es keine klare Systematik im diagnostischen und therapeutischen Vorgehen dieser Erkrankung.

Nach unserer Meinung bietet sich als primäres therapeutisches Vorgehen mit Aussicht auf den größten Erfolg für das extramedulläre Plasmozytom grundsätzlich die operative Entfernung im Gesunden an, sofern diese technisch durchführbar ist (s. Tabelle 3). Erst in zweiter Linie steht die Strahlentherapie zur Diskussion, die nach Angaben aus der Literatur mit einer größeren Ansprechquote als die Zytostatikatherapie Erfolg verspricht. Die Zytostatikatherapie stellt erst das Mittel der dritten Wahl dar. Sie weist in beiden Formen als Mono-, ebenso wie als Polychemotherapie nur eine Ansprechquote von maximal 25% auf. Unter Berücksichtigung der Nebenwirkungen der Zytostase rechtfertigt insbesondere bei jungen Patienten sowie in Anbetracht der meist für extramedulläre Plasmozytome nachweisbare nur sehr langsam proliferierende Wachstumstyp dieser Tumoren unserer Meinung nach bei Inoperabilität primär auch eine engmaschige Verlaufskontrolle ohne jede Therapie, wie wir sie nach erfolgloser Therapie seit nunmehr mehr als 2 Jahren im Falle unserer ersten Patientin bzw. über ca. 9 Jahre im Falle des zweiten Patienten praktizieren.

Literatur

Crowin J, Lindberg RD (1979) Solitary Plasmacytoma of Bone versus Extramedullary Plasmacytoma and their Relationships to Multiple Myeloma. Cancer 43:1007–1013

C. Timm (Groß-Umstadt): Angesichts der relativen Seltenheit des Plasmozytoms und dem uncharakteristischen Vorstadium scheint mir hervorhebenswert, daß an klinischen Zeichen eine sehr hohe BSG von 100/130 etwa sowie eine ausgeprägte plasmazelluläre Reaktion im peripheren Blutbild auffällt. Daneben können sich bei Generalisation sehr frühzeitig symptomlose Knochenveränderungen finden, die insbesondere in der Schädelkalotte als kreisrunde, multiple osteolytische Herde imponieren und bevorzugt auch in der Wirbelsäule auftreten.

H.-J. Pesch (Erlangen): Wir wissen um die Problematik der Therapie und Prognose des lokalisierten Plasmozytoms, sei es medullär oder als malignes Non-Hodgkin-Lymphom. Offen ist jedoch die Dignität der extramedullären bzw. extralymphatischen Weichteilplasmozytome, wie z. B. im Kehlkopf. Hier kommen gelegentlich lokalisierte Plasmozytome ohne jegliche allgemein-klinische Symptome vor, häufig kombiniert mit einem Amyloidtumor, einer „tumor-like lesion". Nach operativer Entfernung des Tumors ist der Patient gesund. Ich warne deshalb bei solchen lokalisierten Weichteil-Plasmozytomen vor einem Over-treatment mit Bestrahlung oder Cytostatica.

G. Bertram (Köln); Schlußwort: Die Angaben von Herrn Pesch können wir nach unseren Daten nur bestätigen. Wie wir bei der Darlegung der histologischen Befunde unserer extra-medullären Plasmozytome bereits ausgeführt haben liegt bei diesen eine ausgeprägte Amyloidose vor.

Dies wird bei den anderen Plasmozytomtypen (Solitäres-ossäres Plasmozytom bzw. generalisiertes ossäres Plasmozytom) nicht gefunden. Möglicherweise ist dieser histologische Nachweis von ausgeprägtem Amyloid beim extramedullären Plasmozytom als günstiges Prognosemerkmal zu werten.

Den von Herrn Timm dargelegten Vorwurf, daß sämtliche von ihm beobachteten Plasmozytome einen völlig konträren Verlauf gegenüber unseren dargestellten Befunden mit stärkst differierenden Laborbefunden sowie eindeutigen röntgendiagnostischen Zeichen des Schrotschußschädels aufwiesen, muß ich zurückweisen. Herr Timm hat in seiner Beschreibung das klassische Bild des generalisierten ossären Plasmozytomes beschrieben, ich habe jedoch in unseren Ausführungen wiederholt darauf hingewiesen, daß es sich bei dem dargelegten Krankheitsbild weder um das lokalisierte monolokuläre ossäre noch das generalisierte ossäre Plasmozytom handelt, sondern daß ich das Bild des extramedullären Plasmozytomes beschrieben habe. Herr Timm hat hier sicherlich nicht die Nomenklatur beachtet.

Ich möchte deshalb nochmals darauf hinweisen, daß es sich beim extramedullären Plasmazytom um ein in seiner klinischen Verlaufsform mit den übrigen Plasmozytomformen nicht vergleichbares Krankheitsbild handelt, daß wir aus diesem Grunde besonders kritisch unsere Indikationsstellung zu einer evtl. Strahlentherapie oder Zytostatikabehandlung, die bei diesem Krankheitsbild insgesamt nur eine eingeschränkte Ansprechquote zeigen, überprüfen müssen. Unserer Meinung nach verbietet es sich unter Berücksichtigung der bekannten langen Verlaufsintervalle eine frühzeitige Strahlentherapie oder Zytostatika-Kombinationen anzuwenden. Die Therapie der Wahl bleibt vielmehr, solange technisch durchführbar, die Operation. Selbst bei inoperablem Lokalbefund sind die genannten drastischen Therapiemaßnahmen nur bei nachweisbarer rascher Progredienz indiziert.

16. G. Adamopoulos, E. Ferekidis, P. Pantazopoulos (Athen): Eine ungewöhnliche Zyste der Mundhöhle

Manuskript nicht eingegangen

17. St. Thürmer, W. Thumfart (Erlangen): Gaumensegelelektromyographie in der HNO-ärztlichen Diagnostik

Patienten mit Gaumensegelparesen in der HNO-ärztlichen Sprechstunde lassen die Frage nach der Ätiologie der Parese immer wieder stellen, deren Beantwortung nicht selten erhebliche Schwierigkeiten bereitet. Aus prognostisch-therapeu-

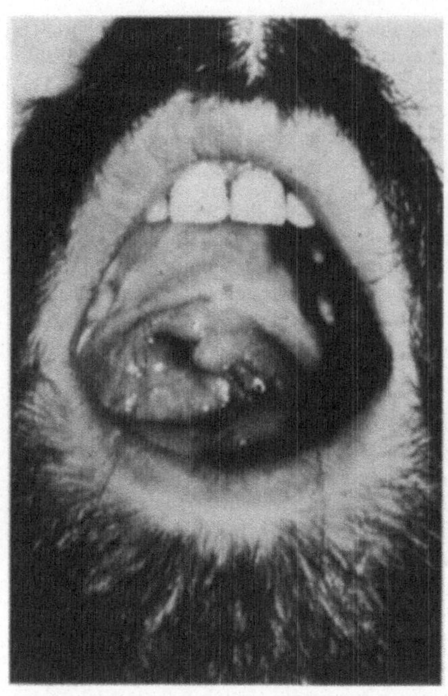

Abb. 1. Die haardünnen Kupferdrahtelektroden werden in Oberflächenanästhesie eingebracht und belästigen den Patienten nicht. Der Patient kann sprechen und schlucken, so daß eine echte Funktionsdiagnostik ermöglicht wird

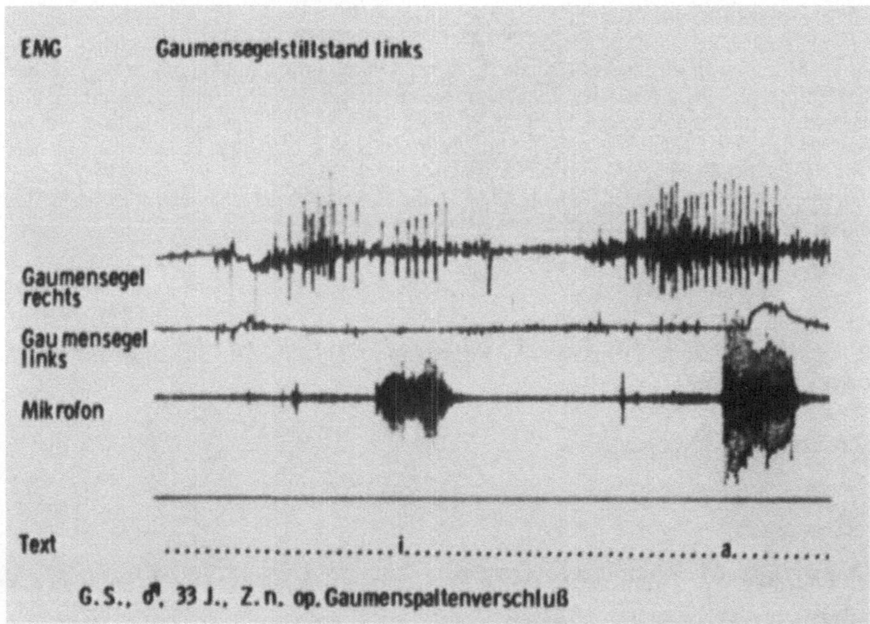

Abb. 2. Es handelt sich hier um das Gaumensegel-EMG des in Abb. 1 gezeigten Patienten. Die ermöglichte Funktionsdiagnostik zeigt sich in der abgeleiteten Muskelaktivität des rechten Gaumensegels, die bei Hebung des Gaumensegels (Vokal a) stärker ist als beim Vokal i. Die deutliche Seitendifferenz zur gelähmten linken Seite ist offensichtlich

tischen Gründen, zum Beispiel als Grundlage für eine phoniatrisch-logopädische Therapie, ist es jedoch wünschenswert, die Diagnose exakter zu untermauern und genauere Informationen über die Ursachen und Art der Lähmung zu erhalten. Die Klärung der Frage: myogene oder neurogene, zentrale oder periphere Parese beeinflußt entscheidend das therapeutische Vorgehen.

Die elektromyographische Untersuchung der Gaumensegeltätigkeit kann die gestellten Fragen beantworten. Der Einsatz von Minielektroden, die in Oberflächenanästhesie appliziert werden und dem Patienten praktisch keinerlei Beschwerden verursachen, ermöglicht Untersuchungen der sonst nur schwer objektiv zu erfassenden Gaumensegeltätigkeit. Die flexiblen Minielektroden ermöglichen längere Untersuchungszeiträume als herkömmliche Nadelelektroden und erlauben eine echte Funktionsdiagnostik des Gaumensegels.

Die nach Oberflächenanästhesie eingebrachten haardünnen Kupferdrahtelektroden erlauben es, die Untersuchung über einige Minuten hinweg zu realisieren. Der Patient kann aufgefordert werden zu schlucken und zu sprechen, ohne daß die Elektrode ihn dabei behindern würde (s. auch Abb. 1 u. 2).

Die elektromyographische Untersuchung bei Gaumensegelparesen gehört noch nicht zu den Standarddiagnostikverfahren. Die Ableittechnik mit flexiblen Kupferdrahtelektroden ermöglicht eine objektive Funktionsdiagnostik des Gaumensegels, ist weder für den Patienten noch für den Untersucher belastend, erbringt zuverlässige Ergebnisse und ermöglicht eine gezielte Planung und Prognose für das therapeutische Vorgehen.

Literatur

Lamprecht A, Lamprecht J, Morgenstern C (1982) Zur Funktion der Mm. levator und tensor veli palatini. Deutsche Gesellschaft für Sprach- und Stimmheilkunde, Bad Reichenhall

Thürmer St. (1982) L'application de l'électromyographie en phoniatrie. Rev Laryngol Otol Rhinol (Bord) 103:319–322

Thumfart W (1983) Lupenendoskopische Elektrodiagnostik von Stimm- und Sprachstörungen. Sprache-Stimme-Gehör, Bd 7, S 1–8. Thieme, Stuttgart

O. v. Arentsschild (Berlin): Da das Gaumensegel von den Nn. V_3, VII, IX und X innerviert wird, ist es schwer zu verstehen, daß neurogen komplette Gaumensegellähmungen entstehen können. Konnten Sie mit Hilfe gezielter Myografie bestimmte Lähmungen bestimmten Nerven zuordnen?

Th. Lenarz (Heidelberg): 2 Fragen: (1) Welche Technik wenden Sie bei der Ableitung der Tubenmuskulatur an? (2) Haben Sie Erfahrungen bei sog. funktionellen Gaumensegelbewegungsstörungen?

St. Thürmer (Erlangen); Schlußwort: Herrn Lenartz kann ich sagen, daß die auf den Dias gezeigten Ableitungen aus dem M. levator veli palatinae im Bereich der Tubenöffnung bei Patienten mit Oberkieferdefekten durchgeführt wurden. Wir sind jedoch in Erlangen dabei, auch für die elektromyographische Untersuchung der Tubenmuskulatur ein endoskopisches Verfahren zu entwickeln.

Herrn von Arentsschild danke ich sehr für die interessante Anregung, mit der neuen Untersuchungstechnik systematisch die nicht unumstrittene Situation der Innervation des Gaumensegels zu überprüfen.

18. A. Skevas, K. Banis (a. G.), K. Karentzos (a. G.), I. Karantzavelos (a.G.), G. Exarchakos (a. G.) (Ioannina): Lipoidproteinose Urbach-Wiethe, eine seltene Krankheit

Der Vortrag ist entfallen

19. F. Fritzmeier (Fulda): Morbus Madelung. – Die Problematik der Behandlung einer gutartigen Fettgewebsvermehrung

Bei der Lipomatosis indolens cervicalis bilden sich symmetrische Fettansammlungen an Hals und Nacken aus. Der Erkrankungsgipfel liegt zwischen dem 35. und 40. Lebensjahr. In nur 3% der Fälle sind Frauen betroffen.

Die unterschiedlich schnell wachsenden weichen und schmerzlosen Schwellungen können differentialdiagnostisch im allgemeinen leicht von entzündlichen Erkrankungen wie Lymphadenitis colli oder Halsphlegmone abgegrenzt werden.

Neben Beeinträchtigung der Halsbeweglichkeit kann besonders retro- und parapharyngeale Fettinfiltration zu Dysphagie und selten Atemnot führen.

In den letzten 4 Jahren beobachteten wir in unserer Klinik 3 entsprechende Fälle. Einer davon wurde mit der Verdachtsdiagnose Lymphadenitis colli notfallmäßig in unsere Klinik eingewiesen. Wegen der ästhetischen Entstellung resezierten wir auf dringenden Wunsch des Patienten sämtliches Fettgewebe an der Halsvorderseite im Sinne einer funktionellen Neck Dissection. Entsprechend wurden die Fettpolster im Nackenbereich bis auf die Muskulatur abgetragen.

Histologisch imponiert in der Übersicht der auffallend großlappige Aufbau des Gewebes. Nekrosen oder gar maligne Veränderungen waren in keinem der von uns operierten Fälle zu beobachten. Auffallenderweise lag bei unseren Patienten stärkerer Alkoholkonsum vor. Sämtliche anderen Untersuchungen und Laborwerte waren unauffällig.

Bisher ist die Pathogenese des M. Madelung unklar. Neben Stoffwechselstörungen wie Diabetes mellitus, Harnsäureerhöhung und Gicht sowie Plasmatriglyceriderhöhung und Entgleisungen des Schilddrüsenhormonhaushaltes scheint dem lipogenen und antilipolytischen Effekt des Alkohols besondere Bedeutung zuzukommen.

Wegen der unklaren Pathogenese ist eine causale Therapie nicht möglich. Neben Alkoholverzicht erfordern Stoffwechselerkrankungen und Hormonstörungen entsprechende Therapie. Wegen der ästhetischen Entstellung und der Angst vor möglicher maligner Entartung sollte die Operation als Therapie der Wahl folgen.

Die Rezidivneigung wird in der Literatur unterschiedlich beurteilt. Unsere Patienten sind, allerdings nach relativ kurzer Beobachtungszeit, rezidiv- und beschwerdefrei.

Chl. Beck (Freiburg): In Ergänzung zu den Ausführungen möchte ich darauf hinweisen, daß auch bei unserer Pat. mit M. Madelung ein Alkoholabusus bestand.

R. Jakse (Graz): 1980 publizierten wir 5 Fälle von Madelungschem Fetthals. Seither operierten wir wieder mehrere Fälle mit ausgeprägter Fettvermehrung des Halses. Patienten mit großen Fettgeschwülsten zeigten auch umschriebene Fettmassen im Bereich der Streckseiten der oberen Extremitäten, um die Mamillae, paraumbilical und fallweise am Scrotum. Machten Sie ähnliche Beobachtungen? Bei der histologischen Aufarbeitung des entfernten Fettes fanden wir keine nervalen Strukturen. Dies wäre möglicherweise ein Hinweis für eine sympathische Denervierung als Ursache der lokalen Fettvermehrung. Wie waren die Ergebnisse Ihrer histologischen Untersuchungen, und welche Art von malignem Tumor entstand in dem von Ihnen zitierten Fall von Tizian und Berger?

F. Fritzmeier (Fulda); Schlußwort: Herrn Prof. L. Beck herzlichen Dank für seine Diskussionsbemerkung, worin er die Bedeutung übermäßigen Alkoholgenusses als mögliche Ursache des Madelungschen Fetthalses unterstreicht.

Zu den Fragen von Dr. Jakse: 1. Eine spezielle histologische Aufarbeitung der Fettexzisate im Hinblick auf eine möglicherweise vorhandene sympathische Innervierung führten wir nicht durch.

2. Bei unseren Patienten waren die beschriebenen Fettpolster auf Hals und Nacken beschränkt. Eine allgemeine Fettsucht lag bei keinem vor.

3. Bei dem von Tizian und Berger beschriebenen Fall einer malignen Entartung eines M. Madelung handelte es sich um ein lymphoides Liposarkom.

20. M. Schrief (a. G.), H. Migdal (Düsseldorf): Wirkstoffspiegel von Cefalexin in Schleimhaut und Knochen der Nase nach oraler Applikation

Bei der Untersuchung des Penetrationsvermögens von Cefalexin im Nasenschleimhautgewebe bekamen 11 Patienten 3 g Cefalexin/d als Monotherapie, sowie 20 Patienten in einer Doppelblindstudie eine kombinierte Gabe von 3 g Cefalexin + 90 mg Ambroxol/d. Der Zusatz des Sekretolytikums Ambroxol soll zu einer stärkeren Penetration in das Gewebe führen. Die Cefalexinkonzentrationen wurden im Bioassay bestimmt. Zur genaueren Ermittlung der Antibiotikakonzentrationen in den Gewebeeluaten wurden ihre Hämoglobinkonzentration gemessen, um den Blutanteil in diesen Proben zu berechnen. Somit konnte die Cefalexinmenge, die auf den Blutanteil und nicht auf die eigentliche Gewebekonzentration zurückzuführen war, eliminiert werden. Die Studie zeigt, daß es unter Ambroxol zu keinem signifikanten Anstieg der Cefalexinspiegel im Blut und Gewebe kommt. Damit können zur therapeutischen Beurteilung der Cefalexinspiegel in vivo alle ermittelten Befunde zusammen bewertet werden. Tabelle 1 zeigt Cefalexinspiegel im Serum und Gewebe nach 1 g Cefalexin – Einzel- bzw. Mittelwerte (×) –:

Tabelle 1

Zeit nach Applikation (Std)	CFX-Serumkonz. (mcg/ml)	CFX-Gewebekonz. (mcg/g)
2	13,728	9,000
3	13,923	5,080
3½	8,733	6,287
4	×8,855	×4,164
4¼	×5,098	×3,256
4½	×4,430	×3,048
4¾	4,111	3,614
5	×2,514	×2,122
5½	×1,757	×1,071

Diese Wirkstoffspiegel ergeben im Vergleich zu den MHK-Werten einiger Erreger bakterieller Atemwegserkrankungen, daß antibakterielle Effekte nur gegen grampositive Kokken (Pc.-G-sens. Staph., Pneumokokken, A-Streptokokken) nicht jedoch gegen H. influenzae und Enterobakterien (E. coli, P. mirabilis, Klebsiella spp.) zu erwarten sind. Betrachtet man die Cefalexinspiegelverläufe im Serum und Gewebe, so zeigt sich, daß mit zunehmendem Zeitintervall nach letzter Applikation es zu einem schnelleren Absinken der Serum- als der Gewebespiegel kommt. Die Cefalexinserumkonzentration im halben Applikationsintervall ist geeignet, als ein ungefährer Anhaltspunkt der mittleren Gewebespiegelkonzentration zu dienen. Mit diesem Wert lassen sich in Abhängigkeit von der Dosierung und den MHK-Werten der Erreger Aussagen über einen zu erwartenden chemotherapeutischen Effekt im Gewebe machen. Im Knochen konnten mit einer Ausnahme keine Wirkstoffspiegel nachgewiesen werden. Mit einer chemotherapeutischen Aktivität ist im Knochen daher nicht zu rechnen.

Literatur

Naumann P et al. (1981) Die Wirksamkeit der Oral-Cephalosporine. ZFA 28
Griffith RS et al. (1970) Cephalexin. Med Clin North Am 54:No. 5

G. Georgopoulos (Athen): Vom klinischen Gesichtspunkt aus habe auch ich die Erfahrung einer sehr guten Wirkung des Cefalexin bei akuten und subakuten Nasen- und Kieferhöhlenentzündungen gehabt, aber mit sehr viel geringerer Dosis. Ich bin der Meinung, daß bei negativen Resultaten nach einer 10 tägigen Therapie nicht die Dosis der Cephalosporine erhöht werden, sondern an die Mitbeteiligung eines anaeroben Erregers gedacht und die Therapie analog geändert werden sollte.

P. Federspil (Homburg/Saar): Als kleine Ergänzung zum interessanten Vortrag: Bei einer Rhinosinusitis würden wir im Falle des Nichtansprechens auf die Cephalexin-Behandlung innerhalb von 3 Tagen an das Vorliegen eines resistenten Staphylokkus, eines Haemophilus influenzae bzw. eines Anaerobiers denken und einen Behandlungsversuch mit Augmentan (d. h. Amoxicillin + Clavulansäure) machen, da die Clavulansäure das Spektrum des Amoxicillins auf die betalactamasebildenden Staphylokokken, Haemaphilus influenzae und Anaerobier ausdehnt.

Margret Schrief (Düsseldorf); Schlußwort: Die in dieser Studie realisierten Wirkstoffspiegel in Blut und Gewebe zeigen, daß zur Erreichung eines sicheren antibakteriellen Effektes gegen die aufgeführten grampositiven Erreger das Oralcephalosporin Cefalexin in einer ausreichenden Dosierung von 3–4 g pro Tag appliziert werden muß. Durch Zusatz von Ambroxol konnte in dieser Untersuchung – im Gegensatz zu Beobachtungen anderer Untersucher am Lungengewebe von Ratten – im Nasenschleimhautgewebe des Menschen kein signifikanter Anstieg der Cefalexingewebekonzentration erreicht werden.

20 a. G. Kastellis, N. Stilianea (a. G.) (Athen): Otomykose

Otomykosen wurden früher fast nur in tropischen Ländern beobachtet wie Zentralasien, Indien oder China, seltener auch in Syrien, Palästina, Italien, Malta und nicht zuletzt in Griechenland.

In den letzten Jahrzehnten haben sich die Mykosen über die ganze Welt verbreitet. Dazu hat wahrscheinlich die allgemeine Anwendung von Antibiotika beigetragen, die eine Verschiebung der Bakterienflora zur Folge hatte.

In der Haut des äußeren Gehörgangs finden sich – auch ohne daß eine Entzündung vorliegen muß – relativ häufig Myzeten, jedenfalls in warmem, feuchtem Klima. In der Hälfte der Fälle sind es die verschiedenen Aspergillusarten; aber auch Candida albicans wird häufig gefunden. Wolf isolierte sogar in 90% der Fälle Aspergillus, bei den übrigen 55 verschiedenen Pilzarten. Außer Candida albicans waren es vorwiegend Aktinomyces und Dermophyten. Unter den verschiedenen Aspergillusarten soll es nach den Untersuchungen von Halley überwiegend Aspergillus fumigatus sein. Mit der Candidainfektion des äußeren Gehörganges hat sich speziell Singer befaßt. Unter normalen Verhältnissen leben Pilze und Bakterien zusammen auf der Haut des Porus acusticus externus. Bei bakteriellen Infektionen können die Myzeten Überhand gewinnen, und umgekehrt kann ein überreiches Bakterienwachstum zu einer Mazeration und damit Bakterieninfektion des äußeren Gehörganges führen. Juckreiz und Manipulationen mit Instrumenten können beide Infektionsmodi fördern. Daneben sind Feuchtigkeit und entsprechende Temperaturen sowie liegengebliebene Hautepithelien in zu engen oder sehr weiten Gehörgängen bzw. Radikalhöhlen ein passender Nährboden für das Pilzwachstum. Die Läsion der Haut führt zu Serumausfluß, Zerstörung der Leukozyten und Milchsäureprodukten mit leicht säuerlichem pH – eine Voraussetzung für das Pilzwachstum. Auch endogene Ursachen sollen die Genese von Otomykosen günstig beeinflussen, wie z. B. Avitaminosen, der Diabetes mellitus, chronische Nephritis und Stoffwechselstörungen; so wie im Darm soll sich hier die Bakterienflora des Porus acusticus externus ändern. Analoges gilt für lokale und allgemeine Antibiotikamedikation, d. h. die Störung der Bakterien-Pilz-Symbiose auf der Haut.

Wir haben in Athen 100 Patienten beobachtet, bei denen die Otomykose mikrobiologisch bzw. mykologisch nachzuweisen war, und zwar im Sekret bzw. im Zeruminalpfropf des äußeren Gehörganges, aber auch im Eiter bei akuter und chronischer Mittelohrentzündung oder in Radikalhöhlen. Dabei handelt es sich um stationäre Patienten und um ambulante Patienten der Poliklinik. Alle 100 Patienten haben wir untersucht, behandelt und weiterhin beobachtet. Die mikrobiologischen Untersuchungen wurden im Labor des Allgemeinen Krankenhauses Piräus (Direktor A. Stylianea) durchgeführt. Das Untersuchungsmaterial aus den Ohren war auf Sabouraud-Kchapek-Agar-Kultur angesetzt worden. Dabei wurden Aspergillus niger in 55%, flavus in 20% und Candida in 15%, Mukor in 5% und auch Penicillium in 5% nachgewiesen. Also auch bei uns war Aspergillus niger am häufigsten zu finden.

Symptomatologie und klinisches Bild

Der Patient fühlt sich zuerst zumeist durch Juckreiz gestört, der im Laufe der Zeit sich deutlich verstärken kann. Dadurch entstehen wahrscheinlich leichte Verletzungen auf der Haut des Porus acusticus externus und so die sekundäre bakterielle Infektion. Die Patienten kommen zumeist unter dem Bild einer Otitis media mit Mittelohrschwerhörigkeit, Ohrensausen, Schmerzen – auch in den Kopf ausstrahlend – und Fieber zur Behandlung, eventuell auch mit Schwindel. Bei der otoskopischen Untersuchung findet man einen weißlichen Belag, dessen Art und Farbe von der Pilzart abhängig ist. Zum Beispiel gelblich, grünlich, grau-weiß bis schließlich schwarz wie beim Aspergillus niger. Der äußere Gehörgang oder die Radikalhöhle können vollständig ausgefüllt sein. Die Pilze wachsen auch auf der Trommelfelloberfläche, können diese ebenso mazerieren wie die äußere Gehörgangshaut und zu Granulationen auf dem Trommelfell führen. In seltenen Fällen soll es auch zur Perforation des Trommelfells und Eindringen in die Paukenhöhle kommen. Ein solcher Infektionsmodus ist jedoch schwer nachzuweisen. In zwei von uns beobachteten Fällen hat es sich primär um eine chronische Otitis media gehandelt, bei der es dann offensichtlich sekundär zur Pilzinfektion gekommen war. In beiden Fällen war die Pneumatisation extrem eingeschränkt gewesen. Einmal war eine Fazialisparese entstanden, bei dem anderen Patienten ein Schläfenlappenabszeß. Außerdem bestand eine Pilzinfektion der Lunge, und auch in einem Milzabszeß waren Pilze nachzuweisen. Die Fazialisparese hat sich später wieder zurückgebildet. Auch der Patient mit dem Schläfenlappenabszeß hat überlebt.

Die Therapie der Otomykose ist langwierig. Der Gehörgang muß sorgfältig gereinigt, eventuell gespült und getrocknet werden. Parallel mit Borwasserspülungen und Einträufeln von Salicylspiritus ist eventuell die lokale Anwendung von Antimykotika indiziert. Wir kamen allerdings fast immer mit Natrium-bicarbonicum-Pulver oder 10%igen $NaCO_2$-Spülungen zu gutem Erfolg. Dies ist wahrscheinlich damit zu erklären, daß Pilze nicht in alkalischer Lösung sich vermehren können, sondern nur in einem sauren pH, wie umgekehrt das saure Medium durch Hautverletzungen und Milchsäureproduktion das Pilzwachstum überhaupt erst in Gang bringt. Ungeeignet deshalb auch ist die örtliche Applikation von Salben, weil die Salbengrundlage sich in Fettsäure und Glycerin zerlegt und damit eine säuerliche Umgebung schafft, die das Wachstum der Mykose wieder begünstigt. Die Behandlung muß fortgeführt werden, bis eine trockene und vollkommen reizlose Hautfläche bzw. ein trockener Gehörgang vorliegen. Eine systematische und über lange Zeit anzuwendende lokale Reinigung ist notwendig, um Rezidiven vorzubeugen.

Literatur

1. Ansel M Mycoses et Champignons Parasites de l'Homme. G. Don et Cie
2. Gayin, Hildrick, Smith, Andsorkany Fungus Diseases and their Treatment
3. Lanceron M Precis de Mycologie. Masson et Cie, Paris
4. Lowry OH, Senturia BH, Sophian LH, Chianos SB Ann Otol Rhinol Laryngol 64:567
5. Papavassiliou J, Stylianea A (1969) On the etiology of mycotic infections of the external ear. Zentralbl
6. Polemann G (1961) Klinik und Therapie der Pilzkrankheiten. Thieme, Stuttgart
7. Senturia BH (1957) Diseases of the external ear, vol III. Thomas, Springfield
8. Takahahi T (1934) Aktinomycose des äußeren Gehörgangs. Zentralbl HNO Heilkd 22:335

20 b. T. Morimitsu (Miyazaki/Japan): Oktavusneuronitis als Ursache einer Massenstrandung von Delphinen

Massenstrandungen von Delphinen sind ein 2000 Jahre altes Rätsel. – Am 8. Januar 1982 wurden am Strand von Miyazaki/Japan 435 Delphine (Pegonoptella erecta) lebend gefunden. Das Hörorgan eines dieser Delphine haben wir pathohistologisch untersucht; dabei fanden sich über 40 Parasiten (Nasitrema gondo Yamaguchi) und begleitende Fremdkörperphagozyten in der Paukenhöhle. Die Paukenschleimhaut war stark ödematös verdickt. Der Oktavusnerv zeigte eine hochgradige Degeneration, die mit Luxol-fast blue für die Nervenscheide und mit Bodianfärbung für das Axon nachgewiesen wurde. Auch das Spiralganglion war stärker degeneriert.

Das Hörorgan der Delphine bietet charakteristische anatomische Verhältnisse; zur Echo-Orientierung ist es vom Schädel isoliert, der Oktavusnerv läuft ohne knöcherne Bedeckung in der Paukenhöhle. Deswegen können die Parasiten den Nerv in diesem Bereich direkt angreifen. Deshalb vermuten wir als Ursache der Massenstrandung von Delphinen eine parasitogene Oktavusneuronitis.

Arch Otorhinolaryngol Suppl 60–61 (Verhandlungsbericht 1983)

Archives of
Oto-Rhino-Laryngology

Plastische Chirurgie

Klinik und Therapie des malignen Melanoms

21. E. Christophers (a. G.) (Kiel): Grundsätzliches zur Klinik und Pathologie des malignen Melanoms

Manuskript nicht eingegangen

22. A. Wiskemann (a. G.) (Hamburg): Der Stellenwert der Strahlentherapie bei der Behandlung des malignen Melanoms *

23. E. Macher (a. G.) (Münster): Immuntherapie und Chemotherapie des malignen Melanoms *

24. E. R. Kastenbauer (Berlin): Operative Behandlungsmöglichkeiten des malignen Melanoms im Kopf- und Halsbereich *

Der Kopf- und Halschirurg kann sich bei der Festlegung seines operativen Vorgehens nur auf die verschiedenen klinischen Stadien verlassen, da ihm präoperativ die entscheidenden Kriterien wie vertikaler Tumordurchmesser, Invasionstiefe und Art des malignen Melanoms fehlen. Die Schnellschnitt-Diagnose hat eine Versagerquote von 12–15%, die Rate der primären Fehldiagnosen liegt bei etwa 15–20%. Nach wie vor ist eine möglichst weite primäre Exzision des Tumors zu empfehlen, wenn auch im Gesichtsbereich mit Rücksicht auf wichtige Strukturen bei entsprechender Tumorklassifizierung die Exzisionsweite – verglichen mit der Exzisionsweite an Stamm und Extremitäten – etwas reduziert werden kann.

Die entscheidende Grenze in der Frage, ob eine Neck dissection vorzunehmen ist, liegt bei einer vertikalen Tumordicke von 0,75 mm. Bis zu dieser Dicke handelt es sich um ein malignes Melanom mit geringem Metastasierungsrisiko. Ab 0,75 mm ist eine Neck dissection grundsätzlich indiziert, bei Tumoren über 4 mm Dicke wird die Prognose mit einer Neck dissection wegen der gleichzeitig hohen Rate an hämatogener Metastasierung nicht verbessert.

* Erscheint ausführlich in Z Laryng Rhinol Otol

25. H. Scherer (München): Behandlungsmöglichkeiten des malignen Melanoms des Gaumens, der Nasenhöhle und der Nasennebenhöhlen *

26. H.-J. Schultz-Coulon, H.H. Peters (a.G.) (Hannover): Melanommetastasen am Hals bei unbekanntem Primärtumor *

27. R. Matthias, M. Handrock, A. Berghaus (Berlin): Das maligne Melanom der Tuba auditiva *

Das maligne Melanom der Tube bzw. der Paukenhöhle ist eine äußerst seltene Erkrankung. Bis 1978 waren nur insgesamt zwölf derartige Fälle in der Literatur beschrieben.

Möglicherweise ist das maligne Melanom aber doch häufiger Ursache einer Tubenverlegung bzw. eines Paukenergusses als bisher angenommen wurde; denn von 1978–1982 haben wir allein an unserer Klinik zwei Patientinnen mit einem primären malignen Melanom der Tuba auditiva beobachten müssen. Nach den Angaben der Literatur und nach unseren eigenen Erfahrungen wird die Diagnose meist erst nach einer mehrjährigen Behandlung eines therapieresistenten Paukenergusses zu einem Zeitpunkt gestellt, an dem der pigmentierte Tumor otoskopisch oder postrhinoskopisch erkennbar ist. Somit sollte bei einer hartnäckigen Tubenbelüftungsstörung ein Malignom im Bereich der Tube differentialdiagnostisch erwogen werden. Das therapeutische Vorgehen ist sehr problematisch. Radiologisches, chemotherapeutisches oder auch kombiniertes Vorgehen kann nur als palliative Therapie angesehen werden, so daß die Prognose infaust bleibt.

Literatur

Handrock M, Mulch G (1980) The importance of tumors in the region of the Eustachian tube for the genesis of chronic tympanic effusion. In: Münker G, Arnold W (eds) Physiology and pathophysiology of eustachian tube and middle ear. G. Thieme, Stuttgart New York

* Erscheint ausführlich in Z Laryng Rhinol Otol

Arch Otorhinolaryngol Suppl 62–73 (Verhandlungsbericht 1983)

Archives of
Oto-Rhino-Laryngology

Freie Vorträge

28. H. Lenz (Köln): Septumperforationsverschluß durch composite graft aus der Ohrmuschel

Der Verschluß größerer Septumperforationen ist auch heute noch problematisch und nicht immer erfolgreich. Ständige Verkrustungen, Borkenbildungen in der Nase, chronisch rezidivierendes Nasenbluten und Kopfschmerzen sind die Hauptsymptome der vorne gelegenen großen Septumperforationen. Zu ihrem Verschluß in ein- und mehrzeitigem Vorgehen werden in der Literatur unterschiedliche Techniken angegeben [1–6, 8, 9, 11–13, 16–18, 20].

Ziel dieser Arbeit ist es, über den operativen Verschluß großer Septumperforationen mit Hilfe eines retroaurikulären Composite grafts in Kombination mit Schleimhautbrückenlappen zu berichten. Composite grafts der Ohrmuschel werden von verschiedenen Autoren, insbesondere zur Defektdeckung im Bereich der Nase, zum Columella-Aufbau und zur Beseitigung von Naseneingangsstenosen verwendet [7, 10, 14, 15, 19, 21, 22].

Material und Methoden

51 Patienten im Alter von 9 bis 66 Jahren, 28 Frauen und 34 Männer, mit vorn gelegenen großen Septumperforationen, deren Durchmesser größer als 1,5 cm bis max. 4 cm beträgt, werden überwiegend in Intubationsnarkose, einige auch in Lokalanästhesie, operiert. Nach ovalärer retroaurikulärer Hautumschneidung bis auf das Mastoid reichend wird der gesamte Concha-Knorpel bis in den Gehörgang hinein unter exakter Beachtung der Grenzen vom crus mediale und der Anthelixfalte entnommen. Der entstandene Defekt wird durch eine Verschiebelappenplastik gedeckt. Nach Abschwellen der Nasenschleimhäute und Unterspritzung des Septums wird der Hemitransfixionsschnitt links durchgeführt und der Nasenflügel zwecks übersichtlicher Präparation links hochgeklappt. Die Perforationsränder werden schräg angefrischt. Das gesamte Mukoperichondrium, -periostium auf der linken Seite des Septums, teilweise sich bis auf die Triangularisknorpel erstreckend und des Nasenbodens bis weit auf die mediale Kieferhöhlenwand reichend, wird abgelöst, ausgehend vom Hemitransfixionsschnitt links und der apertura piriformis links. Ein bzw. zwei Brückenlappen mit breiter Basis am Septumrücken bzw. am Triangularisknorpel links und der medialen Kieferhöhlenwand links werden in die Perforation hinein verschoben und miteinander vernäht. Bei den meisten Patienten wird ein Brückenlappen vor und der zweite hinter der Septumperforation gebildet. Der freiliegende Septumknorpel auf der linken Seite, bedingt durch die Verschiebung des Brückenlappens, wird entweder

mit gewonnener Schleimhaut durch Abschlingen der hinteren, unteren Muschelenden oder durch Conchotomie der unteren Nasenmuscheln bzw. durch retroaurikuläre Spalthaut abgedeckt. Bei den meisten Patienten werden gleichzeitig noch andere endonasale chirurgische Eingriffe mit durchgeführt, wie eine Septumrevision in Form einer Septumplastik, endonasale Polypektomie, Ethmoidektomie, Laserstrichkarbonisation der unteren Nasenmuscheln, Conchotomie, Abschlingen von vergrößerten hinteren, unteren Muschelenden, eine reduzierende Septo-Rhinoplastik mit lateralen, paramedianen und transversalen Osteotomien oder eine aufbauende Septumplastik mit gleichzeitiger Implantation von autologem Rippenknorpel in den Nasenrücken und den Columella-Bereich. Nach Felderung der freien Knorpelseite des Composite grafts wird dieses über den Transfixionsschnitt links zwischen die Schleimhautblätter derart eingestellt, so daß der Cavum-Knorpel das rechtsseitige Perichondrium-Schleimhautblatt allseits unterfährt und die dem Transplantat anhaftende Haut durch die Perforation nach rechts hindurchgezogen wird und dabei die Schleimhaut allseits überlappt. Nach partieller Kürzung der Haut nur im vorderen und unteren Bereich auf der rechten Seite wird diese sorgfältig Stoß an Stoß vorne und unten mit der rechtsseitigen Schleimhaut des Septums vernäht. Im hinteren und oberen Bereich überlappt die Haut und wird locker antamponiert. Eine beiderseitige lockere Nasentamponade wird für 7 Tage mit Erneuerung für weitere 7 Tage zur Ruhigstellung des Septums gelegt. Postoperativ wird suksessiv die Cavum-Haut mit der Schere oder Stanze abgetragen und die nachwachsenden Schleimhautränder ständig angefrischt mittels der Kürette. Antibiotischer Schutz wird über 14 Tage appliziert.

Ergebnisse

Von den insgesamt 51 operierten Patienten mit Septumperforationsdurchmessern von 1,5–4 cm erscheinen bis heute 34 zur Nachuntersuchung, 7 Frauen und 27 Männer. Die Beobachtungszeit beträgt 0,5–5 Jahre. Bei der überwiegenden Anzahl der Patienten wird ein vollständiger und bei einigen ein partieller Perforationsverschluß erzielt. Bei 3 Patienten ist eine Transplantatabstoßung erfolgt. Ein vollständiger Perforationsverschluß wird auch bei den Patienten erzielt, bei denen gleichzeitig eine Septumplastik mit lateralen, paramedianen und transversalen Osteotomien bei extramukösem Vorgehen oder eine aufbauende Septo-Rhinoplastik bei bestehender Sattelnase mit Implantation von autologem Rippenknorpel in den Nasenrücken und den Columella-Bereich durchgeführt wird. Die vor der Operation bestehenden Beschwerden, wie chronisch rezidivierendes Nasenbluten, Krusten- und Borkenbildungen in der Nase, Kopfschmerzen und Nasenatmungsbehinderung werden im weitaus überwiegenden Maße deutlich gebessert.

Diskussion

Entscheidend für die komplette Einheilung des Composite grafts (retroaurikulären Haut-Knorpel-Transplantates) sind folgende Faktoren:

1. Der Concha-Knorpel unterfährt allseits die Perforationsränder, so daß die Schleimhautränder der Perforation der einen Seite (rechts) den Concha-Knorpel stets überlappen.

2. Die Haut des Transplantates überlappt die Schleimhautränder der Perforation (rechts), bzw. wird im vorderen und unteren Bereich Stoß an Stoß mit der Schleimhaut der Perforationsränder der rechten Seite vernäht.

3. Es hat ein vollständiger Schleimhautverschluß der Gegenseite der Perforation (links) zu erfolgen durch Bildung zweier großer Brückenlappen mit breiter Basis am Septumrücken, bzw. den Triangularisknorpeln und der medialen Kieferhöhlenwand, die miteinander spannungsfrei vollständig vernäht werden über der Perforation nach ihrer Verschiebung. Dabei ist es erforderlich, vom Hemitransfixionsschnitt und hochgeklappten Nasenflügel einer Seite aus (bei unserem Vorgehen stets links), das gesamte Mukoperichondrium, bzw. -periostium vom Septum, Nasenboden und medialer Kieferhöhlenwand in einer Nasenhaupthöhle (links) zu mobilisieren.

4. Der entstandene Knorpeldefekt im vorderen Septumabschnitt durch die Verschiebung des vorderen Brückenlappens ist mit freien Schleimhauttransplantaten, gewonnen aus den hinteren Enden, den unteren Nasenmuscheln, durch Conchotomie und/oder durch retroaurikuläre Spalthaut, zu decken.

5. Es hat eine Ruhigstellung des Septums mittels lockerer salbenhaltiger Nasentamponade und ein allgemein antibiotischer Schutz für mindestens 14 Tage zu erfolgen, wobei die Tamponade wegen möglichen Infektionen zwischenzeitlich zu wechseln ist.

Die retroaurikuläre Haut des Transplantates dient im wesentlichen bei dem o. g. operativen Vorgehen als physiologischer Verband und Infektionsschutz. Die oberflächlichen Hautschichten werden überwiegend nekrotisch, dagegen wo die Haut Stoß an Stoß mit der Schleimhaut vernäht wird, heilt sie überwiegend ein. Die nekrotisierte und auch einheilende retroaurikuläre Haut wird stets sukzessiv abgetragen, und zwar so viel wie an Schleimhaut von den Seiten nachwächst, damit später keine trockenen Hautbezirke im Bereich der Perforation entstehen. In der postoperativen Phase ist darauf zu achten, daß nach Ziehen der Tamponade stets über Wochen bis Monate ein feuchtes Milieu herrscht durch tägliche Applikationen von Nasensalbe und entsprechenden Inhalationen zur Lösung der Krusten. Eine detaillierte Ausführung der Ergebnisse dieser Arbeit wird in der Zeitschrift Laryng. Rhinol. Otol. erfolgen.

Literatur

1. Denecke HJ, Meyer R (1967) Plastic surgery of head and neck, vol 1. Corrective and reconstructive rhinoplasty. Springer, Berlin Heidelberg New York
2. Gerhardt H-J (1968) Zum plastischen Verschluß von Septumperforationen. Laryngol Rhinol Otol (Stuttg) 47
3. Halle M (1926) Siehe Passow, 472 u. 477
4. Heermann J (1974) Behandlung großer Septumperforationen mit Ohrmuschel-Haut-Knorpel-Transplantaten, 2-Wochen-Tamponade – Hautabstanzungen. Laryngol Rhinol Otol (Stuttg) 12
5. Ismail H (1964) Closure of septal perforation. A new technique. J Laryngol 78:620
6. Joseph J (1931) Nasenplastik und sonstige Gesichtsplastik nebst Mammaplastik. Curt Kabitzsch, Leipzig
7. Lehmann JA, Garrett WS, Musgrave RH (1971) Earlobe composite grafts for the correction of nasal defects. Plast Reconstr Surg 47:12–16

8. Martins M (1978) Ein Beitrag zum operativen Verschluß der Septumperforation. HNO 26:183–184
9. Masing H (1972) In: Berendes J, Link R, Zöllner F (Hrsg) Hals-Nasen-Ohren-Heilkunde, in Praxis und Klinik, Bd 2, Obere und untere Luftwege II, 26.25–26.26. Georg Thieme, Stuttgart
10. McLaughlin CR (1954/1955) Composite ear grafts and their blood supply. Brit J Plast Surg 7:274–278
11. Meuser W (1968) Eine Methode zum Verschluß von Nasenscheidewand-Perforationen. Laryngol Rhinol Otol (Stuttg) 47
12. Meyer R, Kesselring UK (1983) Funktionelle plastische Chirurgie der Nase. Laryngol Rhinol Otol (Stuttg) 62
13. Nagel F (1971) Unsere Erfahrung mit den gestielten Mundvorhoflappen zur Deckung von Nasen-Septumperforationen. Z Laryngol Rhinol 50:446
14. Pelliciari DD (1949) Columella and nasal tip reconstruction using multiple composite grafts. Plast Reconstr Surg 4:98–104
15. Rees Th (1960) The transfer of free composite grafts of skin and fat, a clinical study. Plast Reconstr Surg 25:556–564
16. Seiffert A (1953) Die Operationen an Nase, Mund und Hals. Barth, Leipzig, S 146
17. Skevas A u. Mitarb. (1975) Zum Problem der Verschlußplastik bei Perforationen des Nasenseptums. Z Laryngol Rhinol 54:446
18. Skolnik E, Sabermann M, Ross J (1969) A successful method of repairing nasal septal perforations. Trans Am Acad Ophthalmol Otolaryngol 73:1184
19. Soeda S (1971) The theory and practice of free composite graft. Jpn J Plast Reconstr Surg 14:97–99
20. Walter C (1972) In: Berendes J, Link R, Zöllner F (Hrsg) Hals-Nasen-Ohren-Heilkunde, Praxis und Klinik, Bd 2, Obere und untere Luftwege II, 25.4–25.5 u. 25.7. Georg Thieme, Stuttgart
21. Walter C (1972) Die Anwendungsmöglichkeiten zusammengesetzter Transplantate bei plastisch-rekonstruktiven Operationen im Gesichts- und Halsbereich. Habil., Bonn
22. Walter C (1972) Survey of the use of composite grafts in the head and neck region. Otolaryngol Clin North Am 5:H 3

29. H. Weerda (Freiburg): Die Chirurgie kleiner und mittelgroßer Nasendefekte

Zusammenfassung: Es wird eine Übersicht über die Möglichkeit der Deckung von kleinen Defekten im Bereich der Nase mit Nahlappen gegeben; so verwenden wir im Bereich des Nasensattels U-förmige Lappen oder spitzwinklige Rotationslappen aus der Mitte der Stirn. Im Bereich des mittleren Nasenrükkens und der Nasenflanke sowie an der Nasenspitze haben wir “Bi-lobed flaps” eingesetzt. Weiterhin werden Transpositionslappen für Nasenflanke und Nasenflügel beschrieben, im Bereich des lateralen Nasenflügels hat sich der Gleitlappen bewährt.

Es wird kurz auf eine Methode der Absenkung des Nasenflügels bei Nasenflügelhochstand eingegangen und für die Rekonstruktion des Nasenflügelrandes der composite graft aus der Ohrmuschel empfohlen.

Bei der Chirurgie des Traumas und kleinerer Tumoren können die entstehenden Defekte mit Nahtlappen, also mit Lappen aus der direkten Defektumgebung gedeckt werden.

Bei Defekten im Bereich des Nasensattels hat sich der Verschiebe-U-Lappen (Abb. 1) sowie ein nach oben spitzwinklig, geschnittener, an der A. supra trochlearis gestielter Rotationslappen aus der mittleren Stirn bewährt. Dabei können auch größere Gebiete bis etwa zur Nasenrückenmitte und die Nasenflanke mit abgedeckt werden.

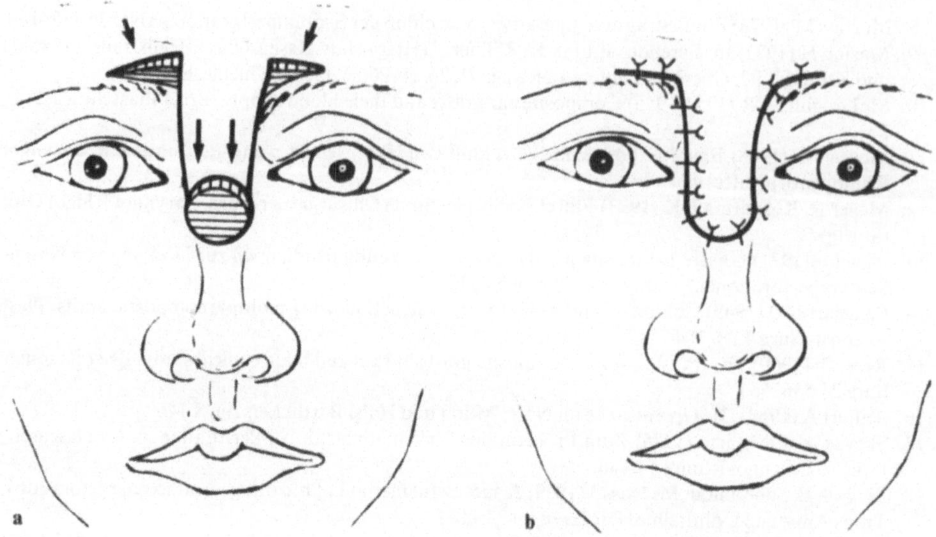

Abb. 1 a, b. U-Verschiebelappen nach Burow aus der mittleren Stirn zur Deckung eines Defekts auf dem Nasensattel

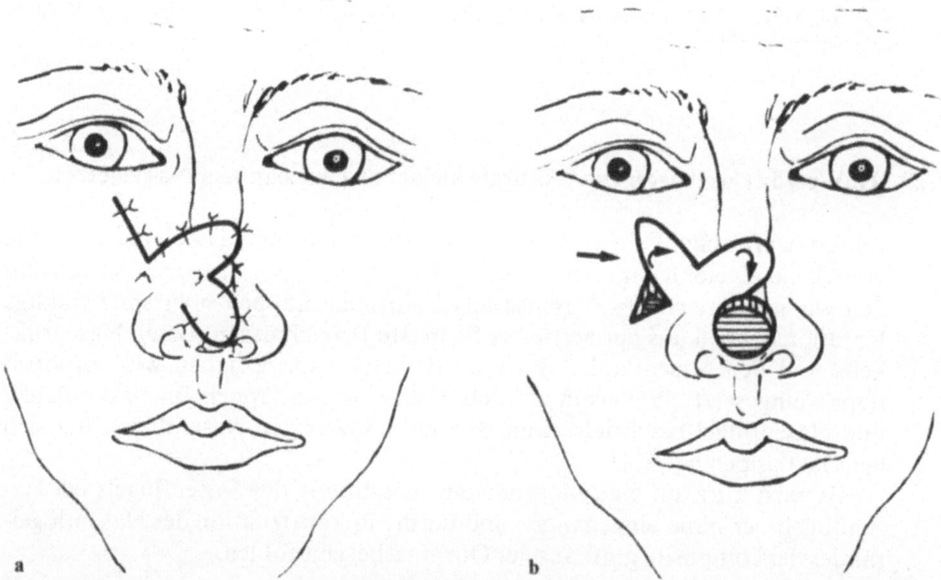

Abb. 2. a Schnittmuster eines "bi-lobed flap" zur Deckung eines Defektes im Bereich der Nasenspitze. Der zweite Lappen aus der Wange – an der gleichen Basis wie der erste Lappen – erlaubt eine einzeitige Deckung auch des sekundären Defektes. **b** Zustand am Ende der Operation

Bei Defekten im Bereich des Nasenrückens, aber auch im Bereich der Nasenflanke und im Bereich der Nasenspitze lassen sich gut zweizipflige Lappen zur Deckung einsetzen (Esser 1918; Zimany 1953; Elliot 1969; Weerda 1978; Abb. 2). Nach Entnahme des primären Lappens aus der Defektumgebung läßt sich die

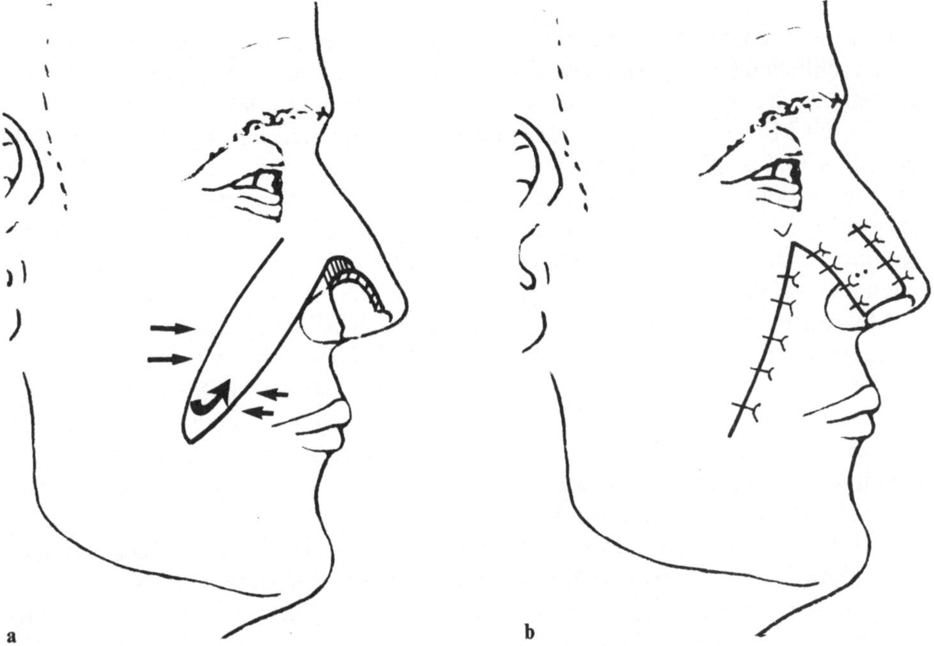

Abb. 3a, b. Nelaton-Lappen aus der Nasolabialfalte zur Deckung eines durchgehenden Nasenflügeldefektes

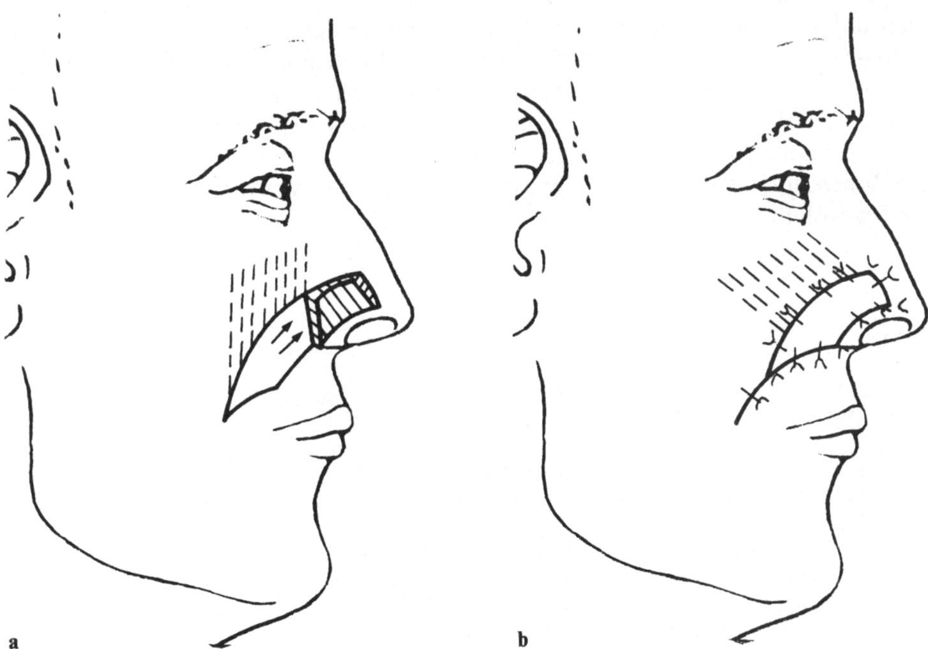

Abb. 4a, b. Gleitlappen nach Barron und nach Lejour: Am seitlichen, subkutanen Fettstiel (= = =) gleitet der Lappen in den Defekt

Haut im Bereich der Nase nicht genügend mobilisieren, um den sekundären Defekt zu schließen (Abb. 2a). Es wird deswegen am gleichen Lappenstiel ein zweiter Lappen aus der Wange mittransportiert und so der sekundäre Defekt verschlossen. Durch Mobilisation der Wangenweichteile läßt sich der tertiäre Defekt gut decken (Abb. 2b). Dieser Lappen läßt sich auch verwenden, wenn der Defekt auf den oberen Bereich des Nasensteges übergeht. Wir konnten desgleichen einen etwas größeren "Bi-lobed Flap" für die Rekonstruktion des Naseneinganges einsetzen, dabei wurde der Nasenflügel ohne Verziehung in den Winkel zwischen dem ersten und zweiten Lappen eingenäht.

Mit einem oben gestielten, großen zweizipfligen Wangenlappen ließen sich Innen- und Außenseite eines großen Nasenflügeldefektes decken (Weerda 1980).

Kleine Defekte im Bereich der Nasenflanke und des Nasenflügels lassen sich mit Transpositionslappen aus der Wange rekonstruieren, größere Defekte, besonders dreischichtige Defekte im Bereich des mittleren unteren Nasenflügels lassen sich mit dem Nelaton-Lappen aus der Nasolabialfalte in einer Sitzung wieder herstellen (Kastenbauer 1977; Abb. 3).

Wir haben diesen Lappen auch zur Rekonstruktion des Nasensteges herangezogen, dabei wurde eine durch alle Schichten gehende Incision in der Nasenflügelfurche vorgenommen und der Lappen hier durchgezogen. In einer zweiten Sitzung wurde der Lappen abgetrennt und zurückverlagert und der Lappen im Steg ausgedünnt und einmodelliert. Für die Rekonstruktion von Nasenflügeldefekten haben sich auch die Gleitlappen nach Baron (1965) und Lejour (1975) bewährt (Abb. 4).

Bei Nasenflügelhochstand wird der Nasenflügel dreischichtig abgetrennt, nach unten verlagert, durch eine Z-Plastik wurde der resultierende Defekt geschlossen. Eventuell fehlende Schleimhaut im Bereich des sekundären Defekts wird mit Schleimhaut vom Muschelkopf der unteren Muschel gedeckt. Für keilförmige Defekte des Nasenflügelrandes verwenden wir gerne freie Transplantate der Ohrmuschel, sie müssen vorsichtig behandelt und nicht zu eng eingenäht werden. Eine kurzfristige livide Verfärbung ist üblich. Der Verlust beträgt etwa 20% der Transplantate.

Literatur

Barron J, Emmet J (1965) Subcutaneous pedicled flaps. Brit J Plast Surg 18:51

Elliot R (1969) Rotationsflaps of the nose. Plast Reconstr Surg 44:147

Esser J (1918) Gestielte apikale Nasenplastik mit zweizipfligem Lappen, Deckung des sekundären Defektes vom ersten Zipfel durch den zweiten. Dtsch Z Chir 143:385

Kastenbauer E (1977) Spezielle Rekonstruktionsverfahren im Gesichtsbereich. Arch Otorhinolaryngol (NY) 216:123

Lejour M (1972) One-stage reconstruction of nasal skin defects with local flaps. Chir Plast 1:254

Weerda H (1978) Das Prinzip des "bi-lobed flap" und seine Verwendung für die Konstruktion von Mehrfachlappen. Arch Otorhinolaryngol (NY) 220:133

Weerda H, Münker G (1980) Covering defects in face and neck by multiple flaps. In: Hierholzer G, Zilch H (Hrsg) Transplantatlager und Implantatlager. Springer, Berlin Heidelberg New York

Zimany A (1953) The bi-lobed flap. Plast Reconstr Surg 11:424

30. C. Naumann (Würzburg): Microvasculäre und musculocutane Lappenplastik – Konkurrenz oder Alternative?

Je nach dem Ausmaß eines Gewebsdefektes reichen die Rekonstruktionsmöglichkeiten vom direkten Wundverschluß bis zur Verwendung eines Fernlappens. Nachdem geklärt ist, wieviel und welches Material – Schleimhaut, Haut, Muskel, Knochen – benötigt wird, stellt sich beim Fernlappen die Alternative zwischen einem freien Transplantat mit Mikrogefäßanschluß [2–5] und einem an seinen Muskelgefäßen gestielten Haut-Muskellappen [1, 6, 7]. Im Gegensatz zur direkten Blutversorgung über einen in sich geschlossenen Kreislauf beim freien Transplantat erhält die Hautinsel über dem Muskellappen ihr Blut aus mehreren perforierenden Muskelgefäßen.

Die zeitraubende Präparation der Lappengefäße (Abb. 1a) und die operationstechnisch aufwendige Mikrogefäßnaht beim freien Transplantat lassen sich durch die wesentlich einfachere und sicherere Rotation um den Muskelstiel des Hautmuskellappens ersetzen (Abb. 1b). Zur Defektdeckung und Rekonstruktion im Kopf-Halsbereich kommen im wesentlichen fünf Hautmuskellappen in Betracht:

1. M. pectoralis major-Lappen;
2. Platysmalappen (auch ohne Hautinsel),
3. M. sternocleidomastoideus-Lappen,
4. M. trapezius-Lappen,
5. M. latissimus dorsi-Lappen.

Die größte klinische Bedeutung hat dabei der Pectoralis major-Lappen.

Bei der Lappenplanung sind drei Punkte besonders zu beachten:

1. Die Lage und Größe der Hautinsel,
2. der Drehpunkt für den Muskelgefäßstiel und
3. der primäre Wundverschluß des Entnahmedefektes.

Die Hautinsel richtet sich nach dem Bedarf bei der Operation und nach dem Gefäßversorgungstyp des Muskels. Sie muß nicht in allen Fällen voll auf dem Muskel liegen. Der Drehpunkt entspricht dem Ursprung des versorgenden Gefäßes und liegt im Fall des Pectoralis major-Lappens in der Mitte der Clavicula. Der primäre Wundverschluß läßt sich in allen Fällen nötigenfalls nach Ausschneiden eines Burowschen Dreieckes erreichen.

Beim Verschluß eines ausgedehnten Pharynxdefektes unter Erhaltung des Kehlkopfes ermöglicht der Lappenstiel zusätzlich eine sichere Protektion der großen Halsgefäße nach Neck-dissection, sowie eine annähernd symmetrische Formgebung beider Hälse (Abb. 2b). Sollen Zunge und Mundboden rekonstruiert werden, so ist die Hautinsel tiefer zu wählen. Der Lappenstiel wird infolge des festliegenden Drehpunktes damit entsprechend länger. Form und Volumen der Zunge lassen sich aus dem Hautanteil des Lappens gut modellieren. Viel Zeit und Konzentration, die für die Mikrogefäßnaht eines freien Lappens nötig wären, kommen so der eigentlichen rekonstruktiven Maßnahme zugute. Sicher ist der primäre Wundverschluß nach Entnahme eines Leistenlappens (Abb. 2a) kosmetisch günstiger als der primäre Verschluß im Brustbereich (Abb. 2b), doch bringt die Verwendung eines Hautmuskellappens eine geringere zeitliche Belastung und größere Sicherheit für den Patienten mit sich.

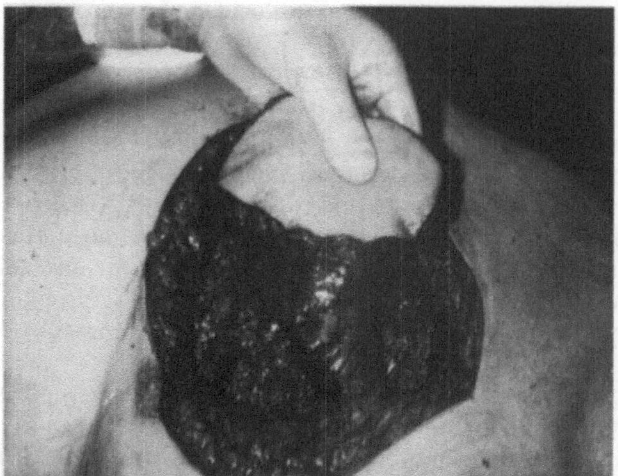

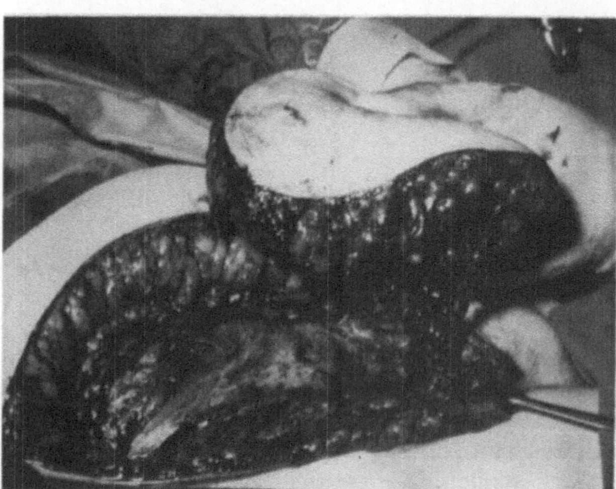

Abb. 1. a Präparation eines iliofemoralen Lappens der rechten Leistenregion mit dem Gefäßstiel der A. und V. circumflexa ilium superfic. **b** Anlegen eines Pectoralis major-Hautmuskellappens links zur Deckung eines ausgedehnten Pharynxdefekts

Insgesamt bieten beide Lappentechniken die gleichen Vorteile gegenüber den regionären Lappen, wie

- einzeitige Operation ohne Autonomisierung und Lappenrückverlagerung
- Entnahme entfernt vom Defekt an kosmetisch günstigerer Stelle und
- Unabhängigkeit vom Transplantatlager.

Der myocutane Lappen ist aber technisch wesentlich einfacher und zeitlich nicht so aufwendig wie das freie Transplantat. Da inzwischen genügend Hautmuskellappen systematisch untersucht und klinisch erprobt sind [1, 6, 7], andererseits die freie Lappentransplantation mit Gefäßanschluß schwieriger ist, wurde diese im Kopf-Halsbereich weitgehend durch die myocutane Lappenplastik abgelöst.

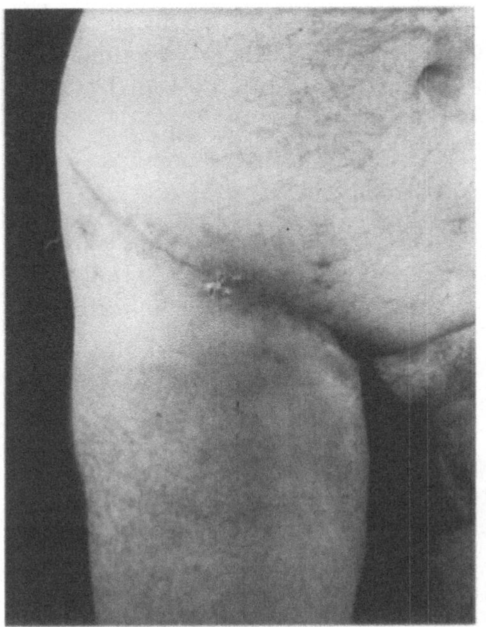
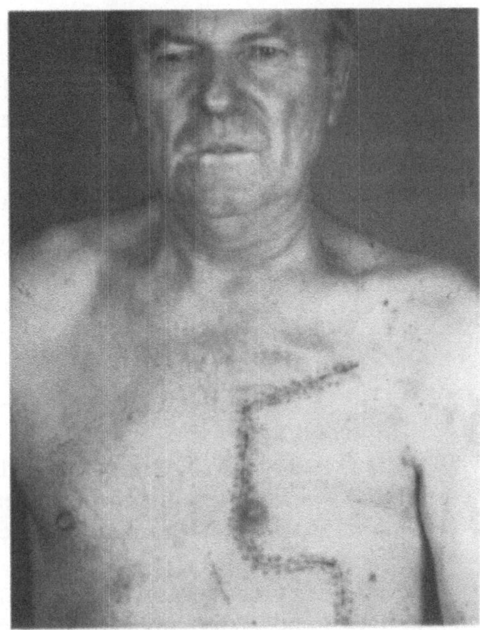

Abb. 2. a Primärer Wundverschluß nach Entnahme eines Leistenlappens an kosmetisch günstiger Stelle in der Leistenbeuge. **b** Primärer Wundverschluß nach Entnahme eines Pectoralis major-Hautmuskellappens. Weitgehende Symmetrie der Mamillen und der Halskonturen nach radikaler Neckdissection links

Literatur

1. Ariyan S, Cuono CB (1980) Myocutaneous flaps for head and neck reconstruction. Head Neck Surg 2:321–345
2. Daniel RK, May JW Jr (1978) Free flaps: an overview. Clin Orthop 133:122–131
3. Finseth F, Krizek TJ (1977) Free flap transfer in reconstructive surgery. Conn Med 41:610–613
4. Fujino T, Harashina T (1978) Vascularized free flap transfers. Clin Orthop 133:154–157
5. Harii K, Ohmori K, Torii S, Sekiguchi J (1978) Microvascular free skin flap transfer. Clin Plast Surg 5:239–263
6. McCraw JB, Vasconez LO (1980) Musculocutaneous flaps: principles. Clin Plast Surg 7:9–13
7. Mathes SJ, Nahai F (1982) Clinical applications for muscle and musculocutaneous flaps. C.V. Mosby Comp, St. Louis Toronto London

31. F.-X. Brunner (Würzburg): Zur Technik und Histologie der fibringeklebten mikrovasculären Anastomose

Die herkömmliche Technik der mikrovaskulären Anastomose ist die End zu End- oder End zu Seit-Naht [2].

Versuche, Gefäße mit einem Durchmesser von 0,3–2 mm zu kleben, erbrachten bisher keine großen Erfolge [3].

Unter der Hypothese, daß bei entsprechender Technik die Klebung einer Mikrogefäßanastomose – der Naht gegenüber – eine erhebliche Verkürzung der Operationsdauer mit sich bringen müßte, haben wir seit Mitte 1981 im Tierversuch versucht das Problem der Gefäßklebung zu lösen.

Technik der fibringeklebten mikrovaskulären Anastomose

An der Aorta abdominalis von 40 Ratten (Gefäßdurchmesser 1,5–2 mm) wurden mikrovaskuläre End zu End-Anastomosen einerseits genäht, andererseits mit Hilfe eines intraluminär eingebrachten Fogartykatheters* und Humanfibrinkleber** geklebt.

Ergebnisse

Was die funktionellen Ergebnisse anbelangt, fanden wir keine wesentlichen Unterschiede zwischen genähten und geklebten Anastomosen. In der Kontrollgruppe waren 95% der Gefäße, in der Vergleichsgruppe 97,5% der Gefäße durchgängig.

Nach einer Überlebenszeit von 12 Std bis zu 12 Monaten wurden die Gefäße entnommen und in Serienlängsschnitten histologisch aufgearbeitet. Nach 14 Tagen fanden wir Nahtstellen als auch Klebestellen glatt verheilt, wobei die Abheilung der geklebten Anastomosen eher schneller und sauberer verlief. Nach 6 Monaten waren die Nahtstellen und auch die Klebestellen häufig kaum mehr identifizierbar.

Klebung von Veneninterponaten

Analog der bereits geschilderten Technik wurden Veneninterponate aus der V. iliaca interna nach Resektion von 6–8 mm Aorta abdominalis auf der einen Seite nach Entfernen des Katheters eingenäht. Bemerkenswert: Dauer der Gefäßklebung 5 min, Dauer der Gefäßnaht 30 min, Thrombosen, Nahtinsuffizienzen, Dehiszenzen oder Aneurysmabildung an der Klebestelle konnten wir an bisher 20 operierten Tieren nicht beobachten. Die bis jetzt vorliegenden histologischen Ergebnisse sind zufriedenstellend und zeigen glatt eingeheilte und gut arterialisierte Venensegmente.

Diskussion

Die mikrovaskuläre Anastomose ist mittlerweile ein bewährtes Verfahren, sie macht beispielsweise die Replantation abgetrennter Gliedmaßen und durch freie Gewebstransplantation den einzeitigen Verschluß großer Defekte ohne wesentliche Beeinträchtigung des Patienten möglich.

Die genähte End zu End- oder End zu Seit-Anastomose sind, sofern die Technik beherrscht wird, recht sichere Methoden.

---

* Edwards Laboratories

** Tissucol. Fa. Immuno Heidelberg

Die Klebung kleinster Gefäße wie sie hier vorgestellt wurde, erwies sich im Tierversuch als ebenso zuverlässig und ist wie die histologischen Untersuchungen zeigten ein wenig traumatisierendes Verfahren. Inwieweit die Klebung mit Fibrinkleber in der Lage sein wird, das herkömmliche Verfahren zu ergänzen oder auch zu ersetzen, werden weitere Versuche insbesondere in der Peripherie des Gefäßsystems zeigen. Zumindest für das Einbringen von Veneninterponaten zwischen zwei arterielle Gefäßstümpfe brächte die Möglichkeit, eine Anschlußstelle kleben zu können, erhebliche zeitliche Vorteile.

Literatur

1. Baxter TJ (1972) The histopathology of small vessels following microvascular repair. Brit J Surg 59:617
2. Biemer E, Duspiva W (1980) Rekonstruktive Mikrogefäßchirurgie. Springer, Berlin Heidelberg New York
3. Matras H et al. (1977) Zur Klebung kleinster Gefäße im Tierversuch. Dtsch Z Mund Kiefer Gesichts Chir 1:19

32. C. Walter, W. L. Mang (Heiden/München): Fehler und Gefahren bei der Hauttransplantation – Simda-Vorführung – Möglichkeit einer neuen Vortragsgestaltung

Wir unterscheiden bei der Hauttransplantation die dünne Spalthaut, die ¾-Haut, die Vollhaut und zusammengesetzte Haut- (Schleimhaut) Knorpel oder Hautfett-Transplantate. Als Abwandlung der Spalthaut gilt noch das Netztransplantat.

Jedes dieser Transplantate hat seine eigenen Charakteristika. Spalthaut dient zur Deckung großer Wundflächen, z. B. nach Verbrennungen, Netzhauttransplantate sparen bei solchen Patienten noch wertvolle Haut. Beide Arten sollten im Gesicht kaum Verwendung finden wegen ihrer Schrumpfungsneigung und Farbunterschiede. ¾-Haut kann für die Lidrekonstruktion und zur Wangenabdeckung herangezogen werden. Vollhaut ist das Idealste wegen Farbgleichheit und geringer Schrumpfungsneigung. Zusammengesetzte Transplantate sind besonders im Nasenbereich zu verwenden.

Gefahren: Hauttransplantate vor Abscherkräften und Sonne schützen. Vorbeugen der Gefahr einer Narbenwucherung durch Druckverbände über Monate.

Fehler: Ein Spalthauttransplantat nie über 2 Gesichtsregionen verwenden, z. B. Stirn-Nase.
Transplantate nie auf infizierte Wunden aufnähen;
nie frühzeitige Operation eines Naevus oder von flächenhaften Narben und durch Abdecken mit dünner Spalthaut im Kindesalter.
Keine dicke Vollhaut (es sei denn von den Lidern selbst) in der Lidrekonstruktion.

Arch Otorhinolaryngol Suppl 74–99 (Verhandlungsbericht 1983)

Archives of
Oto-Rhino-Laryngology

Neurootologie

33. W. Keck (a. G.), J. Thoma, E. Schnell (a. G.) (Berlin): Erprobung einer elektronischen Lichtleiste für die Untersuchung von Augenfolge-Bewegungen

Die Untersuchung stetiger Augenfolge-Bewegungen ist neben der Prüfung des optokinetischen Nystagmus ein wichtiges Verfahren innerhalb der Diagnostik zentral bedingter Störungen des Gleichgewichts-Systems. Für die Auslösung stetiger Folgebewegungen reicht im einfachsten Fall ein vor den Augen des Patienten hin- und herbewegter Zeigefinger aus. Für eine genauere Beurteilung ist neben der Registrierung der Augenbewegungen jedoch eine exaktere Reizgabe notwendig, wobei Frequenz und Amplitude sehr genau einstellbar sein müssen. Für Anwendungen in der Forschung sollten neben der sinusförmigen Reizung auch andere Reizformen möglich sein. Neben den Geräten mit einem mechanisch bewegten optischen System gibt es die Methode, auf elektronischem Wege einen Punkt auf einem Fernsehschirm darzustellen. Diese Methode erlaubt jedoch wegen der begrenzten Breite herkömmlicher Bildröhren nur geringe Reizamplituden, oder der Patient muß in sehr kurzer Distanz zum Bildschirm sitzen. Eine dritte, ebenfalls vollelektronische Möglichkeit ist die Aneinanderreihung von Leuchtdioden. Dieser Weg wurde von Hofferberth u. Bogunovic [1], von Jäntti et al. [2] und von uns beschritten.

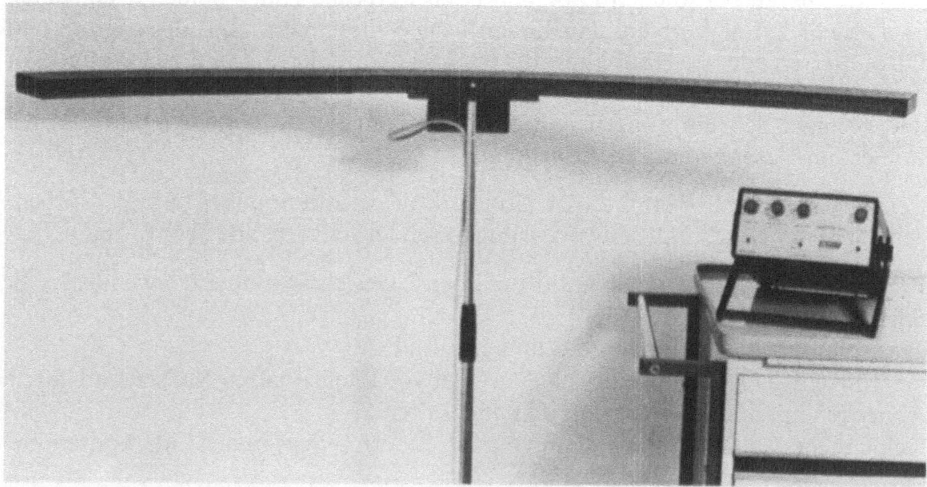

Abb. 1. Die Lichtleiste mit dem dazugehörenden Steuergerät. An der Frontseite sind die ohne Zwischenräume aneinandergereihten 512 Leuchtdioden zu erkennen. In der Leiste ist die Elektronik für die Ansteuerung der einzelnen Dioden untergebracht

In Abb. 1 ist die Lichtleiste mit dem dazugehörenden Steuergerät dargestellt. Die Leiste ist als Kreissegment mit einem Winkel von 60° und einem Radius von 1,24 m konstruiert. Das Steuergerät enthält die Elektronik für die Erzeugung der verschiedenen Reizformen, die Frequenz- und Amplituden-Einstellung sowie die Bedienung für die Blickwinkel-Kalibrierung. Als Reizart lassen sich z. Z. sinus-, dreieck- und sägezahn-förmige Verläufe wählen. Die Frequenz ist zwischen 0,1 und 1 Hz einstellbar. Die Amplitude kann zwischen 0 und 30° variiert werden.

Da die Bewegung des Lichtpunkts nicht stetig ist, sondern aus Sprüngen von 0,1° besteht, wurden die so provozierten Folgebewegungen verglichen mit Bewegungen, die mit Hilfe eines Fadenpendels erzeugt wurden. Ein Unterschied, insbesondere eine Zunahme von Sakkaden wurde nicht festgestellt. Versuche mit verschiedenen Anzahlen von Leuchtdioden ergaben, daß Sprüngen bis zu 0,5° noch stetig gefolgt wird, während bei 1° schon deutliche Sakkaden auftreten, die mit abnehmender Dioden-Zahl größer werden. Diese Grenze wurde bei zehn Versuchspersonen reproduziert.

Das dürfte mit den von Jäntti et al. [2] berichteten Ergebnissen übereinstimmen, der bei einer geraden Leiste mit 256 Leuchtdioden über eine Länge von 140 cm ebenfalls stetige Augen-Bewegungen gemessen hat. Da die Angabe des Abstands zum Probanden fehlt, läßt sich die genaue Größe der Sprünge nur schätzen. Sie dürfte aber bei der Anzahl der Dioden unter 0,5° liegen. Ein Widerspruch besteht zu dem von Hofferberth u. Bogunovic [1] berichteten Ergebnis. Bei

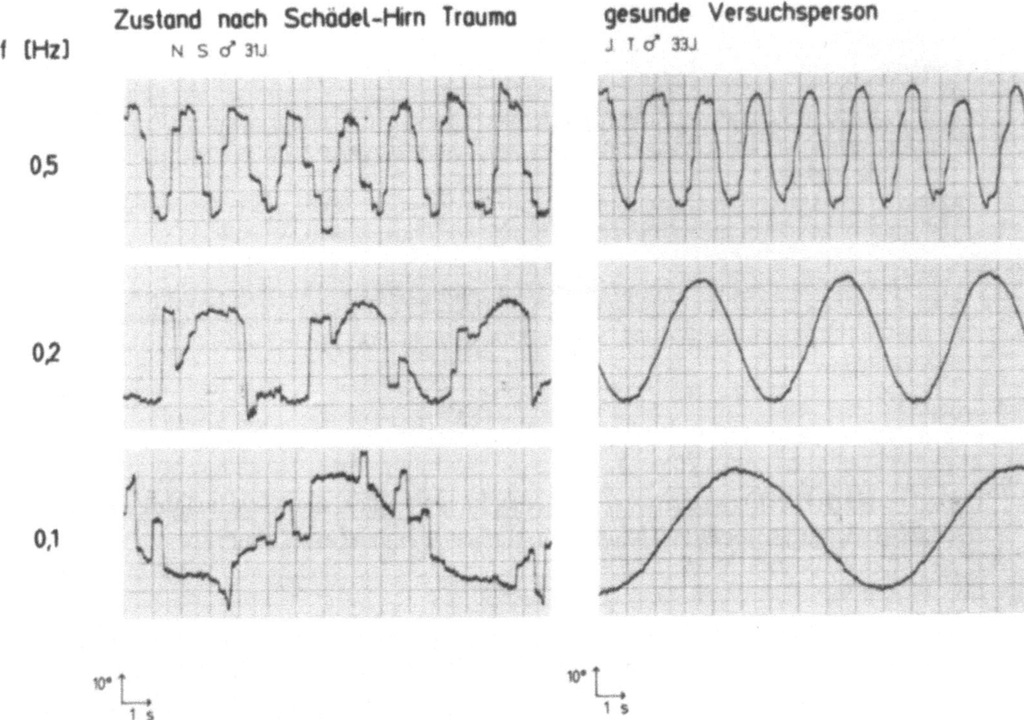

Abb. 2. Gegenüberstellung von pathologischen und normalen Augenfolge-Bewegungen, gemessen bei 0,5, 0,2 und 0,1 Hz. Die Amplitude betrug jeweils 20°

dieser Leiste, die für einen Radius von 1 m mit 46 Leuchtdioden eine Amplitude von 43° zuläßt, beträgt der Sprung von Diode zu Diode 1,9°. Die Verfasser ermittelten jedoch keine Zunahme der Sakkaden im Vergleich zu Messungen mit einem Fadenpendel.

Nimmt man die Anzahl der Sakkaden als Kriterium für die Unterscheidung zwischen normalen und pathologischen Folgebewegungen, ist es sinnvoll, den Reiz mit der größten Vorhersehbarkeit zu wählen, d. h. sinusförmige Reize anzuwenden. Im Einzelfall kann es dabei von Bedeutung sein, bei verschiedenen Frequenzen zu messen, was in Abb. 2 demonstriert werden soll. Links sind Blick-Folgebewegungen von einem Patienten nach einem Schädel-Hirn-Trauma dargestellt. Die Unterbrechung der Folgebewegungen durch Sakkaden bleibt bei allen drei Frequenzen erhalten. Rechts sind Bewegungen einer 33 Jahre alten gesunden Versuchsperson zu sehen. Bei 0,5 Hz sind die Folgebewegungen erkennbar gestört, während sich bei den niedrigeren Frequenzen ein normales Bild ergibt. Für klinische Untersuchungen ist daher sinnvoll, mit Frequenzen unterhalb 0,5 Hz zu messen. Das ist mit dem herkömmlichen Fadenpendel wegen der erforderlichen Länge – für eine Frequenz von 0,3 Hz muß der Faden 2,8 m lang sein – praktisch nicht möglich. Aus diesem Grund sollte eine Untersuchungs-Anordnung verwendet werden, die beliebig niederfrequente Reize ausgeben kann und bei der für quantitative Auswertungen die Amplitude und die Frequenz sehr genau einstellbar sind. Diese Anforderungen erfüllt die hier vorgestellte Lichtleiste mit einem vertretbaren Kostenaufwand.

Literatur

1. Hofferberth B, Bogunovic N (1979) Entwicklung und Erprobung einer elektronisch gesteuerten Lauflichtleiste zur Elektrooculographie der Augenfolge-Bewegungen beim Menschen. Biomed Tech (Berlin) 24:209–215
2. Jäntti V, Aantaa E, Lang H, Lahti J (1979) Microcomputer-controlled visual stimulator for studies of eye movements and visual evoked potentials. Med Biol Eng Comput 17:781–782

C.-F. Claussen (Würzburg): Seit 1975 arbeiten wir mit einem „Digital eye track nach Claussen", der in der von Ihnen beschriebenen Weise auf logisch angesteuerten LED-Ketten aufgebaut ist und der seither von der Firma Armin Hertenstein, Med. Geräte, 8700 Würzburg, Estenfelder Straße 76, produziert und auch verkauft wird.

34. B. Hofferberth (Münster): Untersuchungen über die Geschwindigkeit von schnellen Augenbewegungen beim Menschen an einem Normalkollektiv

1. Einleitung

Bei verschiedenen Hirnstamm- oder zerebellären Erkrankungen sind die sakkadischen Augenbewegungen beim Menschen gestört [1]. Während die Störungen der Augenbewegungen meist schon bei genauer klinischer Prüfung erkannt werden können, gelingt eine exakte Analyse der Sakkadengeschwindigkeit nur mit Hilfe einer aufwendigen Technik.

2. *Material und Methode*

Die Untersuchungen wurden in einem völlig abgedunkelten Raum durchgeführt. Es wurde ein in beiden horizontalen Richtungen mit in 5°, 10° und 20° Entfernung angebrachten Leuchtdioden bestücktes Eichkreuz benutzt. Die Ansteuerung der jeweiligen Leuchtdiode und die Dauer des Aufleuchtens wurde durch ein selbst entwickeltes Computerprogramm betrieben.

Die Ableitung der Augenbewegungen erfolgte mit 8 in üblicher Weise um die Augen geklebten Silberchloridelektroden. Eine monokuläre Registrierung war so ermöglicht. Das mit DC-Verstärkung abgeleitete Signal wurde mit einem 8 bit A/D-Wandler in digitale Werte umgesetzt. Die Abtastrate betrug pro Kanal 200/s. Die Auswertung wurde wiederum mit eigenen Programmen mit Hilfe eines Z 80 Mikrocomputers durchgeführt.

Es wurden insgesamt 50 Frauen und 50 Männer, in 5 Altersgruppen aufgeteilt, untersucht. Bei jeder gesunden Versuchsperson wurden in beiden horizontalen Richtungen jeweils 5 Blicksprünge von 5°, 10° und 20° gemittelt.

3. *Ergebnisse*

Die gewonnenen Daten wurden nach den Kriterien Abhängigkeit vom Geschlecht, vom Alter, von der Amplitude der Sakkaden und von der Vigilanz analysiert. Die Ergebnisse können hier nur summarisch dargestellt werden:

– Beim Vergleich der maximalen Sakkadengeschwindigkeit sowie der Verzögerung des Sakkadenbeginns ergibt sich zwischen den Frauen und Männern kein signifikanter Unterschied.

– Mit zunehmendem Alter nimmt bei gleichen Blicksprüngen die Sakkadengeschwindigkeit zu.

– Ähnlich wie der vestibulookuläre Reflex ist auch die maximale Sakkadengeschwindigkeit stark vigilanzabhängig.

– Mit zunehmender Größe der Blicksprünge nimmt die Geschwindigkeit der sakkadischen Augenbewegungen zu.

4. *Diskussion*

Im Vergleich zum vestibulookulären Reflex erscheinen die Variationsbreiten der maximalen Sakkadengeschwindigkeiten inter- wie intraindividuell geringer. Das bedeutet, daß sich Normalbereiche leichter aufstellen lassen. Die praktische Bedeutung des mit hohem technischen Aufwand durchgeführten Sakkadentest liegt in der Beurteilung von Pharmakawirkungen und der Einschätzung des Vigilanzniveaus. Darüber hinaus dient das Verfahren als diagnostische Hilfe beim Vorliegen eines Verdachts auf eine extrapyramidale Erkrankung oder bei subklinischen Formen von Hirnstammerkrankungen.

Inwieweit der Sakkadentest bei verschiedenen erblichen extrapyramidalen Erkrankungen auch als Frühdiagnostikum bei der Untersuchung von Angehörigen anzuwenden ist [2], wird ein Gegenstand weiterer Forschung sein.

Literatur

1. Baloh R, Honrubia V (1979) Clinical neurophysiology of the vestibular system. F.A. Davis Comp, Philadelphia
2. Leopold H, Doerr M, Oepen G, Thoden U (1982) The effect of cervical and vestibular reflexes on eye movements in Huntington's Chorea. Arch Psychiatr Nervenkr 231:227–234

R. Grohmann (Essen): Wurde eine Abweichung von der Linearität zwischen abgeleitetem Augendipolpotential und der Auslenkung der Augen beobachtet? Eigene Untersuchungen vor ca. 15 Jahren zeigten eine solche Linearität nur bis 20 Winkelgrad Augenbewegung, jedoch eine zunehmende Abweichung derselben bei größeren Winkeln.

35. R. Grohmann, R. Meißner (Essen): Zur Beurteilung elektronystagmographisch registrierter Spontannystagmen bei Normalpersonen

Mit Ausnahme des okulär bedingten Nystagmus wurde bisher jeder Spontan- und Provokationsnystagmus als pathologische Erscheinung des vestibulären Systems gewertet. In den letzten Jahren wurde jedoch auch die Existenz eines physiologischen Spontannystagmus diskutiert. Zur Überprüfung dieser Frage wurden 150 Normalpersonen der Standardableitung nach Frenzel und Tonndorf unterzogen. Entsprechend angegebener Beurteilungskriterien für unsichere und sichere Nystagmusschläge wurde der abgeleitete Horizontalnystagmus mit der Frenzel'schen Pfeilsymbolik gekennzeichnet und für die statistische Analyse in geeigneter Weise codiert. Die Ergebnisse wurden für die einzelnen Ableitungspositionen separat graphisch dargestellt. Bestätigung fand das bekannte Phänomen eines vermehrt auftretenden Nystagmus bei Abnahme hemmender Faktoren. In der der Beobachtung eines Nystagmus unter der Leuchtbrille entsprechenden Ableitung wurde bei weniger als 10% der Normalpersonen ein sicherer Nystagmus registriert. Bei Blickfixation reduzierte sich diese Zahl auf unter 5%. Die Resultate dieser Ableitungen berechtigen nicht zur Postulierung eines physiologischen Spontannystagmus. Dieser Begriff sollte trotz der größeren Häufigkeit eines Nystagmus bei unbeleuchteten und geschlossenen Augen ohne genauere Kenntnis der vestibulo-okulären Kopplung nicht in die medizinische Terminologie aufgenommen werden.

K. Jatho (Lübeck): Eine elektronystagmographische Untersuchung bei Normalpersonen darf man bei einer penibel erhobenen Vorgeschichte, die sich nach der klinischen Empirie in irgendeiner Weise nicht auf eine Schädigung des Gleichgewichtsapparates bezieht, auch nicht a priori als Krankheitssymptom betrachten. So wichtig es ist, das subjektive so universell bezeichnete Symptom des Schwindels zu objektivieren, ist es ebenso wichtig zu wissen, daß ein horizontaler Spontannystagmus kleiner bis kleinster Größenordnung viel häufiger ist als man allgemein annimmt. Auftreten und Fehlen, wie quantitative Stärke, unterliegen beträchtlichen temporären Schwankungen, die auch weitgehend von der Vigilanz abhängig sind. Empfindlichere Untersuchungsmethoden als die AC- und DC-Elektronystagmographie, nicht zuletzt die nach wie vor überzeugende Eigenbeobachtung mit der Leuchtbrille, zeigen bei den sogenannten „Normalpersonen" einen solchen Spontannystagmus. Zudem ist das Lebensalter, besonders der Eindruck der biologischen Alterung, dabei kritisch in Betracht zu ziehen. Der füher von mir definierten „funktionellen" Narbe, in der eine wechselhafte Schwankung der Tonusgleichheit zum Ausdruck kommen soll, ist auf keinen Fall ein Krankheitswert beizumessen, der von seiten solcher Normalpersonen eine peinliche Überbewertung erhalten kann. Wir haben es hier mit einem äquivalenten Symptom in der Ophthalmologie zu tun, bei der die häufige Fusionsstörung erst bei Nachlassen der Vigilanz, aus welchem Grunde auch immer, subjektiv störend in Erscheinung tritt und objektiv meßbar wird. So wichtig das von Frenzel definierte „Fahnden nach vestibulären Spontansymptomen“ ist, ohne Kenntnis und Bewertung einer ganz spezifischen Vorgeschichte, wird damit die Anhängigkeit eines krankheitswertigen Symptoms sehr bedenklich.

W. Ristow (Frankfurt/M.): Wir haben vor 15 Jahren bereits festgestellt, daß man bei Normalpersonen nicht selten bei geschlossenen Augen und elektronystagmographischer Registrierung einen Spontannystagmus feststellen kann, der eine Einordnung in ein pathologisches Geschehen nicht gestattet. Als wir diese Patienten mehrere Tage danach kontrollierten, stellten wir oft fest, daß der Nystagmus dann nicht nachweisbar war oder daß er eventuell auch zur Gegenseite gerichtet war. Es sollte nicht schwer fallen, einen derartigen geringen Nystagmus als normal zu bewerten, da unter den gegebenen Voraussetzungen die physiologische Beanspruchung sowohl des Vestibularsystems als auch die des visuellen Systems fehlt und uns von der Traumphase des Schlafes die rapid eye movements bekannt sind.

K.-F. Hamann (München): Handelt es sich nicht bei den von Ihnen gemessenen sog. physiologischen Spontannystagmen um Mikrosakkaden, die als Korrektursakkaden nötig sind, um die immer wieder abdriftende Augenposition in eine Ruhestellung zu bringen?

C.-F. Claussen (Würzburg): In Ihrem Vortrag kann ich keine exakten Kriterien für die Signalidentifikation eines Nystagmus im ENG erkennen. Ihre Entscheidung, welchen Schlag Sie noch als solchen anerkennen oder nicht, erscheint willkürlich. Der physiologische Spontannystagmus ist einfach eine Tatsache, genauso wie die normalen Kopf-Körper-Schwankungen im Gehen und im Stehen.

Ihr sog. Beweis der vormals von Frenzel mit dem Wissen seiner Zeit aufgestellten sog. „Regeln“ erscheint hergeholt und dialektisch.

Vieles ist bereits durch die Dissertation: M. Müller-Kortkamp: „Vergleichende Untersuchungen von Vertigo-Patienten mittels der Frenzel-Methode und der Schmetterlingskennlinienmethode nach Claussen“, Med. Fachbereich, Hamburg (1973) klinisch experimentell widerlegt.

R. Grohmann (Essen); Schlußwort: Die Standardableitung nach Frenzel und Tonndorf wurde entsprechend den angegebenen Kriterien ausgewertet. Eine Ausmessung der einzelnen Nystagmusschläge erübrigte sich im Rahmen der Fragestellung und ist auch für den klinischen Einsatz der Methode nicht zwingend erforderlich. Elektronystagmogramme mit nur unsicheren Nystagmen haben für die Diagnostik keine Bedeutung, sollten aber Anlaß zu einer Kontrolluntersuchung geben. Nach den vorgelegten Ergebnissen gilt dies auch für sichere Nystagmen in nur einer der Positionen, in denen bei ausgeschalteter Leuchtbrille oder geschlossenen Augen registriert wird. Als pathologisch anzusehen sind sichere Spontannystagmen im ENG bei offenen und beleuchteten Augen, oder wenn solche in mehr als der Hälfte der 5 Ableitungspositionen gefunden werden. Ein Richtungswechsel des Nystagmus bei wiederholter Ableitung sollte in jedem Fall kontrolliert und weiter abgeklärt werden, da ein solcher Befund durchaus kennzeichnend für einige Krankheitsbilder ist. Das Normalkollektiv der 150 Probanden zeigte weder in der Drehprüfung noch bei der thermischen Prüfung Seitendifferenzen der Erregbarkeit. Die insbesondere bei Ausschluß hemmender Faktoren vermehrt nachgewiesenen Nystagmen als physiologische Rückführbewegungen der Augen interpretieren zu wollen, stößt auf Schwierigkeiten, weil derartige Augenrucke dann bei allen Probanden hätten gefunden werden müssen.

36. K.-F. Hamann, Ch. Krausen (a. G.), Ch. Ried (a. G.) (München): Versuch der Beeinflussung des Körpergleichgewichts durch visuelles Biofeedback

Als Parameter über das Körpergleichgewicht wurde Versuchspersonen und Patienten der Kraftschwerpunkt des Körpers, gemessen mit einer Posturographie-Meßplattform der Firma Kistler, auf einem Bildschirm angeboten (Abb. 1). Dieses Signal sollte möglichst klein gehalten werden. Zwei Fragen: 1. Ist es für Vestibularisgesunde und Vestibulariskranke möglich, mit Hilfe dieses neuen Reflexbo-

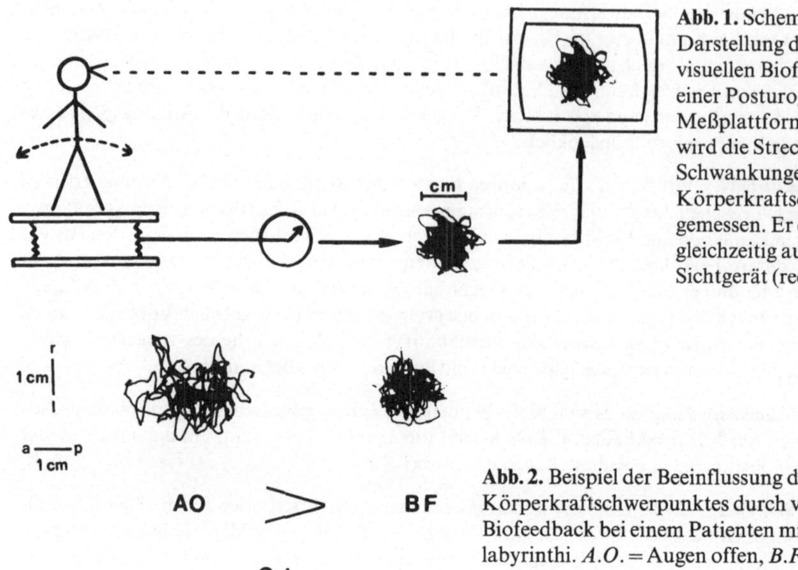

Abb. 1. Schematische Darstellung der Methode des visuellen Biofeedbacks. Mit einer Posturographie-Meßplattform (linker Bildteil) wird die Strecke der Schwankungen des Körperkraftschwerpunktes gemessen. Er erscheint gleichzeitig auf einem Sichtgerät (rechter Bildanteil)

Abb. 2. Beispiel der Beeinflussung des Körperkraftschwerpunktes durch visuelles Biofeedback bei einem Patienten mit Commotio labyrinthi. *A.O.* = Augen offen, *B.F.* = Biofeedback, *r* = rechts, *l* = links, *a.p.* = antero-posterior

gens tatsächlich ihr Körpergleichgewicht zu stabilisieren? 2. Kann durch wiederholte Anwendung erreicht werden, daß die Gleichgewichtsregulation bleibend verbessert wird? An 28 Gesunden und 67 Vestibulariskranken wurde das visuelle Biofeedback in Romberg-Grundstellung während 60 s durchgeführt. Die Hälfte der Versuchspersonen (15/28) produzierten seitliche Körperschwankamplituden die mehr als 10% kleiner waren als bei offenen Augen. Eine Frequenzanalyse der Schwankungen ergab keine weiteren Gesichtspunkte. Bei den Vestibulariskranken (Morbus Ménière, Neuronopathia vestibularis, Labyrinthtraumen, paroxysmaler Lagerungsschwindel, Akustikusneurinom) waren die Ausgangsamplituden erwartungsgemäß größer. In diesen Fällen konnte, relativ gesehen, eine stärkere Wirkung durch Biofeedback erzielt werden (Abb. 2). Auch hier erbrachte die frequenzanalytische Bearbeitung der Daten keine zusätzlichen Erkenntnisse.

Aufgrund dieser günstigen Beobachtungen verwendeten wir das visuelle Biofeedback auch in Form eines Trainings. Innerhalb einer Stunde erfolgten 12 Biofeedbackübungen von 2 min Dauer, nach jeder Einzelübung eine Pause von 3 min. Nach 5 Tagen eines solchen einstündigen Trainings lag dann die Körperschwankamplitude bei 6 von 8 Patienten auch mit geöffneten Augen unter den Ausgangswerten. Dieser Effekt trat auch bei Versuchspersonen auf.

Es ist also möglich, über einen Reflexbogen, der einen vom Körper nicht erfaßbaren Parameter, nämlich den Kraftschwerpunkt des Körpers, benutzt, das Gleichgewicht zu stabilisieren. Durch wiederholte Anwendung kann erreicht werden, daß sich die Gleichgewichtsregulation bei Patienten auch unter alltäglichen Bedingungen verbessert. Daß durch ein visuelles Biofeedback eine Verringerung der Körperschwankamplitude zu erreichen ist, ist auch von anderen Autoren bestätigt worden (F. Hlavacka u. V. Litvinenkova). Die visuelle Kontrolle der Körperhaltung sollte verstärkt bei Patienten mit vestibulären Störungen in ein Trainingsprogramm miteinbezogen werden.

Literatur

Hlavacka F, Litvinenkova V (1973) First derivative of the stabilogram and posture control in visual feedback conditions in man. Agressologie 14, C:45–49

W. Ristow (Frankfurt/M.): Der visuelle Einfluß auf das Vestibularsystem ist ja auch erkennbar bei versierten Schlittschuhläufern und Ballettänzern, die bei offenen Augen den Corioliseffekt auszuschalten vermögen, wohingegen vestibuläre Störungen bei ihnen auftreten, wenn sie die Augen schließen.

In diesen Funktionskomplex gehört dann auch der von Dichgans beschriebene, durch okulomotorische Impulse ausgelöste Corioliseffekt.

Th. Lenarz (Heidelberg): Haben Sie den Erfolg des visuellen Trainings an anderen Parametern überprüft?

K.-F. Hamann (München); Schlußwort:
Zu Herrn Kömpf: Wie aus dem Artikel ersichtlich, ist der Trainingseffekt des visuellen Biofeedback auch bei Gesunden möglich. Eine Vergleichsgruppe mit nicht behandelten Patienten liegt nicht vor.
Zu Herrn Stoll: Üblicherweise verwenden wir am Klinikum r. d. Isar ein Trainingsprogramm, das sich auf die Bahnung von optokinetischen, propriozeptiven und zervikookulären Reflexen stützt (vgl. Hamann K.-F. u. Bockmeyer M.: Z. Laryng., im Druck).
Zu Herrn Lenarz: Der Erfolg eines vestibulären Trainings wird außer mit Hilfe der Posturographie mit einem elektronystagmographischen Test sowie einem Schwindelfragebogen erfaßt.

37. M. Bockmeyer, K.-F. Hamann (München): Vergleich zwischen optisch und akustisch ausgelösten Antworten des Körpergleichgewichts des Menschen auf sinusoidale Reize

Mit einem Untersuchungskollektiv von 10 Versuchspersonen und 27 Vestibulariskranken, wobei Morbus Ménière, vestibuläre Neuronopathie und Multiple Sklerose zusammengefaßt waren, wurde folgende Problemstellung untersucht.

a) Ist es möglich, durch einen optischen oder akustischen Reiz unwillkürlich die Körperhaltung zu beeinflussen?
b) Ist es möglich, willkürlich einem vorgegebenen oszillierenden, optischen oder akustischen Ziel synchron zu folgen (Abb. 1)?
c) Bestehen bei diesen Untersuchungen Unterschiede zwischen Gesunden und Vestibulariskranken?
d) Bestehen quantitative Unterschiede zwischen optischer und akustischer Reizung?

Trotz der Aufforderung, ruhig zu stehen, traten vor allem bei den Vestibulär-Erkrankten Schwankfrequenzen auf, die der vorgegebenen optischen Reizfrequenz entsprachen. Bei den Versuchspersonen trat dieser Effekt nicht so deutlich auf. Mit der akustischen Reizung konnte derselbe Effekt weder bei den Versuchspersonen noch bei den Patienten ausgelöst werden. Bei der Aufgabe, einem vorgegebenen oszillierenden Lichtreiz zu folgen, erreichten alle Versuchspersonen die Reizfrequenz von 0,6 Hz. Der Hälfte der Vestibularis-Kranken gelang dies in gleicher Weise. Die andere Hälfte zeigte jedoch teilweise sehr deutlich abweichende Frequenzen (Abb. 2). Bei der gleichen Versuchsanordnung mit akustischem Reiz konnte nur die Hälfte der Versuchspersonen, bei den Patienten nur $^1/_3$ exakt

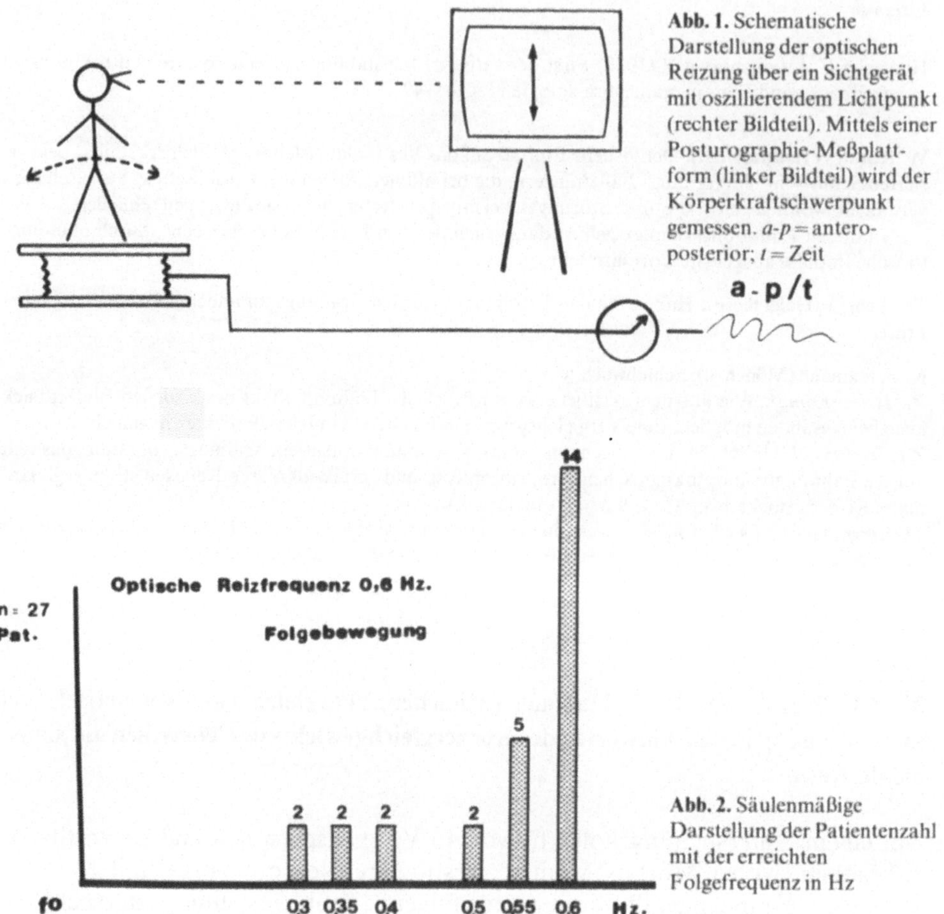

Abb. 1. Schematische Darstellung der optischen Reizung über ein Sichtgerät mit oszillierendem Lichtpunkt (rechter Bildteil). Mittels einer Posturographie-Meßplattform (linker Bildteil) wird der Körperkraftschwerpunkt gemessen. *a-p* = anteroposterior; *t* = Zeit

Abb. 2. Säulenmäßige Darstellung der Patientenzahl mit der erreichten Folgefrequenz in Hz

der Reizfrequenz folgen. Bei den geführten Schwingungen zeigte sich, daß ein prädiktives Folgen möglich ist, dies gilt sowohl für die optische als auch für die akustische Reizung. Der Effekt setzt im allgemeinen ab der 6. Schwingung ein. In der Patientengruppe gelingt es vielen nicht, die Phasenverzögerung auszugleichen. Die Gesamtanalyse der Ergebnisse deutet daraufhin, daß visuelle Reize eine wichtigere Rolle bei der Regulation der Körperhaltung spielen als akustische. Die Ergebnisse bringen zum Ausdruck, daß die Mechanismen der Folgebewegungen bei einem großen Teil der Patienten gestört sind. Dies deutet daraufhin, daß offensichtlich das vestibuläre System an der Steuerung der Folgebewegungen teilnimmt, andererseits drückt sich dies nicht im Verstärkungsfaktor aus. Wie schon für die Augenbewegungen existiert auch für Körperschwingungen die Möglichkeit des prädiktiven Folgens, wobei dieses Phänomen durch vestibuläre Störungen beeinträchtigt werden kann. Zusammenfassend läßt sich feststellen, daß das akustische System an der Regulation von Körperbewegungen beteiligt ist, jedoch in geringerem Maße als das optische.

Literatur

Fredrickson JM, Schwarz D, Kornhuber HH (1966) Convergence and interaction of vestibular and deep somatic afferents upon neurons in the vestibular nuclei of the cat. Acta Otolaryngol (Stockh) 61:168–188
Hennebert PE (1960) Nystagmus audiocinétique. Acta Otolaryngol (Stockh) 51:412–415
Schäfer K-P, Süß K-J, Fiebig R (1981) Acoustic-induced eye movements. Ann NY Acad Sci 374:674–687

38. S. Holtmann, H. Scherer (München): Akustische und optische Einflüsse auf den aufrechten Stand

Die posturographische Untersuchung vestibulär erkrankter Patienten geht nach wie vor nicht entscheidend über eine Darstellung der Fallneigung hinaus und setzt daher eine genaue Kenntnis des Schwankverhaltens gesunder Personen voraus. Wir haben die Körperschwankungen von 100 Probanden in Romberg-Position auf einer Plattform der Firma Kistler ausgewertet.

Wir konnten zeigen, daß bei visueller Orientierung an einem einzigen Lichtpunkt in einem ansonsten abgedunkelten Raum die Intensität des Schwankens so ausgeprägt war wie mit geschlossenen Augen. Darüber hinaus erfolgte eine deutliche Schwerpunktverlagerung nach vorne (Abb. 1). Die Netzhautperipherie spielt also für das Geradestehen eine größere Rolle als das foveoläre Sehen.

Durch akustische Reize kam es nicht zur Stabilisierung des Stehens. Vielmehr resultierte, weitgehend unabhängig von der Richtung des Rauschens, ebenfalls eine Verlagerung des Zentrums der Schwankungen nach vorne.

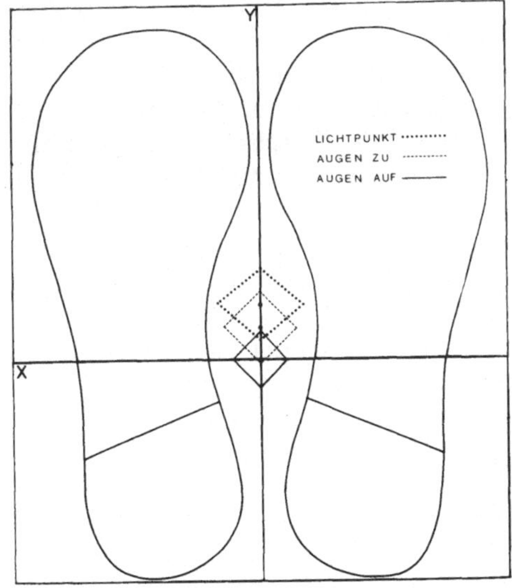

Abb. 1. Zentrum der Schwankungen (m und s aus N = 100)

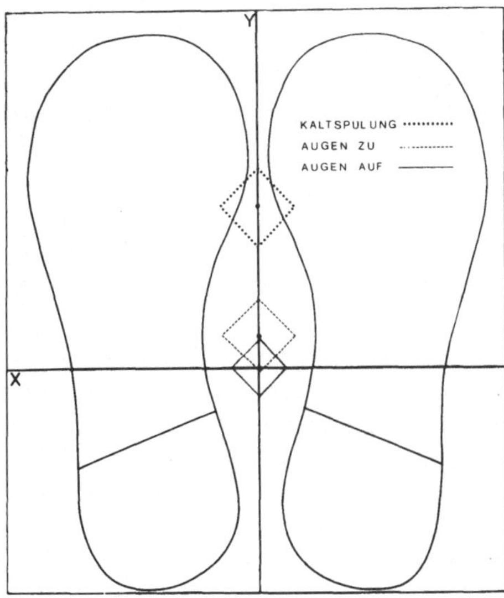

Abb. 2. Zentrum der Schwankungen

Dieser Vorgang ist allgemein, was bislang nicht bekannt war und wie wir durch eine beidseitige Kaltspülung der Ohren verdeutlichen konnten (Abb. 2), gleichbedeutend mit der Einnahme einer stabileren Position und somit Ausdruck destabilisierender Faktoren.

G. Aust (Berlin): Haben Sie eine Altersabhängigkeit der Ergebnisse in Ihrer Studie gesehen? Fregly et al. haben 1965 mit der Ataxie Test-Batterie deutliche Abnahme der Körpergleichgewichtsreaktionen mit zunehmendem Alter festgestellt. Wie alt war Ihr Patientenkollektiv?

K. Jatho (Lübeck): Zu den von Herrn Holtmann und Scherer vorgetragenen akustisch-vestibulär-funktionellen Beziehungen soll man sich noch einmal an das altbekannte Tullio'sche Phänomen erinnern. Bei plötzlichen starken Toneinwirkungen zwischen 500 und1 000 Hz kommt es bekanntlich, nicht bei allen Personen, zu Empfindungen der Lateropulsion im Gesichtsfeld, soweit mir erinnerlich, entgegen der Richtung der Seite des jeweils gereizten Ohres. Dies Phänomen ist so deutlich, daß es von einer objektiv nachweisbaren nystagmischen Reaktion, zumindest von einer entsprechenden Bewegung der Augen begleitet sein müßte. Auch mit Hilfe sehr empfindlicher Untersuchungsmethoden ist es mir noch nie gelungen, einen solchen Bewegungsnachweis der Augen zu erbringen. Denkbar ist eine hydrodynamische Erregungsstoßwelle, die sich von den Hohlorganen der Cochlea über den Ductus reuniens auf die Maculae fortpflanzen. Ein solches Phänomen war früher gelegentlich bei sehr lauten unterbrochenen Weckzeichen aus dem an die Ohrmuschel fest angelegten Telephonhörer zu empfinden. Eine solche Erscheinung ist sicher nur von akademischem Interesse. Ist es einmal irgendwo gelungen, die Augenbewegungen, die durch einen solchen Stimulus entstehen müssen, objektiv zu registrieren?

39. M. Moser, G. Ranacher (Graz): Untersuchungen zur Objektivierung der Drehempfindung

Um zusätzliche Informationen über die Funktion des Gleichgewichtsorganes zu erhalten, haben wir versucht, bei der Pendelprüfung tatsächlich empfundene Drehbewegungen durch Lenkradbewegungen ausgleichen zu lassen. Ein kleines Lenkrad – verbunden mit einem Drehpotentiometer – wurde auf dem Pendelstuhl montiert und der Patient aufgefordert, im selben Ausmaß und mit der selben Geschwindigkeit gegen die Sesselschwingung zu lenken – also auf Grund der empfundenen Drehung durch Gegenlenken sozusagen die Sesselschwingung auszugleichen. Nystagmusreaktionen, Sesseldrehung und Lenkradbewegung wurden aufgezeichnet und von einem Rechner verarbeitet.

Berechnet wurden die Kumulogramme der langsamen Nystagmuskomponenten und daraus die Kompensationsleistungen nach links und nach rechts bzw. die Unsymmetrien. Ebenso wurden die Lenkradkurven nach Ausmaß und Asymmetrie analysiert. Graphisch wurden die Kumulationskurven der Augenkompensation und die Lenkradkurven, sowie die Pendelschwingung dargestellt. Untersucht wurden insgesamt 54 Probanden, 23 gesunde Versuchspersonen und 31 Schwindelpatienten.

Ergebnisse

1. Dieser Lenkradtest ist mit der Einschränkung jeder subjektiven Untersuchungsmethode durchführbar.

2. Die Normalwerte für den Lenkradtest unterscheiden sich bei gesunden Versuchspersonen von der Kompensationsleistung der Augen dadurch, daß mit dem Lenkrad die Sesselschwingungen einerseits besser kompensiert werden können, andererseits wesentlich geringere Asymmetrien auftreten.

3. Bei schwindligen Patienten waren diese Unterschiede signifikant, das heißt, die Lenkradleistung war wesentlich größer als die Kompensationsleistung der Augen. Auch die Asymmetrien waren signifikant geringer als die der Kompensationsleistung.

4. Gesunde mit Spontannystagmus haben wohl verschobene Nystagmusreaktionen, reagieren aber beim Lenkradtest normal und symmetrisch.

5. Schwindlige Patienten mit Spontannystagmus reagieren sowohl bei der Pendelprüfung als auch bei der Kompensationsleistung und der Lenkradleistung asymmetrisch.

Dieser Test scheint möglicherweise geeignet als eine zusätzliche Untersuchung zur realistischeren Einschätzung der vestibulären Funktion und ihrer Auswirkung auf das tägliche Leben, z. B. die Verkehrstüchtigkeit.

K.-F. Hamann (München): Haben Sie eine Erklärung dafür, wie die bessere Leistung im Lenkradtest zustande kommt?

40. U. Reker (Kiel): Asymmetrische Reaktion des Vestibularorgans bei der thermischen Prüfung

Die Reizung des horizontalen Bogenganges mit ampullo-petaler Endolymphströmung ist nach Ewald ungleich wirksamer als die ampullo-fugale. Neurophysiologisch-tierexperimentell ist diese Angabe bestätigt, da der dynamische Bereich des excitatorischen Frequenzanstieges der Spontanentladerate – durch ampullo-petale Endolymphströmung – größer ist als der Bereich des inhibitorischen Frequenzabfalles. Beim Menschen ist dies Verhalten des Sinnesorgans schwer nachweisbar.

Bei der thermischen Prüfung ist die stärkere Reaktion auf ampullo-petale Strömung, also Heißreiz, sogar allgemein bestritten. Wir fanden allerdings bei Analysen der Ergebnisse unserer Wechselspülung eindeutig und hochsignifikant stärkere Heißreaktionen als Kaltreaktionen. Zur Absicherung unserer Feststellungen haben wir radikal-operierte Ohren untersucht. Hierbei ist der Reiz viel stärker, zusätzlich setzt der Reiz ganz erheblich schneller ein. Bei allen Ohren und allen Wiederholungen betrug die maximale Geschwindigkeit der langsamen Nystagmusphase der Heißreaktion ein Mehrfaches derjenigen der Kaltreaktion. Diese mehrfach stärkere Heißreaktion maßen wir nur bei dem außerordentlich starken thermischen Reiz bei radikal-operierten Ohren. Diese maximalen Reize beweisen aber die prinzipiell asymmetrische Reaktionsweise des Vestibularorganes beim Menschen. Auch bei mittelstarken Untersuchungen ist nach unseren Untersuchungen eine asymmetrische Reaktion vorhanden, während sie bei schwachen Reaktionen nicht mehr nachweisbar ist.

K.-F. Hamann (München): Bekanntlich kommt es nach einseitigen Ausfällen des peripheren Vestibularorgans nach einer gewissen Zeit zu einer vestibulären Kompensation, die sich in symmetrischen Antworten beim rotatorischen Test äußert. Wie erklären Sie sich die bei der thermischen Prüfung auftretende Asymmetrie des erhaltenden Vestibularapparates nach einseitigem Ausfall der Gegenseite?

Reker, U. (Kiel); Schlußwort:
Zu Herrn Ristow: Die bekannte Asymmetrie der rotatorischen Prüfung nach einseitigem Vestibularisausfall ist allein noch nicht beweisend für das zweite Ewaldsche Gesetz, da sie auch durch die zentrale Tonusdifferenz erklärbar wäre.
Zu Herrn Hamann: Die weitgehende Symmetrie der rotatorischen Prüfung bei gut kompensiertem einseitigen Vestibularisausfall spricht nicht gegen das zweite Ewaldsche Gesetz, da der Reiz bei der Pendelprüfung z. B. zu schwach ist. Das zweite Ewaldsche Gesetz gilt nur für Starkreize, nicht für schwache Reize.

41. C.F. Claussen, E. Claussen (a. G.) (Bad Kissingen): Objektive neurootologische Untersuchungen bei Vertigo und Tinnitus mittels Elektronystagmographie und akustisch evozierter Potentiale

Die Aufarbeitung von 10284 neurootologischen Patienten der Datenbank NODEC III hat gezeigt, daß mehr als 300 verschiedene Erkrankungen, Symptome und Syndrome bei diesen Patienten anzutreffen sind. Claussen und Claussen haben 1976 in einer Hals-Nasen-Ohrenpraxis in Berlin während einer 14tägigen Studie an 472 fortlaufend neu eintreffenden Patienten festgestellt, daß 55,3% an otologischen Erkrankungen, Schwindel und/oder Hörstörungen leiden.

Aus den aufgeführten Zahlen geht hervor, daß nur ein geringer Teil der sehr zahlreichen Patienten mit Schwindel- und Hörsymptomen selbst in einer Universitäts-Hals-Nasen-Ohrenklinik einer otochirurgischen Operation zugeführt wird. Das Gros bedarf nach einer gründlichen differentialdiagnostischen Untersuchung einer gezielten Differentialtherapie von Vertigo und Tinnitus. Hinzu kommt noch die fachgerechte Versorgung der Hörverminderung mit geeigneten Maßnahmen.

Es dürfte heute wohl als obsolet angesehen werden, die Fülle der hinter den Symptomen Vertigo und Tinnitus steckenden Erkrankungen alleine mit inspektorischen Methoden differenzieren zu wollen. Auch muß der Ohrenarzt verstehen, daß die Mehrzahl der Erkrankungen nicht im Innenohrrezeptor, sondern in den differenzierten Strukturen innerhalb der hinteren Schädelgrube und der darüberliegenden Hirnanteile zu finden ist.

Mit Hilfe sensomotorischer Nystagmusuntersuchungen ist es möglich, Störungsorte funktionstopologisch einzugrenzen. Nachträglich kann dann mit Hilfe der Computertomographie morphologisch beim Patienten ebenfalls nach Substanzveränderungen in den beschriebenen Bereichen gefahndet werden. Mit Hilfe der Elektronystagmographie können Nystagmusbewegungen sowohl bei geöffneten, als auch bei geschlossenen Augen mittels Elektroden über ein differenziales Verstärkersystem registriert und in analoger Form auf einem Zeitkurvenschreiber sichtbar gemacht werden. Das auf einer langjährigen praktischen Erfahrung beruhende polygraphische ENG-Schema nach Claussen verwendet 5 Spuren mit systematischer Signalbewegung.

Neuerdings ist es möglich, mit dem Sytem NYDIAC nach A/D-Wandlung der elektronystagmographischen Kurven die Nystagmusdaten von einem Mikrocomputer On-Line gestalterkennend auswerten zu lassen. Die digitale Nystagmusauswertung erstreckt sich parallel auf alle 5 Registrierkurven des angeschlossenen Elektronystagmographen. Nach der Identifizierung der einzelnen Nystagmusschläge in den Registrierspuren führt NYDIAC (= Nystagmusdigitalauswertung System Claussen) die Messung der klinisch neurootologisch relevanten aequilibriometrischen Parameter durch.

Die Untersuchungsergebnisse werden von NYDIAC tabellarisch numerisch für beide Augen getrennt und in Form des kalorischen Schmetterlingsschaubildes graphisch mit Hilfe eines Line-Printers bei Versuchsende ausgedruckt. NYDIAC leitet über eine Bildschirmanzeige und zeitlich abgestimmte Tonsignale den Untersucher im Dialog über die Schreibmaschinentastatur des Mikrocomputers durch den Gang einer umfangreichen aequilibriometrischen Untersuchung mit Spontanprüfung, optokinetischer Prüfung und kalorischer Prüfung. Anschließend liegen zum Vergleich nebeneinander 1. das polygraphische ENG in analoger Form, 2. die Auswertungstabelle in digitaler Form, 3. die zugehörigen Schaubilder der monokulären Schmetterlingskalorigramme und 4. die auf Wunsch über den Drucker abrufbaren Ausschnitte der Elektronystagmogramme vor (Abb. 1). Wir verwenden die Anlage der Fa. Medelectronic.

Tinnitus kann so quälend sein, daß er den Menschen sogar zum Selbstmord treibt. Tinnitus kann grob differenziert werden in die sog. Bruits, den Tinnitus aurium und den Tinnitus cerebri sive cranii. Um zu lokalisieren, in welchem Bereich der Hörbahn das Ohrgeräusch entsteht, verwenden wir zusätzlich zur herkömmlichen Audiometrie mit Schwellenbestimmung, Tinnitusmaskierung, Impedanz- und Mittelohrreflexprüfungen die computerunterstützte Audiometrie mit überschwelligen akustisch evozierten Hirnpotentialen kurzer (ABEP) und langer (ALEP) Latenz. Wir benutzen die Zweikanalanlage von Madsen. Mit Hilfe einer von uns entwickelten Spezialelektrodenpaste ist es gelungen, sehr günstige Elektrodenhautwiderstandswerte zu erzielen, die es unnötig machen, Elektroden einzustechen. Da wir eine Zweikanalanlage verwenden, können wir die akustisch ausgelösten Fernpotentiale sowohl von der rechten als auch von der linken Kopfseite abgreifen. Das Beobachtungszeitfenster des Rechners, der Verstärkungsbereich der Vorverstärker, die eingestellten Frequenzfilter, die Anzahl der Mittelungen und die Anzahl der Versuchswiederholungen werden in dem Protokoll des Elektrodenstimulus-Kreuzblatt-Schema (ESKB nach Claussen) (Abb. 2) genauso eingetragen wie die Art des Stimulus.

Durch die Kombination von computerunterstützten polygraphischen Elektronystagmographie-Verfahren mit den evozierten Potentialen ist es möglich, die Topodiagnostik zu verfeinern, eine Differentialtherapie einzuleiten und diese gezielte Therapie systematisch zum Nutzen des Patienten zu überwachen.

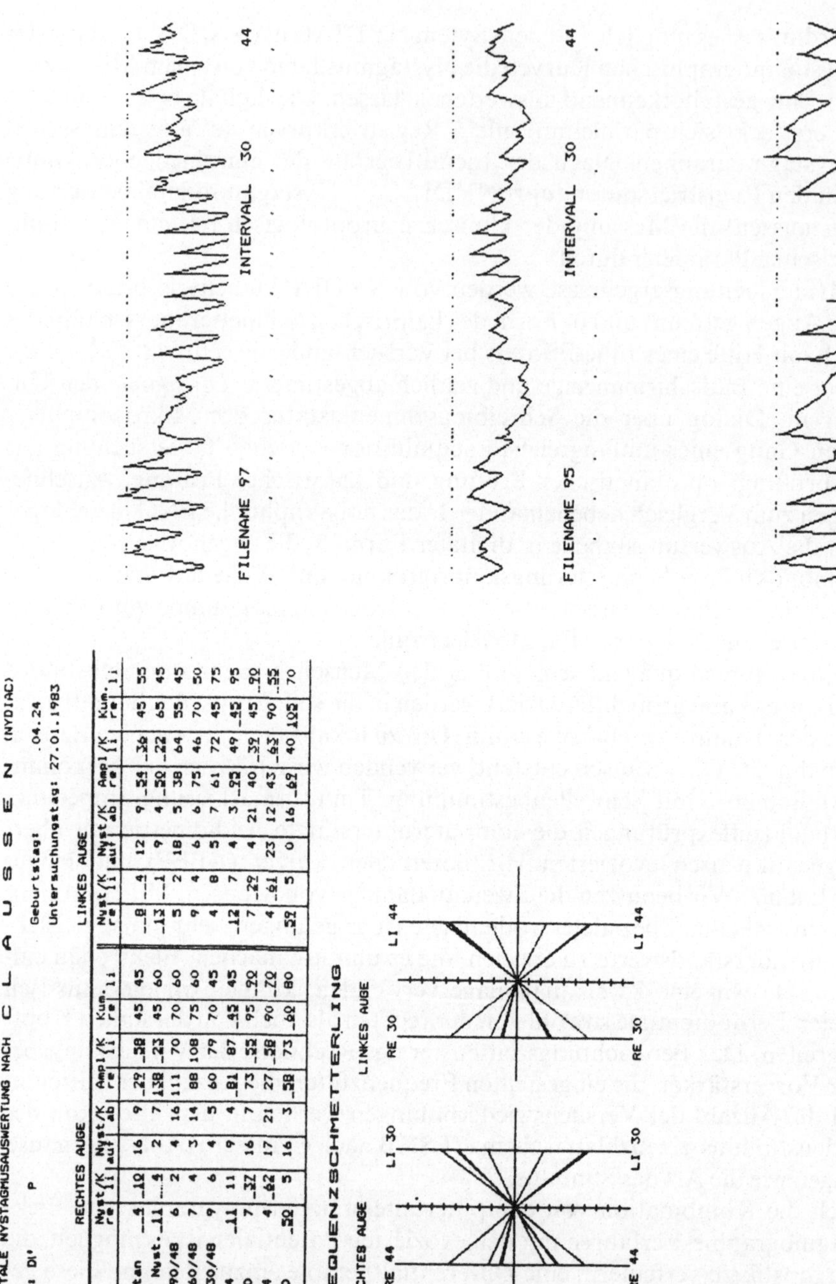

	RECHTES AUGE								LINKES AUGE							
	Nyst/K re	Nyst/K li	Nyst/K auf	Nyst/K ab	Ampl/K re	Ampl/K li	Kum. re	Kum. li	Nyst/K re	Nyst/K li	Nyst/K auf	Nyst/K ab	Ampl/K re	Ampl/K li	Kum. re	Kum. li
Spontan	4	10	16	9	29	58	45	45	8	4	12	9	54	36	45	55
Fix. Nyst.	11	4	2	7	138	23	45	60	13	1	9	4	50	22	65	45
BPF 90/48	6	2	4	16	111	70	70	60	5	2	18	5	38	64	55	45
BPF 60/48	7	4	3	14	88	108	75	60	9	4	6	6	75	46	70	50
BPF 30/48	9	6	4	5	60	79	70	45	4	8	5	7	61	72	45	75
RE 44	11	11	9	4	81	87	45	45	12	7	4	3	95	49	45	95
RE 30	7	37	16	7	73	55	95	90	7	29	4	21	40	39	45	90
LI 44	4	62	17	21	27	58	90	70	4	61	23	12	43	63	90	55
LI 30	50	5	16	3	58	73	60	80	59	5	0	16	69	40	105	70

Abb. 1. Von einem Line-Printer unmittelbar nach der Untersuchung ausgegebener Auswertebogen NYDIAC mit Parametertabellen (oben links), monokulären Schmetterlingsdiagrammen beider Augen (unten links) und Nystagmuskurvenausschnitten (rechts). Es handelt sich um eine periphere Vestibularishemmung rechts bei Herzinsuffizienz. Subjektiv leidet der Patient an Schwankschwindel, Drehschwindel, Schwarzwerden-vor-den-Augen, Unsicherheit und Tinnitus bei altersgemäßem Gehör, aber diffus gestörten ABEPs beidseits

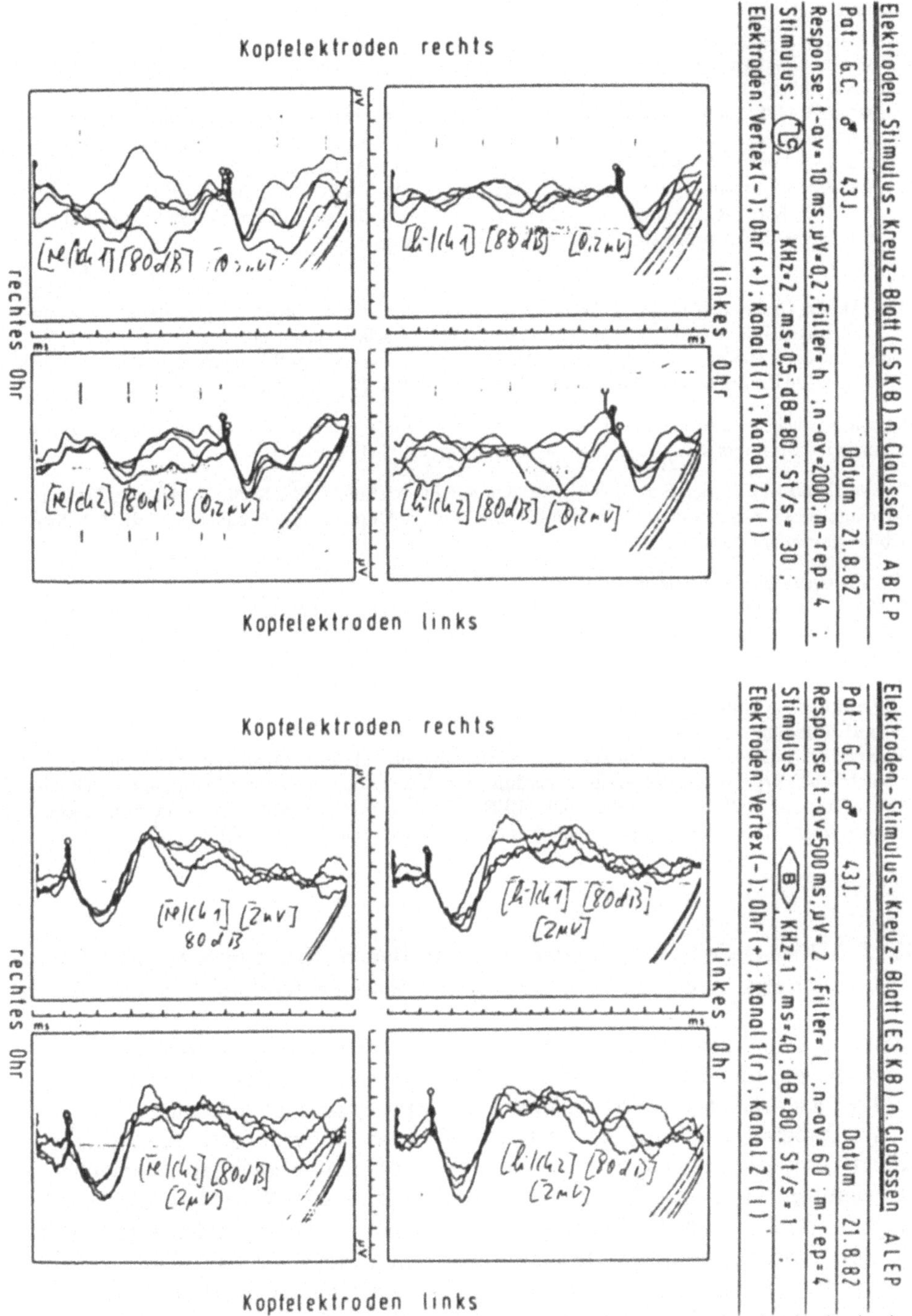

Abb. 2. Elektroden-Stimulus-Kreuzblatt (ESKB nach Claussen), oben: ABEP; unten: ALEP. Bei dem 43jährigen Patienten besteht ein quälender Tinnitus und Ohrdruck links (deutlich stärker als rechts) nach einer Myelographie bei einem WS-Leiden. Man beachte die stark gestörten Hirnstammpotentiale bei normalen Hirnrindenpotentialen

Literatur

Claussen E, Claussen C-F (1976) Der Schwindelpatient aus der Sicht der HNO-Facharztpraxis. Verh GNA 5:81–91

Claussen C-F (1981) Schwindel, ein Leitfaden für Klinik und Praxis. Edition Medizin und Pharmacie, Hamburg Neu-Isenburg

Claussen C-F, Sporrer A (1983) Die Analog/Digital-Wandlung und die EDV-Behandlung von Nystagmus-Kurven als Mittel zur Steigerung der Signalprägnanz. Verh GNA 10 (im Druck)

Claussen C-F, Kirch R (1983) Die automatisierte Auswertung der kalorischen Vestibularisreaktionen mittels eines Mikroprozessors. Verh GNA 10 (im Druck)

W.H. Döring (Aachen): Auf welche Weise differenzieren Sie bei den Hirnstammpotentialen zwischen einer auffälligen Inter-Peak-Latenz (I–V) und der physiologischen Verlängerung der Latenz der Welle V aufgrund eines Hochton-Hörverlustes im Audiogramm, wenn – wie in Ihrem gezeigten Beispiel – die Welle I nicht zu identifizieren ist und auch die Wellen II, III und IV schlecht ausgeprägt sind?

P. Strauss (Aachen): Haben Sie die Erkennung des Nystagmusmusters im Rechner mit der eines geübten (ungeübten) Untersuchers verglichen. Wie verhalten sich die Fehlerraten?

W. Stoll (Münster): Halten Sie die von Ihnen vorgestellte Methode tatsächlich für geeignet, Tinnitus topodiagnostisch einzuordnen? Mir persönlich erscheint die Untersuchungstechnik diesbezüglich über Gebühr strapaziert.

C.-F. Claussen (Würzburg); Schlußwort:
Zu Herrn Strauß: Die Treffsicherheit der ENG-Mustererkennung von NYDIAC (3. Generation) überprüfen wir, wie auch bei den vorangegangenen automatischen ENG-Analysen unserer 1. Generation (1972–1975) oder unserer 2. Generation (1975–1982) an den Ergebnissen unserer erfahrensten MTA bei denselben Kurven.
Zu Herrn Ristow: Tinnitus kann nachweislich auch im Hirnstamm entstehen bei degenerativen Prozessen im Hirnstamm.
Zu Herrn Stoll: Die seit 16 Jahren von uns experimentell und klinisch statistische Arbeit zur aequilibriometrischen Topodiagnostik erfährt neuerdings auch eine Erweiterung auf die Hörbahn mittels der akustisch evozierten Potentiale ABEP und ALEP unter Hinzuziehung zahlreicher weiterer klinischer Befunde, wozu oft auch das Computertomogramm der hinteren Schädelgrube zählt.

42. J. Müller-Deile (a. G.), B. Benz (a. G.), P. Bumm (Kiel/Augsburg): Erfahrungen bei der Registrierung antidrom geleiteter Aktionspotentiale des Nervus facialis

Die in der klinischen Praxis üblichen Verfahren zur Elektrodiagnostik des N. facialis messen am sekundär geschädigten Organ, der Gesichtsmukulatur. Diese wird gewissermaßen als Verstärker des Nervenaktionspotentials benutzt.

Wir haben in den vergangenen Jahren Versuche unternommen, das Aktionspotential des geschädigten Nerven einer direkten Messung zugänglich zu machen. Dabei nutzen wir die Eigenschaft des Axons, Impulse vom Reizort in beide Richtungen fortzuleiten. Nach Reizung des peripheren, extratemporalen Anteils des Nerven werden antidrom geleitete Aktionspotentiale im Fernfeld des intratemporalen N. fazialis mit einer Elektrode im äußeren Gehörgang registriert.

Um die klinische Messung der antidromen Aktionspotentiale (ANAP) schnell und vom Versuchsablauf optimal durchführen zu können, wurde das hier dargestellte System erstellt. Die Signale werden verstärkt, gefiltert und über den Analog-Digitalwandler dem Rechner zugeführt. Zur Verbesserung des Signal-

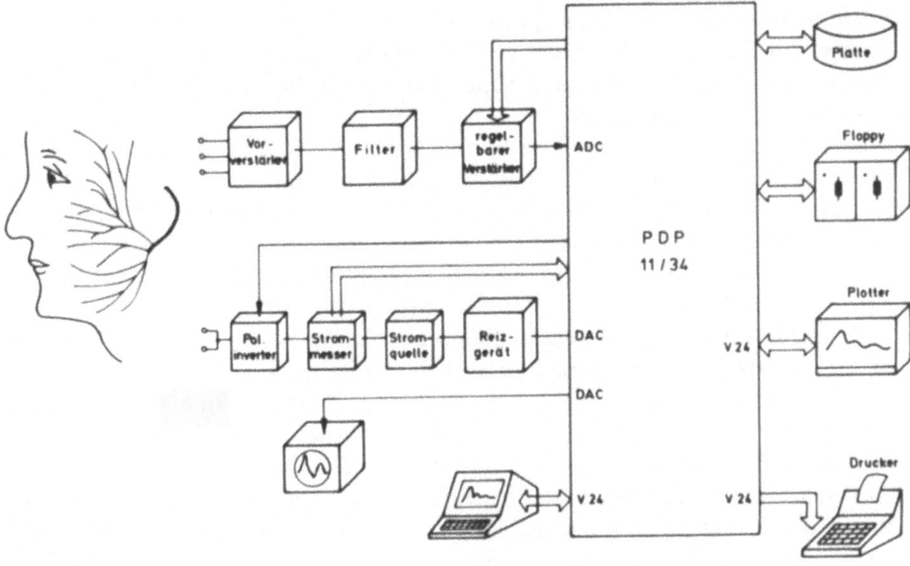

Abb. 1

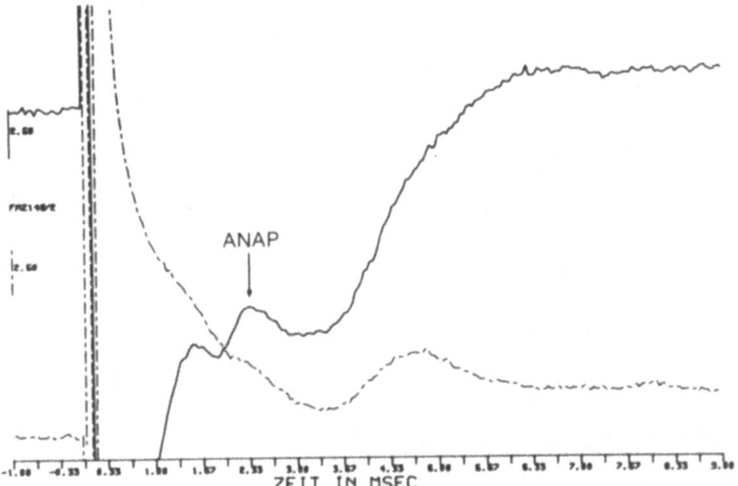

Abb. 2. Registrierung mit der Gehörgangselektrode. Die Ableitung erfolgt synchron von der vorderen und hinteren Gehörgangswand. Das Antidrome Aktionspotential (ANAP) ist nur von der hinteren Gehörgangswand über den Nervus facialis ableitbar. Reizort: über Masseter; Reizstärke: 18 mA; Reizdauer: 0,1 ms. ——— hintere Gehörgangswand; - - - vordere Gehörgangswand

Rauschverhältnisses mitteln wir etwa 500 Einzelreize auf. Dabei werden für das Averaging nur solche Messungen herangezogen bei denen das Signal einen vorgegebenen Pegel nicht überschreitet. Wegen des zwangsläufig auftretenden Reizartefaktes wird die erste Millisekunde nach Reizbeginn nicht für diese Auswahl herangezogen.

Wir entwickelten eine Gehörgangselektrode, die mit dem Operationsmikroskop übersichtlich in den knöchernen Gehörgang eingesetzt werden kann. Durch Federdruck werden die an beiden Seiten befestigten bipolaren Ableitelektroden auf der Gehörgangshaut fixiert.

Beginnend mit Selbstversuchen wurden bisher um die 300 Registrierungen bei unterschiedlichen Probanden und Patienten durchgeführt. Die Abbildung zeigt synchron von der vorderen und hinteren Gehörgangswand registrierte Potentialzüge. Das antidrom geleitete Aktionspotential des Nervus fazialis erscheint mit unterschiedlicher Latenz, je nach Lage des extratemporalen Reizortes bei sonst gleichen Reizbedingungen. Es liegt in einem Bereich von 1,0–3,0 ms.

Die Erkennung dieses Potentials kann durch den zwangsläufig auftretenden Reizartefakt erheblich beeinträchtigt werden. Ein weiterer Störfaktor sind die durch die elektrische Reizung ebenfalls evozierten Muskelaktionspotentiale. Um bei der Beurteilung unserer Registrierungen Sicherheit zu gewinnen, leiteten wir synchron zur Registrierung des antidromen Nervenaktionspotentials mit Nadelelektroden Muskelaktionspotentiale ab. Das antidrome Nervenaktionspotential läßt sich durch Vergleich der Muskelaktionspotentialmessungen mit den gleichzeitig gewonnenen Registrierungen von der Gehörgangselektrode deutlich erkennen.

Die sichere Registrierung von Aktionspotentialen des Nervus facialis beim wachen Menschen ohne operativen Eingriff ist jetzt mit klinischen Messungen möglich. Aufgabe der nächsten Jahre ist es mit Hilfe von Verlaufsmessungen bei Fazialisparesen quantitative Aussagen über das Verhalten des ANAP bei geschädigtem Nerven zu gewinnen.

Literatur

Bumm P (1978) Antidrome Aktionspotentiale des Nervus Fazialis. Thieme Stuttgart

43. G. Aust (Berlin): Die neurootologische Untersuchung bei der Beurteilung der Berufsfähigkeit nach dem Jugendarbeitsschutzgesetz

Das „Gesetz zum Schutze der arbeitenden Jugend (Jugendarbeitsschutzgesetz – JArbSchG)“ regelt den Tätigkeitsbereich des Jugendlichen durch Beschäftigungsbedingungen und -verbote, um Gefahren für Leben, Gesundheit und Sittlichkeit abzuwenden. Im Rahmen des Gesetzes muß der Jugendliche 9 Monate vor Arbeitsantritt auch ärztlich untersucht werden. In der vorliegenden Studie wird über 96 Jugendliche im Alter zwischen 15 und 18 Jahren (Altersmittel 15,95 ± 1,12 Jahre) berichtet, die von 1980 bis 1982 in der Beratungsstelle für Hörbehinderte Berlin neurootologisch unter dem Aspekt des JArbSchG untersucht worden waren. Die Untersuchung beinhaltete neben einer speziellen Anamneseerhebung und dem HNO-Status audiometrische (Tonschwellenaudiogramm, Hörweitenbestimmung, Sprachaudiogramm, Tympanometrie und Stapediusreflexschwellenmessung) und vestibulometrische (Prüfung auf Spontanzeichen, kalorische, rotatorische, optokinetische und vestibulo-spinale Prüfung) Tests. In der Anamnese gaben 39 Patienten Tinnitus an, über Schwindelbeschwerden klagten 28 und über Unsicherheitsgefühl 19 Untersuchte. Der Häufigkeit nach lag Unsicherheit (45) vor Drehschwindel (19), gefolgt von Schwarzwerden vor den Augen (17), Fallneigung (7) und Schwankschwindel (6). Bei 94 Jugendlichen bestand eine Schwerhörigkeit, die bei 45 einseitig war. Von den insgesamt 143 schwerhörigen Ohren zeigten 30 eine geringgradige, 28 eine mittelgradige, 12 eine hochgradige und 27 eine an Taubheit grenzende Schallempfindungsschwerhörigkeit. 9 Ohren waren praktisch taub und 37 vollständig taub. Die Gleichgewichtsprüfung ergab bei 42 Jugendlichen normale kalorische und rotatorische Erregbarkeit. 24 wiesen eine einseitige periphere Störung auf, die bei 19 kompensiert war. Bei 11 Jugendlichen wurde eine beidseitige periphere Störung, bei 13 ein Grenzbefund, bei 5 eine zentrale Störung und bei 1 ein Fistelsymptom diagnostiziert. Patienten mit einer ein- oder beidseitigen gering-, mittel- und hochgradigen sowie an Taubheit grenzenden Schallempfindungsschwerhörigkeit sind durch Lärmbelastungen besonders gefährdet, weshalb wir bei diesem Personenkreis die Berufsfähigkeit für Tätigkeiten unter besonderer Einwirkung von Lärm einschränken. Für Patienten mit praktischer Taubheit und völliger Taubheit geben wir nur Einschränkungen für Arbeiten, bei denen akustische Warnsignale gehört werden müssen. Einseitig taube Jugendliche gelten bei Normalhörigkeit des anderen Ohres nicht als behindert im Sinne des Gesetzes und unterliegen nicht dieser Regelung. Von 96 untersuchten Jugendlichen mußten wir 62 abraten, Tätigkeiten unter besonderer Einwirkung von Lärm aufzunehmen; für Berufe, bei denen akustische Warnsignale gehört werden müssen, waren es 4. Eine Gefährdung für Tätigkeiten unter Absturzgefahr liegt vor bei nicht oder nur ungenügend kompensierten einseitigen Labyrinthstörungen, bei beidseitigen Labyrinthdefekten und bei zentralen Gleichgewichtsstörungen. Grenzbefunde fallen, solange sie durch weitere Diagnostik und Kontrolluntersuchungen nicht abgeklärt sind, ebenfalls in diese Rubrik. Insgesamt kamen für 35 Patienten Tätigkeiten mit Absturzgefahr nicht in Frage. Einschränkungen für Berufe mit Lärmbelastung *und* Absturzgefahr wurden bei 25, für Arbeiten, bei denen Warnsignale gehört werden müssen *und* bei denen Absturzgefahr besteht, bei 2 und für Tätigkeiten unter Absturzgefahr allein bei 6 Jugendlichen ausgesprochen.

G. Rasinger (Wien): Worauf führen Sie die Links-Dominanz der Hörstörungen zurück? Wir haben nämlich bei einer Langzeitbeobachtung von „Hörstürzen" (n = 469) beobachtet, daß die linke Seite öfter betroffen und durchwegs schlechter dran ist (Erstaudiogramm/Audiogramm nach Therapie).

44. E. Löhle, D. Häussinger (a. G.), D. Schmidt (a. G.), G. Schaeffer (a. G.) (Freiburg): Die Störung des Vitamin-A- und Zinkstoffwechsels bei Urämikern als Ursache für eine Minderfunktion des Gehör-, Geschmack- und Gesichtssinnes

In den letzten Jahren konnten wir durch histologische und elektronenmikroskopische Untersuchungen an Ratten und Meerschweinchen zeigen, daß Vitamin A

Mangel zu Veränderungen im knöchernen Labyrinth sowie an den Sinneszellen, der Stria vascularis und in den Ganglienzellen führt [2, 6, 7]. In klinischen Untersuchungen bei Patienten mit M. Crohn und Lebercirrhose fanden wir einen Vitamin A-, RBP- und Zinkmangel, der mit einer Hochtoninnenohrschwerhörigkeit und einer Adaptationsstörung einhergeht [6, 8]. Aus der Literatur sind Störungen des Vitamin A-, RBP- und Zinkstoffwechsels bei Urämikern [3, 4, 10] als auch eine Hypogeusie, Polyneuropathie und Hörstörungen bekannt [1, 5, 10]. In mehreren Arbeiten ist eine Normalisierung des Geschmacksvermögens nach Zinktherapie beschrieben [10]. Bereits 1981 hatten wir auf das Zusammenwirken von Vitamin A und Zink an mehreren Stoffwechselprozessen hingewiesen; so ist Zink notwendig für die Vitamin A Freisetzung aus der Leber, und die Retinoldehydrogenase in der Retina ist neben weiteren 70 Enzymen zinkabhängig [7, 8]. Nachdem Chole 1978 Vitamin A in hoher Konzentration im Innenohr von Meerschweinchen beschrieb, berichtete Shambaugh Jr. 1982, daß seine Arbeitsgruppe Zink in außerordentlich hoher Konzentration im Bereich der Stria vascularis und des Corti-Organs von Ratten, Meerschweinchen und Menschen fand. Diese Befunde unterstützten die alte Hypothese, daß Vitamin A für das Hören von großer Bedeutung sein könnte. Wir untersuchten deshalb den Vitamin A-, RBP- und Zinkstoffwechsel bei über 70 Hämodialysepatienten. Bei 48 Patienten mit unauffälliger otologischer Anamnese [6] fertigten wir zusätzlich ein Tonaudiogramm, einen Carhart-Test und die Bestimmung der Geschmacksschwelle durch die Elektrogustometrie an.

Vitamin A wurde durch HPLC, RBP durch radiale Immunodiffusion und Zink durch Atomabsorptionsspektrometrie beim nüchternen Patienten bestimmt. Die Laborwerte und die Funktionsparameter von Geschmack und Gehör verglichen wir mit den Werten von 152 Normalpersonen mit unauffälliger Leber, Nieren- und Schilddrüsenfunktion [6]. Bei weiteren 7 Patienten wurde eine eingehende augenärztliche Untersuchung mit eingeschlossener Dunkeladaptationsprüfung (Goldmann/Weekers Adaptometer) in unserer Univ.-Augenklinik durchgeführt.

Ergebnisse

In Übereinstimmung mit anderen Autoren fanden wir bei den Hämodialysepatienten eine 3fach höhere Vitamin A Konzentration im Plasma, das Retinolbindende Protein (RBP) war sogar um das 4fache erhöht, damit ging eine Verminderung des molaren Quotienten von Retinol/RBP von 0,73 auf 0,52 einher. Die Serumkonzentrationen von Zink dagegen war um ca. 40% gegenüber der Norm erniedrigt und lag deutlich unter der Norm. Die Laborergebnisse sind in Tabelle 1 zusammengefaßt. Ebenfalls fand sich im Tonaudiogramm in allen Frequenzen und Altersgruppen eine deutlich schlechtere Hörschwelle verglichen mit dem Normalkollektiv. Ähnlich den Lebercirrhotikern hatten 50% der Nierenkranken eine pathologische Schwellenabwanderung im CARHART-Test von 10–30 dB. Audiogrammbefunde s. Abb. 1.

Bei der Elektrogustometrie lag die Schwelle ebenfalls hochsignifikant schlechter als bei Normalpersonen mit Mittelwerten zwischen 100 und 250 μA.

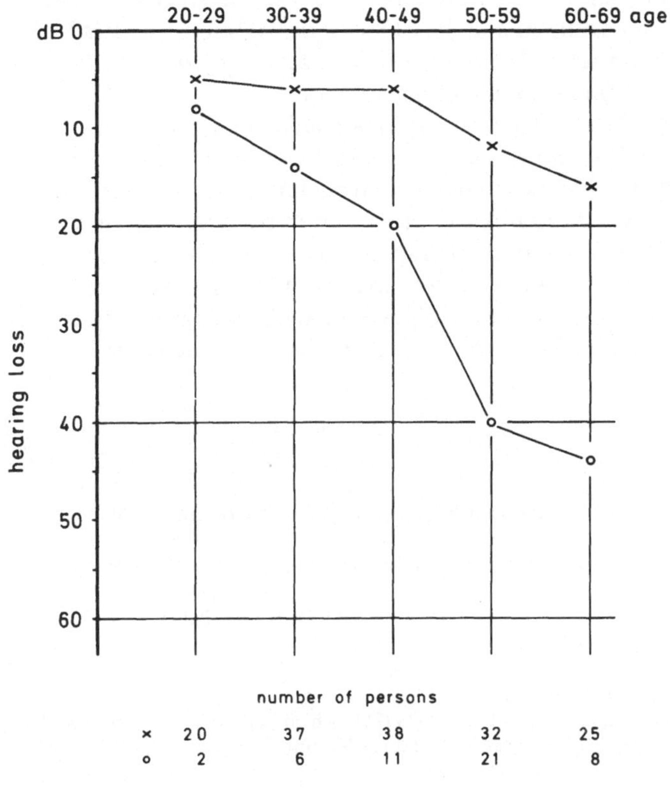

Abb. 1. Hörschwellen bei 4000 Hz in den Zehnjahresgruppen

Tabelle 1. Ergebnisse der Vitamin A-RBP- und Zinkbestimmungen

Variable	Gruppe	Anzahl	Mittelwert	Standard-abweichung	Einheit
Vitamin A im Plasma	Kontrollen	19	67,2	9,4	mcg/100 ml
	Nierenkranke	72	202,8	76,5	mcg/100 ml
RBP im Plasma	Kontrollen	19	7,0	0,8	mg/100 ml
	Nierenkranke	67	29,8	11,3	mg/100 ml
Vitamin A RBP	Kontrollen	19	0,73	0,2	
	Nierenkranke	67	0,52	0,1	
Zink im Serum	Kontrollen	19	95,3	13,0	mcg/100 ml
	Nierenkranke	75	62,0	11,7	mcg/100 ml

Von den sieben augenärztlich untersuchten Patienten wiesen zwei einen nasalen Gesichtsfeldausfall unklarer Genese auf. In der Dunkeladaptation hatten fünf von sieben Patienten einen pathologischen Befund.

Diskussion

Unsere Laborbefunde und die ersten Ergebnisse der augenärztlichen Untersuchung bestätigen unsere Hypothese, daß die Störung des Vitamin A-, RBP- und Zinkstoffwechsels bei chronischer Niereninsuffizienz zu einer *funktionellen* Vitamin A Mangelsituation führt, die einhergehend mit einer Dunkeladaptation als Beweis für die Störung der normalen Vitamin A Funktion. Gleichzeitig findet sich eine Störung des Gehörs und des Geschmacks bei unseren Patienten. Auf Grund der oben angeführten histologischen, elektronenmikroskopischen Befunden vermuten wir, daß diese Vitamin A Mangelsituation bei den Nierenkranken zu einer Störung des Gehörs führt. Erste therapeutische Ergebnisse weisen bei einigen Patienten eine Verbesserung des Gehörs und des Geschmacks nach Zinktherapie auf. Die Ursachen des Therapieerfolges sind in den vielfältigen Wirkungen des Zinkstoffwechsels auf den menschlichen Organismus zu suchen [8].

Literatur

1. Adler D, Ritz E (1982) Terminale Niereninsuffizienz und Innenohrschwerhörigkeit. Arch Otorhinolaryngol (NY) 235:587
2. Chole RA (1978) Experimental studies on the role of vitamin A in the inner ear. Otolaryngol Head Neck Surg 86:585
3. Bausch J (1980) Untersuchungen des Retinolbindungsproteins (RBP) bei Patienten mit chronischer Niereninsuffizienz. Vortrag 30. Jan. 1980 Bonn
4. Ellen S, De Palma J, Cheng A, Capozzalo P, Dembeck D, Di Scala VA (1980) Vitamin A Supplements in Hemodialysis Patients. Nephron 26:215
5. Wigand ME, Meents O, Hennemann H, Heidland A (1972) Kochleovestibuläre Störungen bei Urämie in Beziehung zum Elektrolytstoffwechsel und Glomerulumfiltrat. Schweiz Med Wochenschr 102:477
6. Löhle E, Schölmerich J, Vuilleumier JP, Köttgen E (1982) Vitamin A Konzentration im Plasma und das Hörvermögen bei Patienten mit chronischer alkoholischer Leberschädigung. HNO 30:375
7. Löhle E (1982) The Influence of Chronic Vitamin A Deficiency on Human and Animal Ears. Arch Otorhinolaryngol (NY) 234:167
8. Schölmerich J, Löhle E, Köttgen E, Gerok W (1983) Zinc and vitamin A deficiency in liver cirrhosis. Gastroenterology (in press)
9. Shambaugh GE (1982) Revised Remarks, Guest of Honor, Otological Society Meeting. Palm Beach, May 2, 1982
10. Sprenger KBG, Lewis K, Bundschu D, Spohn B, Schmitz J, Franz HE (1982) Eine neue Form der Zinksubstitution bei Dialysepatienten: Klinische Erfahrungen bei Hypogeusie und Polyneuropathie. Verh Dtsch Ges Inn Med 88:476

45. T. Haid, M. Berg, A. Wortmann (a. G.) (Erlangen): Klinische Erfahrungen der kalorischen Prüfung mit dem On-line-Nystagmusprozessor

Mit unserem On-line-Nystagmusprozessor erhalten wir nach der kalorischen Prüfung die sofortige Auswertung aller Parameter der ENG-Registrierung, d. h. die Schlagzahl, die Winkelgeschwindigkeit, die Amplitude und die Gesamtamplitude. Darüber hinaus wird auf einen Blick als zusätzlicher Parameter der zeitliche Reaktionsverlauf ersichtlich als dynamische Antwort des vestibulären Systems auf den thermischen Stimulus. Seit April 1982 haben sich die Zielvorstellungen des Nystagmusprozessors bestens bewährt, nämlich

1. vollautomatische On-line-Auswertung
2. Kontrollmöglichkeit für jeden Nystagmusschlag
3. Berechnung aller Nystagmus-Kenngrößen
4. graphische Darstellung der Ergebnisse
5. Abspeicherung der Meßwerte in einer Datenbank.

Die klinischen Erfahrungen mit dem Nystagmusprozessor sollen durch 3 Falldemonstrationen erläutert werden. Die Computerauswertung des ersten Patienten mit einem Akustikusneurinom zeigte a) die normalerweise auftretende Untererregbarkeit auf der Tumorseite und b) eine praktisch fehlende Kulmination und einen raschen Übergang des Nystagmus in den Spontannystagmus bei der Warmspülung des erkrankten Ohres im zeitlichen Reaktionsverlauf als Hinweis für eine wirklich gestörte Labyrinthreaktion. Der zweite Patient, auch mit einem Akustikusneurinom, wies in der Computerauswertung für sämtliche Parameter und nach der Kulmination im zeitlichen Reaktionsverlauf eine völlig normale kalorische Erregbarkeit auf. Nur die Lageprüfung deckte bei diesem Erkrankten die vestibuläre Störung als Hinweis für ein Neurinom auf.

Auch der letzte Fallbericht eines Patienten mit einem Akustikusneurinom hatte nach den Parametern in der Computerauswertung eine seitengleiche kalorische Erregbarkeit. Im zeitlichen Reaktionsverlauf traten jedoch mehrgipflige Kurvenverläufe als Hinweis für Vigilanzschwankungen und Dysrhythmien auf, die bei größeren Tumoren auftreten können.

Der Nystagmusprozessor (Wortmann) hat sich in unserer Klinik bestens bewährt. Selbstverständlich ersetzt der Computer in der Vestibularisdiagnostik nicht die Frenzelbrille oder gar den Arzt.

Literatur

Wortmann A, Berg M, Haid T (1983) Mikroprozessorgestützte On-Line-Auswertung der kalorischen Prüfung. In: Claussen (ed). Verh GNA 10

C.-F. Claussen (Würzburg): Gestatten Sie mir den Hinweis, daß das System „Gorlia", von dem Sie gesprochen haben, im Gegensatz zu unserem System neben der peripher-vestibulären keine räumliche schlagrichtungsorientierte Ordnung der kalorischen Nystagmusreaktionen kennt, was bei der topodiagnostischen Verwendung sehr hinderlich ist. Woher nehmen Sie das Vorbild für Ihre linearen Kennlinien? Welchen Vorteil sehen Sie in Ihrer 1-Kanal-Computer-Nystagmusauswertung, wenn Sie, wie Sie richtig sagen, das System ständig noch mit Frenzelbrillen-Untersuchungen und den inspektorischen ENG-Kurvenauswertungen begleiten müssen? Natürlich wird jedes 1-Kanal-ENG das Nystagmusgeschehen nur 1-dimensional aufzeichnen und ist dadurch schwach.

46. G. Kobal (Erlangen): Analyse von Funktionsstörungen des Geruchssinns durch reizinduzierte periphere und kortikale Potentiale

Mit einem neuen Olfaktometer können bis zu 8 verschiedene Substanzen angeboten werden, die in einem *konstanten* Luftstrom kontrollierter Temperatur und Feuchtigkeit eingebettet sind. Die gewünschte Konzentration des Reizes wird in <20 ms erreicht. Das EEG wurde bei 5 Probanden von den Positionen C_z/A_1 abgeleitet. Ziel der Untersuchung war es, den Einfluß verschiedener Reizstoffe auf die Form des olfaktorisch evozierten Potentials nachzuweisen. Es wurde mit Phenyläthylalkohol, Limonen, Anethol, Benzaldehyd, Vanillin, Menthol (20 ml/s), Kohlendioxid (57,4 ml/s) und der Mischung aus CO_2 und Vanillin bei einer Gesamtstromstärke von 94,13 ml/s gereizt.

Die verschiedenen Reizstoffe führen zu unterschiedlichen Potentialmustern, wobei die Antwort auf den Mischreiz CO_2-Vanillin die größte Amplitude und die kürzeste Latenzzeit hat. Da alle Substanzen innerhalb einer Sitzung angeboten werden, können unmittelbar differenzierte Aussagen über den Funktionszustand des N. trigeminus und des N. olfactorius gemacht werden.

Darüber hinaus ist es uns gelungen, von der Nasenschleimhaut spezifische Erregungskorrelate dieser beiden Hirnnerven zu gewinnen. Die Abb. 1 zeigt die Registrierung eines Elektroolfaktogramms (EOG) von der menschlichen Riechschleimhaut durch oberflächlich angelegte dünne Schlauchelektroden und die Registrierung eines neuen Potentials von der R. respiratoria – Elektrotrigeminogramm (ETG) –, dessen negative Komponente nur bei simultan auftretenden Schmerzen abgeleitet werden kann. Unsere bisherigen Untersuchungen legen den

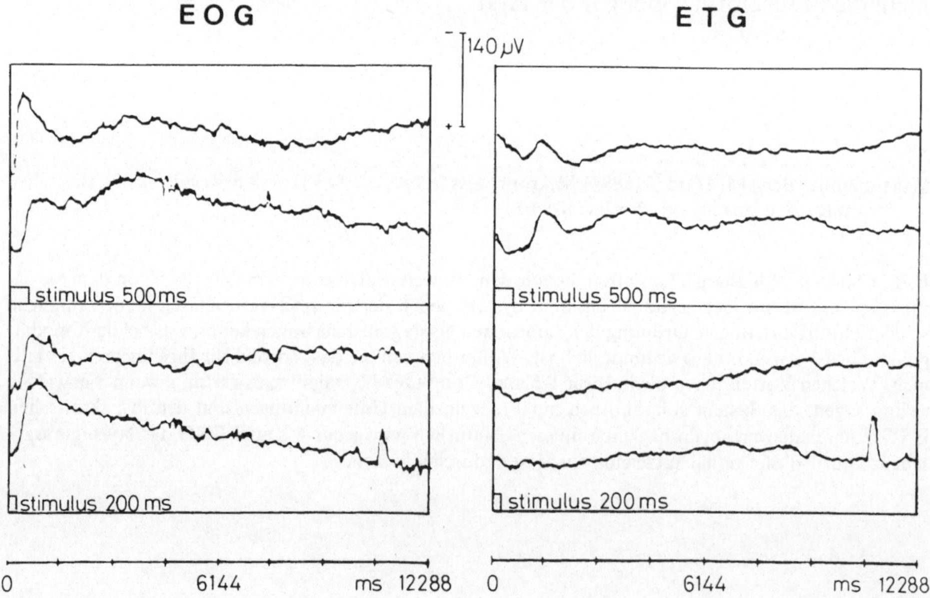

Abb. 1. Elektroolfaktogramm EOG und Elektrotrigeminogramm ETG. Reiz: Isoamylacetat 13750 ppm. Verlängerung der Reizdauer von 200 auf 500 ms führt zum Auftreten einer schmerzkorrelierten Negativität im ETG

Schluß nahe, daß es sich bei den ETGs um Summengeneratorpotentiale chemischer Nozizeptoren des N. trigeminus handelt. Mit Hilfe dieser Potentiale ist es möglich geworden, den Anteil des N. olfactorius und des N. trigeminus am Riechvorgang quantitativ zu erfassen.

M. Westhofen (Hamburg): Der Aussage, bei nasaler Reizung mit Riechstoffen entstehe kein Zwillingspotential, muß eindeutig widersprochen werden. Die gezeigte Ableitung unter Reizung mit Vanillin zeigt im übrigen ein Zwillingspotential. Die Erfahrungen mit mehr als 700 Computerolfaktogrammen der Hamburger und Bonner Klinik zeigen, daß das Fehlen der Doppelkonfiguration des Potentialbildes stets mit einer Hyp- oder Anosmie einhergeht. Dies gilt gleichermaßen für einen isolierten Verlust des Potentials niedriger Latenz wie auch für isolierten Verlust des Potentials langer Latenz. Nur ein regelrecht ausgeprägtes Zwillingspotential beweist eine Erregung der peripheren und zentralen Geruchsbahn.

Das angesprochene erste Potential ist keineswegs dem N. trigeminus zuzuordnen, sondern ist gleichermaßen durch isolierte Reizung der Trachealschleimhaut zu erhalten. Es handelt sich um ein Potential, das der Schleimhautsensibilität der oberen Luftwege zuzuordnen ist.

G. Kobal (Erlangen); Schlußwort: Zunächst zu den Reizzeiten: Man kann auch mit 50 ms dauernden Reizen Schmerzen auslösen. Wann eine Schmerzantwort entsteht, hängt von der Reizmenge (I · t) ab. In den dargestellten Experimenten habe ich absichtlich eine längere Reizdauer bei niedriger Konzentration gewählt, um den Übergang von der Geruchsempfindung zur Mischempfindung – Geruch und Schmerz – zu zeigen und das damit verbundene Auftreten der negativen Elektrotrigeminogrammkomponente zu demonstrieren. Jüngste Untersuchungen von W. L. Silver, Philadelphia, bestätigen meine Befunde, daß Erregungen der Chemorezeptoren des N. trigeminus zu einem großen Teil nociceptiven Charakter haben. Er hat beobachtet, daß vom N. ethmoidalis der Ratte abgeleitete Aktionspotentiale auf Reizungen mit geringen und mittleren Konzentrationen eines Riechstoffes wegfallen, wenn er die Nervenendigungen vorher mit Capsaicin desentiviert hat. Er kommt zu dem Schluß, daß Erregungen des N. trigeminus hervorgerufen durch chemische Reizung wahrscheinlich als Schmerzen wahrgenommen werden.

Bezüglich Herberholds Zwillingspotential kennen Sie meine Ansicht: Ich halte es für ein Artefakt. Gerade die Unterdruckkontrastierung macht vor dem eigentlichen Riechreiz einen taktilen Reiz. Bildlich gesprochen: Wenn Sie zwei Schläge versetzen, zunächst einen auf den Bauch und später einen auf die Brust, erhalten Sie auch zwei Seufzer. Im übrigen habe ich nie behauptet, daß sich das Zwillingspotential bei Anosmie nicht irgendwie verändert. Wenn Sie in meinen OEPs auf Vanillinreizung ein Zwillingspotential zu entdecken glauben, dann täuschen Sie sich. Einmal müßte es gemäß Ihrer Theorie gerade beim Vanillin – mit geringster Trigeminuskomponente unter den verwendeten Riechstoffen – am geringsten ausgebildet sein. Zum anderen sind positive und negative Wellen nacheinander typisch für alle kortikalen, evozierten Potentiale, wie Ihnen sicher bekannt ist. Selbst bei Click-Reizung kommt es noch zu späten Negativitäten – N_2 etc.

Arch Otorhinolaryngol Suppl 100–110 (Verhandlungsbericht 1983)

Archives of Oto-Rhino-Laryngology

Filmdemonstrationen

47. R. Reck, J. Helms (Mainz): Bioaktive Glaskeramik in der Ohrchirurgie

Seit 5 Jahren werden von uns Implantate aus bioaktiver Glaskeramik (Ceravital) in der Mittelohrchirurgie eingesetzt. In dem 8 minütigen Film werden die Techniken der Rekonstruktion von Schalleitungskette und hinterer Gehörgangswand dargestellt.

C. Gedik (Krefeld): Der Film vermittelt mir den Eindruck, daß Sie bei dem dritten Fall den Keramik-Gehörknöchelchenersatz (d. h. Amboßersatz) quer zwischen Hammerhals und Stapesköpfchen gelegt haben. Ist das physikalisch richtig? Bei dem ersten Fall schien mir die Prothese (Stapesersatz) oberhalb der unteren Kante der hinteren knöchernen Gehörgangswand zu liegen.

48. A. Skevas, K. Banis (a. G.), K. Karentzos (a. G.), G. Exarchakos (a. G.), A. Pikos (a. G.) (Ioannina): Acari astigmata im menschlichen äußeren Gehörgang

Der Film ist entfallen

49. H. Masing (Erlangen): Nasenflügelkollaps

Dieser Film zeigt die Ursachen und die operative Behandlung des Nasenflügelkollaps. Ist der Dom der Flügelknorpel zu schmal oder steht der laterale Schenkel konvex in das Vestibulum, wird der Nasenflügel leicht angesaugt. Zur Beseitigung dieses Phänomens empfiehlt es sich, den lateralen Schenkel des Flügelknorpels bis zum Dom zu mobilisieren und ihn dann leicht nach oben auszurotieren. Dadurch erhält er seine natürliche Wölbung und verhindert, daß der Nasenflügel angesaugt wird. Anhand eines einschlägigen Falles wird die Operationstechnik demonstriert.

G. Rettinger (Erlangen): Eine Indikation zur Flügelknorpelrotation ist die Deformation des lateralen Schenkels und des Domgebietes. Bei gleichzeitig bestehender Schiefnase wird die Korrektur des Flügelknorpels in gleicher Sitzung vorgenommen.

50. G. Dokianakis, E. Chatzimanolis (a. G.), G. Gavalas, G. Papzoglou (a. G.) (Athen): Das operative Vorgehen beim Nasenrachenfibrom

Die Blutung ist eines der wichtigsten Probleme bei den Eingriffen des Nasenrachenfibroms. Sie ist oft sehr stark und ihre Stillung bereitet Schwierigkeiten. In diesem Film zeigen wir die Taktik, die wir bei der Präparation des Tumors verfolgen, damit der Blutverlust befriedigend reduziert wird. Zu diesem Zweck verwenden wir Jodoform-Tupfer, die zwischen die Tumormasse und die Nasopharynxwände eingelegt werden. Dadurch kann man sowohl die Präparation und das Auslösen des Tumors erreichen, als auch die Blutung genügend unter Kontrolle bringen.

G. Gavalas (Athen): Außer dem vorgezeigten Verfahren, das wir bei unseren Fällen durchführen, das uns die Blutung sehr herabsetzt, verabreichen wir präoperativ Östrogene, und zwar das Präparat Stilböstrol, weil es am wenigsten Nebenwirkungen aufweist. Das führt zu einer Verringerung der Vaskularisation des Tumors und Zunahme der kollagenen Fasern.

Den transpalatinalen Weg verwenden wir bei kleinen Tumoren, die sich auf den Nasenrachenraum beschränken. Da aber das Nasenrachenfibrom von der lateralen Lamelle der Pterygoidfortsätzen ausgeht, muß man fast immer damit rechnen, daß auch extrapharyngeale Ausdehnung vorhanden ist. Je nach der Ausdehnung entscheiden wir uns für einen bestimmten Zugangsweg. So verwenden wir bei größeren Tumoren die paranasale Schnittführung nach Maure, die wir mit der subziliaren Schnittführung nach Zange erweitern. Bei Tumorfortsätzen im retromaxillären Raum ist es vorgekommen, daß wir den Tumor mit einem Schnitt in die hintere Wangentasche mit dem Zeigefinger in den Rachenraum befördern konnten.

51. J. J. Manni (Nijmegen): Uvulektomie in Tansania

Ärzte, die in den Tropen tätig sind, begegnen täglich den Folgeschäden der traditionellen einheimischen Medizin. Es ist jedoch dem Ausländer nicht möglich, eine ausreichende Kenntnis über die praktische Ausübung und die rituelle Bedeutung dieser einheimischen Medizin zu gewinnen. Die Kunst des Medizinmannes bleibt ein streng gehütetes Geheimnis, zu dem der Fremde nur in Ausnahmefällen Zugang findet. Während der Tätigkeit als Leiter der HNO-Abteilung des Krankenhauses der Universität Dar es Salaam konnte der Autor wiederholt Komplikationen der Uvulektomie beobachten. Im April 1980 hatte der Autor die Gelegenheit der Uvulaexzision beizuwohnen.

Der Film zeigt das chirurgische Vorgehen bei der Uvulektomie, einem in der traditionellen Medizin Tansanias häufig praktizierten chirurgischen Eingriff. Die Indikationen und Komplikationen werden besprochen. Auch in Deutschland ist es für Ärzte heutzutage möglich die Spätfolge einer Uvulektomie bei der Marokkanischen Gruppe der Bevölkerung zu betrachten.

52. W. Steiner, M.-E. Wigand, U. Gessler (a. G.), J. R. Kalden (a. G.), H.-J. Pesch, K. Stehr (a. G.) (Erlangen): Blickpunkt: Tonsille

Der Film veranschaulicht in leicht faßlicher Form das Grundwissen von der Anatomie, der Immunbiologie und den Entzündungsformen der Tonsillen. Er betont, daß Rachen- und Gaumenmandeln nur einen Teil des lymphatischen Rachenringes darstellen. Die Abwehr von in die Tonsillenkrypten eindringenden Bakterien und Antigenen durch ein gestaffeltes System von Abwehrmechanismen wird illustriert. Besondere Bedeutung kommt dem Reichtum an immunkompetenten Zellen zu. Im Gegensatz zum freizirkulierenden Blut (B-Lymphozyten 15%, T-Lymphozyten 70%, Monozyten 5%) findet sich in der Tonsille eine andere Ausstattung: B-Lymphozyten 75%, T-Lymphozyten 15%, Monozyten 5%). Von pathogenetischem Belang ist die Ausschwemmung von Toxinen und Immunkomplexen aus den Mandeln über lymphatische und Blutgefäße in den großen Kreislauf. Dadurch können entzündliche Reaktionen in verschiedenen Regionen induziert werden, z. B. Gelenkentzündungen im Zuge des rheumatischen Fiebers, Nephritiden und Carditiden, möglicherweise auch Streuinfektionen im Bereich der Augen und der ableitenden Harnwege und andernorts. Wichtig sind jedoch auch Nachbarschaftsentzündungen im Nasennebenhöhlen-, Mittelohr- und Rachen-Kehlkopfbereich, die z. T. durch die Behinderung der Nasenatmung durch Rachenmandelhyperplasie entstehen.

Die Vergrößerung der Tonsillen für sich hat noch keinen Krankheitswert, sondern muß im Zusammenhang mit funktionellen Störungen der Atmung oder der Nahrungsaufnahme bewertet werden. Die akute Tonsillitis hingegen ist stets aufmerksam zu verfolgen. Sie kann einen harmlosen raschen Verlauf nehmen, kann andererseits jedoch auch zu Komplikationen führen, unter denen der peritonsilläre Abszeß und eine Halsphlegmone demonstriert werden. Zu erwähnen sind ferner die tonsillogene Sepsis und die Jugularvenen-Phlebitis.

Auch die klinisch oft stumm verlaufende chronische Tonsillitis ist manchmal Ausgangspunkt von Herdinfektionen, obwohl sie im Erwachsenenalter fast als „physiologisch" zu betrachten ist: Tonsillen ohne histologische Entzündungszeichen sind dann die Ausnahme.

Während die akute Tonsillitis systematisch durch Penicillin zu beherrschen ist – oberflächenwirksame Behandlungsversuche mildern allenfalls die Krankheitssymptome –, ist zur Ausschaltung des chronischen Tonsillenherdes die Tonsillektomie angezeigt. Auch bei relevanter Hyperplasie kommt die operative Behandlung durch Adenotomie bzw. Tonsillektomie zu ihrem Recht. Ihre Indikation ergibt sich weniger aus örtlich sichtbaren Veränderungen als aus der Beurteilung des Gesamtzusammenhanges von Krankheitszeichen und wird häufig interdisziplinär zu stellen sein. Der Film zeigt die typische Ausführung einer kompletten Mandelausschälung. Er war gedacht als Informations- und Diskussionsbasis für Studenten und Ärzte aller Fachrichtungen. Er erhält seine Kompetenz durch die abgestimmte Stellungnahme der verschiedenen, an seiner Produktion beteiligten Disziplinen: Pathologie, Immunologie, Nephrologie, Pädiatrie mit der Hals-Nasen-Ohrenheilkunde.

J. Wichert (Mannheim): Mit der Erfahrung, daß Spätblutungen nach Tonsillektomie meist um den 7. postoperativen Tag – auch bei anderen Operateuren – auftreten, macht W. dringend darauf aufmerksam, Bestrebungen der Krankenkassen nach einer Begrenzung des stationären Aufenthaltes auf 5 Tage (bei Aufnahme am Vortage vor der TE Entlassung also am 3. postoperativen Tag!) entgegenzuwirken. Bei großem Umfeld ist die ärztliche Verantwortung des Operateurs bezüglich Spätkomplikationen sonst nicht gewährleistet.

F. Uekermann (Hannover): Anläßlich eines klinischen Vormittages am 7.5. 1983 in der HNO-Klinik Göttingen wurde über die Ursache einer schweren Nachblutung nach Tonsillektomie (Spätblutung) mit Unterbindung der Carotis beiderseits diskutiert. Es wurde der Verdacht geäußert, daß die Anwendung der bipolaren Koagulation bei der Tonsillektomie, evtl. mit zu ausgiebiger und tiefgreifender Technik möglicherweise als Ursache in Frage käme. Deshalb wurde die Anwendung der bipolaren Koagulation abgeraten. Als Alternative wurde der Fibrinkleber empfohlen.

Wie stehen Sie zur Anwendung der bipolaren Koagulation bei der Tonsillektomie?

F. Froning (Wesel): Es steht zur Frage, ob nicht bei der Tonsillektomie die Blutstillung mittels mikrobipolarer Koagulation nach 4–5 Tagen *leichter* zu Spät-Nachblutungen führt, als wenn man mit Catgut jede Blutungsstelle umsticht.

H. J. Nickol (Hamburg): *Frage 1:* Eine chronische Tonsillitis wird von den meisten Patienten, wo ein Fokus gesucht wird, verneint, da sie keine Schmerzen haben. Nach meiner Meinung liegt es daran, daß weder die Tonsille noch die Kapsel nervöses Gewebe hat. Wie ist Ihre Meinung?

Frage 2: Woher kommt die häufige Resttonsille nach TE bei Kindern. Ich finde fast immer am unteren Pol der Tonsille, bei Kindern am Zungenrand, eine erbs- bis bohnengroße Anhangstonsille, die immer mitentfernt werden sollte. Wie ist Ihre Erfahrung?

E. Wegmann (Mechernich): Infolge gehäufter Osteosynthesen der Hüftgelenke gelangen immer häufiger ältere Patienten im Rahmen der Herdsanierung zur Tonsillektomie. So kam das Problem vor einigen Monaten auf mich zu, als eine 82jährige Dame mit starker Tonsillenhyperplasie und hierdurch bedingter Atemnot sich zur Frage einer Tonsillektomie vorstellte.

Wegen der Belastung der Anästhesie (Lokal- oder Intubationsnarkose) hatte ich nicht den Mut, ihr die Operation anzuraten, sondern habe eine konventionelle Bestrahlungstherapie vorgezogen. Sie war für die Patientin zweifellos schonender, die Tonsillen schrumpften und die alte Dame bekam wieder leicht Luft.

W. Steiner (Erlangen); Schlußwort: Die bipolare Koagulationspinzette hat sich zur intraoperativen und postoperativen Versorgung blutender Gefäße im Tonsillenbett bewährt. Wichtig ist, daß man nicht unkontrolliert in die Tiefe hinein koaguliert, was unerwünschte Nebenwirkungen auf benachbarte Blutgefäße, Nerven und die Pharynxmuskulatur ausüben könnte. Die punktuelle, gezielte Trockenlegung von Blutungsquellen ist der große Vorzug der bis zur Spitze isolierten bipolaren Pinzette gegenüber der Infrarot-Elektrode. Eine prophylaktische Vernähung der Gaumenbögen lehne ich als unnötig und funktionsbeeinträchtigend ab. – Zur Frage der Abwehrschwächung durch die Tonsillektomie: Der Abwehr oral vordringender Bakterien durch die Tonsillen steht die Ausstreuung von pathogenen Keimen aus den oft beherdeten Tonsillen gegenüber. Nach Ausschälung der Tonsillen sind weder im Tierexperiment (Cooper u. Good, Pediatr, 1967) noch an Kindern (Bläker, HNO, 1975) Mängel in der Immunkörper-Ausstattung beobachtet worden. – Eine Ober- und Untergrenze nach dem Kalenderalter gibt es für mich in Übereinstimmung mit Beck nicht. [Beck C (1977) Tonsillektomie und Alter. Arch Oto-Rhino-Laryng 215:147–150.]

53. T. Morimitsu (Miyazaki/Japan): A New Technique for Laryngoplasty Using Suprahyoid Muscles

There are two surgical methods of vocal rehabilitation after total laryngectomy. One of them is the tracheoesophageal shunt operation reported first by Asai [1]. The other one is a surgical technique which anastomoses the trachea direct to the hypopharynx reported first by Serafini [2].

Although the restoration of speech is usually successful with these surgical procedures, aspiration into the trachea present newly a severe problem that has still not entirely been solved.

To get good phonetic function, the communication between the air way and the oral cavity should be broad to some extent, but on the other hand the risk of aspiration becomes higher in proportion to the width of the communication. In this paper, a new technique for laryngoplasty using the suprahyoid muscles after total laryngectomy [3] will be presented and the postoperative functions of three cases operated on with this technique observed with 16 mm motion picture will be explained.

Principle and Surgical Technique

The suprahyoid muscles consist of the digastric, the stylohyoid, the mylohyoid, and the geniohyoid muscles. These muscle pull the larynx up and pull the tongue base down in cooperation with the hyoglossal muscle, and thus protect against aspiration during swallowing.

In the laryngoplasties reported up to now, the remaining larynx or trachea was fixed at the hyoid bone which remained in its usual position.

But in the new technique reported here, the hyoid bone is transposed posteriorly and is fixed at the rear margin of the trachea or the remaining cricoid cartilage. With this procedure, the new larynx is pressed tightly to the tongue base and thus aspiration during swallowing can be prevented with great certainty.

Total laryngectomy is performed in usual manner and also radical neck dissection in necessary cases. But the hyoid bone must be kept intact and the preepiglottic space is dissected subperiosteally.

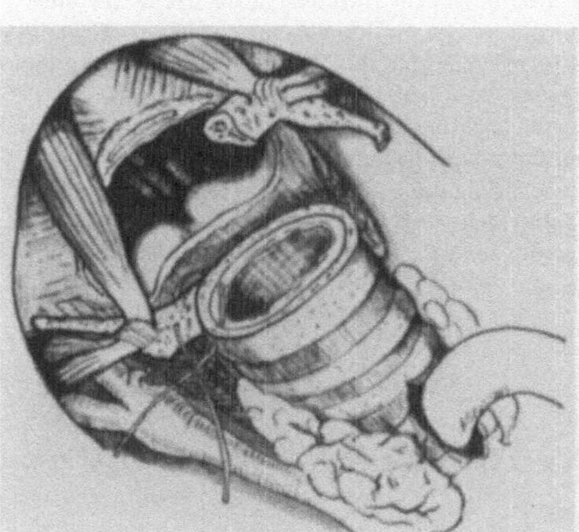

Fig. 1. The hyoid bone is cut in the midline and ligated at the rear margin of the trachea in each side

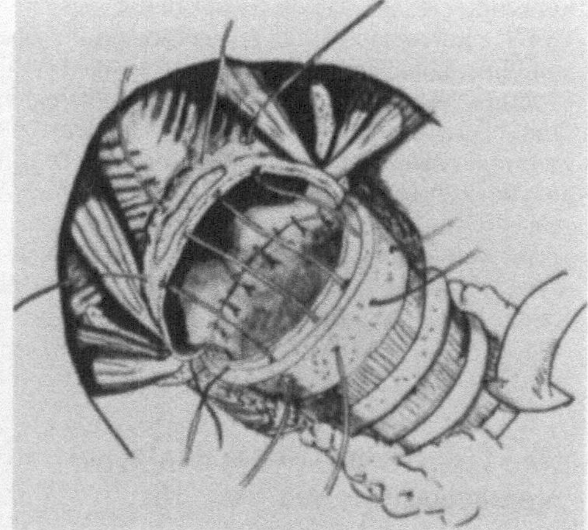

Fig. 2. The mucous membrane of the hypopharynx is sutured at the mucous membrane of the trachea and the epiglottis remnant or the tongue base is sutured at the anterior wall of the trachea

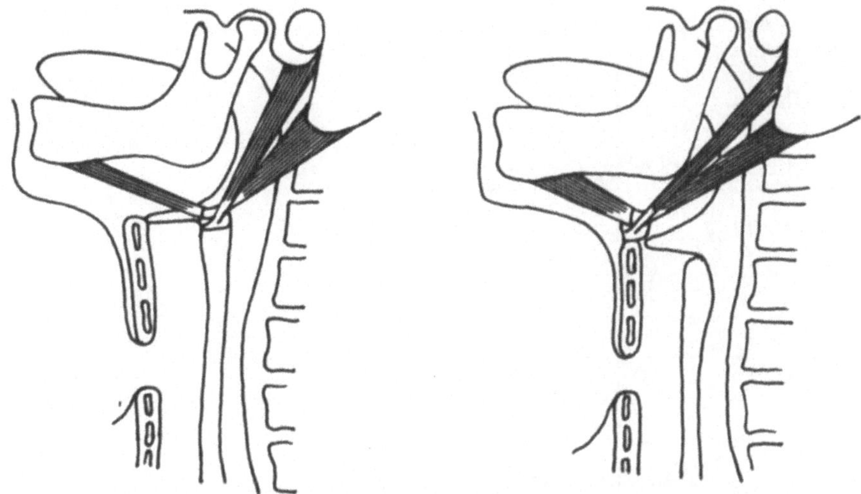

Fig. 3. The principle of the new technique is demonstrated schematically. The right figure shows the customary technique. The left one shows the new technique

To use this new technique efficiently, it is preferable, if allowable, to preserve the lower part of the cricoid cartilage as well as the upper half of the epiglottis in order to protect the stricture of the new larynx. The hyoid bone is separated at the midline preserving the suprahyoid muscles intact except the mylohyoid muscle. Each side of the hyoid bone is tightly ligated to the rear margin of the trachea. Then the mucous membrane of the hypopharynx is sutured to the tracheal mucous membrane forming a new arythenoid. The epiglottis base or the tongue base is sutured to the front margin of the trachea. These surgical procedures are demonstrated in Figs. 1 and 2. The principle of this technique is also showed schematically in Fig. 3.

Case Reports and the Postoperative Functions

Case 1. A.K. 66 yr old male. A total laryngectomy was performed because of local recurrence of glottic type laryngeal cancer after radiation therapy of 6,000 rads. As the tumor located at the anterior commissure, the upper half of the epiglottis and the cricoid cartilage could be preserved. Using the new method his larynx was reconstructed primarily in December 1980. On the 10th postoperative day, the patient had allowed to speak closing the tracheostoma and on the 13th postoperative day to eat per oral. His swallowing was observed cinefluoroscopically and no aspiration was recognized although the examination was performed in supine position.

His new larynx was observed with a fiberscope 1 yr after the surgery. It was observed that the new larynx was wide open to the hypopharynx and was pressed to and for forming the pseudglottis by the action of the suprahyoid muscles during phonation. The fiberscope of 6 mm diameter could be inserted into the trachea. The tracheal lumen was of normal width and the tracheostoma could be recognized clearly.

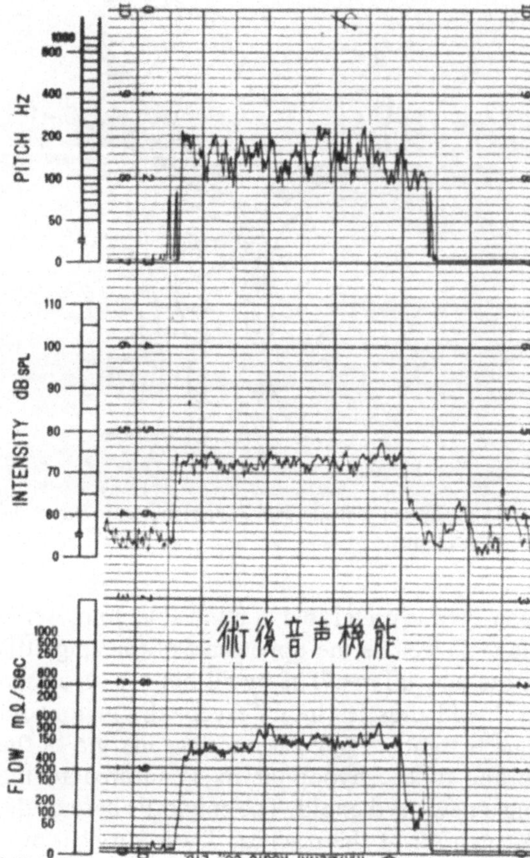

Fig. 4. The results of phonetical examination of case 1. Upper: pitch of the voice, middle: intensity of the voice, lower; flow volume at the phonation

Phonetical examination was carried out at the same time of the fiberscopy. The pitch of his voice was 150 Hz and the loudness was 80 dB spl with phonation time of 8 s Fig. 4.

The Patient has no difficulty to eat and to speak in daily life. He can breath also through his nose all day long if he does not work hardly. However, his tracheostoma is maintained yet for provision against accidental aspiration.

Case 2. T.S. 66 yr old male. The patient, a town council, was operated on in May 1981 because of local recurrence of laryngeal cancer 10 months after radiation therapy with 6,000 rads combined chemotherapy. His new larynx was reconstructed with the technique reported here primarily. He had been allowed to speak on the 10th postoperative day and to eat per oral on the 12th postoperative day without any difficulties.

The cinefluoroscopy, fiberscopy and phonetical examinations were achieved 10 month after the surgery. The results obtained were excellent and he has resumed an important role as a town council since the operation.

Case 3. K.T. 60 yr old male. The patient was operated on in July 1981 because of local recurrence of laryngeal cancer 8 months after the radiation therapy with

6,000 rads. A total laryngectomy was performed transecting between the cricoid cartilage and the first tracheal ring. Radical neck dissection and the neck skin excision were also carried out and the skin defect was covered with the deltopectral skin flap. The patient was allowed to eat and to speak on the 10th postoperative day. He could speak well from the first trial and eat without aspiration. The cinefluoroscopy was done 2 weeks after the surgery. No aspiration was recognized. He had been discharged on the 20th postoperative day.

Discussion

Arslan and Serafini (1970) had reported excellent results of their laryngoplasty in which the trachea is anastomosed to the hypopharynx. However the results of follow-up operation by many laryngeal surgeons [4] are seemed to be not always acceptable because of frequent occurrence of aspiration. Staffieri [5] had reported a modified technique of small inlet of the neoglottis to prevent aspiration. Brandenburg [6] made the trachea narrower resecting the tracheal anterior wall. However, regardless of those devices, aspiration could not be controlled satisfactorily.

In recent three years, 23 cases of laryngeal cancer or hypopharynx cancer have been operated on with the method reported here in our clinic. The postoperative results obtained are excellent for swallowing and phonetical functions, although the tracheostoma is maintained. There is no case in which the leakage of saliva from the tracheostoma is troublesome. As is well known, the usual mechanism that protect aspiration during swallowing include: 1) reflex inhibition of inspiration; 2) closure of the glottic sphincter; 3) elevation and anterior displacement of the larynx bringing its inlet under the protection of the tongue base; and 4) clearing of ingested material from the pharynx before the next respiration. After total laryngectomy the closing mechanism of the glottic sphincter is lost completely. Therefore to prevent aspiration in the case of laryngoplasty, the remaining mechanisms, especially the elevation and anterior displacement of the new glottis should be intensified. The technique reported here is seemed to be very effective for this purpose. The surgical technique itself is not so difficult for experienced laryngeal surgeons. It is also experienced in our clinic that this new technique is also very useful to treat aspiration after partial laryngectomy.

References

1. Asai R (1965) Asai's new voice production method: Substitution for human speech. Proc 8th Int Cong Otorhinolaryng, Tokyo, p 730
2. Arslan S, Serafini L (1971) Restoration of laryngeal function after total laryngectomy. Report of first 25 cases. Laryngoscope 82:1349–1361
3. Morimitsu T, Takahashi M, Matsumoto I, Okada S (1981) Glottic reconstruction with suprahyoid muscles after total laryngectomy. Otolaryngology 53:651–655
4. Sisson GA, Bytell DE, Becker SP, McConnel FMS, Singer MI (1978) Total laryngectomy and reconstruction of a pseudoglottis. Problems and complications. Laryngoscope 88:639–647
5. Staffieri M (1974) Laryngectomie total avec reconstruction de la glotte phonatorie. Rev Laryngol 95:1–2, 62
6. Brandenburg JH (1980) Vocal rehabilitation after laryngectomy. Arch Otolaryngol 106:688–691

P. Federspil (Homburg/Saar): Welche Teile des Kehlkopfes erhalten Sie? Auf was kommt es im wesentlichen bei der von Ihnen angegebenen Technik an?

T. Morimitsu (Miyazaki/Japan); Schlußwort:
1. Zur Frage von Herrn Federspil: Das Geheimnis in meiner Technik ist die Transplantation des in der Mitte gespaltenen Zungenbeins beidseitig am hinteren Rand der Trachea. Somit wird beim Schlucken der Trachealstumpf fest auf den Zungengrund gedrückt. Die Begrenzung der Resektion ist die untere Hälfte des Ringknorpels. Würde der Ringknorpel total reseziert, dann resultierte ein ziemlich enger Eingang zum Luftweg.
2. Zur Frage von Herrn Legler: Einige Patienten hatten ein gewisses Verschlucken gezeigt. Bei diesen Patienten war die Transplantation oder das Annähen des Zungenbeins nicht richtig erfolgt, nämlich nicht genug weit hinter der Trachea. Mit Reoperation konnte ich das Fehlschlucken gut beherrschen.

54. A. Berghaus, M. Handrock (Berlin): Anlage und Verschluß eines Tracheostoma *

Die operativen Maßnahmen bei Anlage und Verschluß eines Tracheostoma müssen sowohl funktionelle als auch – und dies gilt besonders für den Verschluß – ästhetische Gesichtspunkte berücksichtigen. Seit einigen Jahren legen wir ganz überwiegend ein epithelisiertes Tracheostoma mit Björk-Lappen an, weil hierbei unter anderem der Kanülenwechsel wesentlich erleichtert und die Gefahr der Gefäßarrosion reduziert ist. Zum Wiederverschluß verwenden wir einen quer über dem Stoma liegenden Verschiebelappen, der durch einen Hilfsschnitt in der submentalen Halsfalte in einen Brückenlappen gewandelt werden kann und damit eine spannungsfreie Hautverschiebung gestattet. Da die Narben im Verlauf der RSTL des Halses liegen, sind die Vorausetzungen für ein ästhetisch befriedigendes Ergebnis gut.

Der Film zeigt das chirurgische Vorgehen, ergänzt durch erläuternde Trickaufnahmen, sowie endoskopische Befunde und Fallbeispiele.

W. Draf (Fulda): Wir führen die von Ihnen so schön im Film gezeigte Technik der plastischen Tracheotomie mit Hilfe eines caudal gestielten Trachealappens nach Björk seit etwa 6 Jahren routinemäßig bei jeder Tracheotomie durch. Der Nachteil eines Zweiteingriffs wird durch die Erleichterung des Kanülenwechsels und der Tracheostomapflege sowie durch die Erleichterung der Komplikationsrate nach Tracheotomie auf weit unter 0,5% aufgewogen. Ist das Tracheostoma nur 8–14 Tage erforderlich, kann man beim Tracheostomaverschluß im allgemeinen den Björk-Lappen wieder zurückverlagern. Ist die Tracheaöffnung länger erforderlich, sind – wohl durch den Kanülendruck – die im Björk-Lappen befindlichen Trachealspangen meist resorbiert. Bei Patienten mit einem kurzen und einem dicken Hals ist dieses Vorgehen allerdings nicht geeignet, da durch die entstehende Spannung im Nahtbereich sehr leicht Nekrosen des Trachealappens bzw. der eingeschlagenen Haut mit Gefährdung der großen Gefäße im vorderen Mediastinum entstehen können. In solchen Fällen bevorzugen wir die plastische Tracheotomie nach Denecke mit Hilfe eines Brusthaut-Fettlappens.

C. von Ilberg (Frankfurt): Die Epithelisierung des Tracheostomaoberrandes erscheint mir besonders wichtig. Hier kommt es sehr viel eher zu Vernarbungen als infraorifiziell. Soweit ich in Ihrem Film erkennen konnte, haben Sie die Haut dort nicht mit der Trachealwand vernäht.

Gestatten Sie ferner die Frage, weshalb Sie die nach vorn vernähte untere Trachealasche beim späteren Tracheostomaverschluß nicht wieder zurückverlagern, um somit ein adäquates „inneres Blatt" wiederherzustellen.

* Erscheint ausführlich in HNO

55. I. F. Herrmann (Würzburg): Die chirurgisch-prothetische Stimmrehabilitation

Um gute funktionelle Ergebnisse zu erzielen, sollten die Rami pharyngei, die den N. laryngeus cranialis begleiten, und die Rami pharyngei des N. recurrens – wenn dies tumorchirurgisch vertretbar ist – geschont werden. Die Resektion des Larynx erfolgt hart am Unterrand des Ringknorpels oder des letzten, zu resezierenden Trachealrings, um ausreichend Gewebe für die Haut-Schleimhautnaht zu erhalten. An der Tracheahinterwand wird ein caudal gestielter 1,5 cm breiter Schleimhautlappen präpariert, durch den der Platzhalter gelegt wird. Nach Entfernung des Tumorblocks führen wir die Myotomie des M. thyreopharyngeus und des M. cricopharyngeus dorso-sagittal durch. Die Elevatormuskulatur wird geschont. Nach Einnähen der Trachea und Anlegen einer Muskelmanschette erfolgt die Punktion. Der Shunt selbst wird durch einen Platysmalappen verstärkt. 10 Tage nach der Operation wird der Platzhalter entfernt und die Prothese eingesetzt.

Die Hypopharynxpunktion erlaubt auch Jahre nach der Laryngektomie eine chirurgische Stimmrehabilitation.

F. Frank (Wien): Zunächst einmal ist dem Autor zu seiner Operationsmethode und der damit erzielten stimmlichen Rehabilitation zu gratulieren. Aus phoniatrischer Sicht drängt sich aber folgende Frage auf: Haben Sie bei den bisher nach dieser Methode operierten Patienten die Möglichkeit gehabt, die stimmlichen Leistungen präoperativ – und da womöglich der *gesunden* Stimme – und postoperativ zu vergleichen? Wenn ja, wie waren die Ergebnisse?

56. G. Esser, P. Nolte (a. G.), R. Printzen (a. G.), U. Seifert (a. G.) (Düsseldorf): Unterschiede in der Entwicklung von Sprache und Artikulation von Kindern und Erwachsenen bei Anwendung der SFT-Technik (*S*prach-*F*arbbild-*T*ransformation)

Bei der SFT-Technik wird gesprochene Sprache synchron zu ihrem akustischen Ablauf in farbige Bilder transformiert. Dadurch wird beim Gehörlosen und hochgradig Schwerhörigen die fehlende akustische Rückkopplung durch ein visuelles feedback ersetzt. Der Film gibt einen Einblick in die sprachliche und artikulatorische Entwicklung bei Erwachsenen und Kindern. Das Kind, das noch keinen aktiven Sprachschatz besitzt, braucht länger, bis sich die Artikulation am Bildschirm verbessert. Die verbesserten Artikulationsmuster werden aber dann als kinästhetische Engramme gespeichert. Die mit der SFT-Technik geübten Begriffe werden spontan gesprochen und bleiben auch in der Spontansprache verständlich. Es wird gezeigt, wie die SFT-Technik – zusätzlich zu den herkömmlichen Methoden eingesetzt – eine relativ schnelle Verbesserung der Artikulation unter Bildkontrolle bewirkt.

57. P. Pohanka (a. G.), I. Prucha (a. G.), Mlada (Boleslav/CSSR): Die Universitätsstadt Constantina

Die Autoren haben drei Jahre als Experten in Algerien gearbeitet. Sie haben die HNO- und Stomatochirurgische Klinik geleitet.

In ihrem Film zeigen sie die neue Universität. Sie wurde von O. Niemaier projektiert und gebaut. In Zukunft soll sie zu den größten Universitäten in Afrika gehören.

Weiter wird das Leben in der Stadt gezeigt – der Verkehr in den Gassen und der Handel auf dem orientalen Basar.

Ein Heilpraktiker, der auf einem Tiermarkt die Zähne mit den Fingern auszieht, wird vorgestellt und bei der Arbeit gezeigt.

Viele Aufnahmen mußten geheim gemacht werden, da die Moslems Fotografieren und Filmen aus religiösen Gründen verboten.

Arch Otorhinolaryngol Suppl 111–117 (Verhandlungsbericht 1983)

Archives of
Oto-Rhino-Laryngology

Freie Vorträge

58. J. Treuner (a. G.), E. Steinbach, N. Altmannsberger (a. G.) (Tübingen): Neuere Aspekte zur Diagnose; Behandlung und Prognose der Rhabdomyosarkome (RMS) im Kopf- und Halsbereich im Kindes- und Jugendalter

Zusammenfassung: Die RMS sind durch den Einsatz von Chirurgie, Radiotherapie und Chemotherapie für $^2/_3$ der Patienten behandelbar geworden. Anhand des Therapiekonzepts einer nationalen Therapiestudie (CWS-81) wird auf das notwendige ausgewogene interdisziplinäre Vorgehen hingewiesen. Dabei geht es neben der Wahrung der absoluten Überlebenschancen auch um die Verbesserung der Lebensqualität. Das primäre Ansprechen der Tumoren auf die Chemotherapie ist in das Behandlungskonzept eingebunden. Eine neue immunhistologische Untersuchungsmethode zur Sicherung der Diagnose Rhabdomyosarkom wird im Rahmen der Studie geprüft.

Die Geschichte der Behandlung der RMS spiegelt die Entwicklung und die Resultate der pädiatrischen Onkologie wieder. Durch ein abgestuftes, risikoangepaßtes therapeutisches Vorgehen können heute $^2/_3$ der betroffenen Patienten geheilt werden. Die Behandlungsstrategie setzt jedoch eine hohe Kooperation verschiedener Fachdisziplinen voraus. Da $^1/_3$ dieser Tumoren im Kindesalter im Kopf- und Halsbereich vorkommen, sind häufig Vertreter des HNO-Fachgebietes primär oder im Verlauf der Behandlung angesprochen.

Die Deutsche Gesellschaft für Pädiatrische Onkologie (GPO) hat 1981 eine multizentrische Therapiestudie zur Behandlung der Weichteilsarkome initiiert. Ziele der Studie sind durch ein einheitliches Behandlungskonzept die derzeit möglichen Chancen für die betroffenen Patienten zu gewährleisten. Dabei geht es um eine nach Ausdehnung und Lokalisation angepaßte Therapie. Unter Wahrung der Heilungschancen soll das chirurgische Vorgehen und die Radiotherapie entsprechend dem Ergebnis einer chemotherapeutischen Vorbehandlung eingesetzt werden. Zum anderen soll durch eine Randomisierung für Stadium IV Patienten die Effektivität zweier unterschiedlicher chemotherapeutischer Kombinationen geprüft werden. Zum dritten wird im Rahmen dieser Studie die diagnostische Wertigkeit eines immunhistologischen Verfahrens zur spezifischen Charakterisierung von Rhabdomyosarkomzellen untersucht.

Das Behandlungskonzept der Studie ist in Abb. 1 dargestellt. Nach Biopsie oder primärer Resektion, wobei nicht verstümmelnd operiert werden soll, erfolgt für alle Stadien eine 16wöchige Chemotherapie mit Vincristin, Adriamycin, Cyclophosphamid und Actinomycin D. Die Dosierungen und die zeitliche Zuordnung ist in Abb. 2 dargestellt. Bei einem ungenügend chemotherapeutischen Ef-

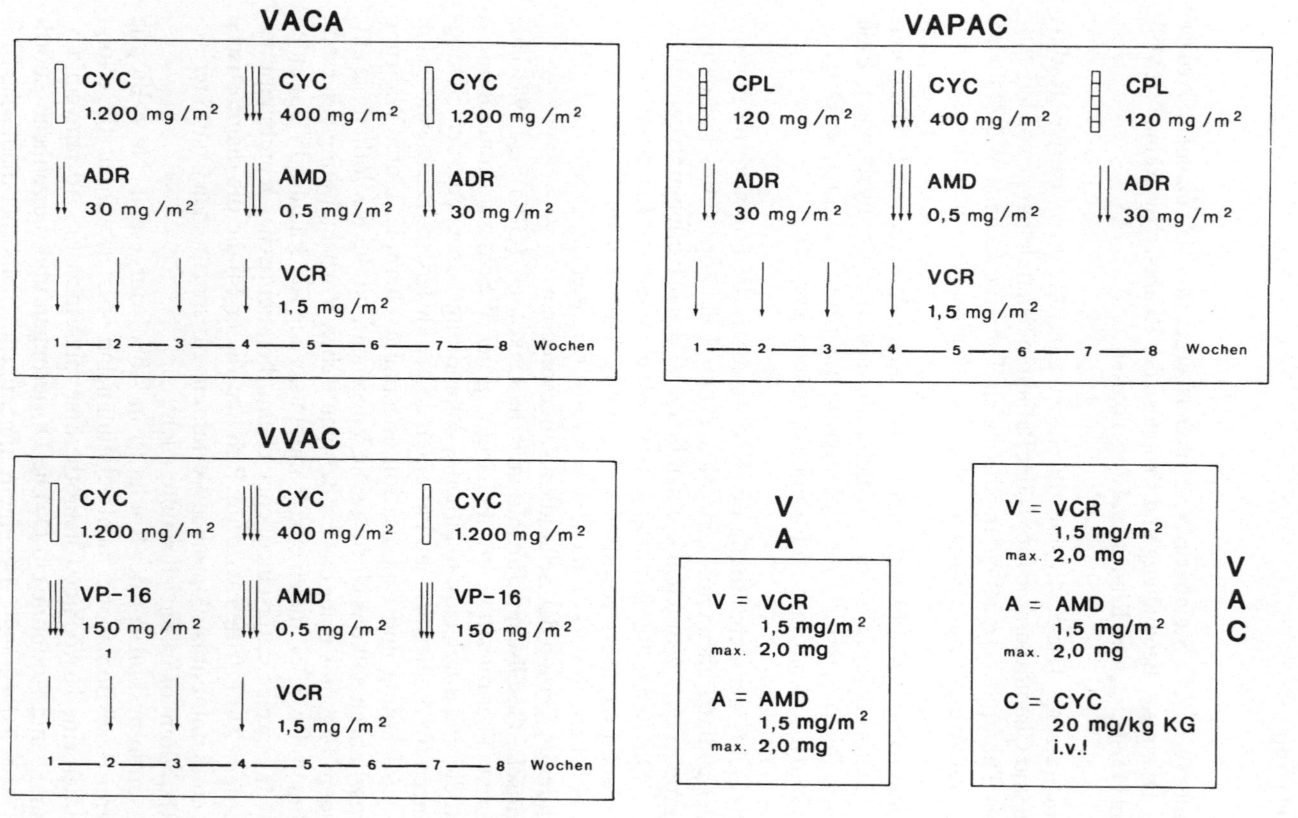

VCR = Vincristin, AMD = Actinomycin D, ADR = Adriblastin, CYC = Cyclophosphamid (Endoxan®), CPL = Cis-Platinum (Platinex®), VP-16 = Vepesid

Abb. 1

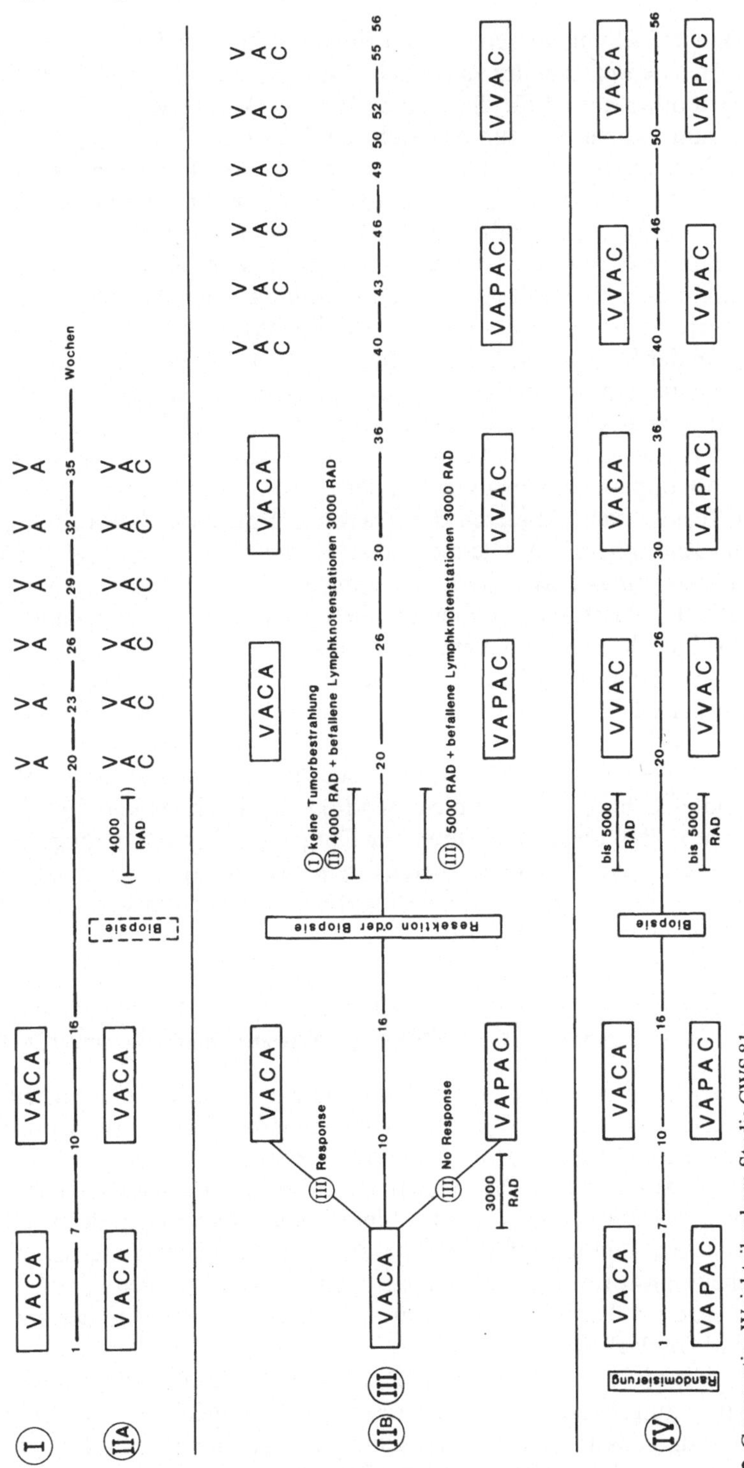

Abb. 2. Cooperative Weichteilsarkom-Studie CWS 81

fekt wechseln die Patienten mit primärem Stadium III noch vor der 16. Woche in einen Therapiearm der zusätzlich Cisplatin und VP-16 enthält. Nach 16 Wochen Chemotherapie ist für die Stadien II A bis IV ein zweites chirurgisches Vorgehen geplant, wobei Resttumorgewebe entfernt oder durch Probebiopsien nach dem Vorhandensein von mikroskopischen Tumorresten gefahndet werden muß. Lassen sich keine Tumorreste (makroskopisch und mikroskopisch) finden, so kann auf die zusätzliche Radiotherapie verzichtet werden. Finden sich mikroskopische Tumorreste, muß mit 40 Gy nachbestrahlt werden. Finden sich makroskopisch Tumorreste, muß mit 50 Gy nachbestrahlt werden. Die Chemotherapie wird entsprechend dem Stadium nach der 16. Woche fortgesetzt.

In der Studie sind bis zum Stichtag 25. 4. 1983 unter 89 dokumentierten Studienpatienten 31 mit der Lokalisation im Kopf/Halsbereich registriert. 8 der 31 sind Orbita-RMS. 9mal waren es die NNH, 4mal das Mittelohr, 7mal Gesichts- und Halsweichteile und 3mal der Nasopharynx. 17 der 23 Patienten waren als Protokollpatienten anzusehen. 2 der 17 Protokollpatienten sind Therapieversager (1 Rezidiv nach Absetzen der Therapie, 1 primärer Nonresponder auf Chemo- und Radiotherapie). Die mediane Beobachtungsdauer beträgt 65 Wochen, d.h. nach einer maximalen Gesamttherapiedauer von 56 Wochen haben die Hälfte der Patienten das Ende der Therapie bereits erreicht. Für eine langfristige Prognose ist jedoch die Studiendauer noch zu kurz.

Der spezifische Nachweis von Desmin, einem Protein der Mikrofilamente von Muskelzellen mittels monoclonaler Antikörper, erlaubt es, Rhabdomyosarkomzellen sicher zu erkennen. Diese neue Untersuchungsmethode wird im Rahmen der Studie auf ihre Treffsicherheit geprüft. Gegenüber der histologischen Routineuntersuchung hat sich diese Methode als überlegen gezeigt. Es ist deshalb zu fordern, daß dieses Verfahren zur Diagnosesicherung herangezogen wird. Dazu ist es notwendig ein Gewebsstück in 96% igem Alkohol zu fixieren. Die Bestimmung wird im Pathologischen Institut d. Universität Göttingen von Herrn Dr. Altmannsberger durchgeführt.

59. H. Stammberger (Graz): Neue Aspekte zur Genese des invertierten Papilloms

In der Literatur der letzten 15 Jahre finden sich zahlreiche Mitteilungen über das invertierte Papillom. Meist handelt es sich dabei um Fallbeschreibungen, Literaturübersichten und histomorphologische Studien.

Als auslösend für das eigenartige, invertierende Wachstum in das Stroma hinein wurde eine ausgeprägte Proliferation der Basalzellen des Epithel erkannt. So entstehen Epithelzapfen, welche auf dem Schnittbild die charakteristische Erscheinungsform in der papillomartigen Struktur prägen. Über die Ätiologie des invertierten Papilloms und seines Wachstumsverhaltens bestehen noch weitgehend Unklarheiten.

Alle bisher beschriebenen IP entstanden in einem Schleimhautareal, welches entwicklungsgeschichtlich der sogenannten Schneiderschen Membran entspricht. Es ist dies das aus beiden Riechfeldern abstammende Ektoderm, aus welchem das die Nase und ihre Nebenhöhlen auskleidende Sinnes- und respiratorische Epithel entsteht.

Unsere Untersuchungen sollten der Abklärung der Frage dienen, ob dieses ektodermale Schleimhautareal Determinanten besitzt, welche die Gestalt und die Ausbildung des IP mitbestimmen können.

Die prospektive embryonale Bedeutung der Schneiderschen Membran ist die aktive Reliefgestaltung des Naseninneren (Bildung der Nasenhaupt- und -nebenhöhlen). Dabei wächst sie aktiv in das embryonale Mesenchym hinein und bedient sich beim Wachstum und bei ihrer Aufteilung bestimmter, artspezifischer Gesetzmäßigkeiten. Deren wichtigste ist die sogenannte asymmetrische Dichotomie, ein Aufzweigungsprinzip, aus welchem sich deutlich die Muschelentstehung beim Menschen wie auch bei verschiedenen Säugetieren erkennen läßt. Eine weitere Wachstumsmöglichkeit besteht in der sogenannten adventiven Knospung.

Wir verglichen die histologischen Strukturen des IP aus unserem Patientengut mit dem beschriebenen Wachstumsschema der Schneiderschen Membran anhand von zahlreichen Serienschnitten durch die Nasen- und NNH-Anlagen von Embryonen von 25–65 mm Scheitel-Steiß-Länge. Dabei ergaben sich nun überraschende und z. T. frappierende Übereinstimmungen und Ähnlichkeiten.

1. Der Epitheltypus

An vielen Stellen entsprechen sowohl die Epithelschichtung, als auch die Zellmorphologie des IP dem Typ des sogenannten Übergangsepithels. Auch das Epithel der Schneiderschen Membran ist vor seiner endgültigen Funktionsdifferenzierung übergangsepithelartig.

2. Die Knospenbildung aus Basalzellen

Wie beim Vorwachsen des embryonalen Epithels in das Stroma hinein finden wir auch beim IP das Vorwachsen von Epithelzapfen, welche den embryonalen Epithelknospen ähneln.

3. Die asymmetrische Dichotomie

An vielen Schnitten unserer IP erkennt man die Ausbildung drüsenartiger Gebilde, in denen ganz deutlich die Prinzipien der asymmetrisch dichotomen Verzweigung nachweisbar sind. Auch für die Adventivknospung lassen sich, soweit dies im zweidimensionalen Schnitt möglich ist, Hinweise finden.

4. Das Vorwachsen in ein myxoid-oedematöses Stroma hinein

Fast alle IP unseres Patientengutes bestanden in ansonsten typischen oedematösen Nasenschleimhautpolypen.

Elektromikroskopisch konnten wir deutliche Dimosomen zwischen den IP-Zellen nachweisen.

Diese Ergebnisse bekräftigen uns in folgenden Annahmen: Beim IP handelt es sich um eine epitheliale Geschwulst (Desmosomennachweis), die ihr Erscheinungsbild und ihre Lokalisation der embryologischen Determination der Schleimhaut, aus der sie entsteht, verdankt. Die unter einem metaplastischen Epithel proliferierenden Basalzellen versuchen ihrer prospektiven embryonalen Bestimmung gemäß Nebenhöhlen bzw. Gang- und Drüsenäquivalente zu bilden.

Sie bedienen sich dabei des Prinzips der asymmetrischen dichotomen Verzweigung und der Adventivknospung wie während der Embryogenese.

Durch Fehlen einer entsprechenden Koordination wie während der embryonalen Entwicklung kommt es jedoch zu einer Art „Defektproliferation" mit dem variablen Ausbildungs- und Differierungsgrad des IP.

Die histologischen Kriterien eines echten Papilloms werden von dieser Geschwulst nicht erfüllt.

60. H.-J. Scholtz (a. G.), R. Nowak (a. G.), H. Putzke (a. G.), A. Dorn (a. G.) (Rostock/Magdeburg): Zum Auftreten juveniler Nasenrachenfibrome beim weiblichen Geschlecht

Zusammenfassung: Die heute als typisch für ein juveniles Nasenrachenfibrom geltenden Befunde – Ursprung am Foramen sphenopalatinum, elektronendichte Einschlußkörperchen im Zellkern der Fibroblasten sowie reichlich Mastzellen zwischen diesen – werden an einem Angiofibrom des Nasenrachens eines 13 jährigen Mädchens bestätigt.

Juvenile Nasenrachenfibrome (jNF) kommen ganz überwiegend bei männlichen Kranken vor. Das Auftreten beim weiblichen Geschlecht wird von einigen Autoren sogar bezweifelt, wogegen sich in der deutschen Sammelstatistik (Albrecht) und in Statistiken renomierter nordamerikanischer Kliniken etwa 3% weibliche Tumorträger finden. Außerdem sind eine Reihe von Einzelbeobachtungen publiziert.

Weitere typische Symptome beim jNF sind heute

- Geschwulstursprung am Foramen sphenopalatinum,
- "intranuclear bodies" in den Fibroblasten sowie ein hoher Gehalt an Mastzellen,
- Ansprechen der Tumoren auf eine Hormonbehandlung.

Diese Kriterien wurden bei einem Angiofibrom des Nasenrachens eines 13 jährigen Mädchens mit normalem gynäkologischem, hormonellem und chromosomalem (46, XX) Befund überprüft. Klinisch und röntgenologisch ging der Tumor vom linken lateralen Choanalpfosten aus. Eine endokranielle Ausbreitung lag nicht vor. Im Angiogramm fanden sich gering erweiterte, aber keine pathologischen Gefäße. In Anbetracht des gesicherten weiblichen Geschlechts, des begrenzten Tumors und der nur geringen Blutungstendenz wurde auf eine präoperative Hormontherapie verzichtet.

Die Exstirpation nach Zanges Methode bestätigte den Geschwulstursprung am Foramen sphenopalatinum, ohne daß eine wesentliche Ausdehnung in die Flügelgaumengrube vorlag. Das histo-pathologische Bild entsprach einem unscharf begrenzten typischen juvenilen Angiofibrom mit reichlich Gefäßen, eingebettet in ein lockeres und in den Randabschnitten stärker kollagenisiertes und hyalinisiertes Bindegewebe.

Neben kleinen Gefäßen in der Größenordnung von Kapillaren und Venolen bzw. Arteriolen kamen auch größerkalibrige dünn- und dickwandige Gefäße vor.

Die elektronenmikroskopische Untersuchung ergab als einen charakteristischen Befund in den Zellkernen der Fibroblasten unregelmäßig verteilte elektro-

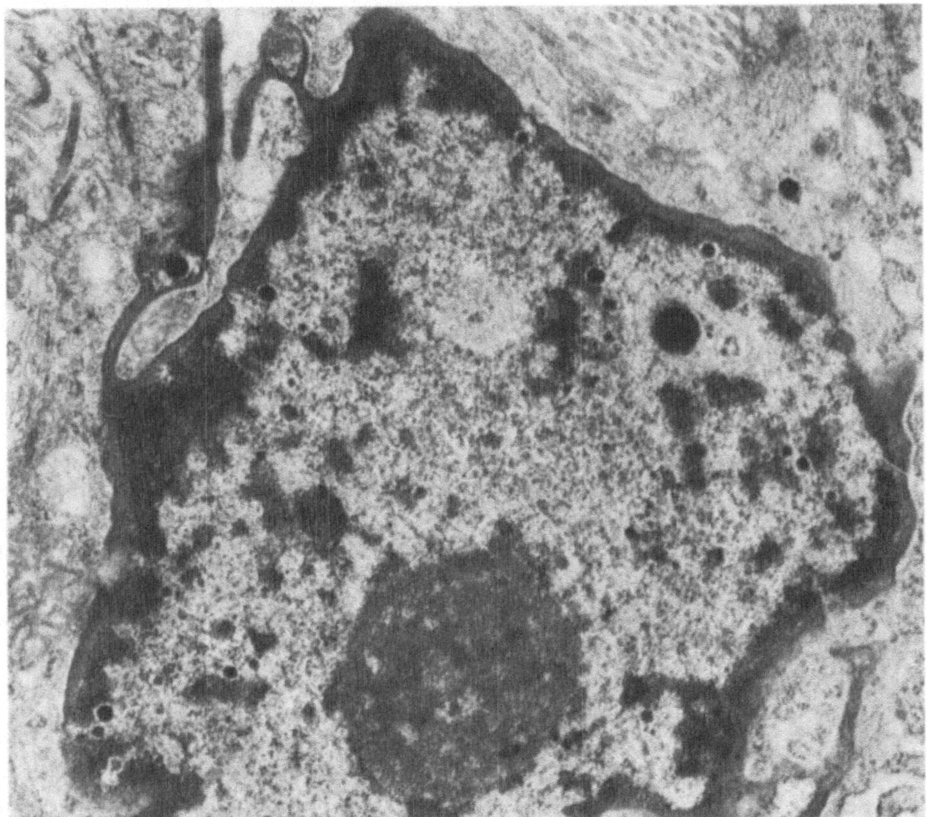

Abb. 1. Zellkern eines Fibrozyten aus einem juvenilen Nasenrachenfibrom eines 13jährigen Mädchens. Typisch sind elektronendichte, unterschiedlich große Einschlußkörper und Sphäridien. Vergr. 27000fach. (M.E., Krb. Nr. 938/78, Univ.-HNO-Klinik Rostock)

nendichte Granula. Ihre Größe schwankte zwischen 50 und 200 nm (Abb. 1). Die Granula wiesen oft einen spaltförmigen hellen Hof auf. Außerdem fanden sich runde Aufhellungsherde am Chromatin mit mikrotubulären Strukturen, die Sphäridien entsprachen. Andere helle, bizarre Fibroblasten mit pyknotischen Kernen und mäßig geschwollenen Mitochondrien boten herdförmig geringe Glykogeneinlagerungen im Zytoplasma. Außerdem ließen sich typischerweise im Tumor reichlich Mastzellen erkennen, deren Ausläufer sich oft zwischen Bündel kollagener Fasern schoben.

Die als charakteristisch geltenden Zeichen eines jNF (Tumorursprung, Nachweis der Einschlußkörperchen im Zellkern, reichlich Mastzellen zwischen den Fibroblasten) waren somit gegeben. Wenn auch das jNF beim weiblichen Geschlecht extrem selten vorkommen kann, bleibt ungeklärt, ob es sich dabei um einen echten Tumor oder um eine reaktive Hyperplasie handelt.

Literatur ist beim Verfasser anzufordern

Arch Otorhinolaryngol Suppl 118–145 (Verhandlungsbericht 1983)

Archives of
Oto-Rhino-Laryngology

Hauptvortrag

61. H. Weidauer (Heidelberg): Stand und Stellenwert antineoplastischer Chemotherapie bei Kopf-Hals-Tumoren

Zusammenfassung: Der zeitlich begrenzte Palliativeffekt antineoplastischer Chemotherapie bei fortgeschrittenen Kopf-Hals-Tumoren ist unbestritten. Abhängig von der Lokalisation und der Histologie des Primärtumors werden mit der antineoplastischen Chemotherapie bei Kopf-Hals-Tumoren zur Zeit sehr unterschiedliche Ergebnisse erzielt: auffallend hohen Remissionsraten bei Mundhöhlen- und Oropharynxcarcinomen, aber auch bei kindlichen Malignomen und bei Hodgkin-Lymphomen stehen schlechtere Ergebnisse beim Carcinom des Hypopharynx, des Larynx, des malignen Melanoms, des Ösophagus und der Schilddrüse gegenüber. Verglichen mit anderen Fachgebieten liegen die bisherigen Remissionsergebnisse bei Kopf-Hals-Tumoren relativ günstig. Dies ist unter anderem auch der Pionierarbeit der Hals-Nasen-Ohrenärzte und Kieferchirugen zu danken. Mit den bisherigen Cytostatica und Cytostatica-Kombinationen kann bei Kopf-Hals-Tumoren das Ziel, alle Tumoren zu einer kompletten Remission zu bringen, wohl nicht erreicht werden. Die Chemotherapie befindet sich bei Kopf-Hals-Tumoren weiterhin im Experimentierstadium. Bei Teilremissionen, aber auch bei klinisch kompletten Remissionen, ist die Radikaloperation im Bereich des früheren Tumorausmaßes, ggf. mit nachfolgender Bestrahlung, erforderlich. Eine umfassende operative Ausräumung der Lymphknotenmetastasen bleibt unerläßlich. Die Kombination Chemotherapie und Strahlentherapie führte zur Verbesserung der Kurzzeit-Überlebensraten, während die Langzeit-Überlebenskurven nicht verbessert wurden. Im Gegensatz zu den häufig mitgeteilten und vielfach guten Kurzzeit-Ergebnissen nach antineoplastischer Chemotherapie, Operation und Bestrahlung lassen die 5-Jahres-Überlebensraten beim fortgeschrittenen Mundhöhlencarcinom als vorsichtige Schätzung eine Verbesserung um etwa 10% zu. Beim Oropharynxcarcinom ist eine Verbesserung der 5-Jahres-Überlebensrate bisher fraglich. Die Remissionsergebnisse durch Chemotherapie beim Hypopharynxcarcinom und Larynxcarcinom sind noch völlig unbefriedigend. Auch mit einer primären antineoplastischen Chemotherapie zusammen mit Operation und Bestrahlung bleibt die Therapie fortgeschrittener Kopf-Hals-Tumoren eine Therapie der kleinen Schritte.

Trotz steter Verfeinerung der klassischen Tumortherapie – Operation und Bestrahlung – konnten die Überlebenszeiten der Patienten mit fortgeschrittenen Kopf-Hals-Malignomen in den letzten Jahren nicht mehr wesentlich verbessert

BLEOMYCIN	ADRIAMYCIN
CISPLATIN	BCNU
METHOTREXAT	CCNU
	CYCLOPHOSPHAMID
	CYTOSINARABINOSID
	5-FLUOROURACIL
	HYDROXY-HARNSTOFF
	MITOMYCIN
	VINBLASTIN
	VINCRISTIN
	VINDESIN

Abb. 1. Bei Kopf-Hals-Tumoren wirksame Cytostatica mit Schwerpunkt Methotrexat, Cisplatin, Bleomycin

werden. Als neue und ergänzende Behandlungsmöglichkeit wurde die antineoplastische Chemotherapie Ende der 50er Jahre in Deutschland von Bauer [6] und von Becker u. Haas [7] in die Therapie von Kopf-Hals-Tumoren eingebracht. Sie erlebte in der Folgezeit eine stürmische Entwicklung. Die Flut von Veröffentlichungen über Therapieergebnisse nach Chemotherapie in den letzten Jahren führte zu einer ausgesprochenen Chemotherapie-Euphorie [93], die aber keineswegs von allen Onkologen geteilt werden kann. Diese Diskrepanz zwingt zu einer kritischen Standort- und Stellenwertbestimmung der antineoplastischen Chemotherapie bei Kopf-Hals-Tumoren.

Cytostatica schädigen die sich in Teilung befindliche Tumorzelle, abhängig vom Medikament phasenspezifisch oder nicht-phasenspezifisch in der Mitosephase. Die wichtigsten, im Kopf-Hals-Bereich wirksamen Cytostatica sind auf Abb. 1 aufgeführt, wobei Methotrexat, Cisplatin und Bleomycin als Monosubstanz die größte cytostatische Wirkung bei Kopf-Hals-Tumoren aufweisen. Der Effekt ist substanz- und konzentrationsabhängig. Wirkungsoptimale Cytostatica-Spiegel sind nur bei guter Durchblutung des Tumors gewährleistet. Vorausgegangene Operation und Bestrahlung mindern die Durchblutung und den Cytostaticum-Spiegel im Tumor und damit die Effektivität der Chemotherapie. Chemotherapie nach Operation und Bestrahlung bringt nur geringe Remissionen zwischen 10 und 50% [38, 49, 53, 108, 125]. Diese sind von kurzer Dauer und nur als palliativ anzusehen. Eine wesentlich günstigere Wirkung mit 70 bis über 90% Teil- und Vollremissionen erreicht die antineoplastische Chemotherapie bei Mund- und Rachen-Malignomen als Primärschritt vor Operation und Bestrahlung. Ziel ist, mit dieser 3-Schritt-Therapie die Überlebenszeit der Tumorpatienten zu verbessern [4, 8, 38, 54, 62, 66, 79, 95, 97, 102, 104, 108, 111, 123, 125].

Die Polychemotherapie hat sich bei systemischer Applikation durchgesetzt [21, 28]. Sie zielt auf eine additive Tumorwirkung bei Verteilung der Nebenwirkungen. Kritiker der Polychemotherapie bei Kopf-Hals-Tumoren weisen darauf hin, daß bisher noch keine große randomisierte Studie bei Kopf-Hals-Tumoren die Überlegenheit der Polychemotherapie bewiesen hat [32, 44]. Eine solche Studie müßte alle prognostisch Variablen wie Applikationsform, Cytostatica-Konzentration, Kombinations-Schemata, Tumordifferenzierung, Tumorlokalisation und Tumorklassifizierung berücksichtigen. Hierzu fehlt noch das entsprechende Krankengut. Erwiesen ist nur, daß mit Polychemotherapie bei systemischer App-

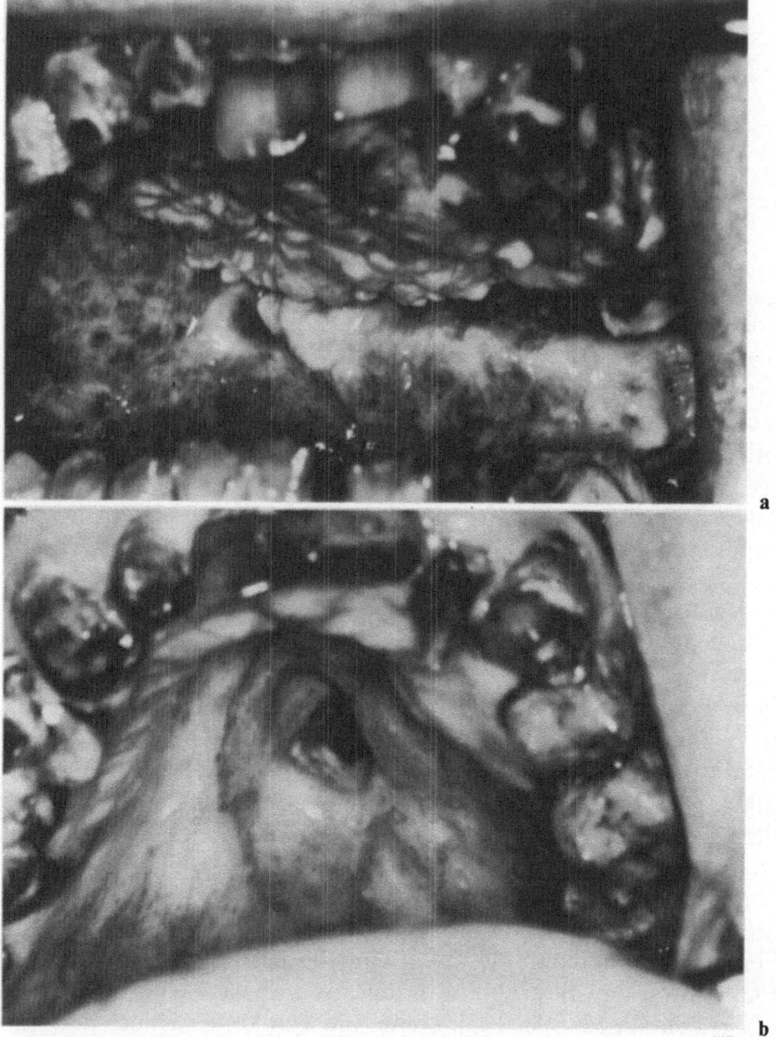

Abb. 2 a, b. T_4-Carcinom des Oberkiefer- und Oropharynx. **a** vor Beginn der Chemotherapie; **b** klinisch komplette Remission nach antineoplastischer Chemotherapie

likation günstigere Remissionen zu erreichen sind als bei Monochemotherapie [12, 21, 35, 90, 102]. Bei intraarterieller Perfusion haben sich Monotherapie [8, 23, 62, 107, 113] und Kombinations-Chemotherapie [79] behauptet.

Die prognostisch bedeutungsvollen Variablen machen auch einen Vergleich der Remissionsergebnisse mit verschiedenen Schemata außerordentlich problematisch. Herberhold wies darauf hin, daß nur das Datum des Ablebens ein einigermaßen verläßlicher Eckwert ist. Auch hierbei stößt die Notwendigkeit einer gereinigten Statistik auf weitere Schwierigkeiten. Eine alleinige antineoplastische Chemotherapie bei soliden Kopf-Hals-Tumoren kann jedoch nicht empfohlen werden. Persistierende Tumorzellareale bei partieller Remission ebenso wie bei

TU-LOKALISATION	CR	PR > 50	PR < 50	NC	PROG:
MUNDHÖHLE N =148	(n= 46) 31%	(n=76) 53%	(n=18) 12%	(n=6) 4%	0
	84%				
OROPHARYNX N =71	(n= 19) 27%	(n= 36) 51%	(n=15) 21%	(n=1) 1%	0
	78%				
HYPOPHARYNX N =25	(n= 3) 12%	(n= 5) 20%	(n=16) 64%	(n=1) 4%	0
	32%				

Abb. 3. Remissionsdaten von Mundhöhlen-, Oropharynx- und Hypopharynxcarcinomen nach primärer antineoplastischer Chemotherapie mit Vincristin, Methotrexat, Bleomycin. Hohe Remissionsrate bei Mundhöhlen- und Oropharynxcarcinomen, geringe Remissionen bei Hypopharynxcarcinomen (HNO- und MZK-Klinik, Universität Heidelberg). (n = 244/31. 3. 1983)

klinisch scheinbar kompletter Remission zwingen uns immer noch zu einem anschließenden sanierenden operativen Eingriff im Bereich ehemaliger Tumorgrenzen [15, 18, 66, 123].

Frühere Behandlungsergebnisse [69, 97, 111, 113] zeigen ebenso wie die jetzigen Statistiken die Plattenepithel-Carcinome der Mundhöhle als chemosensibel, wie das Beispiel eines T_4-Mundhöhlen-Oropharynx-Carcinoms vor und nach der Chemotherapie verdeutlicht (Abb. 2a, b). Teil- und Vollremissionen bei fortgeschrittenen Mundhöhlencarcinomen liegen zwischen 70 und 95% und werden heute mit der systemischen Therapie ebenso wie mit der intraarteriellen Perfusion erreicht. Bei den extrem hohen Remissionsraten ist eine kritische Einschätzung jedoch geboten. Die stürmische Remission vieler Mundhöhlen- und Oropharynxcarcinome unter antineo-plastischer Chemotherapie mit rasch einsetzender Schmerzlinderung beim Kau- und Schluckakt ist eines der beeindruckendsten Ergebnisse der Chemotherapie.

Im eigenen Krankengut der Hals-Nasen-Ohrenklinik und Mund-Zahn-Kieferklinik der Universität Heidelberg unterstreicht der hohe Anteil an kompletten Remissionen und Teilremissionen mit insgesamt 84% das gute Ansprechen der Plattenepithel-Carcinome im Mundbereich (Abb. 3).

Mit dem gleichen Therapie-Schema lassen Oropharynxcarcinome mit 78% Teil- und Vollremissionen eine geringere Remissionsrate erkennen. Die mit einer Irrtumswahrscheinlichkeit von $n = 0{,}02$ im Chi-Quadrattest günstigeren Remissionen verhornender Oropharynxcarcinome im Vergleich zu schwach oder nicht verhornenden Carcinomen dürfte eine der Ursachen der geringfügig geringeren Remissionsrate beim Oropharynxcarcinom sein. Abbildung 4a, b verdeutlicht eine komplette Remission (b) eines verhornenden T_3-Plattenepithel-Carcinoms des weichen Gaumens und der linken Tonsille (a) nach Chemotherapie.

Plattenepithel-Carcinome des Hypopharynx sind durch Chemotherapie meist wenig zu beeinflussen. In unserem Krankengut erreichten komplette Remissionen

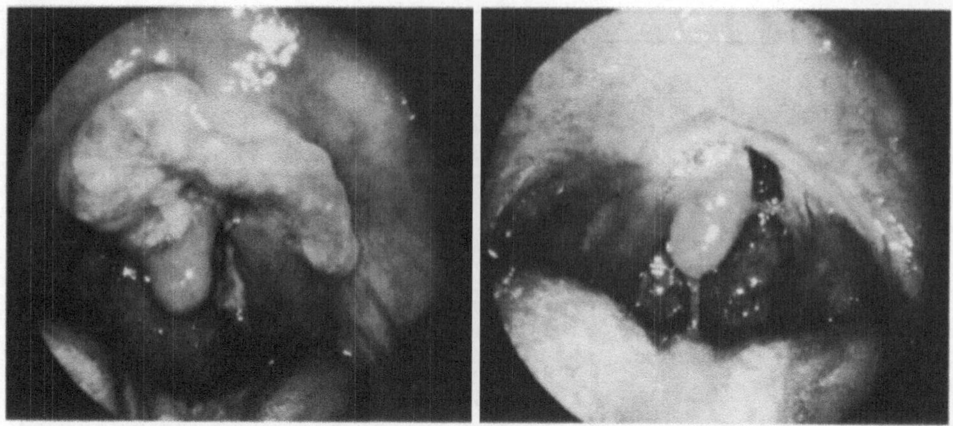

Abb. 4. Verhornendes Plattenepithel-Carcinom des weichen Gaumens und der linken Tonsille vor Therapiebeginn (**a**), klinisch und histologisch komplette Remission nach 6 Zyklen Vincristin, Methotrexat, Bleomycin (**b**)

und Teilremissionen 32%. Die fehlende Hypermaturation durch Bleomycin [43] erklärt nur teilweise die geringere Remissionsrate. Fortgeschrittene Hypopharynxcarcinome bleiben somit auch nach Chemotherapie häufig inoperabel. Mit dem Hypopharynxcarcinom vergleichbar sind die ungünstigen Remissionen des Larynxcarcinoms [39] unter antineoplastischer Chemotherapie. Als Pars pro toto seien die Angaben von Laccourreye [67] herausgegriffen, der 136 Hypopharynxcarcinome und 77 Larynxcarcinome einer primären Polychemotherapie mit Oncovin, Methotrexat und Bleomycin unterzog. Das Ergebnis – 32% Remissionen – ist für die Prognose praktisch bedeutungslos. Dementsprechend wurden auch nicht die Ein-Jahres-Überlebensraten durch die präoperative Chemotherapie verbessert.

Werden Chemotherapie und Strahlentherapie kombiniert, sei es als Erstschritt vor der Strahlentherapie oder sei es partiell synchronisiert, so läßt sich die Kurzzeit-Überlebensrate verbessern [1, 25, 28, 30, 40, 83, 103, 104]. Eine erhöhte lokale Toxizität durch die Kombinationsbehandlung muß hierbei jedoch berücksichtigt werden. Unter Auswertung von 34 randomisierten Studien und 14 Phase-II-Studien konnte eine signifikante Verbesserung der Langzeit-Überlebensrate nicht erzielt werden [25].

Im Gegensatz zu den zahlreichen Berichten über Remissionen nach Chemotherapie bei Kopf-Hals-Tumoren umfassen die Überlebenszeiten nur kurze Zeiträume und werden selten genannt. In unserem Gesamtkollektiv von 242 Patienten kann für T_2-Tumoren der Mundhöhle (Abb. 5) eine mediane Überlebenszeit noch nicht angegeben werden. Mehr als 70% dieser Patienten leben noch. Bei den T_3/T_4-Malignomen der Mundhöhle liegt die mediane Überlebenszeit bei 22 Monaten (Abb. 5), bei T_3/T_4-Oropharynxcarcinomen bei 19 Monaten. Die mediane Überlebenszeit beim fortgeschrittenen Hypopharynxcarcinom mit 11 Monaten läßt bisher keine Verbesserung der Überlebensrate durch primäre antineoplastische Chemotherapie erkennen.

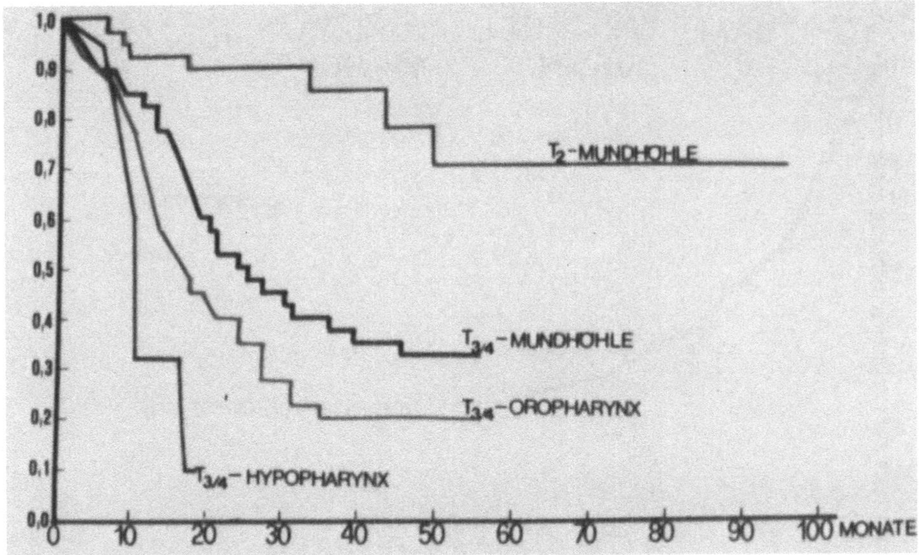

Abb. 5. Mediane Überlebenszeiten nach Kaplan, Meyer bei Patienten (n = 242) mit T_2-Malignomen der Mundhöhle und T_3/T_4-Malignomen von Mundhöhle, Oropharynx und Hypopharynx

Eine größere, prospektiv randomisierte Studie mit Überlebenszeit-Kurven zur Wertung der Effektivität einer primären Chemotherapie gibt es noch nicht. So bleibt nur der statistische Vergleich mit einer historischen Kontrollgruppe als vorsichtige Wertung: Platz (1982) hat in der Dösak-Studie – der größten europäischen Retrospektivanalyse – bei einem Gesamtkollektiv von über 1200 ausschließlich operierten und bestrahlten Patienten eine Überlebenskurve bei T_2-Malignomen der Mundhöhle angegeben [87]. Vergleichsweise erreichen T_2-Malignome der Mundhöhle, die einer primären zusätzlichen antineoplastischen Chemotherapie zugeführt wurden, eine wesentlich bessere mediane Überlebensrate als ausschließlich operierte und bestrahlte Patienten (Abb. 6).

Bei T_3-Malignomen der Mundhöhle erreichen nach zusätzlicher antineoplastischer Chemotherapie fast doppelt so viele Patienten eine 5-Jahres-Überlebensrate im Vergleich zu ausschließlich operierten und bestrahlten Patienten nach der DÖSAK-Studie (Abb. 7). Da es sich hierbei um eine historische Kontrollgruppe handelt, sind dies keine harten Zahlen im statistischen Sinn.

Die stark streuenden 5-Jahres-Heilungsquoten der fortgeschrittenen Oropharynxcarcinome nach Operation und Bestrahlung lassen eine sichere Wertung unserer fortgeschrittenen Oropharynxcarcinome mit einer 5-Jahres-Überlebensrate von etwa 20% nicht zu. Beim fortgeschrittenen Hypopharynxcarcinom bringt die primäre antineoplastische Chemotherapie offenbar keine Verbesserung der Überlebensrate.

Lymphknotenmetastasen – Chemotherapie

Lymphknotenmetastasen reagieren generell schlechter auf Chemotherapie als der Primärtumor. Auch bei einer klinisch und histologisch kompletten Remission des

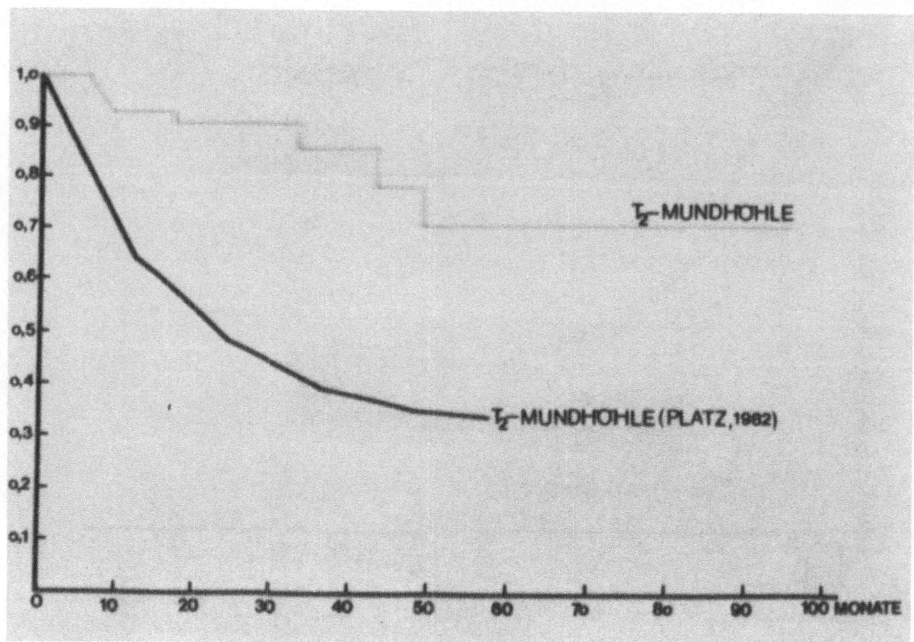

Abb. 6. Vergleich der Überlebenskurve von T_2-Malignomen der Mundhöhle nach primärer Chemotherapie, Operation und ggf. Bestrahlung mit historischer Kontrollgruppe T_2-Malignome (Platz 1982) der DÖSAK-Studie

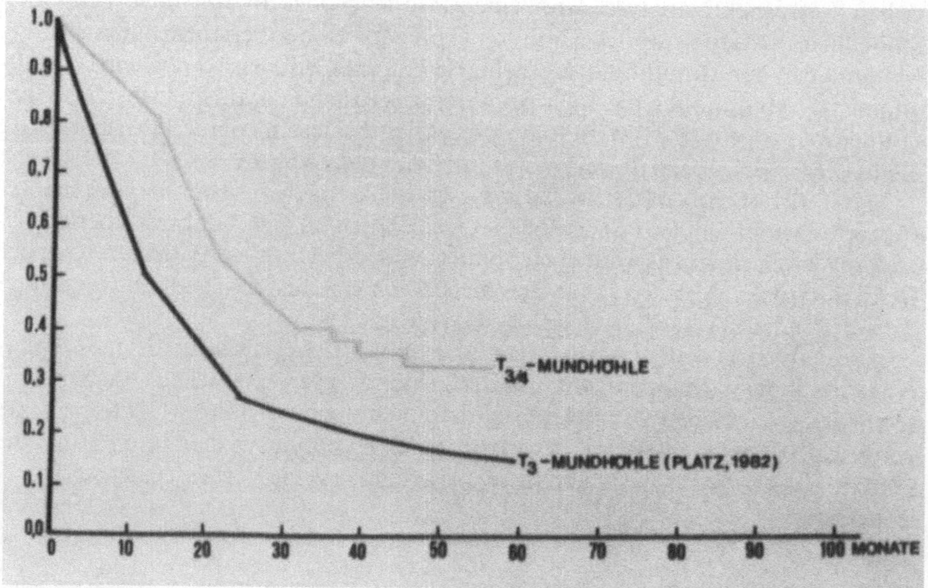

Abb. 7. Vergleich der Überlebenszeiten von T_3/T_4-Mundhöhlencarcinomen nach antineoplastischer Chemotherapie, Operation und Bestrahlung im Vergleich mit einer historischen Kontrollgruppe der DÖSAK-Studie (Platz 1982)

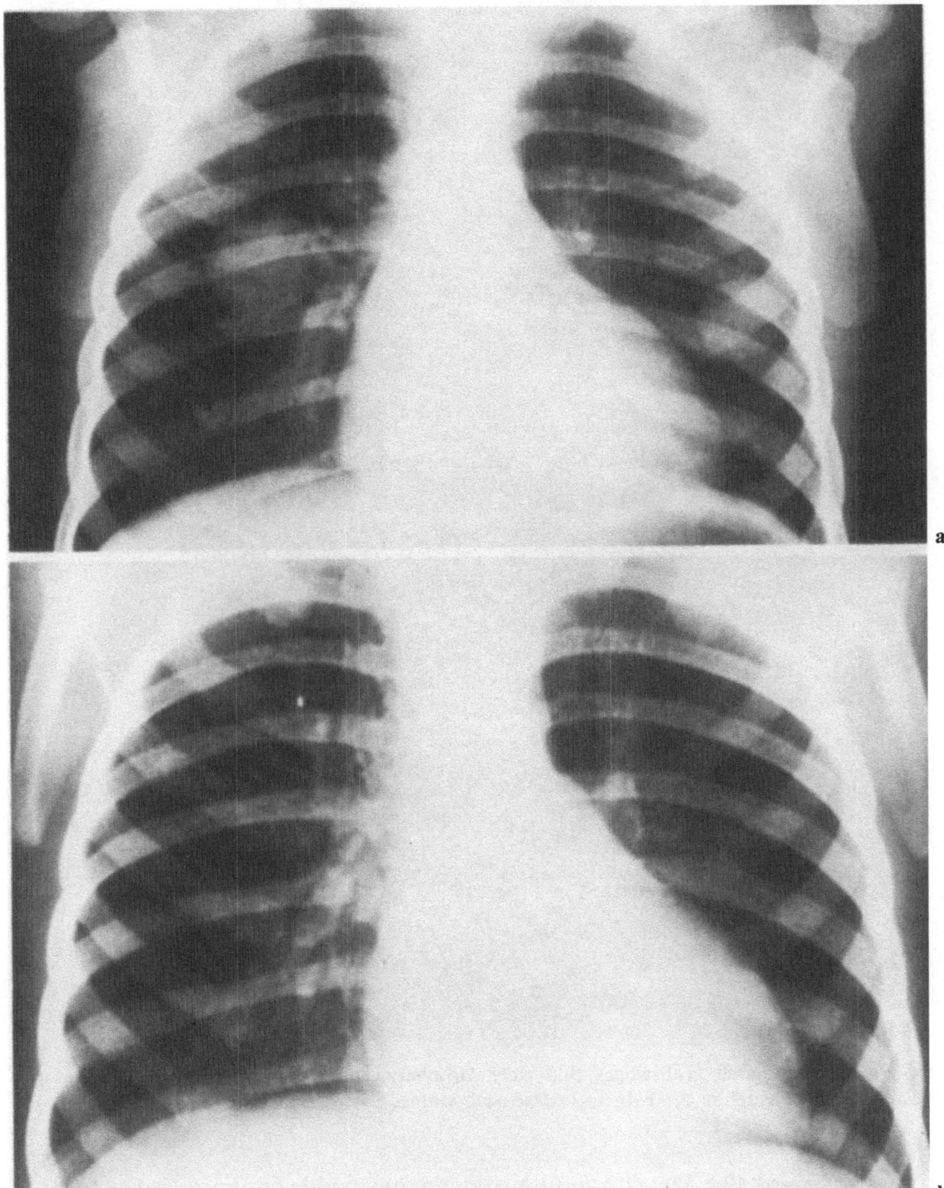

Abb. 8 a, b. Lungenübersichtsaufnahme mit zirkulärer Oberlappenmetastase rechts (**a**) vor Beginn der antineoplastischen Chemotherapie und nach Beendigung der Chemotherapie (**b**)

Primärtumors erreicht die Lymphknotenmetastase keine komplette Remission. Bei der Lymphknotenmetastase liegt deshalb der therapeutische Schwerpunkt zweifellos auf der nachfolgenden Operation. Mit der Teilremission einer fixierten Lymphknotenmetastase läßt sich der nachfolgende operative Eingriff entweder erst ermöglichen oder erleichtern. Neck dissection und ggf. suprahyoidale Aus-

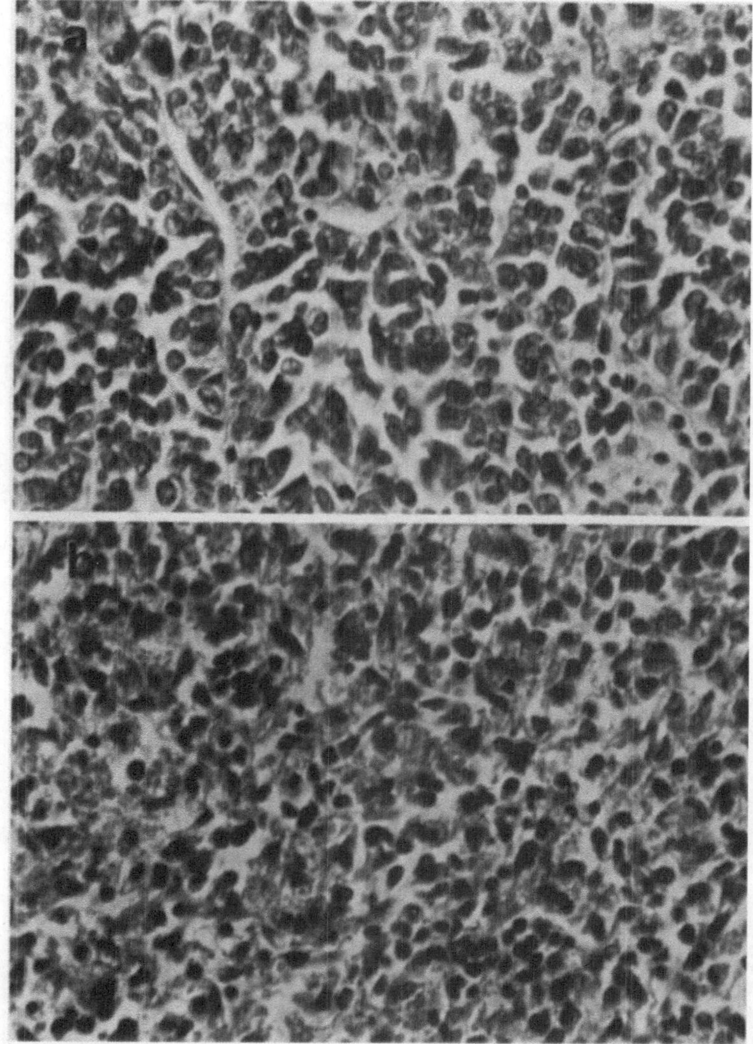

Abb. 9a, b. Histologisch großzelliges Bild eines Oropharynxcarcinoms (**a**) und Überwiegen von kleinzelligen Elementen in der Lebermetastase nach antineoplastischer Chemotherapie (**b**)

räumung bei lokaler Metastasierung sind ein zwingendes onkologisches Gebot. Auch Fernmetastasen können der chemotherapeutischen Remission entsprechen und sich klinisch scheinbar komplett zurückbilden (Abb. 8 a, b).

Chemotherapie und morphologischer Gestaltwechsel

Nach Chemotherapie sehen wir manchmal einen morphologischen Gestaltwechsel der Metastasen (Abb. 9 a, b), besonders der Fernmetastasen. So zeichnet sich beispielsweise eine nach Chemotherapie aufgetretene Lebermetastase durch überwiegend kleine Tumorzellen aus, im Gegensatz zum großzelligen Bild des Primärtumors. Die Chemotherapie könnte hierbei die Gesamtheit der persistierenden Tumorzellen verändert oder therapieresistente Tumorzellklone selektioniert haben [123]. Dieses Problem und seine möglichen Konsequenzen sind bisher ungelöst. Der Hypermaturationseffekt mit zunehmender Verhornung [23] ist ein häufiger Befund verhornender oder schwach verhornender Plattenepithelcarzinome.

Kopfspeicheldrüsen-Malignome und Chemotherapie

Die Chemotherapie von Kopfspeicheldrüsen-Malignomen ist unverändert eine Domäne der Chirurgie, ggf. mit Bestrahlung. Die Frage, ob eine zusätzliche antineoplastische Chemotherapie bei fortgeschrittenen Carcinomen oder Rezidiven sinnvoll ist, läßt sich heute noch nicht beantworten. Nach dem bisherigen Erkenntnisstand dürfte bei Kombinationsbehandlung mit Adriamycin, Cisplatin und Cyclophosphamid noch der höchste Remissionsanteil zu erwarten sein [3, 112].

Adenoidcystisches Carcinom und Chemotherapie

Einige Berichte liegen über eine palliative antineoplastische Chemotherapie des fortgeschrittenen adenoidcystischen Carcinoms vor. Mit Cisplatin wurden die günstigsten Remissionen [71, 96, 101, 107, 112] erreicht. Die Ergebnisse mit 5-Fluorouracil werden mit 65% Teilremissionen angegeben [115]. Bei Patienten mit einem ausgedehnten Tumorbefall wird eine 3-Schritt-Therapie mit primärer antineoplastischer Chemotherapie, Operation und Bestrahlung als Therapie des fortgeschrittenen adenoidcystischen Carcinoms in Erwägung gezogen [107]. Lungenmetastasen sprechen schlechter an als der Primärtumor. Ob jedoch über den Palliativeffekt hinaus der antineoplastischen Chemotherapie beim adenoidcystischen Carcinom noch eine Bedeutung zukommt, wird bei dem langsamen Wachstum des Tumors in Zukunft schwer zu beantworten sein.

Chemotherapie und malignes Melanom

Die schlechte Prognose des fortgeschrittenen Melanoms wurde durch antineoplastische Chemotherapie nicht essentiell geändert. Große Sammelstatistiken weisen für die Monotherapie mit DTIC und BCG oder Kombinations-Chemotherapie mit DTIC, Cisplatin und Holoxan als derzeit aussichtsreichste Cytostatica-Kombination beim malignen Melanom eine durchschnittliche Responsrate zwischen 20 und 25% [10] auf. Es sind zeitlich begrenzte Palliativeffekte. Wenige, über Monate anhaltende, komplette Remissionen sind Ausnahme.

Mittelohr-Carcinom und Chemotherapie

Die 5-Jahres-Überlebensrate bei Mittelohr-Carcinomen nach Operation und Bestrahlung beträgt etwa 15%. Obwohl schon 1965 Tucker [116] darauf hinwies, daß eine Verbesserung der Überlebensrate wahrscheinlich nicht in der radikalen Petrosektomie, sondern in der Kombination von Chemotherapie, Mastoidektomie und Strahlentherapie liegt, wurden die Möglichkeiten einer antineoplastischen Chemotherapie bisher nicht ausreichend genutzt. Dabei steht außer Zweifel, daß das Plattenepithel-Carcinom des Mittelohres durchaus chemotherapeutisch beeinflußbar ist [124]. Prognostische Aussagen sind bisher nicht möglich.

Chemotherapie und Nasopharynx-Carcinome

Die ungünstigen Überlebensraten beim Plattenepithel-Carcinom des Nasopharynx mit 5 bis 15% dürften durch eine primäre antineoplastische Chemotherapie zu verbessern sein. Diese Annahme stützt sich auf rein palliative Behandlungsergebnisse von Huang u. Mitarb. [51], der bei 9 Rezidiven immerhin 4 Teilremissionen von über 60% beobachtet hat.

Die hohe Strahlenempfindlichkeit des *lymphoepithelialen Carcinoms Schmincke-Regaud* macht die Strahlentherapie zur Therapie der Wahl. Statistisch signifikant schlechtere Überlebensraten des Stadiums IV mit 16% gegenüber 59% der Stadien II und III nach 4 Jahren haben Caliebe und Rudert festgestellt. Sie fordern deshalb beim Stadium IV eine multizentrisch prospektive Studie mit chemotherapeutischer Kombinationsbehandlung und Radiotherapie [26, 93].

Ösophagus-Carcinom und Chemotherapie

Die 5-Jahres-Überlebensraten beim Ösophaguscarcinom belaufen sich nach Linder auf 5%, maximal 20% [77]. Zum Zeitpunkt der Diagnosestellung sind Ösophaguscarcinome bereits zu 70% inoperabel. Eine primäre Kombinationsbehandlung mit Vincristin, Bleomycin, Methotrexat erbrachte 55% partielle Remissionen [78]. In jüngster Zeit wird der Kombinations-Chemotherapie mit Bleomycin, Cisplatin [56] bzw. Cisplatin und 5-Fluorouracil [72] mit über 60% Voll- und Teilremissionen eine besondere Bedeutung beigemessen. Einer zur Zeit laufenden internationalen Pilotstudie mit Cisplatin, Bleomycin entstammt die Teilremission eines hochsitzenden Ösophaguscarcinoms (Abb. 10 a, b).

Auch nach intratumoröser endoskopischer Applikation von Bleomycin-Öl-Suspension liegen beachtenswerte Palliativergebnisse vor [55]. Die Ergebnisse einer Kombinationsbehandlung von Chemotherapie und Strahlentherapie sind widersprüchlich. Eine Verbesserung der Remissionsrate bei Kombination von Bleomycin und Strahlentherapie (5-Jahres-Überlebensrate 32% nach Soga [109]) stehen Ergebnisse anderer Autoren gegenüber, die trotz verbesserter Kurzzeit-Ergebnisse keine Verlängerung der Überlebenszeit durch eine kombinierte Chemo-Strahlentherapie, aber eine erhöhte Komplikationsrate beobachteten [1, 5, 56]. Ob eine antineoplastische Chemotherapie beim Ösophaguscarcinom ggf. mit nachfolgender Operation und/oder Bestrahlung (Abb. 10c) die 5-Jahres-Überlebensrate verbessert, kann zur Zeit noch nicht beantwortet werden [127].

Chemotherapie und Schilddrüsen-Carcinom

Eine therapeutische Lücke besteht beim undifferenzierten Schilddrüsencarcinom, welches Jod-131 nicht konzentriert und beim C-Zell-Carcinom, welches Jod-131 nicht speichert. Eine antineoplastische Chemotherapie mit Doxorubicin, eventuell in Kombination mit Bleomycin und Vincristin [110] lassen Remissionen von 34% [11] maximal 65% [110] zu. Hierbei handelt es sich nur um Palliativergebnisse zur Linderung der Tumorschmerzen.

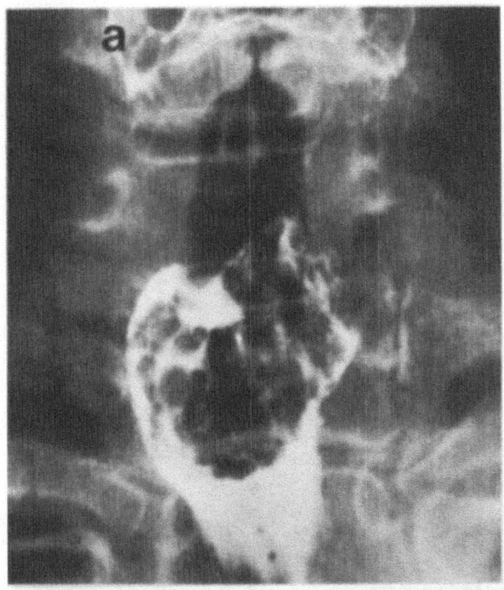

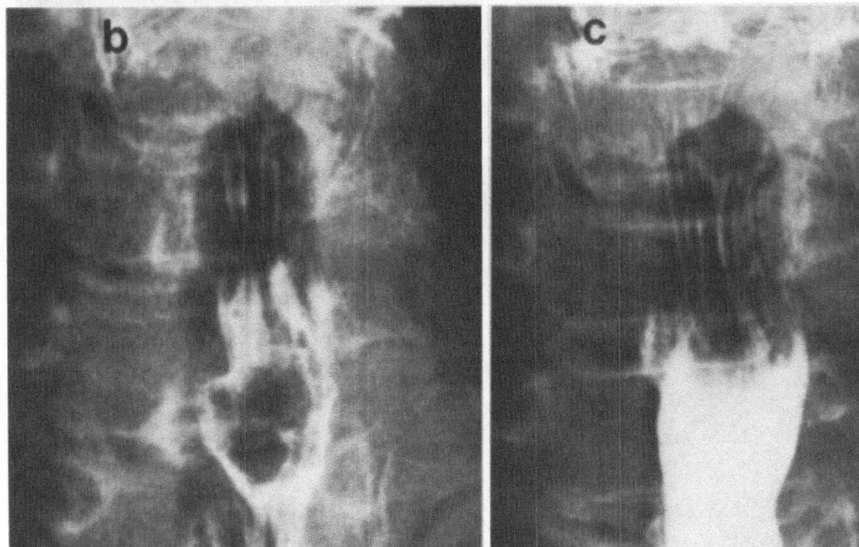

Abb. 10 a–c. Hochsitzendes Ösophaguscarcinom (**a**) mit Teilremission (**b**) nach drei Zyklen mit Cisplatin, Bleomycin, Vindesin und freier Ösophaguspassage (**c**) nach zusätzlicher Strahlentherapie

Maligne Lymphome und Chemotherapie

Die kombinierte Chemo- und Strahlentherapie hat die Überlebensrate fortgeschrittener Stadien von Morbus Hodgkin signifikant verbessert. Selbst im disseminierten Stadium IV B werden heute 4-Jahres-Überlebensraten von 50% erreicht [114]. Die ungünstigeren Ergebnisse beim malignen Non-Hodgkin-Lymphom konnten durch eine Kombinations-Chemotherapie inzwischen auf eine 5-Jahres-Überlebensrate von 40% [41] bis 55% [37] verbessert werden.

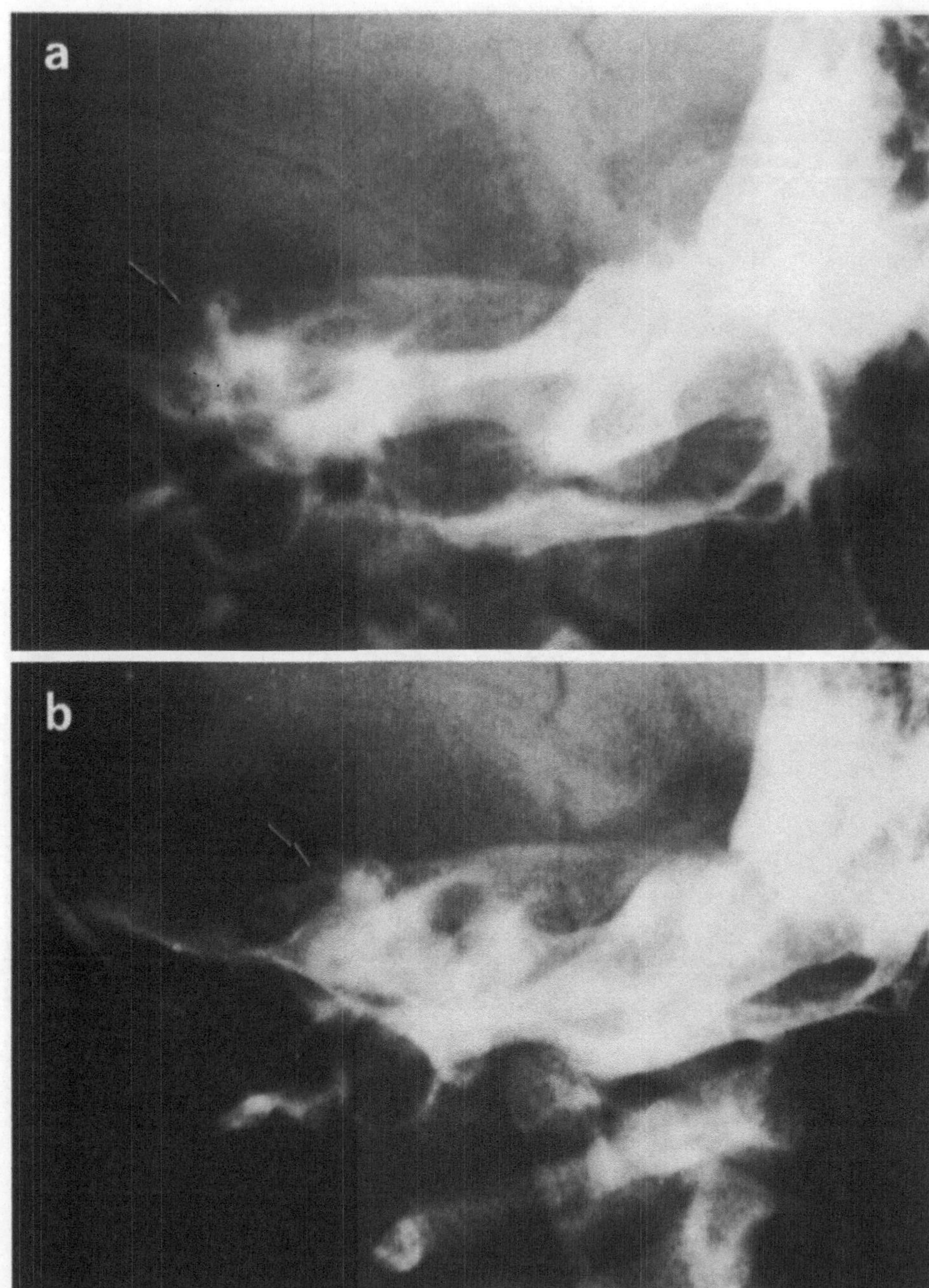

Abb. 11 a, b. Stenvers-Aufnahme mit Defekt der Pyramidenoberkante bei Rhabdomyosarkom vor der antineoplastischen Chemotherapie (**a**) und sekundärer Recalcifizierung 4 Monate nach antineoplastischer Chemotherapie (**b**)

Kindliche Malignome und Chemotherapie

Die Therapie fortgeschrittener kindlicher Malignome ist heute weitgehend zur Domäne der Chemotherapie und Strahlenbehandlung geworden. Allein beim Rhabdomyosarkom, dem häufigsten Sarkom der ersten Lebensdekade, wird eine 5-Jahres-Überlebensrate von 67% erreicht [75]. Die Abb. 11 verdeutlicht auf einer Stenvers-Aufnahme einen weitgehenden Knochenabbau um den vertikalen Bogengang (a) durch ein Rhabdomyosarkom und 4 Monate nach Kombinations-Chemotherapie mit Cyclophosphamid, Adriamycin, Actinomycin und Vincristin die sekundäre Ossifizierung (b) nach kompletter Remission.

Chemotherapie – ambulante Regime

Wegen der Komplikationsrate bei antineoplastischer Chemotherapie ist eine stationäre Behandlung ratsam. In der letzten Zeit werden auch ambulant durchführbare Therapie-Schemata empfohlen, teils als primäre Chemotherapie [51, 82, 94, 95] teils als Palliativmaßnahme [51, 82, 94]. Hervorzuheben ist das Molinari-Schema mit Vincristin, Bleomycin, Methotrexat (VBM) mit einer Remissionsrate von durchschnittlich 70%, weiterhin das Cisplatin/5-Fluorouracil-Schema nach Kish mit einer auffallend hohen Remissionsrate von 90% [31, 61]. Für eine ambulante Palliativtherapie wurden Cisplatin, Bleomycin und Methotrexat [27, 120] ebenso wie Cisplatin und Bleomycin [81] eingesetzt. Da 95% der Tumorpatienten als alkoholabhängig häufig schwer zu führen sind, kann die Unterbringung im vertrauten familiären Milieu während der ambulanten Behandlung neben den Cytostatica-bedingten Komplikationen auch weitere Nachteile bringen.

Mangelernährung und Chemotherapie

Die Mangelernährung bei Patienten mit Kopf-Hals-Tumoren ist kausal auf verschiedene Faktoren zurückzuführen: chronischer Alkoholabusus, tumorbedingte Kau- und Schluckbeschwerden, die Tumorkrankheit mit gestörter Eiweißsynthese [92] und gesteigertem Grundumsatz [122], sowie die Nebenwirkungen der antineoplastischen Chemotherapie kommen als ursächliche Faktoren in Frage. Die Annahme, die antineoplastische Chemotherapie führe immer zu einer weiteren Gewichtsreduktion, trifft nicht zu. Bei 100 eigenen Patienten haben wir die Gewichtsänderungen in Prozenten überprüft: 90% wiesen eine Gewichtsänderung von ±5% während der Behandlung auf (s. Abb. 12). Gewichtszunahme und Gewichtsabnahme hielten sich bei der Nahrungsaufnahme ad libitum die Waage, was wir ursächlich auf eine forcierte Rescue mit Leucoverin und den Nukleosiden Thymidin und Inosin zurückführen. Der Vorstellung einer Gewichtszunahme bei Respondern und Gewichtsabnahme bei Non-Respondern entsprachen 57% der Patienten. Zweifellos tolerieren unterernährte Patienten die antineoplastische Chemotherapie und deren Nebenwirkungen schlechter. Bei belastenden Therapie-Schemata steht eine hyperkalorische enterale oder parenterale Ernährung als flankierende Maßnahme für Chemotherapie, Operation und Bestrahlung zur Verfügung, um Gewichtsdifferenzen auszubalancieren [29, 73, 106] und um zu einer begrenzten Wiederherstellung der Immunfunktion [29] beizutragen.

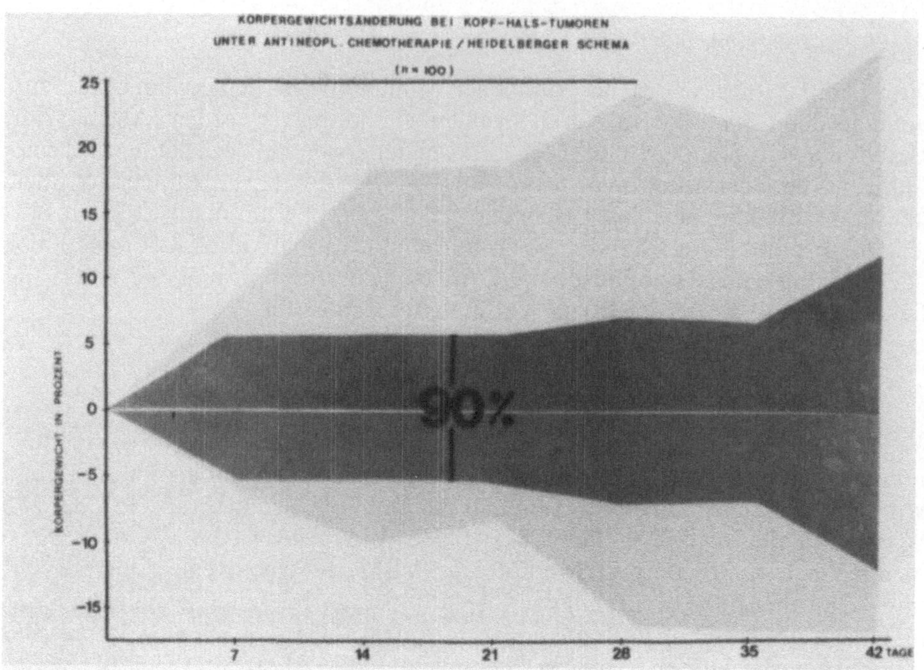

Abb. 12. Gewichtsverlauf während der antineoplastischen Chemotherapie (6-Wochen-Zyklen) mit Vincristin, Bleomycin, Methotrexat sowie Rescue mit Leucoverin, Thymidin und Inosin: bei 90% Gewichtsänderung ±5%

Chemotherapie und Nebenwirkungen

Bei jeder Entscheidung zur Chemotherapie von Kopf-Hals-Tumoren sind umfangreiche und im einzelnen bekannte tolerable und relevante Nebenwirkungen (Abb. 13a, b, 14) sowie Kontraindikationen zu berücksichtigen. Folgenschwerste Nebenwirkung bei Bleomycin-Applikation ist die Lungenfibrose, deren Häufigkeit mit 10–83% [17, 70] angegeben wird und in 1,5% der Fälle zum Tode führt [89, 105, 121]. Regelmäßige Lungenkontroll-Aufnahmen und Vitalkapazitätsbestimmungen sind als Überwachung erforderlich. Eine altersabhängige Gesamtdosisbegrenzung und eine Heparinisierung werden zur Prophylaxe empfohlen [49, 121]. Eine sichere Prophylaxe gibt es bisher nicht.

Für Cisplatin dosislimitierend ist die kumulative Nephrotoxizität, wobei Hydration und Diurese die Komplikationsrate senken. Knochenmarkdepressionen, Innenohrschwerhörigkeit vorwiegend im hohen Frequenzbereich, Übelkeit und Erbrechen sind unter anderem die gravierendsten Nebenwirkungen des Cisplatin.

Bei Methotrexat stehen die Hepatoxizität besonders bei vorgeschädigtem Leberparenchym, die Nephrotoxizität und reversible Myelosuppression im Vordergrund. Dies gilt in unterschiedlichem Ausmaß auch für die übrigen Cytostatica. Nur strenge Indikationsstellung bei fortgeschrittenen Tumoren [19, 20] und Berücksichtigung der Kontraindikationen macht das Risiko bei der Schwere des Krankheitsbefundes akzeptabel. In welchem Ausmaß bei systemischer Polychemotherapie die zusätzliche Nukleosid-Applikation [85, 86], die

a

NEBENWIRKUNGEN BEI KOMBINATIONS-CHEMOTHERAPIE BLEOMYCIN - METHOTREXAT - VINCRISTIN (TOLERABEL)	
HAARAUSFALL	65 %
HYPERKERATOSEN DER HAUT	22 %
SENSIBILITÄTSSTÖRUNGEN DER FINGER	20 %
VERSTÄRKTE PIGMENTATION	10 %
FIEBER BIS 38 GRAD	24 %
FIEBER BIS 39 GRAD	7 %
STOMATITIS 1. GRADES	26 %

b

NEBENWIRKUNGEN BEI KOMBINATIONS-CHEMOTHERAPIE BLEOMYCIN - METHOTREXAT - VINCRISTIN (RELEVANT)

	N:
STOMATITIS 3. GRADES	3
LEUKOPENIE (< 1 000/MM^2)	3
THROMBOCYTOPENIE (50 - 100 000)	4
" (< 50 000)	0
KREATINANSTIEG (1,3 - 1,5 MG/DL)	8
" (1,5 - 3,0 MG/DL)	3
METHOTREXAT-INDUZIERTE HEPATITIS	1
SOG. BLM-LUNGE IM RÖNTGENBILD	
A) SICHER	16
B) FRAGLICH	13
FIBROSE DER LUNGE (AUTOPTISCH)	8
ARZNEIMITTEL-INDUZIERTE TODESFÄLLE (SOG. DRUG-INDUCED-LYELL-SYNDROM)	2

Abb. 13 a, b. Tolerable (**a**), den Therapieablauf nicht störende und (**b**) klinisch relevante Nebenwirkungen unter antineoplastischer Chemotherapie mit vorübergehendem oder bleibendem Therapieabbruch

SCHWERPUNKT-NEBENWIRKUNGEN BEI ANTINEOPLASTISCHER CHEMOTHERAPIE

BLEOMYCIN:

LUNGENFIBROSE (~10 - 83 %, 1,5 % LETAL)
STOMATITIS III. GRADES (~ 2 %)

CISPLATIN:

KUMULATIVE NEPHROTOXIZITÄT
MYELOSUPPRESSION
INNENOHRSCHWERHÖRIGKEIT
NAUSEA

METHOTREXAT:

HEPATOTOXIZITÄT
NEPHROTOXIZITÄT
MYELOSUPPRESSION

Abb. 14. Übersicht über Schwerpunkt-Nebenwirkungen von Bleomycin, Cisplatin und Methotrexat

SPÄTFOLGEN NACH ANTINEOPLASTISCHER CHEMOTHERAPIE

IMMUNSUPPRESSION (?):

TBC-REAKTIVIERUNG (HIRATA, 1980)
DISSEMINIERTE FURUNKULOSE (CREAGAN, 1981)
HERPES ZOSTER (BRANDEIS, 1983)
SEPSIS
MULTIZENTRISCHE NEOPLASIEN (?)

TUMORZELL-SELEKTION (?)

SPÄTFIBROSEN DER LUNGE (WALDEN, 1983)
(3 BIS 14 MONATE NACH CHEMOTHERAPIE)

INDUZIERTE ZWEITTUMOREN (SCHMÄHL, 1967, 1982, 1983)

Abb. 15. Übersicht über Spätfolgen nach antineoplastischer Chemotherapie

Wahl der cytostatischen Sequenzkombination [108], die intraarterielle Perfusion [62] und die intratumoröse Instillation [14] von Cytostatica Nebenwirkungen reduzieren, läßt sich heute noch nicht exakt abgrenzen.

Chemotherapie und Spätfolgen

Die Spätfolgen nach antineoplastischer Chemotherapie (Abb. 15) sind uns in ihrem Gesamtausmaß noch weitgehend unbekannt. Folgen der Immunsuppression, eventuelle Tumorzellselektion, Spätfibrosen der Lunge und induzierte Zweittumoren sind hier zu nennen. Tbc-Reaktivierung [47], Zostererkrankungen [22], disseminierte Furunkulose [30] und antibiotisch nicht beherrschbare Sepsis ([56], zwei eigene Fälle) bei kompletter Remission 6–8 Wochen nach Beendigung der Chemotherapie sowie multizentrische Neoplasien der Lunge [16] dürften auf die Immunsuppression zurückzuführen sein. Als Folge Methotrexat-induzierter Cardiomyopathie oder Bleomycin-induzierter Lungenfibrose kann eine latente Herzinsuffizienz während des operativen Eingriffes und besonders in der postoperativen Phase eine Intensivtherapie erfordern, wobei sich zusätzliche Pneumonien als antibiotisch schwer beherrschbar erwiesen.

Cytostatica-induzierte Sekundärmalignome

Die Langzeit-Toxikologie cytostatischer Medikamente bekommt zunehmend Bedeutung [98]. Es steht außer Zweifel, daß die Alkylantien eine karzinogene Wirkung besitzen (Abb. 17). Nach Schmähl [99] ist bei Cyclophosphamid mit einer durchschnittlichen Latenz von 18 Monaten mit Plattenepithel-Carcinomen der

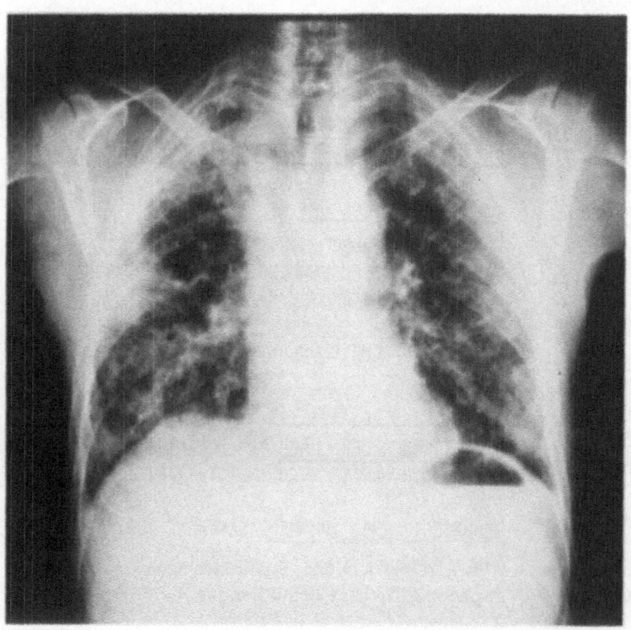

Abb. 16. Lungenübersichtsaufnahme mit multizentrischen Neoplasien der Lunge, anfangs als Bleomycin-induzierte Lungenfibrose fehlgedeutet

CARCINOGENE WIRKUNG DER IM KOPF-HALS-BEREICH BESONDERS WIRKSAMEN CYTOSTATICA

CARCINOGEN	NICHT CARCINOGEN
ALKYLANTIEN	ANTIMETABOLITE
z.B. CYCLOPHOSPHAMID	5-FLUOROURACIL
	METHOTREXAT
ANTIBIOTICA	ALKALOIDE
z.B. BLEOMYCIN	VINBLASTIN
PEPLOMYCIN	VINCRISTIN
MITOMYCIN	
SCHWERMETALLVERBINDUNGEN	
CISPLATIN	

Abb. 17. Übersicht über im Kopf-Hals-Bereich wirksame Cytostatica und deren carcinogene Wirkung

INDUZIERTE ZWEITTUMOREN (NACH SCHMÄHL)

CYCLOPHOSPHAMID:	PLATTENEPITHEL-CARCINOME DER HAUT (~18 MONATE)
	AKUTE MYELOISCHE LEUKÄMIE (~49 MONATE)
	BLASEN-CARCINOME (~81 MONATE)
BLEOMYCIN/ PEPLOMYCIN:	LOKALE CARCINOME NIEREN-MALIGNOME
CISPLATIN: (NACH LEOPOLD)	LUNGEN-CARCINOME SARKOME

Abb. 18. Übersicht über Lokalisation tumorinduzierender Cytostatica

Haut, nach 49 Monaten mit akuter myeloischer Leukämie und nach 81 Monaten mit Blasencarcinomen vermehrt zu rechnen (Abb. 18). Das neue Präparat Mesna (Uromitexan) soll Cyclophosphamid-induzierte Blasencarcinome vollständig verhindern können. Die Möglichkeit des Auftretens von Blasentumoren nach Cyclophosphamid wird mit 10mal [59] bis 100mal [88] über den Normwerten angegeben. Warum cytostatisch induzierte Zweittumoren eine kürzere Latenzzeit als zum Beispiel Strahlenkrebse haben, ist nicht bekannt. Im Kopf-Hals-Bereich werden vermehrt Zungencarcinome und Hautcarcinome als Zweittumoren beobachtet [99]. Die Kombination von antineoplastischer Chemotherapie und Radiotherapie bei Morbus Hodgkin hat eine Gesamtinzidenzrate von 7,9% Sekundärmalignomen bei allein 3% akuten myeloischen Leukämien zur Folge [118].

Schmähl konnte tierexperimentell mit Bleomycin und mit Peplomycin eine cancerogene Wirkung auf die Nieren und am lokalen Applikationsort nachweisen [99]. Diese Erkenntnis ist besonders für die Instillation von Bleomycin-Öl-Suspension in den Tumor bedeutungsvoll. Peplomycin ist eine Weiterentwicklung des Bleomycin und hat im Vergleich zu Bleomycin eine deutlich geringere Fibroserate von 1% [84] bis 2% [105]. Lungencarcinome und Sarkome nach Cisplatin wurden bisher nur tierexperimentell bestätigt [52, 74]. In Langzeit-Versuchen konnten weder für die Antimetaboliten Methotrexat und 5-Fluorouracil noch für das Alkaloid Vinblastin eine karzinogene Eigenschaft nachgewiesen werden [100, 117].

Technische Applikationsprobleme [80], cytostatisch-spezifisch relevante Nebenwirkungen und Spätfolgen erinnern stets daran, eine antineoplastische Chemotherapie darf keine ut aliquid fiat-Therapie sein [19]. Sie zwingt zu einer klaren Indikationsstellung mit Abwägen aller Vor- und Nachteile beim Therapieeinsatz im Kopf-Hals-Bereich [20].

Über das *Rezidivmuster nach Kombination von Chemotherapie, Operation und Bestrahlung* ist wenig bekannt. Bei unseren Patienten mit kompletten Remissionen bzw. nach Teilremission über 50% und nachfolgender Operation und Bestrahlung standen die loco-regionalen Rezidive mit 12 bzw. 35 an erster Stelle. Bemerkenswert sind jedoch die regionären Metastasen und Fernmetastasen ohne Rezidiv des Primärtumors (Abb. 19). Bei der kleinen Fallzahl ist eine Wertung nur begrenzt möglich. Das autoptisch gesicherte Rezidivmuster unterstreicht jedoch drei Fakten:

1. Auch nach klinisch und histologisch scheinbar kompletter Remission mit nachfolgender Operation und Bestrahlung gehen loco-regionale Rezidive von verbliebenen Tumorzellen aus.

2. Loco-regionale Rezidive nach primärer Chemotherapie, Operation und Bestrahlung sind bei kompletten Remissionen offenbar seltener als nach Teilremissionen.

3. Nach Beherrschung des Primärtumors werden okkulte Sekundärlokalisationen schließlich zur Bedrohung.

RECIDIVMUSTER (N = 55)

NACH ANTINEOPLASTISCHER CHEMOTHERAPIE

NACH KOMPLETTER REMISSION:

MUNDHÖHLE: 9 x LOCO-REGIONALES RECIDIV
OROPHARYNX: 3 x LOCO-REGIONALES RECIDIV
● 4 x REGIONALE METASTASEN OHNE PRIMÄRTUMOR

NACH TEILREMISSION ÜBER 50 %:

MUNDHÖHLE: 28 x LOCO-REGIONALES RECIDIV
OROPHARYNX: 7 x LOCO-REGIONALES RECIDIV
● 4 x FERNMETASTASEN OHNE PRIMÄRTUMORRECIDIV

Abb. 19. Autoptisch gesichertes Rezidivmuster mit häufigerem Auftreten loco-regionaler Rezidive nach Teilremission im Vergleich zu kompletten Remissionen. Nah- und Fernmetastasen (*schwarzer Punkt*) bei beherrschtem Primärtumor

Chemotherapie und Rechtsprechung

Die Rechtsprechung hat sich in der letzten Zeit zunehmend mit dem Problem Chemotherapie und Aufklärung beschäftigt [33, 34, 57, 58, 68, 76]. Beim Einsatz der antineoplastischen Chemotherapie gehört die Aufklärung über Wirkung und Nebenwirkung zu den Sorgfaltspflichten des Arztes. Nach der Beweislastregel trifft die Beweislast den beklagten Arzt oder Krankenhausträger. Eine dokumentierte Einwilligung in die Chemotherapie muß vorliegen [68].

Die Remissionsergebnisse unterschiedlicher cytostatischer Therapie-Schemata sind begrenzt. Für die Klärung der optimalen Effektivität ist eine Randomisierung biostatistisch unerläßlich. Die Randomisation muß für die jeweiligen Arme eine „vergleichbare Ungewißheit" (Beger) beinhalten. Die rechtliche Zulässigkeit randomisierter Studien ist unter Juristen jedoch umstritten [34, 68, 76]. Falls sich nach einer Pilotstudie die Überlegenheit dieses Vorgehens beweist, darf nicht randomisiert werden [45]. Nach fester richterlicher Spruchpraxis soll der Arzt den Patienten über die ernsthaft in Betracht kommenden Alternativen aufklären [57, 58]. Randomisation und Aufklärung können ihren rechtlichen und wissenschaftlichen Ansprüchen nur genügen, wenn der aufgeklärte Patient sich der Randomisierung unterwirft. Ein sog. "informed consent" gilt auch für die antineoplastische Chemotherapie und besonders für die Randomisation [68, 126].

Zusammengefaßt ergeben sich folgende Schlußfolgerungen:
Unbestritten ist der zeitlich begrenzte Palliativeffekt mit verbesserter Lebensqualität nach antineoplastischer Chemotherapie bei Kopf-Hals-Tumoren.

Abhängig von der Lokalisation und der Histologie des Primärtumors werden mit der primären antineoplastischen Chemotherapie bei Kopf-Hals-Tumoren zur Zeit sehr unterschiedliche Ergebnisse erzielt: auffallend hohen Remissionsraten bei Mundhöhlen- und Oropharynxcarcinomen, aber auch kindlichen Malignomen und bei Hodgkin-Lymphomen stehen schlechtere Ergebnisse beim Carcinom des Hypopharynx, des Larynx, des malignen Melanoms, des Ösophagus und der Schilddrüse gegenüber. Verglichen mit anderen Fachgebieten liegen die bisherigen Remissionsergebnisse bei Kopf-Hals-Tumoren relativ günstig. Dies ist unter anderem auch der Pionierarbeit der Hals-Nasen-Ohrenärzte und Kieferchirurgen zu danken. Mit den bisherigen Cytostatica und Cytostatica-Kombinationen kann bei Kopf-Hals-Tumoren das Ziel, alle Tumoren zu einer kompletten Remission zu bringen, wohl nicht erreicht werden. Die Chemotherapie befindet sich bei Kopf-Hals-Tumoren weiterhin im Experimentierstadium. Bei Teilremissionen, aber auch bei klinisch kompletten Remissionen, ist die Radikaloperation im Bereich des früheren Tumorausmaßes, ggf. mit nachfolgender Bestrahlung erforderlich. Eine umfassende operative Ausräumung der Lymphknotenmetastasen bleibt unerläßlich.

Den großen Durchbruch brachte die antineoplastische Chemotherapie bei fortgeschrittenen Kopf-Hals-Tumoren bisher nicht. Im Gegensatz zu den häufig mitgeteilten und vielfach guten Kurzzeit-Ergebnissen nach Chemotherapie lassen die 5-Jahres-Überlebensraten beim fortgeschrittenen Mundhöhlencarcinom als vorsichtige Schätzung eine Verbesserung um etwa 10% zu. Beim Oropharynxcarcinom ist eine Verbesserung der 5-Jahres-Überlebensrate bisher fraglich. Die Remissionsergebnisse durch Chemotherapie beim Hypopharynxcarcinom und

Larynxcarcinom sind noch völlig unbefriedigend. Damit bleibt die Therapie von Kopf-Hals-Tumoren weiterhin eine Therapie der kleinen Schritte. Sie bietet jedoch auch für die Zukunft hoffnungsvolle neue Ansätze: Insbesondere ist hier die selektive Tumor-Chemotherapie zu nennen, die durch Verbindung monoklonaler Anti-Tumor-Antikörper mit einem hoch wirksamen Cytostaticum eine selektive Tumorzellvernichtung anstrebt. Experimentelle Untersuchungen bei Tumoren im Kopf-Hals-Bereich [128, 129] und in anderen Fachgebieten [2, 46, 64, 91] sind erfolgversprechend. Mit dem Testen der Wirksamkeit von Cytostatica an etablierten Zellinien [65] oder klonierten Zellinien [129] von Kopf-Hals-Tumoren könnte eine individuellere Tumor-Chemotherapie erreicht werden. Operation und Bestrahlung bleiben im Gesamtkonzept der Therapie fortgeschrittener Kopf-Hals-Tumoren weiterhin tragende Säulen. Chemotherapie verpflichtet zur interdisziplinären Zusammenarbeit. Die Kenntnis der Ausgangsbefunde und die Verlaufskontrollen während der Chemotherapie sind jedoch für den Chirurgen unerläßlich und für die Prognose des Tumorleidens entscheidend. Wir möchten deshalb mit Nachdruck fordern, die antineoplastische Chemotherapie bei Kopf-Hals-Tumoren – wie bisher – in der Hand onkologisch erfahrener Kopf-Halschirurgen zu belassen. Hierin sehen wir aber auch eine Verpflichtung unseres Faches für die Zukunft.

Herrn Prof. Dr. Dr. R. Singer, Univ. Mund-Zahn-Kieferklinik, und Herrn Dr. L. Edler, Institut für Dokumentation und Statistik/DKFZ, Herrn PD Dr. Brandeis, Univ. Kinderklinik, Herrn Prof. Dr. zum Winkel, Direktor der Univ. Strahlenklinik und Herrn PD Dr. Fritze, Med. Univ. Klinik Heidelberg, sei für die Unterstützung der Arbeit besonders gedankt.

Literatur

1. Abe M, Shigematsu Y, Kimura S (1978) Combined use of Bleomycin with radiation in the treatment of cancer. In: Carter, Umezawa, Douros, Sakurai (eds) Antitumor antibiotics. Springer, Berlin Heidelberg New York, pp 169–171
2. Accolia RS, Carrel S, Mach JP (1980) Monoclonal antibodies specific for carcinoembryonic antigen and produced by two hybrid cell lines. Proc Natl Acad Sci USA 77:563–566
3. Alberts DS, Manning MR, Coulthard StW, Koopmann ChS, Herman TS (1981) Adriamycin/cisplatinum/cyclophosphamide combination chemotherapy for advanced carcinoma of the parotid gland. Cancer 47:645–648
4. Al-Sarraf M, Amer MH, Vaishampayan G, Loh J, Weaver A (1979) A multidisciplinary therapeutic approach for advanced previously preliminary report. Int J Rad Oncol Biol Phys 5:1421–1423
5. Appelqvist P, Silvo I (1981) Bleomycin and radiotherapy in non-resectable thoracis esophagial carcinoma. Strahlentherapie 157:371–376
6. Bauer E (1957) Die Anwendung von Bayer E-39 in der Otolaryngologie. Krebsarzt 12:129
7. Becker W, Haas E (1960) Hals-nasen-ohrenärztlicher Beitrag zur Chemotherapie maligner Tumoren. Fortschr Hals Nasen Ohrenheilkd 6:126
8. Becker W, Herberhold C (1977) Konzept und erste Erfahrungen einer onkologischen Gesamttherapie von Kopf-Hals-Tumoren. Laryngol Rhinol Otol (Stuttg) 56:191–200
9. Beger: Siehe Herfarth: Probleme der exp. klin. Chirurgie. Siehe Lindenschmidt
10. Bellet RE, Mastrancel MJ, Berd D, Lustbader E (1979) Chemotherapy of metastatic malignant melanoma. In: Clark WH, Goldman LJ, Mastrancello MJ (eds) Human malignant melanoma. Grune & Stratton, New York San Francisco London, pp 330–351
11. Benker G, Reinwein D (1983) Ergebnisse der Chemotherapy des Schilddrüsencarcinoms. Dtsch Med Wochenschr 108:403–406
12. Bertino JR (1975) Chemotherapeutic approaches to advanced carcinoma of the larynx. Can J Otolaryngol 4:492–494

13. Bertino JR, Boston B, Capizzi RL (1975) The role of chemotherapeutic in the management of cancer in the head and neck: A review. Cancer 36:752–758
14. Bier J, Handrock M, Matthias R (1982) Intratumorale Chemotherapie mit Bleomycin-Emulsion: tierexperimentelle Untersuchungen und klinische Anwendung. Laryngol Rhinol Otol (Stuttg) 61:577–582
15. Bitter K (1977) Die Behandlung des Mundhöhlencarcinoms mit der Kombination Bleomycin, Methotrexat, Telecobalt-Bestrahlung. Eine Pilotstudie. Strahlentherapie 153:449–455
16. Bitter K (1973) Erste Ergebnisse der cytostatischen Behandlung von Plattenepithel-Carcinomen der Mundhöhle mit einer Kombination von Methotrexat und Bleomycin. Dtsch Zahn Mund Kieferheilkd 60:81–93
17. Blum RH, Charter SK, Agre K (1973) A clinical review of Bleomycin – a new antineoplastic agent. Cancer 4:903
18. Böheim K, Mikuz G, Böheim C (1982) Pathohistologische Veränderungen nach cytostatischer Induktionstherapie mit Methotrexat (M), Bleomycin (B) und Cisplatinum (P) – MBP. Laryngol Rhinol Otol (Stuttg) 61:246–250
19. Boenninghaus H-G (1981) Eröffnungsrede des Kongresses der Deutschen Gesellschaft für Hals-Nasen-Ohrenheilkunde, Kopf- und Halschirurgie, 31. 5. 1981, Wiesbaden
20. Boenninghaus H-G, Weidauer H (1983) Kombinierte Therapie der Pharynxcarcinome. Ärztekongreß Berlin
21. Bonadonna G, Tancini G, Bajetta E (1976) Controlled studies with Bleomycin in solid tumors and lymphomas. Prog Biochem Pharmacol 11:172–184
22. Brandeis W (1983) Nebenwirkungen und Spätfolgen von Cytostatica. Südd. Kinderärzte Kongreß, Bayreuth, 25. 6. 1983
23. Burkhardt A, Höltje W-J (1975) The effects of intra-arterial Bleomycin therapy on squamous cell carcinoma of the oral cavity. J Maxillofac Surg 3:217–230
24. Cachin Y (1983) The treatment of carcinomas of the oropharynx. In: Current treatment of head and neck cancers. Inpharzam Medical-Forum 3:5–13
25. Cachin A, Eschwege F (1981) Association Radiothérapie-Chimiothérapie dans les Carcinomes des Voies Aéro-Digestives Supérieures. Bull Cancer (Paris) 68:158–162
26. Caliebe W, Dühmke E, Gremmel H (1982) Behandlungsergebnisse bei Schmincke-Tumoren. HNO 30:340–345
27. Chiuten D, Vogl StE, Kaplan BH, Greenwald E (1980) Effective outpatient combination chemotherapy for advanced cancer of the head and neck. Surg Gynecol Obstet 151:659–662
28. Clifford P (1979) The role of cytotoxic drugs in the surgical management of head and neck malignancies. J Laryngol Otol 93:1151–1180
29. Copeland EM, MacFayden JR, Dudrick SJ (1976) Effect of intravenous hyperalimentation on established delayed hypersensitivity in cancer patient. Ann Surg 184:60
30. Cregan ET, Fountain KS, Frytak S, Desanto LW, Earle JD (1981) Concomitant radiation therapy and cis-diamminedichloroplatinum (II) in patients with advanced head and neck cancer. Med Pediatr Oncol 9/2:119–120
31. Decker DA, Drelichman A, Jacobs J, Hoschner J, Kinzie J, Loh JJK, Weaver A, Al-Sarraf M (1982) Adjuvant chemotherapy with high-dose bolus cis-diamminedichloroplatinum II (CDD) and 120 hour infusion 5-fluorouracil (5-FU) in stage III and IV squamous cell carcinoma of the head and neck. Proc Am Soc Clin Oncol 1:195
32. Deconti RC, Schoenfeld D (1981) A randomized prospective comparison of intermittent methotrexate with leucovorin and a methotrexate combination in head and neck cancer. Cancer 48:1061–1072
33. Deutsch E (1980) Rechtliche Regelung der medizinisch-biologischen Forschung. In: Rechtswissenschaft und Rechtsentwicklung. Göttinger Rechtswissenschaftl Studien 111:171
34. Deutsch E (1980) Der Doppelblindversuch – Rechtliche und ethische Zuverlässigkeit der kontrollierten klinischen Forschung am Menschen. Juristenzeitung 9:289
35. De Vita VT, Young RC, Canellos GP (1978) Combination versus single agent chemotherapy: A review of the basis for selection of drug treatment of cancer. Cancer 35:98–110
36. Dietz R, Wilhelm H-J (1981) Die cytostatisch-radiologische Kombinationstherapie fortgeschrittener maligner Tumoren im HNO-Bereich. Laryngol Rhinol Otol (Stuttg) 60:85–88
37. Dühmke E, Schwarze EW (1981) Therapie der malignen Lymphome des Oropharynx. HNO 29:302

38. Elias EG, Chretien PB, Monnard E, Khan T, Bouchelle WH, Wiernik PH, Lipson StD, Hande KR, Zentai Th (1979) Chemotherapy prior to local therapy in advanced cell carcinoma of the head and neck. Cancer 43:1025–1031
39. Feldmann H (1982) Tumoren im Hals-Nasen-Ohren-Gebiet. II.2. In: Ott G, Kuttig H, Drings P (Hrsg) Standardisierte Krebsbehandlung. Springer, Berlin Heidelberg New York
40. Fletcher GH (1983) The place of irradiation in the management of head and neck cancers. Inpharzam Medical Forum 3:14–23
41. Freeman C, Berg JW, Cutler SJ (1972) Occurrance and prognosis of extranodal lymphomas. Cancer 29:252
42. Frommhold H, Koch U, Helpap B (1981) Neuere Aspekte und Erfahrungen bei der Strahlentherapie des Hypopharynx-Carcinoms. Laryngol Rhinol Otol (Stuttg) 60:81–84
43. Ganzer U (1978) Zellkinetische Untersuchungen zum Wirkungsmechanismus des Cytostaticums Bleomycin. Laryngol Rhinol Otol (Stuttg) 57:177–186
44. Gropp C, Havemann K (1983) Chemo- und Immuntherapie von Tumoren im HNO-Bereich. Aus: Berendes J, Link R, Zoellner F (Hrsg) Hals-Nasen-Ohrenheilkunde in Praxis und Klinik, Bd 4/2. Thieme, Stuttgart New York, S 1301
45. Herfarth Ch (1982) Probleme der experimentellen klinischen Chirurgie. In: Doerr W, Jakob W, Laufs A (Hrsg) Recht und Ethik in der Medizin. Springer, Berlin Heidelberg New York, S 151–156
46. Herlyn M, Steplenski Z, Herlyn D, Koprowski H (1979) Colorectal carcinoma-specific antigen detection by means of monoclonal antibodies. Proc Natl Acad Sci USA 76:1438–1442
47. Hirata S (1980) Presentation of exacerbation of tuberculosis induced by anticancer treatment with emphasis on the difficulty in differentiating tuberculosis from cancer metastasis. Kekkado 55(5):253–258
48. Höltje WH, Burkhardt A (1977) Gefäßschäden durch Bleomycin nach Perfusionsbehandlung von Mundhöhlencarcinomen. Dtsch Z Mund Kiefer Gesichtschir 1:8
49. Höltje WJ, Burkhardt A, Gebbers J-O, Maerker R (1976) Intraarterielle Bleomycin-Therapie von Plattenepithel-Carcinomen der Mundhöhle. Z Krebsforsch 88:69–90
50. Huang AT, Cole TB, Fishburn RI, Baughn SG, Lucas VS (1981) Chemotherapy for nasopharyngeal carcinoma. In: Grundmann et al. (eds) Cancer compaign, vol 5, Nasopharyngeal Carcinoma. Gustav Fischer, Stuttgart New York, pp 263–268
51. Huang AT, Lucas VS, Baughn SG, Cole TB (1980) A trial of outpatient chemotherapy for recurrent head and neck tumors. Cancer 45:2038–2041
52. IARC Working Group (1981) IARC Monographs on the Evaluation of the Carcinogenic Risk of Chemicals to Humans. Some Antineoplastic and Immunosuppressive Agents. Vol 26, p 151
53. Jakse R, Lehnert M, Scherlacher A (1982) Palliative Chemotherapie rezidivierender Plattenepithel-Carcinome des HNO-Bereiches in der Kombination Cis-Diamminodichloroplatinum (II)/Adriamycin. Z Laryngol Rhinol 61:524–528
54. Jahnke V (1980) Erfahrungen mit dem neuen Cytostaticum Cisplatin bei Plattenepithel-Carcinomen im Kopf-Hals-Bereich. HNO 28:405
55. Kautz G, Schlake W (1982) Die endoskopische Lokalbehandlung stenosierender Ösophagus-Carcinome mit Bleomycin-Öl-Suspension. Beitr Onkol 12:110–132
56. Kelsen DP, Ajuja R, Hoppan S, Bains MS, Kosloff C, Martin N, McCormack R, Golbey RB (1981) Combined Modality Therapy of Esophagial Carcinoma. Cancer 48:31–37
57. Kern B-R, Laufs A (1982) Grundregeln zur Aufklärungspflicht des Arztes. Chirurg 53:807–809
58. Kern B-R, Laufs A (1983) Die ärztliche Aufklärungspflicht. Springer, Berlin Heidelberg New York Tokyo, S 145–147
59. Kinlen LJ, Peto J, Doll R, Sheil AGR (1981) Cancer in patients treated with immunosuppressive drugs. Br Med J 1981 VI:474
60. Kinlen LJ, Sheil AGR, Peto J, Doll R (1976) Collaborative United Kingdom-Australasian Study of Cancer of Patients Treated with Immunosuppressive Drugs. Br Med J 1976 II:1461–1476
61. Kish J, Drelichman A, Jacobs J, Hoschner J, Kinzie J, Loh J, Weaver A, Al-Sarraf M (1982) Clinical trial of cis-platin and 5-Fu-infusion as initial treatment for advanced squamous cell carcinoma of the head and neck. Cancer Treat Rep 66:471–474
62. Koch U, Straehler-Pohl H-J, Helpap B, Frommhold H (1981) Intraarterielle Chemotherapie bei Carcinomen der oberen Speisewege (Erfahrungsbericht über 128 Patienten). Laryngol Rhinol Otol (Stuttg) 60:71–76

63. Köhler E, Milstein C (1975) Continuous cultures of fused cells secreting antibody of predefined specifity. Nature 256:495
64. Koprowski H, Steplenski Z, Herlyn D, Herlyn M (1978) Study of antibodies against human melanoma produced by somatic cell hybrids. Proc Natl Acad Sci USA 75:3405–3409
65. Krause CJ, Carey TE, Ott RW, Hubris C, McClatchey KD, Regezi JA (1981) Human Squamous Cell Carcinoma. Arch Otolaryngol 107:703
66. Kristen K, Osswald H, Singer R, Weidauer H (1981) Behandlung fortgeschrittener Plattenepithel-Carcinome im Kopf-Hals-Bereich. Dtsch Ärztebl 18:873–878
67. Laccourreye H, Brasnu D, Beutter P, Chabolle F, De Braquilanges E, Strunski W (1981) Résultats Préliminaires d'une Polychimiothérapie Pré-opérative dans les épithéliomas du Pharyngo-larynx/Oncovin, Méthotrexate et Bléomycine. Ann Otolaryngol Chir Cervicofac 98:411–424
68. Laufs A (1982) Über die Selbstbestimmung des Patienten. In Doerr W, Jakob W, Laufs A (Hrsg) Recht und Ethik in der Medizin. Springer, Berlin Heidelberg New York, S 173–177
69. Lawrence JRW (1963) Current status of regional chemotherapy. NY State J Med 63:2359
70. Lehane DE, Hurd E, Lane M (1975) The effects of Bleomycin on immunocompetence in man. Cancer Res 35:2724
71. Lehane DE, Sessions RB, Johnson PE, et al. (1983) Intra-arterial cis-platinum administration for advanced squamous cell carcinoma of the head and neck region. Cancer (in press)
72. Leichman L (1981) Potentially curative combined modality therapy for inoperable carcinoma of the esophagus. Proc ASCO Abstr Nr C 491
73. Lenzhofer R, Kleinberger G, Lochs H, Gassner A, Magometschnigg D (1981) Richtlinien für die parenterale Ernährung bei onkologischen Patienten. In: Parenterale Ernährung in der Onkologie (Bibliomed). Reissigl, Innsbruck, S 25–39
74. Leopold WA, Miller EC, Miller JA (1979) Carcinogenicity of antitumour cis-platinum (II) coordination complexes in the mouse and rat. Cancer Res 39:913–918
75. Liebner EJ (1976) Embryonal rhabdosarcoma of head and neck in children. Cancer 37:2777–2786
76. Lindenschmidt Th-O, Beger HG, Lorenz W (1981) Kontrollierte klinische Studien: Ja oder Nein? Aufgaben und Grenzen kontrollierter klinischer Studien (KS) aus der Sicht des Chirurgen. Chirurg 52:281–288
77. Linder F (1976) Tumoren der Speiseröhre. Therapiewoche 26:318
78. Marcial VA, Velez-Garcia E, Cintron J, Ydrach A (1980) Radiotherapy preceded by multidrug chemotherapy in carcinoma of the esophagus. A pilot study of the radiation therapy oncology group. Cancer Clin Trials 3:127–130
79. Mika H (1982) Die Remission ausgedehnter Carcinome der Mundhöhle und des Oropharynx unter intraarterieller Polychemotherapie mit Vincristin, Methotrexat, Bleomycin, Cisplatin (VMBP). Laryngol Rhinol Otol (Stuttg) 61:520–523
80. Mika H, Cataldo M (1981) Intraarterielle Cytostatica-Therapie im Kopf-Hals-Bereich: operative und Cytostatica-bedingte Komplikationen und Nebenwirkungen. Laryngol Rhinol Otol (Stuttg) 60:407–410
81. Mika H, Wissen-Siegert I (1983) Konzept einer ambulanten Kombinationstherapie mit Cisplatin, Bleomycin (DDP-BLM) bei Rezidiven und Metastasen maligner Tumoren des Kopfes und Halses. Laryngol Rhinol Otol (Stuttg) 62:239–243
82. Molinari R, Mattavelli F, Cantu G, Chiesa F, Costa L, Tancini G (1980) Results of a low-dose chemotherapy with Vincristine, Bleomycin and Methotrexate (V-B-M) based on cell kinetics in the palliative treatment of head and neck squamous cell carcinoma. Eur J Cancer 16:469–472
83. Nitze HR, Ganzer U, Vosteen KH (1972) Die Strahlenbehandlung maligner Tumoren nach Synchronisation des Zellteilungsrhythmus. Strahlentherapie 143:329
84. Oka S (1982) Peplomycin. Beitr Onkol 12:209–214
85. Osswald H, Youssef M (1975) Potentation of the chemotherapeutic action of Bleomycin by combination with Inosine on HRS-sarcoma. Cancer Lett 1:55
86. Osswald H (1972) Überadditiver Synergismus einer Kombination von Cyclophosphamid mit Thymidin, Adenosin oder Uridin bei Transplantationstumoren. Arzneim Forsch 22:1184
87. Platz H, Fries R, Hudec M (1982) Therapieabhängiger Prognose-Index TPI für Carcinome der Lippen, der Mundhöhle und des Oropharynx. DÖSAK-Studie
88. Plotz PH, Kippel JH, Decker JL, Grauman D, Wolff B, Brown BC, Rutt G (1979) Bladder complications in patients receiving cyclophosphamide for systemic lupus erythematous or rheumatoid arthritis. Ann Intern Med 91:221–223

89. Pöhler E, Thoma R (1982) Cytostatica-Behandlung induziert Lungenschädigung. Klinikarzt 11:428–343
90. Price LA, Hill BT, Calvert AH, Shaw HJ, Hughes KB (1975) Kinetical-base multiple drug treatment for advanced head and neck cancer. Br Med J 1975 III:10/1
91. Ritz J, Pesando JM, Notis-McConarty J, Lazarus H, Schlossmann SF (1980) A monoclonal antibody to human acute lymphoblastic leukaemia antigen. Nature 183:583–584
92. Rossing N (1983) Albumin metabolism in neoplastic diseases. Scand J Clin Lab Invest 22:211
93. Rudert H (1983) Tumoren des Oropharynx. Aus Berendes J, Link R, Zoellner F (Hrsg) Hals-Nasen-Ohrenheilkunde in Praxis und Klinik. Bd 4/II, S 10.32–10.52
94. Ruffmann R, Seifert R, Ross H, Sturm E (1982) Chemotherapeutische Behandlung von Plattenepithel-Karzinomen im Kopf-Hals-Bereich mit einer Kombination von Vindesine (Eldisine) und Cis-Platin (Platinex). Laryngol Rhinol Otol (Stuttg) 61:406–410
95. Ruffmann R, Seifert R, Ross H, Haass HG (1981) Präoperativ-chemotherapeutische Behandlung bei Plattenepithelkarzinomen im Kopf-Hals-Bereich mit dem V-B-M-Schema. Laryngol Rhinol Otol (Stuttg) 60:271–274
96. von Scheel J, Kastenbauer ER (1981) Intraarterielle Cisplatin-Therapie beim adenoidcystischen Carcinom. HNO 29:308–311
97. Scheunemann H (1966) Experimentelle und klinische Untersuchungen zur intraarteriellen Chemotherapie inoperabler maligner Tumoren im Kiefer- und Gesichtsbereich. Med habil. Karl Hanser, München
98. Schmähl D (1967) Carcinogene Wirkung von Cyclophosphamid und Triazichon bei Ratten. Dtsch Med Wochenschr 1967:1150–1152
99. Schmähl D, Habs M, Lorenz M, Wagner I (1982) Occurrence of Second Tumors in man after Anticancer Drug Treatment. Cancer Treat Rev 9:167–194
100. Schmähl D (1983) Persönliche Mitteilung
101. Schramm VL, Srodes Ch, Myers EN (1981) Cisplatin therapy for advanced cystic carcinoma. Arch Otolaryngol 107:739–741
102. Schroeder M, von Heyden HW (1981) Stellenwert der Chemotherapie bei Plattenepithel-Carcinomen im Kopf-Hals-Bereich. HNO 29:225–239
103. Schwab W, zum Winkel K, Ammon J (1976) Fünf Jahre synchronisierter Strahlentherapie bei Kopf-Hals-Carcinomen. HNO 24:301
104. Schwab W, Feuerbach St, Schmid L, Langhammer H, Schmeisser KJ, Bauer R, Rupp N, Pabst HW, Breit A, Lindner H, Fink U, Berdel WE (1982) Kopf-Hals-Carcinome. Was gibt es Neues in der klinischen Onkologie für den praktizierenden Hals-Nasen-Ohrenarzt? Laryngol Rhinol Otol (Stuttg) 61:417–437
105. Seeber S (1982) Neue Bleomycin-Derivate. Beitr Onkol 12:199–208
106. Seifert R, Ruffmann R (1982) Hyperkalorische Ernährung bei Patienten mit Malignomen im Kopf-Hals-Bereich. Laryngol Rhinol Otol (Stuttg) 61:449–451
107. Sessions RB, Lehane DE, Smith JH, Bryan RN, Suen JY (1982) Intra-arterial cisplatin treatment of adenoid cystic carcinoma. Arch Otolaryngol 108:221–224
108. Singer R, Kristen K, Weidauer H, Osswald H (1980) Fünf Jahre antineoplastische Chemotherapie, fortgeschrittene Mundschleimhaut- und Oropharynx-Karzinome mit Vincristin, Methotrexat, Bleomycin und Nukleosid-Rescue sowie erste Erfahrungen bei Hypopharynx-Karzinomen. Dtsch Z Mund Kiefer Gesichts-Chir 4:17–22
109. Soga J, Fujama K, Tanaka O, Sasaki K, Kawaguchi M, Muto T (1980) Analysis on preoperative combined BLM and radiation therapy. Inaug Congr Int Soc for Disease of the Esophagus, Tokyo
110. Sokal MM, Harmer CL (1978) Chemotherapy for anaplastic carcinoma of the thyroid. Clin Oncol 4:3
111. Spiessl B (1982) Mundhöhlenkrebs. In: Ott G, Kuttig H, Drings P (Hrsg) Standardisierte Krebsbehandlung, Bd II.3. Springer, Berlin Heidelberg New York
112. Suen JY, Johns ME (1982) Chemotherapy for salivary gland cancer. Laryngoscope 92:235–239
113. Sullivan RD, Miller E, Chryssochos T, Watkins E (1962) The clinical effects of the continuous intravenous and intraarterial infusion of cancer therapeutic compounds. Cancer Chemother Rep 16:499
114. Tan C, D'Angio GJ, Exelby PR, Lieberman PH, Watson RC, Cham WC, Murthy ML (1975) The changing management of childhood Hodgkin's disease. Cancer 35:308
115. Tannock IF, Sutherland DJ (1980) Chemotherapy for adenoid cystic carcinoma. Cancer 46:452–454

116. Tucker WN (1965) Cancer of the middle ear. A review of 89 cases. Cancer 18:642–650
117. Vallagussa P, Santoro A, Kenda R, Fosati-Bellani F, Franchi F, Banfi A, Rilke F, Bonadonna P (1980) Second malignancies in Hodgkin's disease: A complication of certain forms of treatment. Brit Med J 280:216–219
118. Vallagussa P, Santoro A, Kenda R, Fosati-Bellani F, Franchi F, Banfi A, Bonadonna G (1982) Absence of treatment-induced second neoplasms after ABVD in Hodgkin's disease. Blood 59:488–494
119. Veronesi U, Adamus J, Aubert C, Bajetta E, Beretta G, Bonadonna G, Bufalino R, Cascinelli N, Cocconi G, Durand J, De Marsillac J, Ikonopisov RL, Kiss B, Lejeune F, McKie R, Madej G, Mulder H, Mechl Z, Mitlons GW, Morabito A, Peter PhDH, Priario J, Paul E, Rumke P, Sertoli R, Tomin R (1982) A randomized trial of adjuvant chemotherapy and immunotherapy in cutaneous melanoma. New Engl J Med 307:913–916
120. Vogl StE, Kaplan BH (1979) Chemotherapy of advanced head and neck cancer with Methotrexate, Bleomycin and cis-diamminedichloroplatinum II in an effective outpatient schedule. Cancer 44:26–31
121. Walden G (1982) Zur Pneumotoxizität des Bleomycin bei der antineoplatischen Chemotherapie von verhornenden Plattenepithel-Carcinomen im Kopf-Hals-Bereich. Inaugural-Dissertation Heidelberg
122. Waterhouse C (1974) How tumors affect host metabolism. Ann NY Acad Sci 230:86
123. Weidauer H (1982) Besonderheiten der Therapie von Rezidiven und weit fortgeschrittenen Tumoren des Oropharynx. 16. Deutscher Krebskongreß München, 5. 3. 1982
124. Weidauer H (1982) Zur Indikation antineoplastischer Chemotherapie bei Ohrcarcinomen. Laryngol Rhinol Otol (Stuttg) 61:242–245
125. Weidauer H, Singer R (1981) Ergebnisse einer primären antineoplastischen Chemotherapie bei fortgeschrittenen verhornenden Plattenepithel-Carcinomen im Kopf-Hals-Bereich. Laryngol Rhinol Otol (Stuttg) 60:151–161
126. Weissauer W, Hirsch G (1983) Forensische Probleme der Aufklärungspflicht vor diagnostischen Maßnahmen. Med Klin 78:143–146
127. Wopfner F, Husemann B, Giedl J (1982) Wirkung von Bleomycin bei Ösophaguscarcinomen. Beitr Oncol 12:133–146
128. Zenner HP (1982) Experimentelle Chemotherapie: selektiv-toxische Antikörper-Toxin-Hybride gegen Larynx-Karzinomzellen. Arch Otorhinolaryngol (NY) 235:406–420
129. Zenner HP, Herrmann IF, Bremer W, Stahl-Maughè C (1983) Head and neck carcinoma modells. Acta Otolaryngol (Stockh) 95:371–381

H. Rudert (Kiel): Herrn Weidauer ist zu der gelungenen Darstellung des Themas zu gratulieren, insbesondere zu der kritischen Wertung der bis jetzt erzielten Ergebnisse. Seine Wertung deckt sich mit den Ansichten, die auf dem diesjährigen Combined Spring Meeting der Nordamerikanischen Otolaryngologischen Gesellschaft bei einem Rundtischgespräch über den Wert der Chemotherapie geäußert wurde:

Auch die Polychemotherapie hat nicht die erhoffte Wendung in der Therapie der Kopf- und Halstumoren, insbesondere der Plattenepithelcarcinome, gebracht. Trotz hoher, zum Teil erstaunlicher Remissionsraten, wurde keine Verbesserung der Langzeitergebnisse erzielt. Die schwerwiegenden Nebenwirkungen inklusive der erhöhten Rate von Zweittumoren sowie die hohen Kosten schränken auch die palliative Anwendung stark ein. Ein ersichtlicher Fortschritt ist erst dann zu erwarten, wenn es gelingt, neue Substanzen zu finden. Dies ist auch der Stand in der französischen (Cachin) und englischen (Hibbart) Literatur.

H. H. Naumann (München): Herr Weidauer hat uns heute eine wohlausgewogene, differenzierte und erfreulich kritische Stellungnahme über Möglichkeiten und Grenzen der antineoplastischen Chemotherapie in unserem Fachgebiet vorgelegt. In den letzten Jahren erweckten zahlreiche mehr oder weniger kritiklose Berichte (oft unter Zugrundelegung zu kleiner Fallzahlen und zu kurzer Beobachtungszeiten) den Eindruck, man könnte mit der cytostatischen Chemotherapie den Karzinomen im Kopf-Hals-Bereich auch auf Dauer beikommen. Derartig günstige Dauer-Behandlungsergebnisse mit der Chemotherapie konnten wir an der Münchner Klinik bei unseren Patienten in der Regel leider nicht erzielen, so daß wir schon seit längerer Zeit wieder dazu zurückgekehrt sind, bei Karzinomen unseres Fachbereiches Cytostatika nur *ausnahmsweise* als *primäre* Therapie einzusetzen. Es ist zwar richtig, daß unter Cytostatikabehandlung in der Regel die Schmerzen nachlassen, die Patienten teilweise damit in einen besseren Ernährungs- und Kräftezustand kommen und daß speziell Tumoren des Mundboden auch Remissionen von bislang mehreren Jahren aufweisen können – letzteres ist jedoch nach unseren Beobachtungen leider die seltene Ausnahme. Diese möglichen und nicht sicher voraussagbaren günstigen Effekte müssen jedoch erkauft werden mit dem ebenfalls nicht vorhersehbaren Ausmaß der verschiedenen Nebenwirkungen und vor allem mit dem Verlust mehrerer für die Therapie wertvoller Wochen, die man verstreichen lassen muß, wenn eine chemotherapeutische Vorbehandlung überhaupt sinnvoll sein soll. Dazu kommt die Ungewißheit im Einzelfall, ob man einem noch operationsfähigen Patienten mit der cytostatischen Vorbehandlung wirklich nützt.

An Herrn Weidauer möchte ich in diesem Zusammenhang die Frage richten, ob ihm aus der Literatur Möglichkeiten bekannt sind, wie man vielleicht an Zellkulturen in vitro die Sensibilität des jeweiligen Tumors gegenüber Cytostatika testen könnte, um diese dann unter Umständen gezielt aussuchen und einsetzen zu können. Eine derartige Testung – ähnlich etwa dem Antibiogramm bei der bakteriellen Infektion – könnte, wenn sie gelänge, möglicherweise den Entschluß zu einem auch primären Einsatz der Cytostatika wesentlich erleichtern.

K. W. Hommerich (Berlin): Die Ausführungen des Vortragenden haben gezeigt, daß er gegenwärtig einen kompetenten Überblick über den Stand der Chemotherapie der Geschwülste in unserem Fachgebiet besitzt. Deshalb möchte ich fragen, ob er eine Erklärung für die Tatsache weiß, daß die Tumoren der Mundhöhle durch Chemotherapie am besten beeinflußt werden können, jedoch die Wirksamkeit von Chemotherapeutika sowohl bei kranial als auch kaudal von dieser Region angesiedelten Tumoren deutlich nachläßt.

Gibt es ein übergeordnetes Prinzip, das dieses Verhalten erklären könnte, etwa in Abhängigkeit von einer differenten Prostaglandin-Produktion in den einzelnen Etagen?

Im Zusammenhang mit dem Problem, ein geeignetes Chemotherapeutikum für eine bestimmte Tumorart zu finden, bietet sich der von Herrn Naumann gemachte Vorschlag an, die zu beeinflussenden Zellen auf ihre Empfindlichkeit gegenüber verschiedenen Chemotherapeutika nach Art eines Antichemo- oder Antibiogramms zu prüfen. Hierzu ist die Anlage einer Zellkultur notwendig, welche aber oft daran scheitert, daß bei dem Transport der Zellen vom Operationssaal in das Labor die häufigsten Fehler unterlaufen, so daß die Kulturen nicht angehen.

P. Federspil (Homburg/Saar): Wir haben seit jeher der Chemotherapie bei Tumoren unseres Fachbereiches äußerst kritisch gegenübergestanden und freuen uns, daß diese Einstellung durch die Ausführungen von Herrn Weidauer bestätigt wird. Es gibt jedoch Einzelfälle von vollständigen Langzeitremissionen nach alleiniger Chemotherapie. Wir kennen z. B. einen Patienten mit transglottischem, hochdifferenziertem verhornendem Plattenepithelkarzinom, der nach alleiniger Bleomycin-Therapie seit 6 Jahren rezidivfrei ist.

Was die Nebenwirkungen der Chemotherapie anbelangt, so ist von HNO-ärztlicher Seite an die Ototoxizität des Cisplatins zu denken, die nach unseren experimentellen Untersuchungen am Meerschweinchen auf Gewichtsbasis 100 mal höher einzuschätzen ist als die des Gentamicins. Des weiteren konnten wir in experimentellen Untersuchungen zeigen, daß die Aufteilung der täglich intramuskulär verabreichten Cisplatindosis in zwei Einzeldosen zu einer signifikanten Verringerung der ototoxischen Schäden führt. Diesen vorläufigen experimentellen Ergebnissen, die im Gegensatz zu den mit den Aminoglykosid-Antibiotika nachgewiesenen Resultaten stehen, kommt möglicherweise eine klinische Bedeutung zu, wenn die Aufteilung der Cisplatin-Tagesdosis keine Verringerung der Wirksamkeit zur Folge hat.

M. Schröder (Göttingen): Herr Weidauer, Sie haben auf eindrucksvolle Weise an ihrem eigenen Patientengut die Abhängigkeit des Tumorremissionsverhaltens von der Tumorlokalisation dargestellt. Herr Macher hat uns gestern den Einfluß einer Randomisierung auf die Ergebnisse einer klinischen Studie beim Melanom deutlich gemacht. Ich möchte Sie in diesem Zusammenhang fragen, ob die von Ihnen dargelegten Ergebnisse auf der Auswertung einer prospektiv randomisierten Studie beruhen.

H. Weidauer (Heidelberg); Schlußwort:

Zu Herrn Rudert: Die therapeutische Konsequenz der Amerikaner, bei fortgeschrittenen Kopf-Hals-Malignomen wegen der hohen Kosten und der geringen Verbesserung der Langzeit-Resultate keine antineoplastische Chemotherapie durchzuführen, sollte man sich meines Erachtens nicht anschließen. Die Möglichkeiten der Chemotherapie lassen sich in Zukunft sicher noch ergänzen und statistisch mit harten Zahlen belegen.

Zu Herrn Naumann: Eine cytologische Testung des Tumormaterials ist gegenwärtig noch sehr zeitaufwendig. Solange kein brauchbares Kurzverfahren vorliegt, ist die Frage der Remissionsmöglichkeit durch antineoplastische Chemotherapie nur am Patienten in ein bis zwei Therapiezyklen zu prüfen.
Zu Herrn Miehlke: Die Ergebnisse nach antineoplastischer Chemotherapie beim adenoidcystischen Carcinom in der amerikanischen Literatur berücksichtigt die Typendifferenzierung nicht. Besonders auch beim adenoidcystischen Carcinom sollte auf diese Differenzierung geachtet werden.
Zu Herrn Hommerich: Eine genaue Begründung, warum Mundhöhle und Oropharynx-Carcinome besser als Hypopharynx-Carcinome auf antineoplastische Chemotherapie ansprechen, gibt die Literatur nicht. Der Hinweis auf eine unterschiedliche Wertigkeit der Schleimhaut und ihrer Tumoren ist nur eine Umschreibung.
Zu Herrn Federspil: Eine Bleomycin-Monotherapie führt nicht zur Immunsuppression. Eine erhöhte Metastasierungsrate müßte auf einem anderen Weg entstanden sein.
Zu Herrn Helms: Mit jeweils randomisierten Studien haben Lewitt eine bessere Wirkung mit hochdosiertem Methotrexat gesehen, De Conti, Woods und Kierkwood bessere Ergebnisse nach niedrigdosierter Methotrexat-Therapie. Eine Wundheilungsstörung nach antineoplastischer Chemotherapie haben wir bei über 200 Patienten mit nachfolgendem operativem Eingriff nicht gefunden. Eine Woche Zeitintervall zwischen Ende der Chemotherapie und Operation haben wir jedoch immer eingehalten.
Zu Herrn Schröder: Eine randomisierte Studie muß die Prognostisch-Variablen berücksichtigen. Ist dies nicht der Fall, führt die Verzerrung der Ergebnisse zu falschen Schlußfolgerungen auch bei einer randomisierten Studie.

Arch Otorhinolaryngol Suppl 146–163 (Verhandlungsbericht 1983)

Archives of
Oto-Rhino-Laryngology

Freie Vorträge

62. J. v. Scheel, E. R. Kastenbauer (Berlin): Aktuelle Anmerkungen zur intraarteriellen Chemotherapie

Ziel der intraarteriellen (i.a.) Tumor-Therapie ist eine höhere Rate an kompletten Remissionen im Vergleich zur intravenösen Chemotherapie bei im Idealfall reduzierter systemischer Toxizität. Der entscheidende Mechanismus, eine Erhöhung der Wirkstoffkonzentration im Zielorgan, kann nach dem heutigen Erkenntnisstand aufgrund zahlreicher klinischer, tierexperimenteller und theoretisch-pharmakokinetischer Untersuchungen als gesichert gelten. Durch randomisierte Studien ist der klinische Vorteil der i.a. Infusion bisher nicht belegt, die meisten Autoren berichten jedoch über besondere regionäre Wirkungen, die auf das infundierte Areal beschränkt sind: Mukositis, Haarausfall, vereinzelt auch Nekrosen. Die erhöhte Wirkstoffkonzentration im Infusionsgebiet konnte auch durch eigene experimentelle Untersuchungen nachgewiesen werden [2]. Auch an einem tierexperimentellen Tumormodell konnte die Überlegenheit der i.a. Infusion demonstriert werden [5]. Neu ist ferner, daß offensichtlich das adenoid-zystische Karzinom (Zylindrom), welches als besonders resistent gegenüber jeglicher Therapieform gilt, einer i.a. Chemotherapie mit Cisplatin zugänglich ist [3, 7]. Obwohl sich das Gebiet der A. carotis externa besonders für die Durchführung der i.a. Chemotherapie eignet, wird diese auch in anderen Körperregionen mit teilweise beachtlichem Erfolg durchgeführt, vor allem im Bereich der Extremitäten und der Leber [6]. Für Tumoren im Kopf-Hals-Bereich wurden innerhalb der letzten drei Jahre drei neue Methoden vorgestellt:

1. die Ballonkatheter-Methode nach Straehler-Pohl [8],
2. die implantierbare Infusionspumpe nach Baker [1] und
3. eine neue, an unserer Klinik entwickelte Methode.

Vorteile dieser neuen Methoden sind die stärkere Beachtung pharmakokinetischer Grundlagen der i.a. Chemotherapie, insbesondere bezüglich der Selektivität der Infusion und der Wiederholbarkeit der i.a. Infusion bzw. Langzeitbehandlung.

Der wesentliche Teil der an unserer Klinik üblichen Methodik, die zum ersten Mal vor zwei Jahren auf dem HNO-Kongreß in Wiesbaden vorgestellt wurde, ist die Schaffung eines arteriell durchströmten Gefäßes im Halsbereich im Rahmen einer Neck dissection. Dieses Gefäß ist perkutan leicht punktierbar und gewährleistet eine selektive i.a. Behandlung des Primärtumors durch intraoperative Unterbindung derjenigen Äste der A. carotis externa, die nicht an der Blutversorgung der Tumorregion beteiligt sind [4]. 22 Patienten wurden bisher nach dieser Methode behandelt. Bei 4 Patienten kam es zur Thrombosierung der zum Tumor führenden Arterie infolge unzureichender Antikoagulantiendosierung, bevor eine komplette Remission erzielt werden konnte. Bei 18 Patienten wurde somit eine adäquate i.a. Chemotherapie durchgeführt, d.h. bis zur kompletten Remission oder über einen Zeitraum von mindestens 4–6 Wochen (max. 10 Wochen). In der Regel handelte es sich um eine primäre Chemotherapie mit nachfolgender Strahlentherapie. Von 18 adäquat i.a. behandelten Patienten waren 16 auswertbar (bei 2 Patienten waren zuvor wesentliche Tumorteile operativ entfernt worden).

Von 16 auswertbaren Patienten hatten 13 einen Tumorrückgang von 90–100%. (Bei 2 Patienten waren noch geringe restliche Tumorparameter erkennbar.) Dies entspricht einer Remissionsrate von 81%, bezogen auf die Zahl der auswertbaren Patienten. Bezogen auf das gesamte Krankengut sind dies 59% komplette bzw. nahezu komplette Remissionen. 10 der 13 Patienten mit kompletter Remission sind zur Zeit tumorfrei mit einer Überlebensdauer von 6–28 Monaten. 2 Patienten mit kompletter Remission starben tumorunabhängig. Nur 1 Patient mit kompletter Remission starb bisher tumorbedingt. Bei diesem Patienten konnte nach der i.a. Chemotherapie keine Bestrahlung mehr durchgeführt werden, da es sich um ein Zweitkarzinom der Epiglottis handelte und das erste Karzinom im Mundbodenbereich bereits mit einer kurativen Strahlendosis behandelt wurde. Ernsthafte Komplikationen traten bisher nicht auf, insbesondere keine Blutungen aus dem punktierten Gefäß oder aus dem Tumorareal.

Bis heute ist davon auszugehen, daß auch die intraarteriell durchgeführte Chemotherapie für sich allein keine kurative Maßnahme darstellt, weshalb sie mit einer nachfolgenden Strahlentherapie kombiniert werden sollte. Von größter Wichtigkeit bei der i.a. Therapie ist die Beachtung ihrer pharmakokinetischen Grundlagen.

Literatur

1. Baker SR, Wheeler RH, Ensminger WD, Niederhuber JE (1981) Intraarterial infusion chemotherapy for head and neck cancer using a totally implantable infusion pump. Head Neck Surg 4:118–124
2. v. Scheel J, Golde G (1983) Pharmacokinetics of intraarterial tumortherapy – an experimental study. Arch Otorhinolaryngol (NY) (im Druck)
3. v. Scheel J, Kastenbauer ER (1981) Intraarterielle Cisplatin-Therapie beim adenoid-zystischen Karzinom. HNO 29:308–311
4. v. Scheel J, Kastenbauer ER (1981) Erste Erfahrungen mit einer neuen Methode intraarterieller Chemotherapie maligner Tumoren im Kopf-Hals-Bereich. Arch Otorhinolaryngol (NY) 231:651–652
5. Schouwenburg PF, van Putten LM, Snow GB (1980) External carotid artery infusion with single and multiple drug regimens in the rat. Cancer 45:2258–2264
6. Schwemmle K, Aigner K (1983) 1st International Symposion on vascular perfusion in cancer therapy (in press)
7. Sessions RB, Lehane DE, Smuth JH, Byran RN, Suen JY (1982) Intraarterial Cisplatin Treatment of Adenoid Cystic Carcinoma. Arch Otolaryngol 108:221–224
8. Straehler-Pohl HJ, Koch U (1981) Ein Beitrag zur Technik der intraarteriellen Chemotherapie bei Tumoren im Kopf-Hals-Bereich. Laryngol Rhinol Otol (Stuttg) 60:520–524

63. H.W. Pau, H.-J. Straehler-Pohl, R. Stiens (a. G.) (Bonn): Fluoreszenzangiographische Darstellung von Gefäßveränderungen unter intraarterieller Methotrexat-Therapie

Im Rahmen von fluoreszenzangiographischen Serienaufnahmen des Trommelfelles [2] bei Patienten, bei denen wegen bestimmter Kopf-Hals-Tumoren eine intraarterielle Chemotherapie mit Methotrexat durchgeführt wurde, stellten wir fest, daß sich im Laufe des 7tägigen Behandlungszyklus das fluoreszenzangiographische Gefäßbild stark änderte. So waren am Ende nur noch wenige Trommelfellgefäße darstellbar, deren Wandpermeabilität offenbar erheblich gesteigert war, wie fleckige Farstoffextravasate zeigten. Da damals noch ein nach oben nicht zu blockender Katheter zur Methotrexat- bzw. zur Fluoreszeinapplikation verwendet wurde, lag der Schluß nahe, daß das Methotrexat durch den Blutstrom über die tumorversorgende „Zielarterie" hinaus nach cranial verschleppt wurde

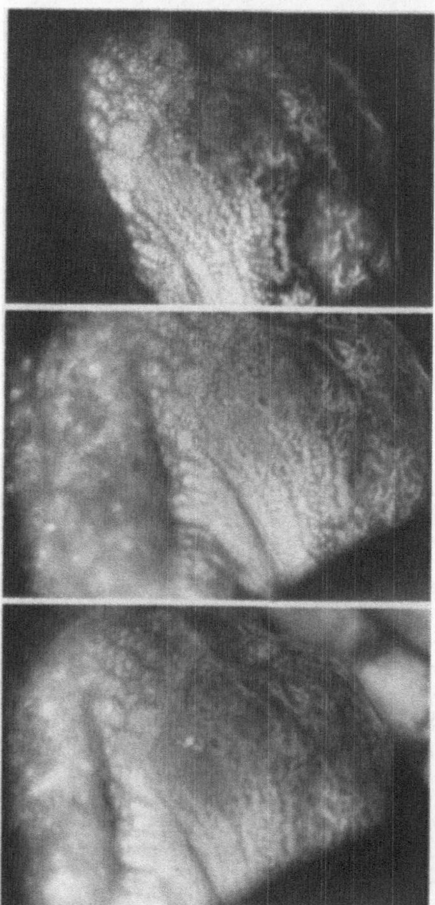

Abb. 1. Photosequenz des Fluoreszeindurchflusses bei einem Zungenkarzinom prätherapeutisch

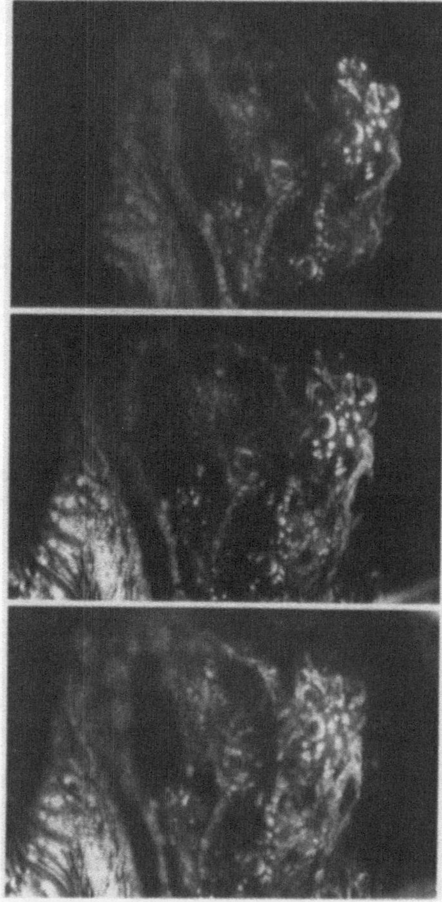

Abb. 2. Unter gleichen Bedingungen und bei gleichen Zeiten nach Fluoreszein-Applikation aufgenommene Serie 7 Tage nach i.a. Methotrexattherapie

und so die beschriebenen Gefäßalterationen bewirkte. Anhand fluoreszenzangiographischer Aufnahmen des Tumors selbst (Abb. 1 u. 2) konnten wir auch hier eine deutliche Differenz der Durchblutung zwischen dem prätherapeutischen Befund und dem nach 7 tägiger Methotrexatapplikation nachweisen: am Ende des Behandlungszyklus erschien die Durchblutung stark vermindert. Da die Methotrexattherapie in unserer Klinik nur den initialen Teil eines Therapiekonzeptes darstellt und in der Regel von Operation und Bestrahlung gefolgt wird, konnten wir am Resektat in 20 Fällen histologische Untersuchungen vornehmen. Dabei zeigten sich auf den ehemals mit Methotrexat perfundierten Bereich beschränkte disseminierte Gefäßveränderungen, die von leichten Intimaverquellungen bis hin zu proliferierenden Veränderungen mit völligem Gefäßverschluß führten. Wir betrachten diese Gefäßschäden als bedingt durch die hohe Konzentration von Methotrexat, ähnlich wie bereits beschriebene Gefäßalterationen bei Bleomycin (1). Nach Einführen eines Ballonkatheters (3), der den Abstrom des Methotrexates in craniale Externaäste verhindert und damit die Selektivität der Applikation steigert, konnten die oben beschriebenen pathologischen Gefäßveränderungen am Trommelfell nicht mehr nachgewiesen werden.

Aus unseren Untersuchungen schließen wir, daß es offenbar bei hoher Methotrexatkonzentration Gefäßschäden gibt, daß die intravasale Konzentration im Tumorbereich bei intraarterieller Applikation höher ist als im Restorganismus, und schließlich, daß die intraarterielle Chemotherapie zeitlich begrenzt sein sollte, da die z. T. obliterierenden Gefäßveränderungen später ein Eindringen des Zytostatikums verhindern können.

Literatur

Höltje WJ, Burkhardt A (1977) Gefäßschäden durch Bleomycin nach Perfusionsbehandlung von Mundhöhlenkarzinomen. Dtsch Z Mund Kiefer Gesichts-Chir 1:8

Pau HW (1983) Fluoreszenzangiographie des Trommelfelles – Entwicklung der Methode und Normalbefunde. Laryngol Rhinol Otol (Stuttg) 62:86

Straehler-Pohl H-J, Pau HW, Koch U (1983) Photodokumentation des intraarteriellen Infusionsgebietes unter Zusatz von Fluoreszein. HNO (im Druck)

64. A. Fiebach, P. Plath (Recklinghausen): Cytostatica-Therapie in der HNO-Heilkunde: Unsere Erfahrungen bezüglich Verträglichkeit mit dem „Heidelberger Schema"

Wir haben an unserer Klinik bisher 17 Patienten mit überwiegend fortgeschrittenen Kopf-Hals-Tumoren gemäß des Heidelberger-Schemas nach Weidauer und Singer [1, 2] behandelt. Dabei handelte es sich um 12 Männer und fünf Frauen. In 10 Fällen war der Oropharynx betroffen, hierunter auch sämtliche Frauen. Es folgte das Kehlkopf-Karzinom mit vier und das Mundhöhlen-, Hypopharynx- und Unterlippen-Karzinom mit je einem Vertreter. Das durchschnittliche Alter betrug 60 Jahre. Der jüngste Patient war 38 Jahre alt, der älteste – eine Frau – 88 Jahre. Insgesamt überblicken wir derzeit 79 Therapiewochencyclen.

Ziel dieser Arbeit soll es sein, die Gründe aufzuzeigen, die zum Aussetzen oder Abbruch der Therapie geführt haben.

Die Schweregrade der beobachteten Nebenwirkungen haben wir in drei Klassen eingeteilt:

1. tolerable Nebenwirkungen
2. Nebenwirkungen, die zur Unterbrechung führten
3. Nebenwirkungen, die zum Abbruch der Therapie führten.

ad 1. Die tolerablen Nebenwirkungen wurden zu einem besonders hohen Prozentsatz bei den 17 Patienten an den Schleimhäuten beobachtet. Hautreaktionen traten am zweithäufigsten auf.

Erhöhte Körpertemperaturen führten ohne Begleitreaktionen nach Bleomycin-Injektion oder Methotrexat-Infusion nicht zur Unterbrechung der Therapie.

Die Therapie wurde ebenfalls nicht bei geringfügigen Leucocytopenien bis 2000/mm^2 und Thrombocytopenien bis 100000/mm^2 unterbrochen.

ad 2. 12mal mußte die Behandlung während der 79 Wochentherapiecyclen bei insgesamt neun Patienten (53%) unterbrochen werden (Abb. 1). Überwiegend handelte es sich um Leucocytopenien unter 2000/mm^2 und Thrombocytopenien unter 100000/mm^2, teilweise begleitet von Kreatininanstieg über 1,5 mg-%, laufendem Anstieg der Gamma-GT sowie Fieber mit Schüttelfrost. Diese Nebenwirkungen wurden als Ausdruck einer beginnenden Toxizität gewertet. Nach Pausierung und Normalisierung der Laborparameter sowie des Allgemeinzustandes der Patienten konnte die Therapie jedoch fortgesetzt werden. Nebenwirkungen dieser Art traten in der Frühphase der Behandlung auf, im Mittel nach Beendigung des zweiten Behandlungscyclus.

ad 3. Bei 12 Patienten (71%) mußte die Cytostase schließlich vor Erreichen des Therapiezieles abgebrochen werden (Abb. 2). Hierunter befanden sich auch zwei Patienten, die bereits in einer ersten Therapieserie mit vier bzw. sechs Wochencyclen behandelt worden waren. Derartig schwerwiegende Komplikationen traten im Mittel während des vierten Therapiecyclus auf. Begleiterkrankungen wie Herpes zoster und cerebraler Insult ließen die Fortsetzung der Therapie in zwei Fällen nicht zu. Ebenso mußte die Therapie bei fehlender Tumorantwort oder progredientem Tumorwachstum als gefährlich und nutzlos zweimal abgebrochen werden. Therapiespezifische Nebenwirkungen, die zum Absetzen der Behandlung führten, traten bei acht Patienten auf. Es handelte sich um ulcerierende Stomatitiden, Thrombocytopenien, Epidermiolysen und stark reduzierten Allgemeinzustand. Zwei dieser Patientinnen verstarben. In einem Fall handelte es sich um eine schwere, Bleomycin-induzierte Alveolitis. Im anderen Fall kam es zum Exitus bei irreversibler, schwerer Knochenmarksdepression mit Thrombocytopenie bis 2000/mm^2 und Leucocytopenie bis 200/mm^2. Zusätzlich trat hier eine schwere ulcerierende Stomatitis auf.

Zusammenfassend lassen sich folgende Schlüsse ziehen:

1. Ältere Patienten zeigten eher Nebenwirkungen, die zum Abbruch der Therapie führten.
2. Frühzeitige Nebenwirkungen können auf spätere, schwerwiegende Komplikationen hinweisen.
3. Vorsicht ist geboten bei vorausgegangener cytostatischer Therapie, besonders mit Methotrexat.

```
URSACHEN DER THERAPIEUNTERBRECHUNG
----------------------------------

( 1 ) papulöses Exanthem
( 1 ) stark juckendes Exanthem
( 1 ) übelkeit, red. AZ
( 1 ) Leuco- (1.500) u. Thrombocytopenie (62.000)
      Kreatinin 1,73 mg%
( 2 ) Leucocytopenie (1.900)
( 2 ) Leucocytopenie (1.600)
( 2 ) Leuco- (1.500) u. Thrombocytopenie (48.000)
      Schüttelfrost (38,7), steigende Gamma-GT
( 2 ) übelkeit, red. AZ
( 3 ) Leucocytopenie (1.900)
( 3 ) Schüttelfrost (39,3), red. AZ
( 3 ) ulcerierende Stomatitis (2. THERAPIECYCLUS)
( 4 ) Schwierigkeiten des venösen Zuganges
```

Abb. 1. Therapieunterbrechung 12 mal bei 9 Patienten während 20 Behandlungsserien. In Klammern die Nummer des Cyclus, der unterbrochen wurde

```
URSACHEN DES THERAPIEABBRUCHES
------------------------------

( 1 ) Herpes zoster, Thrombocytopenie (77.000)
( 3 ) Ulc. Stomatitis, Thrombocytopenie (46.000)
( 3 ) Steigende Gamma-GT, Schüttelfrost (38,8), ( NC )
( 3 ) Throbocytopenie (51.000), red. AZ
( 3 ) Cerebraler Insult
( 4 ) Ulc. Stomatitis, übelkeit
( 4 ) Red. AZ
( 4 ) Ulc. Stomatitis, Epidermiolysen, ( NC )
----------------------------------------------------
( 3 ) Leuco- ( 200 ) u. Thrombocytopenie ( 2.000)
      Kreatinin 1,82 mg%, ulc. Stomatitis
( 5 ) BLEOMYCIN-Alveolitis (2. THERAPIESERIE)
----------------------------------------------------
( 2 ) Progredienz (2. THERAPIESERIE)
( 4 ) NC
```

Abb. 2. Therapieabbruch bei 12 Patienten. In Klammern die Nummer des Cyclus, der abgebrochen wurde

4. Bleomycin erweist sich als limitierender Faktor für die Fortsetzung der Therapie.

Trotz der Nebenwirkungen erscheint uns das „Heidelberger-Schema" eine geeignete antineoplastische Chemotherapieform mit abschätzbarem Risiko bei relativ hoher Cytostatica-Dosierung im HNO-Bereich zu sein.

Literatur

1. Singer R, Kristen K, Weidauer H, Osswald H (1980) Fünf Jahre antineoplastische Chemotherapie fortgeschrittener Mundschleimhaut- und Oropharynxkarzinome mit Vincristin, Methotrexat

(MTX), Bleomycin (BLM) und Nucleosid-Rescue sowie erste Erfahrungen bei Hypopharynxkarzinomen. Dtsch Z Mund Kiefer Gesichts-Chir 4:17–22

2. Weidauer H, Singer R (1981) Ergebnisse einer primären antineoplastischen Chemotherapie bei fortgeschrittenen verhornenden Plattenepithelkarzinomen im Kopf-Hals-Bereich. Laryngol Rhinol Otol 60:151–161

A. Fiebach (Recklinghausen); Schlußwort: Trotz der beobachteten Nebenwirkungen werden wir das „Heidelberger Schema" weiterhin anwenden. Vor allem sollte auf die frühzeitig auftretenden Nebenwirkungen geachtet werden und diese als Warnhinweise aufgefaßt werden. Der Effekt einer Verbesserung der Lebensqualität durch die Chemotherapie ist in ihrem Wert nicht zu unterschätzen.

65. W. Mann, Chl. Beck, H. Arnold (a. G.), H. Bodemann (a. G.) (Freiburg): Erfahrungen mit dem „Heidelberger Schema" der präoperativen Chemotherapie bei Plattenepithel-Karzinomen der Mundhöhle und des Oropharynx

An der Freiburger Universitäts-HNO-Klinik wird in Zusammenarbeit mit der Medizinischen Klinik seit 1980 das „Heidelberger Schema" der präoperativen Chemotherapie mit anschließendem radio-chirurgischen Vorgehen bei Plattenepithelkarzinomen der Mundhöhle und des Oropharynx angewandt [2].

Übereinstimmend mit der Literatur [1, 2] fanden wir bei diesem Therapiekonzept folgende Ergebnisse: 1. Exophyten, hochdifferenzierte und verhornende Plattenepithelkarzinome sprechen auf die Chemotherapie besser an als Endophyten, undifferenzierte und gering verhornende Tumoren; 2. Halsmetastasen sind kaum beeinflußbar. Wie bekannt, muß man unter Chemotherapie mit Nebenwirkungen rechnen, die bei 9 unserer Patienten dazu führte, daß 6 vollständige Zyklen nicht verabreicht werden konnten (Tabelle 1).

Unsere bisherigen Erfahrungen mit der präoperativen Chemotherapie beruhen auf 26 Patienten, die in einer prospektiven Studie im Durchschnitt seit ca. 13 Monaten beobachtet werden.

Tabelle 1. Erfahrungen mit dem „Heidelberger Schema"; n = 26. (Mann et al.)

Nebenwirkungen	Anzahl der Patienten	
	abs.	%
Hyperkeratosen	12	46,2
Allergisches Ekzem (u. Pflasterallergie)	5	19,2
Massive Lungenfunktionsverschlechterung	3	11,5
Polyneuropathie	2	7,7
Tumorabszedierung	2	7,7
Massive Stomatitis	1	
Tolerable Stomatitis	1	
Thrombophlebitis	1	
Fieber über 39 °C	1	
Fieber bis 39 °C	1	

Tabelle 2. Remissionsrate; n = 26

CR	PR		NC	Prog.
	> 50%	< 50%		
3,8%	57,7%	11,6%	7,7%	19,2%

CR = vollständige Remission, *PR* = partielle Remission, *NC* = keine Veränderung, *Prog* = Progression

Berücksichtigt man, daß bei den überwiegend behandelten T_3- und T_4-Tumoren nur eine Remissionsrate über 50% als Erfolg gewertet werden kann, konnten wir 61,5% der Patienten erfolgreich behandeln (Tabelle 2). Die Anzahl der Zyklen hatte dabei keinen Einfluß auf die Ansprechrate. Eine vollständige Remission wurde jedoch nur bei einem T_1-Tumor beobachtet. Bei zwei Patienten traten keine Veränderungen und bei fünf eine Progredienz unter der Therapie auf. Dabei schien der Tumor bei diesen Patienten nach 2–3 Zyklen zunächst auf die Therapie anzusprechen, um dann an Größe wieder zuzunehmen. Hierbei handelte es sich vor allem um eine Zunahme der palpablen Tumorinfiltration bzw. Lymphknotenbeteiligung, während die Schleimhautläsion verkleinert blieb. Histologisch war in all diesen Resektionspräparaten Tumor nachweisbar. 75% dieser Patienten hatten nach 5,2 Monaten ein Rezidiv.

Unbestrittenermaßen kann die chemotherapeutisch induzierte Fibrosierung die palpatorische Beurteilung der Tumorinfiltration erschweren. Dennoch erstaunte uns, daß die postchemotherapeutische TNM-Klassifikation sich bei 41,2% der Patienten nicht änderte oder sich sogar verschlechterte, obwohl die Oberflächenremission über 50% betrug. Diese Patienten zeigten auch – verglichen mit dem Gesamtkollektiv – häufiger Rezidive oder verstarben (3/7 = 42,9%).

Die durchschnittliche Überlebensrate betrug bezogen auf den Beobachtungszeitraum 78,3%. Insgesamt traten bei 27,2% der Patienten nach 8,3 Monaten ($=\bar{X}$) Rezidive auf. Ein weiterer Patient verstarb 1 Tag prä operationem, ein anderer zwei Tage post operationem. Vergleicht man diese Ergebnisse mit dem Auftreten von Rezidiven nach kombiniert radio-chirurgischer kurativer Therapie bei Oropharynxkarzinomen in unserem Patientengut, so finden sich erstaunliche Unterschiede:

Bei konventioneller Therapie traten an unserer Klinik bei 223 Patienten mit Oropharynxtumoren Rezidive insgesamt nur in 20,6% auf und zwar zu 69,5% innerhalb der ersten 12 Monate post operationem. Das entspricht einer Rezidivrate zu diesem Zeitpunkt von 14,3%. Bei Resektion im Gesunden und anschließender Strahlentherapie traten die Rezidive nach 19,6 Monaten auf, bei Resektion fraglich bzw. nicht im Gesunden durchschnittlich nach 7,4 Monaten. Das bedeutet: bei gleicher Tumorklassifikation traten nach Chemotherapie Rezidive rascher und annähernd doppelt so häufig auf.

Für diese hohe und rasche Rezidivneigung nach Chemotherapie lassen sich zwei Hypothesen aufstellen: 1. Trotz tumorfreiem Resektionsrand erfolgt die Resektion nicht im Gesunden; 2. die Frührezidivierung muß in evtl. Zusammenhang mit der Chemotherapie gesehen werden und sollte weiter beobachtet werden. Für die 1. Hypothese spricht folgendes Fallbeispiel: Bei einem oropharyngealen T_2-Tumor ließ sich im Anschluß an die Chemotherapie im Resektionspräparat histologisch kein Resttumor nachweisen. Etwa 1 Monat später traten im Operationsgebiet Granulationen auf, die sich histologisch als Lokalrezidiv erwiesen. Das Nachresektionspräparat war wiederum trotz Serienschnitten tumorfrei. Dies zeigt, daß eine vorausgegangene Chemotherapie die Festlegung der chirurgischen Resektionsgrenzen trotz Tätowierung erschwert.

Literatur

1. Böheim K, Böheim C, Rauchegger H (1981) Zytostatische Induktionstherapie mit Cis-Platinum bei Kopf-Hals-Tumoren. Arch Otolaryngol 233:31
2. Weidauer H, Singer R (1982) Antineoplastische Chemotherapie – Ergebnisse bei fortgeschrittenen verhornenden Plattenepithelcarcinomen im Kopf-Hals-Bereich. Extracta Otorhinolaryngol 4:397

66. P. Bumb (a. G.), R. Wagner (a. G.), H. Mika (Mainz): Die klinischen, zytologischen und histologischen Regressionszeichen von Mundhöhlen- und Oropharynxkarzinomen unter zytostatischer Therapie

Manuskript nicht eingegangen

67. I. Wissen-Siegert, H. Mika (Mainz): Ambulante Zytostatikatherapie bei Rezidiven und Metastasen von Karzinomen des Kopfes und Halses

Bestehen bei Patienten mit Tumoren des Kopfes und Halses Metastasen oder tritt ein Rezidiv auf, das durch erneute chirurgische oder strahlentherapeutische Intervention nicht mehr angehbar ist, kommt als einzige noch zur Verfügung stehende gezielte antikanzeröse Maßnahme eine Zytostatikatherapie in Frage. Es wird über 31 Patienten berichtet, die während der letzten 1 ½ Jahre behandelt wurden. Als alternative Therapieschemata wurden die Zytostatika Cisplatin-Bleomycin und Methotrexat-Bleomycin eingesetzt. Um wiederholte, den Patienten in seinem Gesamtbefinden zusätzlich belastende Krankenhausaufenthalte zu vermeiden, wurde die Therapie ambulant durchgeführt. Behandlungsablauf und Nebenwirkungen sowie Einfluß auf das Tumorverhalten und den performance status der Patienten werden dargestellt.

68. H.-J. Wilhelm, R. Dietz (a. G.), A. Schmieder (a. G.) (Homburg): Möglichkeiten der Chemo-Radiotherapie bei fortgeschrittenen HNO-Tumoren und deren Rezidive

Der Einsatz ionisierender Strahlen mit zytostatischen Applikationen zu verbinden, ist heute allgemein ein anerkannter Behandlungsmodus bei fortgeschrittenen Tumoren und Rezidiven. Diese Therapieelemente – ionisierende Strahlen und Zytostatikum – werden simultan, sequentiell oder auch unter der Bedingung einer sog. Teilsynchronisation angewendet.

Die Remissionsdauer nach alleiniger Chemotherapie beträgt im Mittel nur wenige Monate. Beim multimodalen Vorgehen sollte daher die Chemotherapie am Anfang stehen, gefolgt von Chirurgie und/oder Radiotherapie [1, 3]. Die in der Literatur mitgeteilten guten Remissionsraten mit einer Induktionschemotherapie vor Bestrahlung und eigene seit 1972 positive Erfahrungen mit der sog. Teilsynchronisationstherapie – d. h. die Applikation einer subtoxischen Dosis eines Zytostatikums in einem zeitlich festen Verhältnis zur nachfolgenden phasenspezifischen Bestrahlung – haben uns dazu veranlaßt, die Effizienz und die Praktikabilität dieser Therapieregimes anhand von Nebenwirkungen, Remissionsparametern und Überlebenszeiten zu überprüfen.

Insgesamt wurden 151 statistisch auswertbare Patienten mit fortgeschrittenen Plattenepithelkarzinomen der Kopf-Hals-Region einer sog. Teilsynchronisationstherapie nach teils modifizierten Vorschlägen nach Wannenmacher u. Mitarb. [5] sowie Schwab u. Mitarb. [4] (Tabelle 1) unterzogen und 39 Patienten initial mit Cisplatin und Bleomycin und anschließender lokoregionärer Strahlentherapie behandelt. Der Anteil der T_3- und T_4-Tumoren lag in der 1. Gruppe bei 70%, in der 2. bei 90%. Initial zeigten beide Gruppen eine deutliche Frühansprechbarkeit der Tumoren auf beide Therapieregimes. In der 1. Gruppe kam es

Tabelle 1. Therapieschemata

Gruppe I (n = 151)	Teilsynchronisationstherapie 1. 2 × 7,5 mg Bleomycin 30 bzw. 6 Std vor Radiatio (4 Gy) Anzahl der Zyklen: 12 (2 × /Woche) Gesamtdosis: 180 mg Bleo, 48 Gy TC anschl. tägl. Aufsättigung auf GHD 60–70 Gy BT 2. 1,5 mg Vindesinsulfat 12 Std vor Radiatio (4 Gy) Anzahl der Zyklen: 12 (2 × /Woche) Gesamtdosis: 18 mg VDS, 48 Gy TC anschl. tägl. Aufsättigung auf GHD 60–70 Gy BT
Gruppe II (n = 39)	Induktionschemotherapie und Radiotherapie 1. 1. Tag: 3 mg/kg/6 Std per inf. Cisplatin 3. Tag: 0,25 mg/kg i.v. Bleomycin 3.–10. Tag: 0,25 mg/kg/24 Std per inf. Bleo Gesamtdosis (bei 70 kg KG: 210 mg Cisplatin 140 mg Bleo 2. anschließende Radiatio 5 × 2 Gy/die – 6 Wo GHD im Tu-Gebiet: 60–65 Gy GHD im Lymphabflußgebiet 45–55 Gy

Tabelle 2. Vergleich der Remissionsgrade der verschiedenen Patientenkollektive (n = 190) in Prozent

Gruppe	Therapie	n	NC + Progredienz	MR	PR + CR
I	Teilsynchronisation	100% (n = 151)	10% (n = 15)	20,5% (n = 30)	69,5% (n = 105)
II_a	nach Chemotherapie	100% (n = 39)	33,3% (n = 13)	23% (n = 9)	43,7% (n = 17)
II_b	nach Chemo- + Radiotherapie	100% (n = 35)	37,1% (n = 13)	–	62,9% (n = 22)

in 69,5% zu einer partiellen bzw. kompletten Remission, in 20,5% zu einer geringeren Teilremission, in 10% zu keinem Ansprechen bzw. einer Progredienz. Die 2. Gruppe zeigte in 43,7% nach Chemotherapie eine partielle und komplette Remission, während nach erfolgter Radiotherapie sich der Anteil auf 62,9% steigern ließ (Tabelle 2). Die Nebenwirkungen waren in der Gruppe der induktionschemotherapierten Patienten deutlich stärker ausgeprägt als in Gruppe 1.

Betrachtet man die medianen Überlebenszeiten beider Gruppen, so läßt sich ein deutlich günstigeres Ergebnis für die teilsynchronisierten Patienten mit 14,7 Monaten gegenüber 9 Monaten erkennen. Weiterhin läßt sich feststellen, daß in der initialchemotherapierten Gruppe mit Cisplatin und Bleomycin zwar relativ gute Remissionsraten zu verzeichnen sind, aber in Kombination zur Radiotherapie kein Überlebensgewinn erzielt werden konnte. Obwohl Esser u. Wannenmacher [2] aufgrund hypothetischer Überschlagsrechnungen für nur maximal 10% der proliferierten Teilpopulation eines Tumors eine synchronisationsbedingte Sensibilitätserhöhung ermittelt haben, halten wir die getimte Chemoradiotherapie aufgrund der vorliegenden Ergebnisse bis zu deren Ablösung durch effektivere und weniger mit Nebenwirkungen behafteten Behandlungsmodalitäten unter der Zielsetzung einer weiteren Optimierung für wirksam.

Literatur

1. Brown AW, Blom J, Butler WM, Garcia-Guerrero G, Richardson MF, Henderson RL (1980) Combination chemotherapy with vinblastine, bleomycin, and cis-diammine-dichloro-platinum (II) in squamous cell carcinoma of the head and neck. Cancer 45:2830–2835
2. Esser E, Wannenmacher M (1979) Langzeitergebnisse der synchronisierten Radiotherapie bei inoperablen orofazialen Plattenepithelcarcinomen. Strahlentherapie Sonderband 75:120
3. Randolph VL, Vallejo A, Spiro RH, Shah J, Strong EW, Huvos AG, Wittes RE (1978) Combination chemotherapy of advanced head and neck cancer. Induction of remissions with diammine-dichloroplatinum (II), bleomycin, and radiation therapy. Cancer 41:460–467
4. Schwab W, z. Winkel K, Ammon H (1976) 5 Jahre synchronisierte Strahlentherapie bei Kopf-Hals-Carcinomen. HNO 24:301
5. Wannenmacher M, Esser E, Schumann J (1975) Erste klinische Ergebnisse der Strahlentherapie nach Teilsynchronisation mit Bleomycin. Strahlentherapie 149:131

69. J. Gülzow (Heidelberg): Operatives Vorgehen bei Mundboden- und Zungenkarzinomen nach antineoplastischer Chemotherapie

Die antineoplastische Chemotherapie nach dem „Heidelberger Schema" ist besonders erfolgreich bei verhornenden Plattenepithelcarcinomen des Mundbodens, der Zunge und des Zungengrundes. Sie stellt für die nachfolgende chirurgische Resektion des Tumorrestes einen Fortschritt dar, weil sich unter der Behandlung eine deutlich palpable Narbengrenze ausbildet. Deswegen läßt sich der Tumor nach Behandlung besser excidieren. Ein Nachteil der Chemotherapie ist klinisch eine Umwandlung des lockeren in straffes Bindegewebe, eine Verhärtung des Baufettes und das Ausbilden eines insgesamt dehydriert erscheinenden Gewebes; zusätzlich tritt eine verstärkte Gefäßfragilität auf. Diese Behinderungen sind jedoch nicht wesentlich gegenüber dem Vorteil, daß die Chemotherapie oft inoperabel geltende Carcinome wieder operativ faßbar macht. Wegen der Lage der Tumoren empfiehlt sich die Zusammenarbeit mit den Kieferchirurgen; damit wird das Gewinnen von Material zur Abdeckung des Excisiongebietes erleichtert. Die temporäre Unterkieferspaltung mit nachfolgender Kieferplattenosteosynthese und die prothesengerechte, marginale Osteotomie oder Segmentresektion unterstützen die HNO-chirurgische Operationstechnik ideal. Die temporäre Aufklappung der unteren Wange empfiehlt sich bei Tumoren des mittleren und hinteren Cavum oris. Untere Wangenaufklappung und Unterkieferspaltung sind nötig für Tumoren des Zungengrundes; Hypopharynx und Recessus glottis-epiglottidis werden so erreichbar.

Die Tumorresektion en bloc ist anzustreben. Die radikale Halsausräumung sowie Revision der Lymphknoten im Gebiet der Gegenseite sind immer nötig. Die Unterbindung der A. lingualis und A. pharyngica ascendens ist zu empfehlen. Bei Zungengrundtumoren hat sich eine temporäre Tracheotomie für die postoperative Phase sehr bewährt.

Keilförmige Zungenresektate im Zungengrund ermöglichen die „Zungenrotation" zur Defektdeckung. Damit kann Zungengewebe aus dem Spitzenbereich und von der Gegenseite zur Defektdeckung herbeigezogen werden; auf diese Weise kann lange die defektdeckende Fernlappenplastik für den Patienten vermieden werden.

Literatur

Denecke HJ (1980) Band V, Teil 3: Die oto-rhino-laryngologischen Operationen im Mund- und Halsbereich. Springer, Berlin Heidelberg New York

Schwemmle K (1980) Band V, Teil 4: Die allgemeinchirurgischen Operationen am Halse. Springer, Berlin Heidelberg New York

Yarington CTh (1982) "How I do it" – Head and neck and plastic surgery: A targeted problem and its solution: A new incision for radical head and neck surgery. Laryngoscope 92:11

H. H. Naumann (München): Wenn ich Herrn Gülzow richtig verstanden habe, meinte er, die Operabilität einer Geschwulst im Mundbereich werde durch eine präoperative zytostatische Behandlung verbessert. Das ist – darin sind sich meines Wissens viele Kopf- und Halschirurgen einig – eine für den Patienten gefährliche und im übrigen in dieser Form nicht zutreffende Meinung. Trotz der makroskopisch oft erkennbaren Remission eines derartigen Tumors muß immer damit gerechnet werden, daß im gesamten ehemaligen Tumorareal weiter lebensfähige Tumorzell-Nester persistieren [z. B. Böheim u. a. (1982) Laryngol Rhinol Otol 61:246].

Wenn eine Operation nach Cytostase einen Sinn haben soll, muß auch nach der Chemotherapie genauso umfassend reseziert werden, wie wenn die Operation primär, d. h. bei unbehandeltem Tumor, durchgeführt würde. Die psychologische und operativ-technische Schwierigkeit *nach* Cytostase besteht für den Operateur erfahrungsgemäß darin, noch genau die ehemalige Tumorausdehnung für seine Resektionsplanung zugrunde legen zu können und zu müssen und damit auch weite Gewebsareale zu opfern, die scheinbar tumorfrei sind.

70. M. Schröder, E. Stennert, H. W. von Heyden (a. G.), A. Scherpe (a. G.), H.-J. Beyer (a. G.) (Göttingen): Ergebnisse einer sekundären zytostatischen Behandlung bei Rezidiven von Plattenepithelkarzinomen im Kopf-Hals-Bereich

Unter sekundärer zytostatischer Behandlung wird von uns der Einsatz der medikamentösen Tumortherapie nach vorangegangenem primären Therapieverfahren wie Operation und/oder Strahlentherapie verstanden. Zur Auswertung dieses Therapieverfahrens wurden die Krankheitsverläufe von 28 Patienten mit Carcinomrezidiven herangezogen. Die primäre Tumorlokalisation betraf in fast allen Fällen die Mundhöhle, den Oropharynx, den Hypopharynx und den Larynx. Die Tumorklassifikation bei Diagnosestellung zeigt, daß es sich mit wenigen Ausnahmen um weit fortgeschrittene Carcinome handelt. Fast alle Patienten waren chirurgisch und radiologisch vorbehandelt. Das Rezidivcarcinom trat in der Regel innerhalb des ersten Jahres nach Therapiebeginn auf. Anschließend erfolgte eine sekundäre zytostatische Therapie nach dem in der Abb. 1 aufgeführten Schema. Kam es unter diesen Therapiemodalitäten zu einem guten Ansprechen des Tumors, wurde in Abhängigkeit von der Vorbehandlung, von der Resttumorgröße und von der Tumorlokalisation die Überführung auf Operation oder Bestrahlung als tertiäres Behandlungsverfahren durchgeführt. Das Remissionsverhalten unter zytostatischer Therapie zeigt deutlich, daß die Rezidivcarcinome unter der Behandlung mit Cis Platinum/Bleomycin ein besseres Remissionsverhalten (CR + PR = 50%) aufweisen als unter Methotrexat/Vindesin (CR + PR = 14%). Die Summe der Nebenwirkungen war jedoch auch unter der erstgenannten Therapie wesentlich höher.

Nach einer Beobachtungszeit von 39 Monaten leben derzeit noch 2 Patienten, welche als tertiäre Therapie einer Operation zugeführt wurden. 6 Patienten konnten im Anschluß an die zytostatische Therapie einer erneuten Telekobaltbestrahlung unterworfen werden. Sie überlebten zwischen 8 und 26 Monaten. Die Überlebenskurven der sekundär zytostatisch behandelten Patienten zeigen (Abb. 2), daß die Patienten, bei denen ein Folgetherapieverfahren in Form einer Operation oder Strahlentherapie durchgeführt werden konnte, wesentlich länger überlebten als die ohne Folgetherapie. Insgesamt zeigten die so therapierten Patienten jedoch nur verhältnismäßig kurze Überlebenszeiten, so daß folgende Forderungen an den Einsatz einer sekundären Chemotherapie gestellt werden:

1. Patienten über 70 Jahre sollten nur ausnahmsweise zytostatisch therapiert werden.

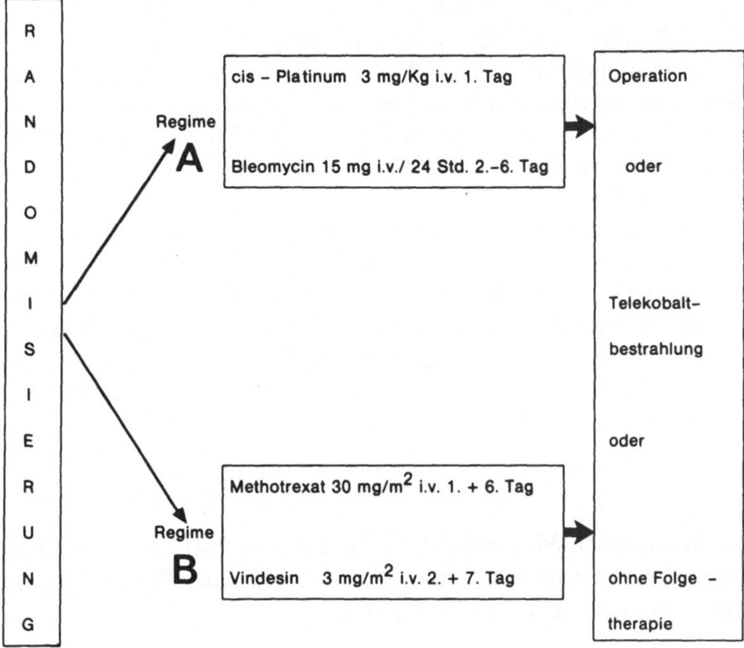

Abb. 1. Therapiekonzept der sekundären zytostatischen Behandlung

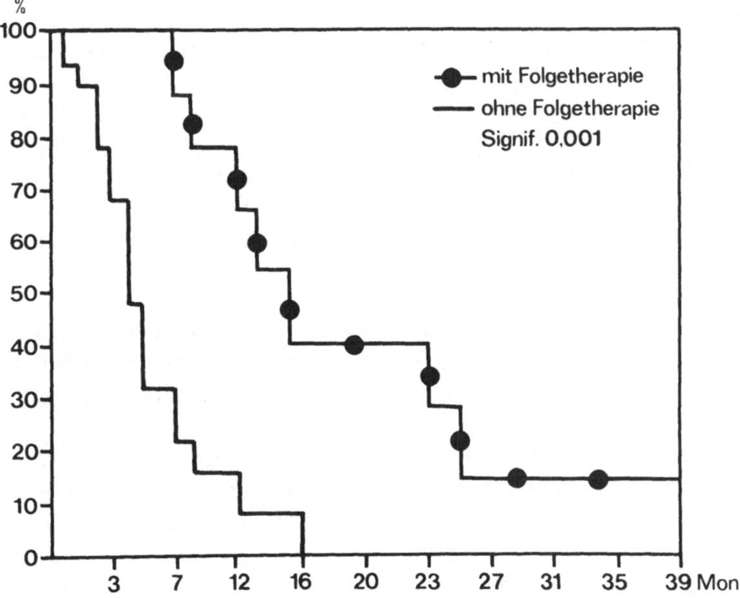

Abb. 2. Überlebenskurven von sekundär zytostatisch behandelten Patienten mit und ohne Folgetherapie

2. Alle Patienten sollten sich in einem relativ guten Allgemeinzustand befinden, d. h., der Karnofsky-Index sollte über 6 betragen.

3. Patienten mit weit fortgeschrittenen Tumorrezidiven und ausgeprägter Schmerzsymptomatik, bei denen ein erneutes therapeutisches Vorgehen mit Operation und Bestrahlung nicht möglich erscheint, sollten in palliativer Absicht eine milde zytostatische Medikamentenkombination erhalten (z. B. MTX, MTX + VDS, MTX + 5 FU).

4. Patienten, bei denen eine chirurgische oder radiologische Folgetherapie nach Durchführung der sekundären zytostatischen Behandlung tolerabel erscheint, sollten unter Beachtung des Allgemeinzustandes möglichst eine aggressive zytostatische Medikamentenkombination erhalten (z. B. DDP + 5 FU, DDP + MTX + BLM). Bei der zu erwartenden besseren Tumorremission unter dieser Therapiemodalität werden für diese Patienten günstigere Voraussetzungen für ein tertiäres Therapieverfahren geschaffen.

71. E. Stennert, M. Schröder, H. W. von Heyden (a. G.) (Göttingen): Wertung von Folgetherapieverfahren nach primär zytostatischer Behandlung von Plattenepithelkarzinomen des oberen Digestivtraktes

44 Patienten – 31 Männer und 13 Frauen im Alter zwischen 33 und 73 Jahren; medianes Alter: 53,5 Jahre – wurden in einer prospektiv randomisierten Studie einer primären Chemotherapie (CT) zugeführt, die entweder die Medikamenten-Kombination Cis-Platinum/Bleomycin oder Methotrexat/Vindesin enthielt. Alle Patienten wurden anschließend operativ, radiologisch oder kombiniert nachbehandelt.

Die Tumorlokalisationen waren folgendermaßen verteilt: Mundhöhle: 10, Oropharynx: 15, Hypopharynx: 14, Larynx: 3, andere: 2. Es handelte sich durchweg um sehr ausgedehnte Neoplasien: $T_x = 1$, $T_1 = 0$, $T_2 = 2$ (4,5%), $T_3 = 8$ (18,3%), $T_4 = 33$ (75%), $N_0 = 6$ (13,6%), $N_1 = 13$ (29,5%), $N_2 = 5$ (11,4%), $N_3 = 20$ (45,5%). Dabei waren kleine Primärtumoren stets mit ausgedehnten Metastasen verbunden. Es überwogen mit 61,4% die wenig differenzierten Karzinome. Nach Abschluß der primären CT betrug die Rate der kompletten Remissionen (CR) 4,5%, die der partiellen Remissionen (PR) 52,3%. Nach Beendigung der Anschlußtherapie fanden sich CR = 59,1% und PR = 15,9%.

Nach 41 Monaten Beobachtungszeit ließ sich hinsichtlich Lokalisation, Größe und Differenzierungsgrad des Primärtumors sowie hinsichtlich des Metastasierungsausmaßes (N-Stadium) ein Einfluß auf die Überlebenszeit statistisch nicht sichern.

Für die Beurteilung der Überlebenszeit in Abhängigkeit vom Remissionsverhalten nach primärer CT wurden die Patienten mit kompletter und partieller Remission (n = 25) sowie diejenigen mit "minor response", "no change" und Progression (n = 19) gegeneinander verglichen. Es zeigte sich zwar ein Trend zugunsten der ersten Gruppe, doch sind die Unterschiede statistisch nicht signifikant.

Vergleicht man dagegen die Überlebenskurven der 44 Patienten mit primärer CT plus Folgetherapie mit den Kurven von Patienten, die zunächst operiert und/

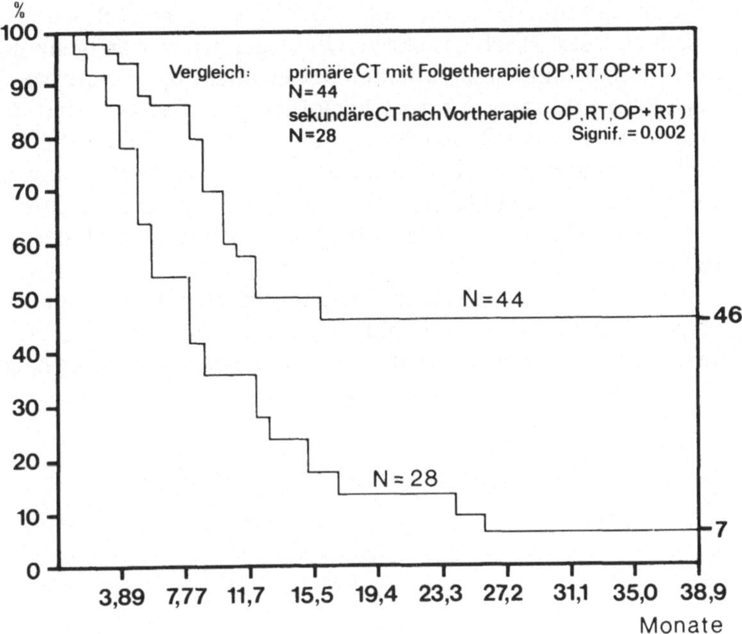

Abb. 1. Überlebenskurven von 72 Patienten mit PE-CA im KH

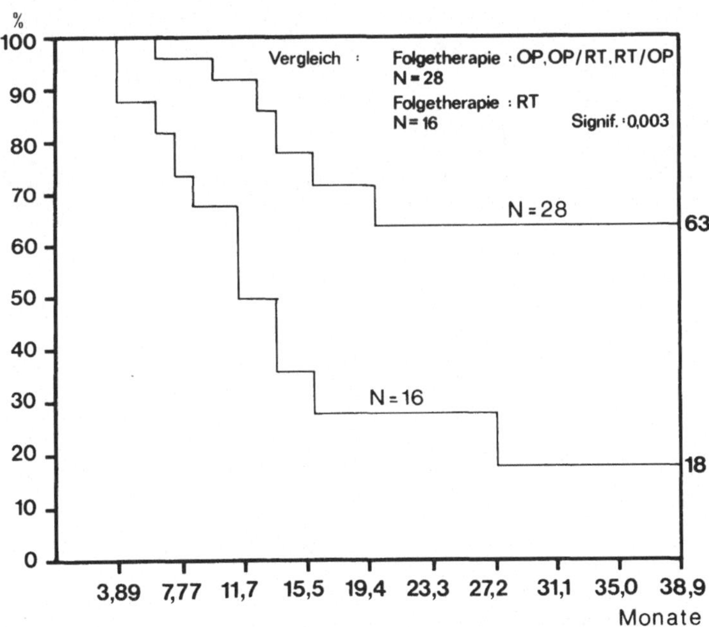

Abb. 2. Überlebenskurven von Patienten mit PE-CA im KH. Therapieform: Primäre CT + Folgetherapie; n = 44

oder bestrahlt und dann sekundär zytostatisch behandelt wurden (n = 28), so findet sich eine statistisch gesicherte Überlegenheit der erstgenannten Gruppe. Die zytostatisch behandelten Patienten weisen allerdings einen etwas längeren Krankheitsverlauf auf, da sie vor der Chemotherapie bereits operiert und/oder bestrahlt wurden und sich die Beobachtungszeit auf den Beginn der CT bezieht (Abb. 1).

Ebenso waren die Überlebenschancen für die 44 Patienten mit primärer CT plus Folgetherapie eindeutig besser als bei Patienten, die zwar ebenfalls primär zytostatisch behandelt wurden, aber keine nachfolgende Operation und/oder Bestrahlung erhielten (n = 7).

Der Vergleich verschiedener Folgetherapieverfahren zeigte schließlich, daß eine Operation bzw. Operation plus Bestrahlung nach primärer CT signifikant bessere Überlebenskurven bedingt als eine alleinige Bestrahlung nach CT (Abb. 2).

Arch Otorhinolaryngol Suppl 163–198 (Verhandlungsbericht 1983)

Archives of
Oto-Rhino-Laryngology

Varia

72. B. Maass, D. Ludwig (a. G.) (Gießen): Wasserstoff-Clearance-Messungen an der Cochleabasis unter akuter Schallbelastung

„Die Folgen des Lärms auf die Innenohrfunktion" ist nach wie vor ein zentrales Thema der tierexperimentellen und der klinischen Forschung. In der größtenteils widersprüchlichen Literatur existieren zahlreiche Hinweise darauf, daß Störungen der Mikrozirkulation eine der wesentlichen Folgen akuter und chronischer Schallbelastung sind. Das Thema, über das ich sprechen werde, möchte ich durch folgende Frage präzisieren: „Wird die Cochleadurchblutung über das Maß physiologischer Schwankungen hinaus unter den Bedingungen einer akuten Schallbelastung am anästhesierten Tier beeinflußt?"

Versuchsbedingungen

Die Experimente wurden an Nembutal-narkotisierten Meerschweinchen unter assistierter Beatmung durchgeführt. Ständige arterielle Blutgasanalysen sollten gewährleisten, daß nur Reaktionen mit vergleichbaren Blutdrucken, pCO_2-, pO_2- und pH-Werten miteinander verglichen wurden. Dadurch wurde verhindert, daß Durchblutungsänderungen, die durch unbemerkte Änderungen eines dieser Parameter bewirkt wurden, voreilig als Beschallungsfolge interpretiert werden. Die Tiere wurden nach Erreichen der geforderten Standardbedingungen mit einem Breitbandrauschen von 118 dB (A), am Gehörgangseingang gemessen, über die Zeit von 30 Minuten beschallt. Die Durchblutung wurde von Beginn der Beschallung an mit Hilfe des Wasserstoff-Clearance-Verfahrens im Endolymphraum der Cochlea, in einigen Fällen auch in den beiden anderen Schneckenskalen der Basalwindung, vom Runden Fenster aus bestimmt. Nach Anbieten des Indikatorgases Wasserstoff (H_2) erhalten wir Clearance-Kurven, aus deren Verlauf sich nach halblogarithmischer Auftragung die Halbwertszeiten als qualitatives Maß für die Durchblutungsgröße ablesen lassen. Unter Berücksichtigung des natürlichen Logarithmus, der Halbwertzeit (HWZ) und des Verteilungskoeffizienten für Wasserstoff (λ) läßt sich die Durchblutung mit Vorbehalt auch quantitativ bestimmen. Nebenbei konnten wir auf diese Weise vergleichbare Durchblutungsgrößen errechnen, wie sie Angelborg, Hultcrantz u. Linder (1979) für die gesamte Cochlea mit Hilfe der Mikrosphärentechnik experimentell ermittelt haben (1,5–3,5 µl/Cochlea/min).

Ergebnisse

Auf dem folgenden Diagramm (Abb. 1) sind Mittelwerte und Standardabweichungen unserer Wasserstoff-Clearance-Reaktionen aus 16 Beschallungsversuchen, gemessen in Halbwertzeit ($T\frac{1}{2}$) in Minuten bzw. in ml/100 g/min wiedergegeben. Man erkennt, daß unter Beschallung die Halbwertzeiten im Mittel um 0,6 Minuten zunehmen.

Um dieses Ergebnis interpretieren zu können, mußten wir an einer Kontrollgruppe untersuchen, wie sich bei nichtbeschallten Tieren die H_2-Auswaschreaktionen in jeweils zwei aufeinanderfolgenden Messungen unter der Bedingung än-

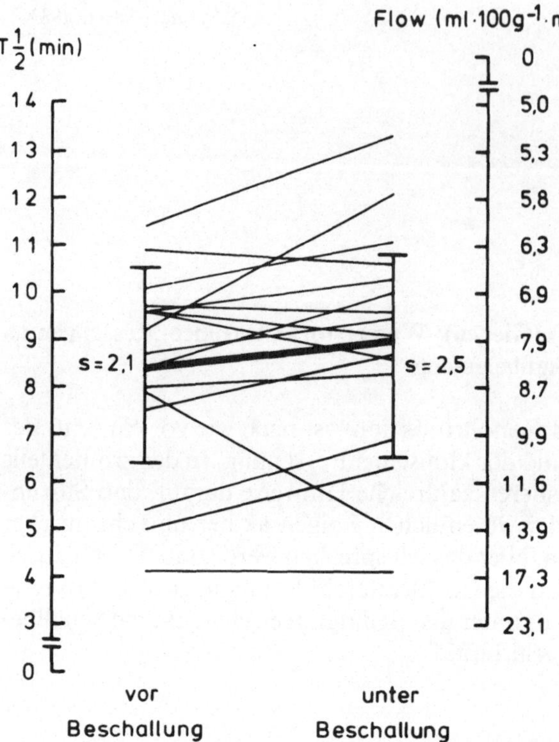

Abb. 1. Wirkung einer akuten Schallbelastung (118 dB [A] Breitbandrauschen, 30 min) auf die Wasserstoffauswaschreaktionen im Endolymphraum der Meerschweinchencochlea (n = 16)

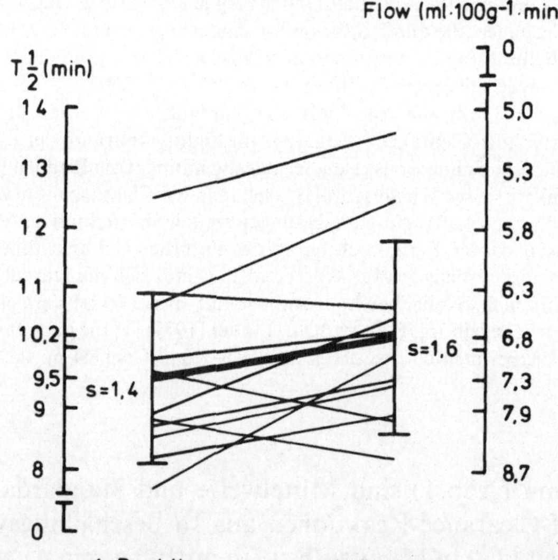

	1. Reaktion	2. Reaktion
BP (mmHg)	50,6 ± 9,3	55,0 ± 8,1
pCO_2 (mmHg)	27,7 ± 4,5	27,8 ± 4,6
pH	7,46 ± 0,09	7,44 ± 0,09
pO_2 (mmHg)	117,0 ±15,0	122,0 ±15,0

Abb. 2. Änderung der Halbwertzeiten je zweier aufeinanderfolgender H_2-Auswaschreaktionen im Endolymphraum der Meerschweinchencochlea (n = 11)

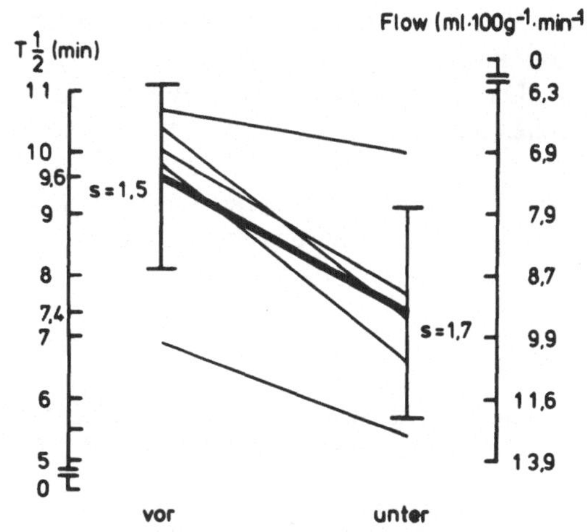

		vor Pentoxifyllin	unter Pentoxifyllin
BP	(mmHg)	55,0 ± 11,0	48,0 ± 20,0
pCO_2	(mmHg)	24,6 ± 7,7	20,4 ± 10,2
pO_2	(mmHg)	102,0 ± 12,0	101,0 ± 8,0
pH		7,33 ± 0,2	7,37 ± 0,2

Abb. 3. Wirkung von Pentoxifyllin (1,5 ml i.V.) auf die H_2-Clearance im Endolymphraum der Meerschweinchencochlea (n = 5)

dern, daß Blutdruck und Blutgase bei beiden Messungen vergleichbar sind. Wie das folgende Diagramm aus 11 solchen Experimenten deutlich macht (Abb. 2), nimmt – in seinem Ausmaß durchaus mit den Lärmexperimenten vergleichbar – die Halbwertzeit als reziproker Wert für die Innenohrdurchblutung im Mittel um 0,8 Minuten zu. Dies bedeutet, daß sich die Wasserstoff-Auswaschvorgänge als Maß für die Cochleadurchblutung unter Beschallungs- und Kontrollbedingungen nicht wesentlich voneinander unterscheiden.

Was die H_2-Clearance-Methode zum Nachweis von Durchblutungsänderungen am Innenohr leistet, soll zum besseren Verständnis am Beispiel eines gängigen durchblutungswirksamen Pharmakon, dem Pentoxifyllin (Trental) klar gemacht werden (s. Abb. 3). Das Diagramm zeigt Ihnen die Wasserstoffauswaschvorgänge im Endolymphraum der Meerschweinchencochlea von 5 Tieren vor und unter intravenöser Applikation des Medikamentes. Während in unseren 11 Kontrollversuchen (s. Abb. 2) die H_2-Clearance-Vorgänge in zwei aufeinanderfolgenden Messungen sich eher verlangsamen als beschleunigen, hat die Applikation von Pentoxifyllin in allen 5 Messungen eine deutliche Beschleunigung der H_2-Auswaschvorgänge im Sinne einer Steigerung der Cochleadurchblutung bewirkt.

Zusammenfassung

Entgegen früheren Erwartungen kommen wir aufgrund systematischer tierexperimenteller Untersuchungen zu dem Schluß, daß unter den oben genannten Bedingungen einer akuten Schallbelastung die Cochleadurchblutung am anästhesierten Meerschweinchen nicht wesentlich beeinflußt wird. Dies stützt die Ergebnisse, die Angelborg u. a. mit Hilfe der Mikrosphärentechnik tierexperimentell gewonnen haben. Ob dies auch für das wache Tier zutrifft, wird noch zu prüfen sein. Wir werden ferner noch klären müssen, ob eine kontrollierte Blutdrucksenkung die Wirkung einer akuten Schallbelastung auf die Cochleadurchblutung verändern kann.

Da unter den von uns gewählten Beschallungsbedingungen mit einer wesentlichen temporären Hörschwellenabwanderung zu rechnen ist, gilt es aufgrund unserer Meßergebnisse als höchst unwahrscheinlich, daß eine reduzierte Cochleadurchblutung wesentliche Ursache der temporären Schwellenabwanderung (TTS) unter akuter Schallbelastung ist.

Literatur

1. Angelborg C, Hultcrantz E, Beausang-Linder M (1979) The cochlear blood flow in relation to noice and cervical sympathectomy. Adv Otorhinolaryngol 25:41

Meyer zum Gottesberge (Düsseldorf): Untersuchungen mit der Desoxyglukose-Methode haben gezeigt, daß bei hoher Schallbelastung der Glukoseeinbau im Innenohr abnimmt. Wir hatten als Ursache eine Minderdurchblutung des Innenohres diskutiert. Eine solche Annahme erscheint nach den eindeutigen Ergebnissen von Herrn Maass nicht gesichert und bedarf weiterer Untersuchungen. Vielleicht werden Untersuchungen am *wachen* Tier weiterführen.

W. Ristow (Frankfurt/M.): Der Physiologe G. Lehmann hat vor mehr als 20 Jahren mehrfach angegeben, daß durch stärkeren Lärmeinfluß eine "Minderdurchblutung des ganzen Körpers" verursacht werde.

Wir haben 34 Probanden ein Breitbandgeräusch von 105 dB über zwei Luftleitungshörer zugeführt und konnten dabei feststellen, daß mit der Hautdurchblutung zunächst immer auch die Muskeldurchblutung tatsächlich abnahm; dieses jedoch nur während der ersten 30 Sekunden des Lärmeinflusses oder auch etwas länger.

12 von diesen Probanden applizierten wir das Geräusch 30 Minuten lang. Dabei wurden alle 3 Minuten Kontrollmessungen vorgenommen. Unter diesen Umständen zeigten $^2/_3$ dieser Probanden sogar eine Zunahme der Durchblutung der Unterarmmuskulatur, was in arbeitsphysiologischer Hinsicht von besonderer Bedeutung ist.

Wir haben auf dem Kongreß 1963 darüber berichtet.

W. Giebel (Tübingen): Zunächst möchte ich Herrn Maass zu den hervorragenden Untersuchungen beglückwünschen. Dabei ist ausdrücklich zu betonen, daß hier wohl erstmals eine Untersuchung der cochleären Durchblutung an Hand der H_2-Clearance beschrieben wird, bei der der allgemeine Zustand des Tieres ständig an Hand von Messungen überprüft wurde. Bei vielen ähnlichen Studien vermißt man diese Sorgfalt. Außerdem wurden hier erstmals Blindversuche mit gleicher Technik durchgeführt.

Meine Frage zielt darauf hin, zu welchem Zeitpunkt Sie die Vergleichsmessungen durchgeführt haben.

B. Maass (Gießen); Schlußwort:

Zu Herrn Meyer zum Gottesberge. Ihre sehr interessanten Beobachtungen mit der Desoxyglucose-Methode kann ich auf Anhieb mit unseren soeben vorgetragenen Ergebnissen nicht in Einklang bringen. In der Tat könnten uns auch in diesem Punkt die noch nachzuholenden Beschallungsversuche am wachen Tier weiterhelfen.

Zu Herrn Ristow. Bezüglich seiner Durchblutungsmechanismen nimmt das Innenohr gegenüber den Organkreisläufen, die Sie soeben im Zusammenhang mit den Lehmannschen Arbeiten erwähnten, eine Sonderstellung ein. Entsprechend muß auch mit unterschiedlichen Gefäßreaktionen auf Schallbelastung gerechnet werden. Unsere Experimente führten wir an anästhesierten Tieren unter strenger Konstanthaltung von Blutdruck und arteriellen Blutgasen durch. Vom Blutdruck, dem pH und art. PCO_2 wissen wir heute sehr genau, daß sie die cochleare Durchblutungsgröße meßbar verändern können. Andererseits haben gerade die Arbeiten von Lehmann, wie kaum eine andere die Wirkungen des Lärms auf die vegetativen Funktionen, in besonderem Maße auf Atmung und Kreislauf deutlich gemacht. Hier sehe ich Möglichkeiten, wie eine Schallbelastung über die Beeinflussung vegetativer Parameter die Innenohrdurchblutung auf unspezifische Weise verlangsamen oder beschleunigen kann.

73. K. Mees (München): Ultrastrukturelle Lokalisation der Adenylzyklase in der lateralen Schneckenwand*,**

Die Bedeutung der Adenylzyklase im Innenohr ist unklar. Das membrangebundene Enzym vermittelt die Wirkung von Hormonen und Arzneimitteln, die aufgrund ihrer Größe oder ihrer chemischen Zusammensetzung nicht in die Zelle eindringen können.

Zur Klärung seiner funktionellen Bedeutung im Innenohr wurde das Enzym ultrastrukturell-cytochemisch dargestellt. Der cytochemische Nachweis erfolgte nach der von Howell u. Whitfield (1972) angegebenen Methode, modifiziert nach Fenoglio u. Mitarb. (1981). Die Verwendung des Substrats AMP-PNP neben ATP ermöglichte einen spezifischen Nachweis. Die Enzymaktivität war in der Stria vascularis auf die basalen Plasmalemmfaltungen der Marginalzelle und auf das Plasmalemm der Basalzellen begrenzt (Abb. 1). In der Prominentia spiralis zeigte sich das Reaktionsprodukt an den perilymphatischen Membranabschnitten des Epithels und am Plasmalemm der Stromazellen (Abb. 2).

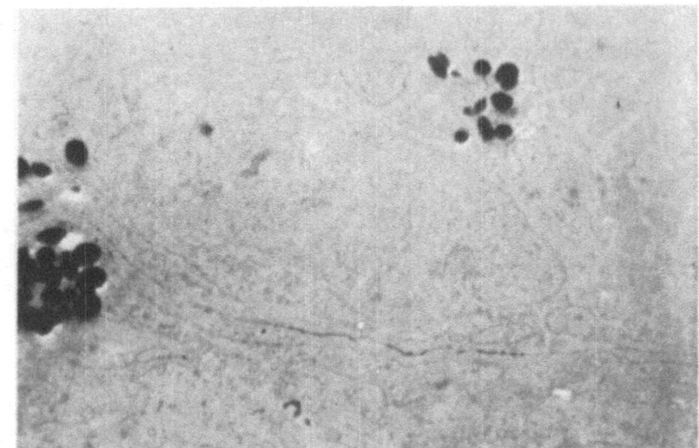

Abb. 1. Basaler Ausschnitt der Stria vascularis. Das Reaktionsprodukt ist auf dem nicht kontrastierten Schnitt an dem Plasmalemm der Marginal- und Basalzelle erkennbar

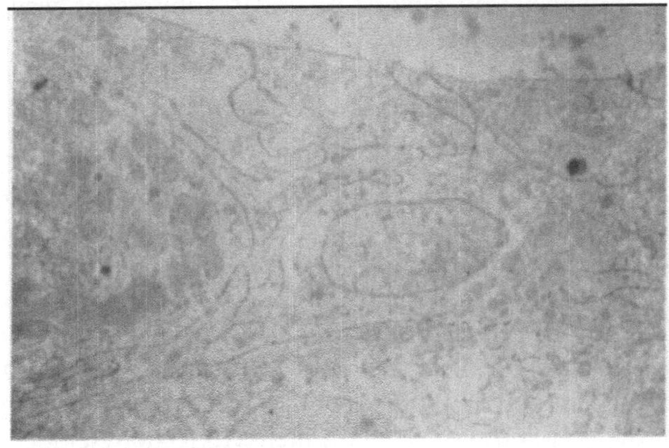

Abb. 2. Übergangszone Stria vascularis – Prominentia spiralis. Die Enzymaktivität ist auf die perilymphatischen Membranabschnitte des Promenentia-Epithels und auf das Plasmalemm der Stromazelle beschränkt

* Mit Unterstützung der Deutschen Forschungsgemeinschaft

** Erscheint ausführlich in Arch. Otorhinolarnygology

Die Lokalisation des Enzyms an der dem Gefäßsystem zugewandten Zelloberfläche läßt auf eine Interaktion mit Substanzen schließen, die auf dem Blutweg herangeführt werden.

Eine unmittelbare Einflußnahme adenylzyklasegebundener Transportvorgänge auf die Elektrolytgradienten an der endolymphatischen Oberfläche ist nicht zu erkennen.

Literatur

Howell SL, Whitfield M (1972) Cytochemical localization of adenylcyclase activity in rats islands of Langerhans. J Histochem Cytochem 20:873–879

Fenoglio C, Gerzeli G, Sgarbi M (1981) Cytochemical demonstration of rat liver adenylylcyclase. Attempts of methodological improvments. Bas Appl Histochem 25:141–144

Orsulakova-Meyer zum Gottesberge (Düsseldorf): Haben Sie bei Ihren Untersuchungen anderes Innenohrgewebe untersucht, z. B. Gewebe des Vestibularapparates?

K. Mees (München); Schlußwort:
Zur Frage von Frau Orsulakova: Wir haben uns im Rahmen dieser Untersuchungen auf die zytochemische Darstellung der Adenylzyklase in der seitlichen Schneckenwand beschränkt. Analoge Untersuchungen an anderen Gewebearealen der Cochlea sind in Vorbereitung.

74. J. Krmpotić-Nemanić, V. Valković (a. G.) (Zagreb): Analyse der Labyrinthkapsel auf Elementspuren mit der Proton-Mikrosonde (vorläufige Mitteilung)

Zusammenfassung: Mit der Methode der Bestimmung der charakteristischen x-Stahlen wurden die Mikroelemente in der menschlichen Labyrinthkapsel bestimmt. Die Analyse des Fundus des inneren Gehörganges mit der Proton-Mikrosonde (an der Freien Universität Amsterdam) ergab neben Calcium und Phosphor auch die Anwesenheit von Kupfer, Eisen und Zink. Die Anwesenheit von Zink ist besonders interessant, weil dieses Element an denjenigen Stellen der Labyrinthkapsel lokalisiert ist, wo es zu Knochenablagerungen im fortgeschrittenen Alter kommt. Dieser Befund steht im Einklang mit den Untersuchungen von Haumont, der festgestellt hat, daß sich Zink in der Nähe der Verkalkungszonen im osteoiden Gewebe befindet.

Die Kenntnis der Verteilung der chemischen Elemente in biologischen Systemen in mikroskipischen Mengen hilft uns die basischen Phänomene dieses Systems kennenzulernen.

Diese Informationen bekommen wir durch die Anwendung der Methode der Detektion der charakteristischen x-Strahlen (mittels eines fokussierten Strahls) der betreffenden Teilchen. Obwohl die elektronische Mikrosonde in den meisten Laboratorien der Biologie und Medizin eines der Standardinstrumente darstellt ist die Anwendung der x-Strahlen-Mikroanalyse doch nicht allgemein verbreitet.

Seit kurzem haben viele Laboratorien experimentelle Möglichkeiten für die Analyse mittels der Mikrosonde mit Proton-induzierter-x-Strahlen-Emission

(PIXE), auch "micropixe" genannt, entwickelt. Diese Technik besitzt die Vorteile anderer Mikrosonden, sie ist nicht destruktiv und hat eine Detektionsmöglichkeit am Niveau der ppm.

Material und Methoden

In diesen Untersuchungen wurde die Proton-Mikrosonde in der Freien Universität Amsterdam verwendet*. Alle Messungen wurden mit 3,0 MeV Protonen durchgeführt. Ströme von 10–50 pA, eingeführt in die Zerstreuungskammer, wurden für die Scanningmessungen verwendet. Beim Scanningverfahren wird die Scheibe mittels eines Satzes von piezoelektrischen Kristallen, kontrolliert mit dem lokalen Mikroprocessor (HP-85), bewegt. Die Mittelgeschwindigkeit der Scheibe ist in der Regel etwa 80 µm/s. Die Bewegung der Scheibe wird durch das Mikroskop (Vergr. 400 ×) kontrolliert [1].

Die Konzentration der Elemente ergab sich aus den Messungen der Intensitäten der charakteristischen x-Strahlen mittels eines Si(Li)-Detektors. Das Signal aus dem Si(Li)-Detektors wurde am Computer simultan mit der Feststellung der x- und y-Lage der Scheibe analysiert.

Das Präparat wird in Araldite AY 103 mit dem Härter HY 956 eingebettet. Als mögliche Kontamination bei diesem Verfahren kommen von Spurenelementen Chlor und Bor in Frage. Von der Pyramide wurden mit dem Mikrotom Schnitte von 30 µm für die Durchblutung vorbereitet. Um die Ladung und das Überwärmen der Präparate zu verhindern wurde eine Aluminiumschicht von etwa 5 nm über die Scheibe durch Evaporisation aufgetragen. Die Schnitte wurden senkrecht durch die Pyramide angelegt, so daß die Scheidewand zwischen der Basalwindung der Cochlea und dem Fundus des inneren Gehörganges getroffen war. Die Konzentrationsangabe für das biologische Material wurde durch Komparation mit Standardwerten (NBS Borine liver SRM 1577) gemischt mit Araldite in bekannter Konzentration und geschnitten mit dem Mikrotom in Schnitte von

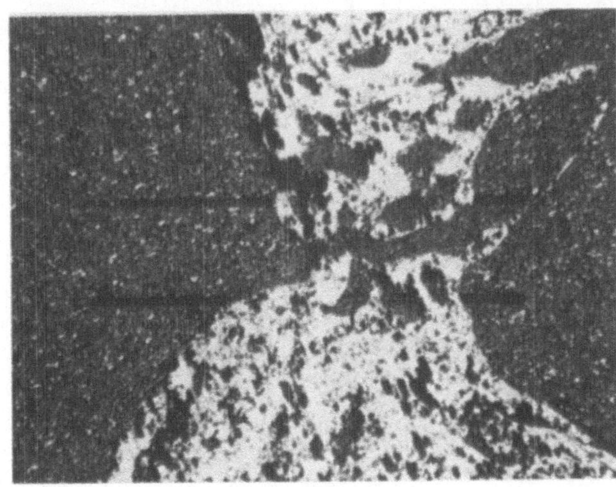

Abb. 1. Die Scheidewand zwischen dem Fundus und der basalen Windung der Cochlea nach der Bestrahlung. Die Strahlspur ist an derjenigen Stelle der Scheibe sichtbar wo der Strahl das Araldite getroffen hat (Präparat von 69 jährigem Mann)

* Die Einzelheiten, betreffend das System, sind an anderer Stelle wiedergegeben [5]

30 μm gegeben. Die Konzentration der Elemente wurde aus dem Verhältnis der charakteristischen x-Strahlen des bestimmten Elementes und der Anzahl der rückgestreuten Protonen ausgerechnet.

Ergebnisse

Die Präparate wurden vor und nach der Irradiation unter dem Mikroskop kontrolliert. Die Strahlspur ist sichtbar an derjenigen Stelle der Scheibe, wo der Strahl das Araldite getroffen hat. Die x-Strahlen-Spektren wurden in 32 Positionen entlang der Spur gemessen. Die gemessenen x-Strahlen-Spektren wurden in jeder Position der Scheibe kontrolliert. Wenn der Strahl das Knochenmaterial erreicht hat, werden deutliche Gipfel in den Spektren beobachtet. Um die Information über alle Elemente zu bekommen, wurden die Spektren von verschiedenen Positionen der Scheibe summiert, so daß man die Gipfel, entsprechend dem Phos-

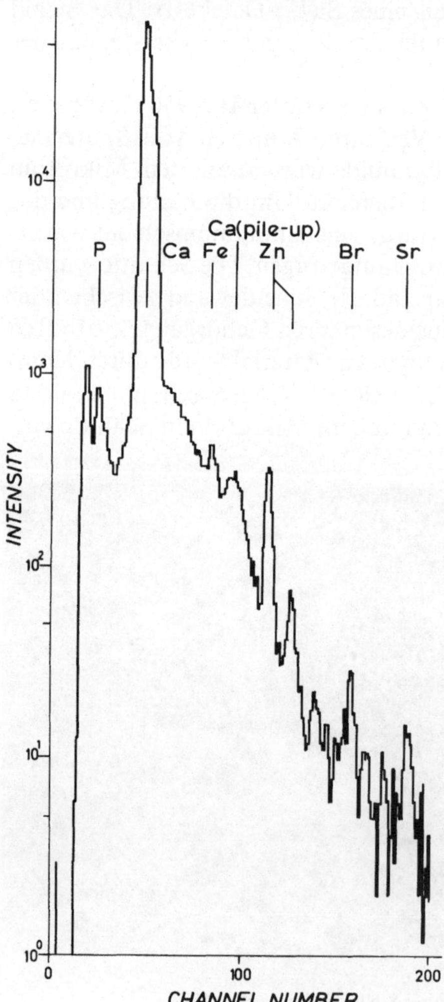

Abb. 2. Die summierten x-Strahlen Spektren von verschiedenen Positionen der Scheibe mit den Gipfeln entsprechend dem P, Ca, Fe, Zn, Sr (65 jährige Frau, Länge 1 730 μm)

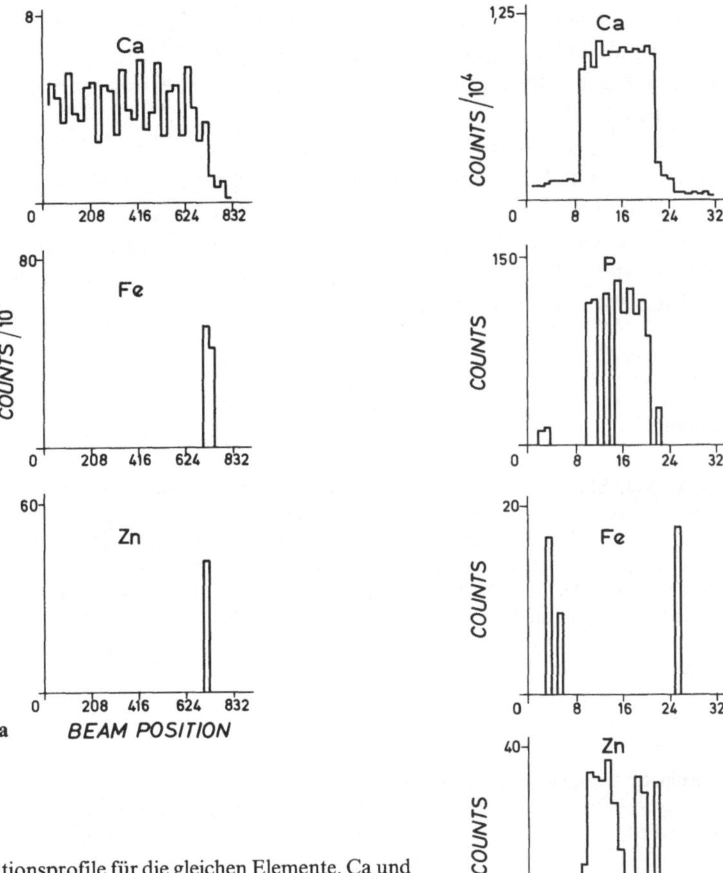

Abb. 3 a, b. Konzentrationsprofile für die gleichen Elemente. Ca und P sind gleichmäßig verteilt während Fe und Zn an der einen oder beiden Oberflächen konzentriert sind. **a** 350 µm lange Spur bei einem 2jährigen Kind; **b** 1 288 µm lange Spur bei einem 39jährigen Mann. Die Konzentrationen wurden jede 40 µm gemessen

phor, Calcium, Eisen, Zink und Strontium sieht. An den Konzentrationsprofilen für die gleichen Elemente zeigen Ca und P gleichmäßige Verteilung über das Knochenpräparat während Fe und Zn besonders an der Oberfläche konzentriert sind.

Diskussion

Mit den densitometrischen Untersuchungen der Labyrinthkapsel und besonders der Scheidewand zwischen der basalen Windung der Cochlea und dem Fundus des inneren Gehörganges haben wir mit dem fortschreitenden Alter die Knochenablagerungen gefunden, die wir mit der Altersschwerhörigkeit in Zusammenhang gebracht haben. Es handelte sich um Hydroxiapatit. Mit der Methode der charakteristischen x-Strahlen ist uns gelungen, neben dem Calcium und Phosphor, die gleichmäßig verteilt waren, auch Fe, Zn und Sr festzustellen. Besonders interessant ist die Anwesenheit von Zink und dies besonders an den Oberflächen der Scheidewand gegen die Lichtung der Basalwindung und gegen den Fundus. In denjenigen Stellen also, wo die Osteoidablagerung und später Verkalkungen stattfinden.

Calhoun u. Mitarb. [2] diskutieren über den ausschlaggebenden Einfluß des Zinks auf den Knochenmetabolismus. Haumont [3] betont, daß Zink in dem osteoiden Gewebe, wo eine Verkalkung eintreten soll, vorhanden ist. Der Befund vom Zink an der Oberfläche der Scheidewand ist ein Zeichen, daß es hier zur Ablagerung des neugebildeten Knochens kommt, die die nervösen und vaskulären Elemente komprimieren kann.

Literatur

1. Bos AJJ, Stap CCAH, vis RD, Valković V: The measurements of position dependent trace element concentrations with micro-pixe. Spectrochem Acta (submitted for publication)
2. Calhoun NR, Smith JC, Becker KL (1974) The role of zinc in bone metabolism. Clinical orthopaedics and related research, p 103. Lippincott, Philadelphia Toronto
3. Haumont S (1961) Distribution of zinc in bone tissue. J Histochem Cytochem 9:141
4. Krmpotić-Nemanić J, Šimunić V, Nemanić G, Miklić P, u. a. (1974) Densitometrische Untersuchungen der Labyrinthkapsel mit spezieller Berücksichtigung des Bodens des inneren Gehörganges. Arch Otorhinolaryngol (NY) 208:221–226
5. Ouden JC den, Bos AJJ, Vis RD, Verheul H (1981) A proton microbeam under construction. Nucl Instr Meth 181:131–133

J. Krmpotić-Nemanić (Zagreb); Schlußwort:
Zu Herrn Wullstein: Wir haben Zn beim Erwachsenen an denjenigen Stellen gefunden, wo wir histologisch die Osteoidbildung mit nachträglicher Verkalkung gefunden haben. Beim Kinde fanden wir Zn nur an der Oberfläche gegen den Fundus. Wir planen, diese Untersuchungen mit PIXE-Analyse auch an den otosklerotischen Herden durchzuführen. In den Osteophyten an der Wirbelsäule ist der Zn-Inhalt nicht signifikant.

75. J. Strutz (Freiburg): Doppelmarkierungs-Versuche mit Fluoreszenztracern zur Darstellung der akustischen Efferenz beim Meerschweinchen

Nach Injektion verschiedener Fluoreszenz-tracer (Fast Blue, Nuclear Yellow, Evans Blue) durch das runde Fenster in die Scala tympani erfolgt durch einen retrograden axonalen Transport eine Markierung der Ursprungszellen der akustischen Efferenz. Die Ursprungszellen sind bilateral in der Oberen Olive angeordnet. Zusätzlich zu den mit Meerrettich-Peroxidase (HRP) erzielten Ergebnisse ergeben sich zwei neue Befunde: 1. Innerhalb der ipsilateral zur Injektion gelegenen LSO (lateraler Oberer Olivenkern) findet sich eine Vielzahl von kleinen markierten Zellen, während HRP-markierte Zellen nur im Hilusbereich der LSO zu finden sind. 2. Nach Injektion von Fast Blue in das eine und Nuclear Yellow in das kontralaterale Ohr sind etwa 10% der Ursprungszellen doppelmarkiert, d. h. eine Ursprungsquelle im Hirnstamm kann über eine Axonkollaterale das Cortische Organ beider Seiten beeinflussen.

Orsulakova-Meyer zum Gottesberge (Düsseldorf): Die beiden Tracer haben spezifische Zeiten für Diffusion. Wie lange Zeit haben Sie gewartet?

W. Giebel (Tübingen): Auch meine Frage zielt auf die Versuchszeit ab. Wie lange läuft der Markierungszeitraum und mit welcher Sicherheit kann man sagen, daß 100% der efferenten Nerven markiert sind? Oder anders gefragt, wieviel Prozent der efferenten Fasern und Zellen sind markiert?

J. Strutz (Freiburg); Schlußwort:
Zu Frau Orsulakova: Die Transportgeschwindigkeit der verschiedenen tracer ist unterschiedlich, so braucht HRP ca. 2 Tage von der Cochlea bis zur oberen Olive, Fast Blue dagegen 5 Tage und Nuclear Yellow zu 1 Tag. Dieses ist bei Doppelmarkierungsversuchen durch eine entsprechende Synchronisation zu berücksichtigen.
Zu Herrn Giebel: Die genaue Anzahl der efferenten Ursprungzellen ist unbekannt, mit dem Fluoreszenz-tracer ließen sich sehr viel mehr Zellen markieren als mit HRP. Möglicherweise können durch noch besser transportierte tracer eine noch höhere Anzahl von Ursprungszellen markiert werden.
Zu Herrn Schätzle: Die verschiedenen tracer werden sowohl von den efferenten als auch von den afferenten Fasern transportiert, jedoch kommt es, bedingt durch die Technik, nur bei den efferenten Fasern zu einer Markierung der Ursprungszellen. Bei den afferenten Fasern des N. octavus kommt es dagegen zu einer Markierung der Ganglionzellen im Modiolus.

76. K.-D. Franke, H. Bornemann, E. Reale (a. G.) (Hannover): Elektronenmikroskopische Befunde am Nervus cochlearis und am Ganglion cochleare

Zusammenfassung: Eine Untersuchung an Chinchillas mit Hilfe der Gefrierbruchmethode.

Das Mesaxon der myelinisierten Dendriten und Ganglienzellen des Nervus cochleare ist gegen den modiolären Interzellularraum von Zellverbindungskomplexen abgeschlossen. Diese Verbindungskomplexe an mesothelialen Zellen werden verglichen mit solchen an epithelialen, und ihre Bedeutung wird vorwiegend in der Bildung einer Diffusionsbarriere gesehen – weniger als Substrat des charakteristisch hohen Widerstandes.

Verbindungskomplexe, die den Interzellularraum verschließen, – tight junctions –, wurden von Friend u. Gilula (1972), Frömter u. Diamond (1972) und von Claude u. Goodenough (1973) als Diffusionsbarrieren bzw. Substrat elektrischen Widerstandes klassifiziert. Neben ihrer Funktion als Teil eines epithelialen Abschlusses sind diese Verbindungskomplexe dort von Bedeutung, wo auf engem Raum unterschiedliche elektrische Potentiale gebildet oder fortgeleitet werden. So wurden an den epithelialen und mesothelialen Zellen des Ductus cochlearis tight junctions unterschiedlicher Ausbreitung und unterschiedlichen Verhaltens beim Gefrierbruch gesehen, und auch der anschließende Teil des Nervus cochleare mit dem Ganglion cochleare ist in dieser Hinsicht interessant. Wir wandten die Gefrierbruchmethode an, weil sie geeignet ist, derartige Strukturen zu exponieren und beurteilbar zu machen.

In den Abdrücken stellen sich die markscheidenreichen sowie die markscheidenarmen Ganglienzellen und Fasern in der bekannten Verteilung dar.

Am äußeren Gürtel der Myelinscheiden der markscheidenreichen Ganglienzellen und Fasern werden regelmäßig Verbindungskomplexe exponiert. Sie stellen sich auf der Membranfläche P als Reihe von Partikeln dar. Auf der korrespondie-

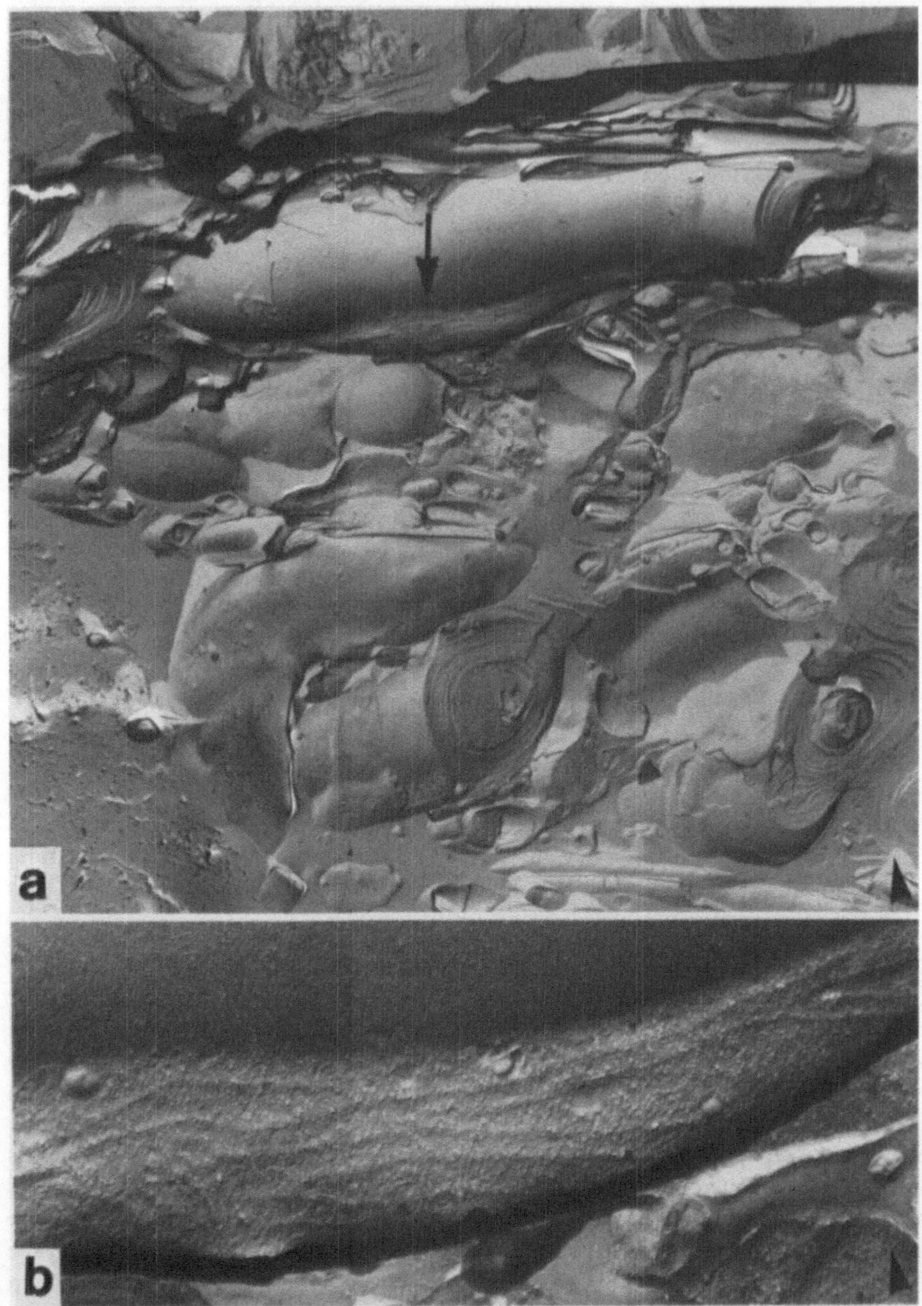

Abb. 1. a Markscheidenreiche und markscheidenarme Fasern des N. cochlearis im Längs- und Querbruch (7200 ×). In **b** läßt der gekennzeichnete Bereich (*Pfeil*) der Abb. 1 a eine tight junction am äußeren Gürtel erkennen (60000 ×). *p* = protoplasmaseitige Membranfläche

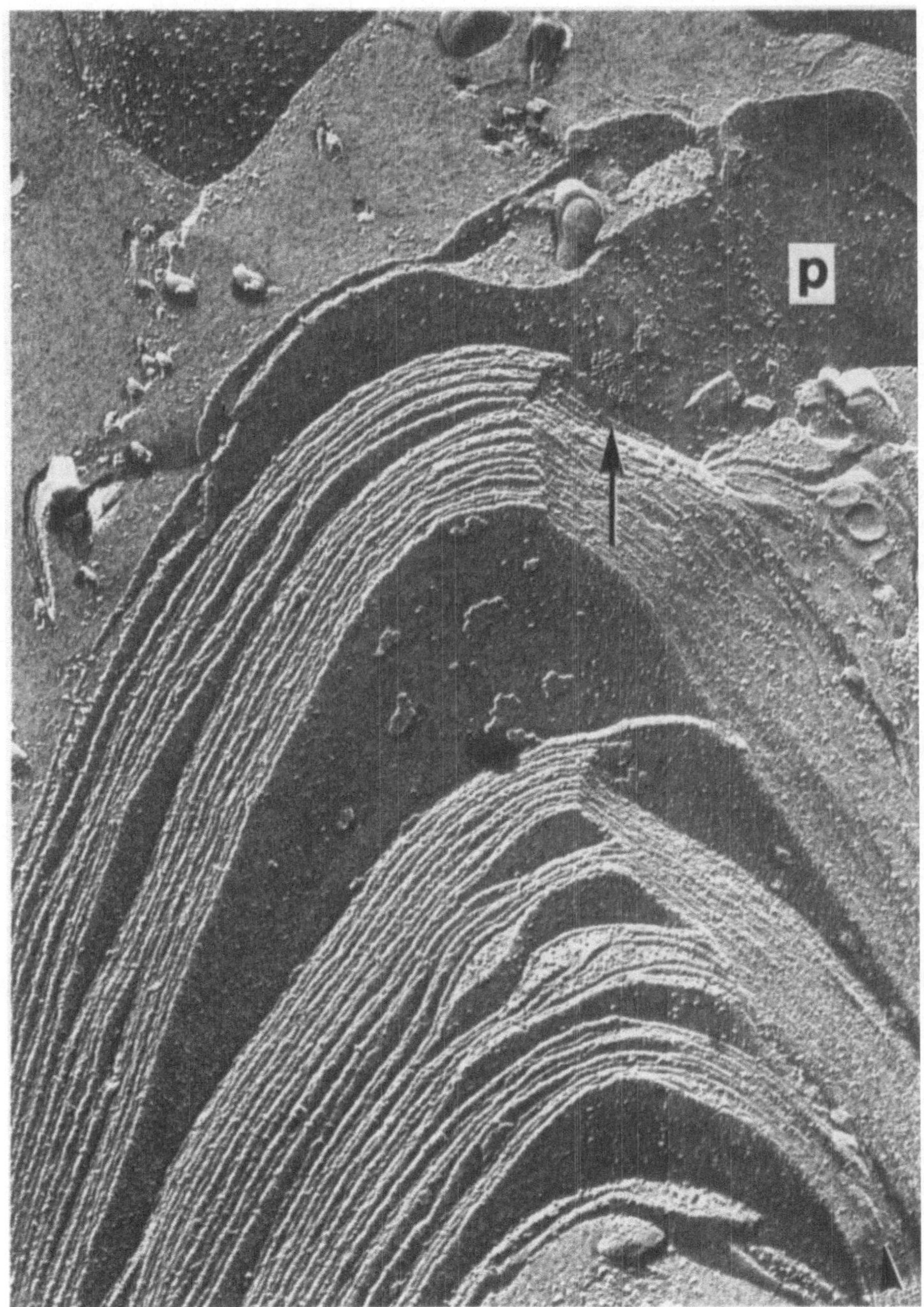

Abb. 2. Gap junctions (*Pfeil*) verbinden benachbarte Lagen der Myelinscheide nahe bei einem cytoplasmatischen Einschluß (60000×)

renden Membranfläche E ist das Erscheinungsbild weniger einheitlich. Vorwiegend werden entsprechend angeordnete Vertiefungen sichtbar, teils findet man die Partikelreihen der P-Fläche auch auf der gegenseitigen Membranfläche mit einzelnen Partikeln fortgesetzt. Diese Verbindungen scheinen die Zellen vollständig zu umgeben, so daß sie als tight junctions anzusehen sind (Abb. 1).

An oder nahe bei cytoplasmatischen Einschlüssen werden gap junctions freigelegt, die eine Anhäufung von Partikeln auf der Membranfläche P und entsprechende Vertiefungen der Fläche E bilden. Sie verbinden die Cytplasmata und sind oft mit Elementen der tight junctions kombiniert (Abb. 2).

Das Mesaxon der markscheidenreichen Fasern und Ganglienzellen des Nervus cochleare ist gegen den modiolären Interzellularraum durch tight junctions abgeschlossen. Sie finden sich jeweils am äußeren Gürtel des Myelins und sind – entsprechend der Klassifikation von Claude u. Goodenough (1973) – als "intermediate to tight" anzusehen. Allerdings basiert diese Einteilung auf der Untersuchung epithelialer Zellverbände. Von epithelialen Verbindungskomplexen unterscheiden sich die „neuralen" des Hörnerven dadurch, daß sie sich an mesothelialen Zellen finden, daß sie die Membranen jeweils derselben Zelle verbinden und daß ihre Partikel beim Gefrierbruch weniger regelmäßig einer der Membranfläche anhaften.

So kann aus dem Erscheinungsbild und der Ausdehnung der Verbindungen auf eine Beteiligung an der Impermeabilität der Markscheide, nicht dagegen an ihrem charakteristisch hohen Widerstand, geschlossen werden. Sie fixieren möglicherweise die Myelinentwicklungen. Ob es sich um ein phylogenetisches Relikt handelt, versuchen wir mit vergleichenden Untersuchungen zu klären.

Literatur

Claude P, Goodenough DA (1973) Fracture faces of zonulae occludentes from "tight" and "leaky" epithelia. J Cell Biol 58:390–400

Friend DS, Gilula NB (1972) Variations in tight and gap junctions in mammalian tissue. J Cell Biol 53:758–776

Frömter E, Diamond J (1972) Route of passive ion permeation in epithelia. Nature 235:9–13

77. W.K. Jung, F.J. Schön (a.G.) (Würzburg): Methoden und Ergebnisse zur Kontrolle der Diuretikawirkung am Innenohr

Nächst den Aminoglycosid-Antibiotika sind die High-ceiling-Diuretika eine Medikamentenklasse, die ausgesprochene Innenohrwirkungen entfalten kann (Jung 1980). Solche Nebenwirkungen werden unter ungünstigen Umständen, insbesondere bei Überdosierung oder Vorschädigung des Innenohres, experimentell und gelegentlich klinisch manifest. Während die Aminoglycosid-Antibiotika zu sehr protrahierter, aber praktisch irreversibler Schädigung des Innenohres mit Untergang der Haarzellen führen, bedingen die Diuretika primär und momentan Irritationen der Innenohrpotentiale unter guter Reversibilitätsprognose. Angriffspunkt ist hauptsächlich das sekretorische Epithel der Stria vascularis (Bosher 1980; Forge 1981).

Wir haben sieben klinisch interessante Diuretika, so Furosemid, Bumetanid, Piretanid, Ethacrynsäure, Etozolinsäure, Etozolin und Mefrusid, am Meerschweinchen systematisch bezüglich ihrer Innenohrwirkung überprüft. Unter betont unphysiologisch scharfer Intervention wurden die Diuretika entweder als Bolus systemisch (meist i.v., gelegentlich i.p. oder i.g.) oder lokal unter Perfusion des cochleären Perilymphraumes appliziert. Aus insgesamt 188 und 105 Tierversuchen mit 433 bzw. 183 Einzeldotierungen ließen sich Grenzdosierungen wahrscheinlich machen, welche die Bereiche unbedenklicher Anwendung einerseits, die Bereiche reversibler und schließlich irreversibler Schädigung andererseits, markieren. Diese Grenzdosierungen sind hier in tabellarischer Form wiedergegeben.

Tabelle 1. Globale Beurteilung von Diuretika-Wirkungen am Innenohr des Meerschweinchens (Stand April 1979)

Diuretikum	Einfluß auf die CMP					
	bei i.v.-Gabe (mg/100 g)			bei Cochlea-Perfusion (mg/ml)		
	meist keiner bis	vermutlich voll reversibel bis	volle Reversibilität fraglich ab	meist keiner bis	vermutlich voll reversibel bis	volle Reversibilität fraglich ab
Piretanid	0,01–0,1	0,75–1,5	> 1,5–3,5	1×10^{-4}	$<1 \times 10^{-2}$	$>1 \times 10^{-2}$
Bumetanid	0,01–0,05	0,5 –2,5	1 –2,5	$<2 \times 10^{-6}$	2×10^{-6}	$>2 \times 10^{-6}$
Furesemid	0,15–0,25	1 –1,5	> 1 –>5	1×10^{-3}	2×10^{-3}	$>1 \times 10^{-2}$
Ethacrynsäure	0,15–0,25	0,5 –1	> 1 –1,5	1×10^{-3}	$\ll 1 \times 10^{-3}$	$>1 \times 10^{-3}$
Mefrusid	0,25–0,5	7,5	>10	$2,5 \times 10^{-1}$	5×10^{-1}	>1
Etozolinsäure	1 –1,5	>10	>20	1×10^{-2}	$<1 \times 10^{-1}$	1×10^{-1}
Etozolin	3.5	> 5–>10	≫10	$<1 \times 10^{-2}$	3×10^{-2}	1×10^{-1}

Als wesentlichstes Kriterium dienten uns die Cochlea-Mikrophonpotentiale (CMP) in ihrem zeitlichen Verlauf unter breiter Frequenz- und Schalldruckvariation (250–4000 Hz; 50–110 dB üSL) in quasi kontinuierlicher Registrierung. Trägt man die Gradienten dU/dt des primären CMP-Abfalls gegen die Dosierung auf, so ergeben sich mit S-förmigem Verlauf pharmakologische Dosis-Wirkungs-Kurven. Den mittleren Kurvenbereich konnten wir jeweils durch einen Geradenverlauf recht gut approximieren. Die Abb. 1 und 2 zeigen für die i.v.- bzw. die i.c.-Applikation jeweils die sieben Diuretika im Vergleich nach dieser Geradenapproximation. Diese voraussetzungsfreien Darstellungen sind zu relativieren, da man sich an den von Pharmaindustrie und Klinikern gegebenen Dosierungen für gleiche diuretische Wirkung orientieren muß. Normierend auf Furosemid sind Bumetanid zu etwa $^{1}/_{40}$ und Piretanid zu etwa $^{1}/_{3}$ der Furosemidmenge zu geben; Ethacrynsäure und Etozolinsäure (Ozolinon) dagegen sind in etwa 2,5- bzw. 3,5facher Menge zu applizieren. Zur Abschätzung der relativen Ototoxizität lotet man für eine vorgegebene Furosemiddosis auf die Furosemidkurve (in Abb. 1 oder 2) und legt im Schnittpunkt eine Waagrechte. Auf dieser geht man für Bu-

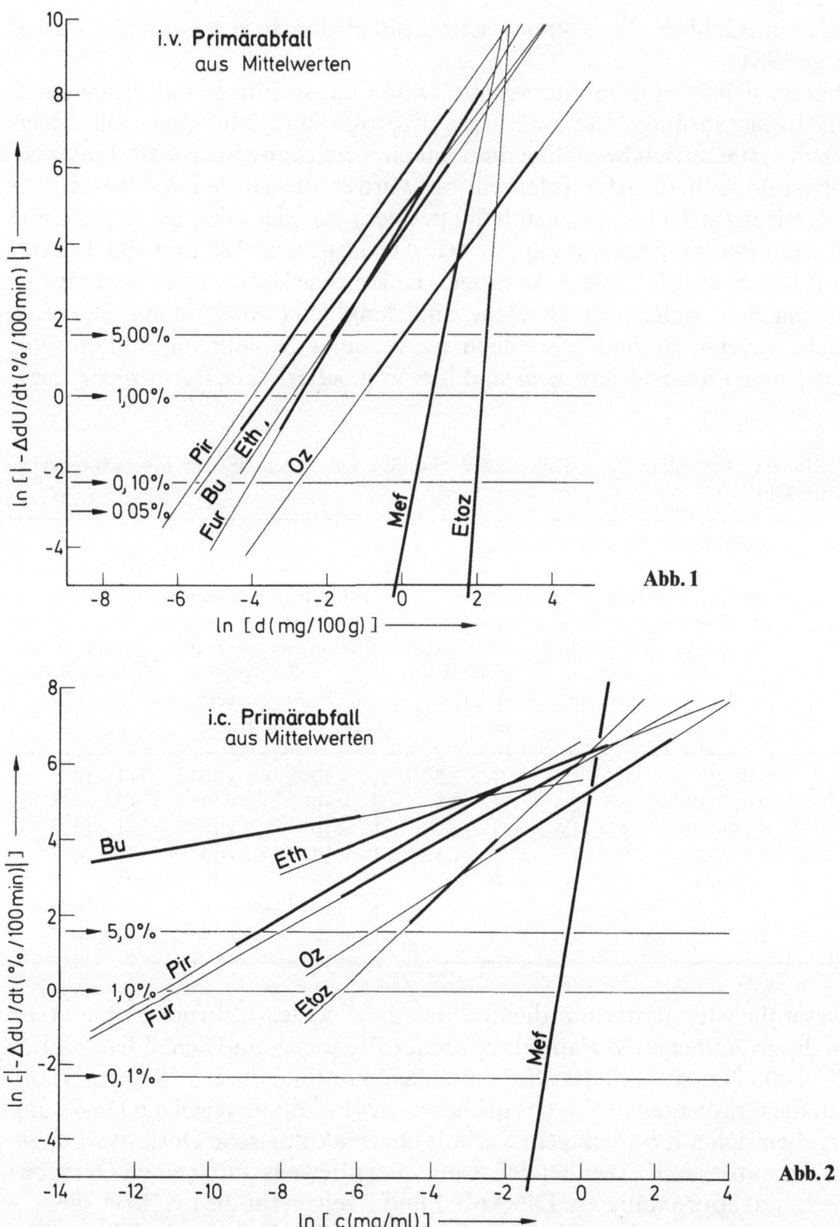

Abb. 1

Abb. 2

metanid und Piretanid 3,7 bzw. 1,2 ln-Einheiten nach links, für Ethacrynsäure und Etozolinsäure 0,9 bzw. 1,25 ln-Einheiten nach rechts und lotet von den Endpunkten jeweils auf die fragliche Kurve. Je nachdem, ob der Schnittpunkt höher oder tiefer als der Punkt auf der Furosemidkurve liegt, ist mit relativ größerer oder geringerer Ototoxizität zu rechnen. Nach der – wie uns scheint – besonders sensitiven lokalen Applikation (s. Abb. 2) erweisen sich Ethacrynsäure und Bumetanid vor allem als Innenohr-kritisch.

Tabelle 2. Zur Clearance niedermolekularer organischer Säuren aus dem Perilymphraum (Stand April/Mai 1983)

Substanz	Milchsäure	Brenztrauben-säure	Furosemid	Ethacryn-säure[a]	Etozolin-säure[a]
n	12	14	13	11	3[a]
T_p (min)	53,2	42,6	88,7	109,0[a]	68,7[a]
±SD (min)	±29,6	±25,7	±49,6	± 44,1	±25,2
Mol. gew.	90	88	331	303	256

[a] Noch nicht definitiv

Von großer Bedeutung ist die Kenntnis der Kinetik, mit der Diuretika etwa nach systemischer Applikation in die Cochlea gelangen können. In Umkehrung dieses Weges haben wir für Furosemid (Hoechst AG), Ethacrynsäure (Dr. Schacht, Ann Arbor, USA) und Etozolinsäure (Gödecke AG), welche 14-C-markiert zur Verfügung standen, mit einer Perilymphumlauf-Technik (Jung 1979) die perilymphatische Clearance dieser Diuretika bestimmt. In sehr guter Näherung ergaben sich einfache e-Funktionen. Die resultierenden perilymphatischen Halbwertszeiten T_P sind denjenigen zweier kleinmolekularer Carbonsäuren gegenübergestellt, wie Tabelle 2 ausweist.

Literatur

Bosher SK (1980) The nature of the ototoxic actions of ethacrynic acid upon the mammalian endolymph system. I. Functional aspects. II. Structural-functional correlates in the stria vascularis. Acta Otolaryngol 89:407–418; 90:40–54

Forge A (1981) Electron microscopy of the stria vascularis and its response to ethacrynic acid. A study using electron-dense tracers and extracellular surface markers. Audiology 20:273–289

Jung WK (1979) Results in evaluating cochlear kinetics of carbon-14 labelled metabolites. Rev Laryngol 100:207–214

Jung W, Schön F (1980) Diuretikawirkungen an der Cochlea. In: Rosenthal J, Knauf H (Hrsg) Diuretika. edition medizin, Weinheim

B. Maass (Gießen): Haben Sie bei Auswertung Ihrer Clearence-Reaktionen neben monoexponentiellen Funktionen auch biexponentielle Kurvenverläufe erhalten?

G. Kobal (Erlangen): Haben Sie auch mit anderen Reizen gearbeitet, z. B. visuellen und taktilen, um einen unspezifischen kortikalen Effekt der der hochdosierten Diuretikagabe auszuschließen?

T. Apostolidis (Thessaloniki, Griechenland): Haben Sie bis jetzt eine klinische Erfahrung über die Wirkung von Diuretika auf die Cochlea?

Wenn ja, haben Sie die Resultate der experimentellen Untersuchungen mit denen der klinischen verglichen?

W. K. Jung (Würzburg); Schlußwort:

Zu Herrn Maas (Gießen): Betrachtet man die Clearance aus dem Perilymphraum, einem homogenen Compartment also, so werden in der Tat überraschend saubere monoexponentielle Verläufe gefunden. Wenn jedoch in anderer Meßtechnik, so für härtere Strahler als es der Kohlenstoff-14 ist, über der Gesamtcochlea gemessen wird, so müssen zur Auswertung der Clearancekurven zwei oder mehrere e-

Funktionen in Ansatz gebracht werden. Dies ist aufgrund der funktionellen und anatomischen Komplexität der Cochlea nicht unerwartet.
Zu Herrn Kobal (Erlangen): Blindversuche in der von Ihnen vorgeschlagenen Weise haben wir leider nicht durchgeführt. Eine massive Reaktion des Vegetativums wird bei Bolusapplikationen von z. B. 10,6 mg Lasix/100 g KG i.v. in 3 min (!) beobachtet: Unter großer motorischer Unruhe setzen die Tiere noch während der Injektion größte Urin- und Kotmengen ab. Dennoch glauben wir nicht, daß der beobachtete „EEG-Hörsturz" in nennenswerter Weise durch Artefakte beeinflußt sein wird. [Argumente s. W. Jung und K. Roßkopf (1975).]
Zu Herrn Apostolidis (Thessaloniki): Eigene klinische Erfahrung mit Diuretika besitze ich nicht. Diuretika-Zwischenfälle sind in unserer Klinik nicht bekannt. Für unsere Untersuchungen orientierten wir uns an den Angaben der Hersteller und der umfangreichen klinischen und experimentellen Literatur der Fachgebiete Otologie und Nephrologie. Nach unserem Eindruck bleiben moderate und protrahierte Diuretikagaben ohne Innenohrwirkung. Probleme entstehen bei Bolusapplikationen, Überdosierungen, gestörter renaler Ausscheidung, bestehenden Innenohrerkrankungen und insbesondere bei vorausgegangener oder gleichzeitiger Behandlung mit Aminoglycosid-Antibiotika. In diesem Zusammenhang ist besonders vor der Ethacrynsäure zu warnen. Die neuen high-ceiling-Diuretika lassen bezüglich des Innenohrrisikos keinen eindeutigen Vorteil gegenüber dem vertrauten Furosemid erkennen.

78. W. Elies, P. Berg (a. G.) (Aachen): Gewebe-Autoantikörpernachweise bei cochleovestibulären Störungen

Ätiologie und Pathogenese eines Teiles cochleo-vestibulärer Störungen sind bislang nicht oder nur bruchstückhaft bekannt. Der Hörsturz und die chronisch-progrediente Innenohrschwerhörigkeit im Erwachsenenalter sind bezüglich Ätiologie und Pathogenese ungeklärt, während beim M. Ménière nur die Pathogenese bekannt ist. Vasculäre Faktoren oder Virusinfekte werden als Ursache des Hörsturzes diskutiert [6] während allergische Faktoren, eine latente Sinusitis maxillaris und Fibrosen des Saccus endolymphaticus Teilursachen des M. Ménière darstellen können [5]. Von verschiedenen Autoren [1, 4] wird ein Autoimmunprozeß als Ursache cochleo-vestibulärer Störungen diskutiert. Wir haben an 206 Patienten mit Hörsturz, M. Ménière und chronisch-progredienter Innenohrschwerhörigkeit das Serum mit der indirekten Immunfluoreszenz nach Coons et al. [3] auf Gewebeautoantikörper untersucht. Im heterologen System wurden Gewebeautoantikörper an Herzmuskel, glatter und gestreifter Muskulatur, Leber, Magen, Niere und Schilddrüse bestimmt (Tabelle 1). Bei 44 Patienten erfolgte die Gewebeautoantikörperbestimmung an der Cochlea der Ratte bzw. der Labyrinthanla-

Tabelle 1. Gewebeautoantikörper im Serum von Patienten mit cochleo-vestibulären Symptomen

	Hörsturz (n=66)	Morbus Ménière (n=28)	Chronisch-progrediente Innenohrschwerhörigkeit (n=112)
Negativ	27 (41%)	11 (39%)	42 (37%)
Kerne	10	5	14
Gefäßendothel	6	3	17
Sarkolemm	10	1	15
Glatte Muskulatur	5	0	7
Andere Gewebeantikörper	43	19	77

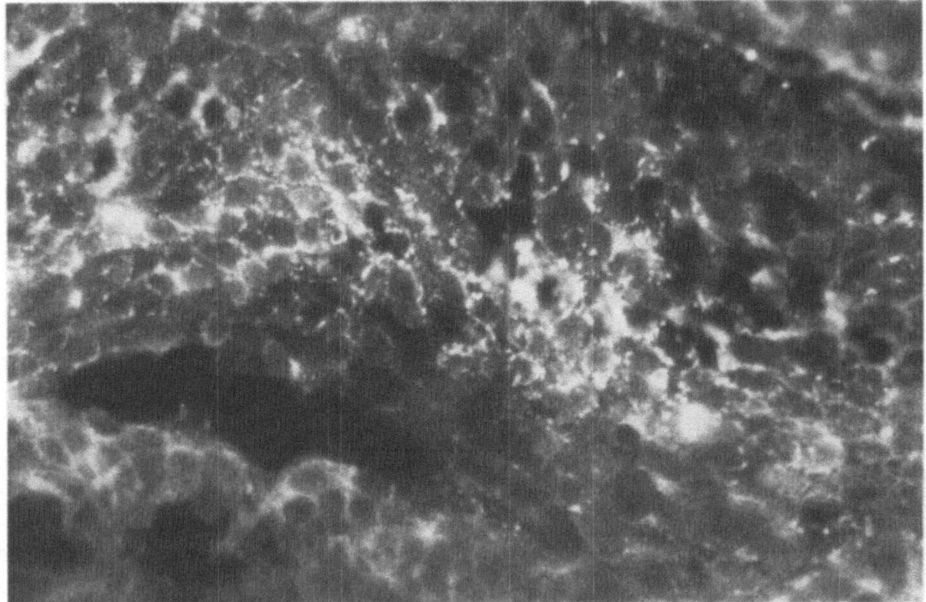

Abb. 1. Positive Immunfluoreszenz an der Basilarmembran (Detailvergrößerung)

ge junger Goldhamster. Hier konnte in 6 von 13 Fällen mit M. Ménière, 8 von 12 mit Hörsturz und 12 von 22 mit chronisch-progredienter Innenohrschwerhörigkeit ein positiver Autoantikörpernachweis geführt werden. Es fand sich ein relativ uniformes Bild mit einem Autoantikörperbesatz an den mesenchymalen Strukturen, dem Ligamentum spirale und den Gefäßen der Stria vascularis. Die Haarzellen bleiben meist ausgespart. Wie die Rattencochlea zeigte auch das Goldhamsterlabyrinth Autoantikörper an seinen mesenchymalen Strukturen. An der nach Neubert präparierten Basilarmembran des Meerschweinchens fanden sich Autoantikörper an den bindegewebigen Strukturen sowie der Intercellularsubstanz, während die Haarzellen überwiegend ausgespart blieben (Abb. 1). Unsere Untersuchungen zeigen in ca. 60% Gewebeautoantikörper mit Bevorzugung von Kernantikörpern, Gefäßendothelantikörpern, sarcolemmalen Antikörpern und solchen gegen glatte Muskulatur. Autoantikörperbestimmungen am Labyrinth zeigten mesenchymal lokalisierte Antikörper. Die Antikörpermuster können als Marker einer Virusinfektion und/oder eines autoimmunen Prozesses [2] gesehen und als Teilursache cochleo-vestibulärer Störungen diskutiert werden. Die Behandlung mit Dexa-Methason bewirkte in 21 von 36 Fällen eine Befundbesserung.

Literatur

1. Beickert P (1961) Zur Frage der Empfindungsschwerhörigkeit und Autoallergie. Z Laryngol 54:837–842
2. Berg PA (1975) Humorale Immunphänomene bei akuter und chronischer Virushepatitis. Immun Infekt 3:172–181

3. Coons AH, Kaplan MM (1950) Localization of antigen in tissue cells. J Exp Med 91:1
4. McCabe BF (1979) Autoimmune sensori-neural hearing loss. Ann Otol 88:585
5. Morgenstern C, Setz J, Jesdinsky J, Vosteen KH (1983) Zur Therapie des akuten Hörverlustes. HNO 31:128–131
6. Meyer zum Gottesberge A, Stupp H (1980) Ménièresche Krankheit. In: Berendes J, Link R, Zöllner F (Hrsg) Hals-Nasen-Ohrenheilkunde in der Praxis und Klinik. Thieme, Stuttgart New York

79. H. Luckhaupt, G. Bertram, K.-G. Rose (Köln): Immunologische, virologische und laborchemische Parameter beim Hörsturz

In einer prospektiven klinischen Studie wurden an 150 Patienten mit Hörsturz Untersuchungen zur Ätiologie dieses Krankheitsbildes durchgeführt. 77 Frauen standen 73 Männern gegenüber, das Durchschnittsalter betrug 43,5 Jahre.

Vor Therapiebeginn wurden neben einer Reihe blutchemischer Untersuchungen (Blutkörperchensenkungsreaktion, rotes und weißes Blutbild, Gerinnungsparameter, Elektrolyte, Retentionswerte, Blutzucker, Triglyzeride, Cholesterin, Leberchemie, Gesamt-Eiweiß) virologisch-serologische Untersuchungen sowie die Bstimmung der Immunglobuline IgG, IgA, IgM und eine Immunelektrophorese im Serum durchgeführt.

Eine auffällige Häufung pathologischer Befunde bei den allgemeinen blutchemischen Untersuchungen war kaum festzustellen. Bei 30 der Untersuchten war die Blutkörperchensenkungsreaktion erhöht; die Triglyzeride waren bei 27 Patienten über die Norm erhöht. Dreimal war eine Hypercholesterinämie auffällig. Lediglich bei einem Patienten bestand eine Leukozytose; die Blutzuckernüchternwerte lagen mit Ausnahmen erhöhter Werte bei bekanntem Diabetes mellitus stets im Normbereich.

Beim Nachweis antiviraler Antikörper durch die Komplementbindungsreaktion, den Haemagglutinationshemmtest oder den Neutralisationstest im Virologischen Institut der Universität Köln (Direktor: Prof. Dr. H. J. Eggers) fanden sich in keinem Fall auffallend hohe Titer, die für einen frischen Virusinfekt oder eine frische Toxoplasmose-Infektion sprachen. Ein Titeranstieg zwischen erster und zweiter – am Entlassungstag entnommener – Blutprobe auf das mindestens Vierfache oder ein deutlicher Titerabfall waren nicht nachweisbar.

Bei 21 Patienten (14%) war ein Immunglobulinmangel auffällig; zweimal war ein erhöhter IgM-Spiegel im Serum ohne Nachweis eines Paraproteins bei der immunelektrophoretischen Untersuchung nachgewiesen worden.

Überraschend war, daß die Immunelektrophorese bei vier der 150 Patienten mit Hörsturz (2,6%) eine IgM-Paraproteinämie nachwies; durch weitere internistische Untersuchungen wurde bei diesen Patienten ein bis dahin unbekannter Morbus Waldenstroem diagnostiziert.

Unsere Untersuchungen sprechen dafür, daß beim Hörsturz zumindest serologisch nicht mit einer gewissen Regelmäßigkeit eine Virusgenese nachweisbar ist. In einer weiteren Studie klären wir, ob durch eine Virusisolierung aus Rachenspülwasser und Faeces in einem höheren Maße Anhaltspunkte für frische Virusinfekte feststellbar sind. Während McCabe und Mercke einen erhöhten Immunglobulingehalt des Serums bzw. einen erhöhten Blutgehalt an Immunkomplexen bei Patienten mit Hörsturz und Schallempfindungsschwerhörigkeiten anderer Genese nachwiesen, war in unserem Patientengut lediglich zweimal IgM – ohne Paraproteinnachweis – erhöht. Eine Erklärung für die Entdeckung der als selten geltenden Makroglobulinämie Waldenstroem bei immerhin 2,6% der Untersuchten ist derzeit nicht möglich. Wir sehen daher die Fortsetzung der immunologischen, insbesondere der immunelektrophoretischen Untersuchungen an einem größeren Patientenkollektiv mit Hörsturz als unabdingbar an.

Literatur

McCabe BF (1979) Autoimmune sensorineural hearing loss. Ann Otol Rhinol Laryngol 88:585–589

Mercke U, Nordenfeldt E, Sjöholm A (1980) Die Rolle einer Virusinfektion beim Hörsturz. HNO 28:125–127

80. C.-P. Fues, H. Heumann, E. Steinbach (Bochum/Tübingen): Schädigung des Innenohres beim Kaninchen durch Anwendung von 2-Cyano-Acrylat im Mittelohr

Seit etwa 20 Jahren wird das als Histacryl bekannte 2-Cyano-Acrylat in der Mittelohrchirurgie angewandt.

Die Diskussion über seine Gewebeverträglichkeit hält seither an. Frühere Berichte von Osterwald, Decher und Schnieder sind Ihnen bekannt.

Siedentop veröffentlichte 1974 seine Beobachtungen nach Verwendung von Histacryl bei Hunden und meinte, daß es auch für das menschliche Mittelohr der ideale Kleber sei.

Er bekräftigte seine Auffassung im Jahre 1980, nachdem er ähnliche Versuche bei Pavianen durchgeführt hatte. Demgegenüber berichteten Koltai und Eden in diesem Jahr über die Anwendung von verschiedenen Acrylatklebern bei Katzen. Auch bei Histacryl beobachteten sie starke entzündliche Veränderungen an der Paukenschleimhaut und Knochenabbau am zuvor geklebten Amboßsteigbügelgelenk.

Beim Literaturstudium fällt auf, daß auch die Befürworter der Verwendung von Histacryl darauf hinweisen, daß lediglich kleinste Mengen des Klebers eingebracht werden dürften.

So bestechend der Gedanke an die Benutzung eines Klebers bei der Mittelohrchirurgie auch sein mag, für uns stellte sich dennoch die Frage, ob nicht auch durch kleinste Mengen Gewebsschädigungen hervorgerufen werden können.

Wir brachten in das Mittelohr von 52 Kaninchen 2-Cyano-Acrylat ein. Bei einer Gruppe wurde das zuvor durchtrennte Amboßsteigbügelgelenk geklebt, bei einer zweiten Gruppe der Amboß luxiert und durch ein Stück Ohrmuschelknorpel ersetzt, bei einer dritten Gruppe durch einen Homoio-Amboß. Die Applikation des Klebers erfolgte mit dem kleinsten Tympanoplastikhäkchen. Die Versuchstiere wurden ein, zwei oder drei Monate nach der Operation getötet. Von den 82 operierten Ohren konnten 67 histologisch ausgewertet werden.

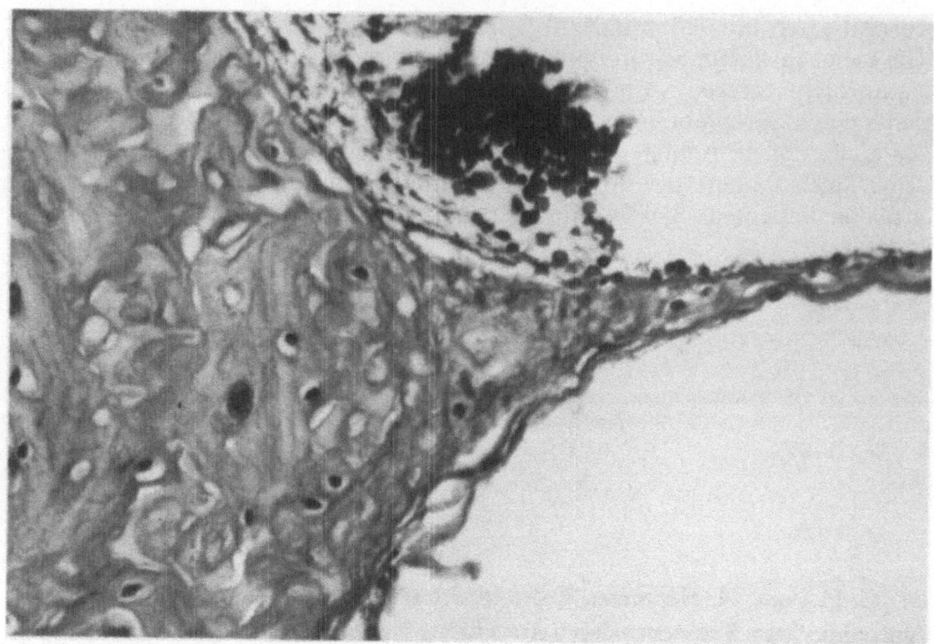

Abb. 1. Blutung im Innenohr nach Anwendung von Histacryl im Mittelohr. H.E.; 300 ×

An nahezu allen Präparaten waren erhebliche entzündliche Reaktionen mit Verdickung des Trommelfelles und der Mittelohrschleimhäute zu beobachten. Wir sahen eine außerordentlich starke Bindegewebsproliferation, insbesondere zwischen den Transplantaten und den Ossicula oder zwischen den Ossicula und den angrenzenden Mittelohrstrukturen. In den meisten Fällen ließen sich auch Fremdkörperriesenzellen finden. Es bestanden Knochenarrosionen sowohl an den eingebrachten Transplantaten als auch im Kontaktbereich mit dem Promontorium.

Erstaunlicherweise konnten wir bei einem großen Teil unserer Fälle auch entzündliche Veränderungen im Innenohr beobachten. So sahen wir zwar keine eitrige, aber eine hämorrhagische Entzündung, sowohl im Bereich der Bogengangsampulle als auch in der Cochlea. Bei den später getöteten Tieren ließen Hämosideringranula vorher abgelaufene hämorrhagische Entzündungen vermuten.

Diese Beobachtungen waren für uns um so erstaunlicher, da auch wir mit geringsten Mengen des Klebers gearbeitet hatten. Wir waren sicher, daß der Kleber keinen Kontakt zur ovalen oder zur runden Fensternische bekommen hatte.

Unsere Ergebnisse verdeutlichen, daß das verwandte 2-Cyano-Acrylat stärkste entzündliche Reaktionen im Mittelohr hervorruft, aber auch den Gesichtsnerven und die unmittelbar benachbarten Innenohrstrukturen verändert. Die Ursache der diskreten, aber deutlich nachweisbaren Schädigungen könnten möglicherweise Folge der bei der Polymerisation des Klebstoffes auftretenden Wärmeentwicklung sein. Da jedoch in unseren Versuchen nur kleinste Mengen von Histacryl Verwendung fanden und die Grenzflächen zum Innenohr hin keinen direkten Kontakt zum Klebstoff hatten, wird eine toxische Schädigung für wahrscheinli-

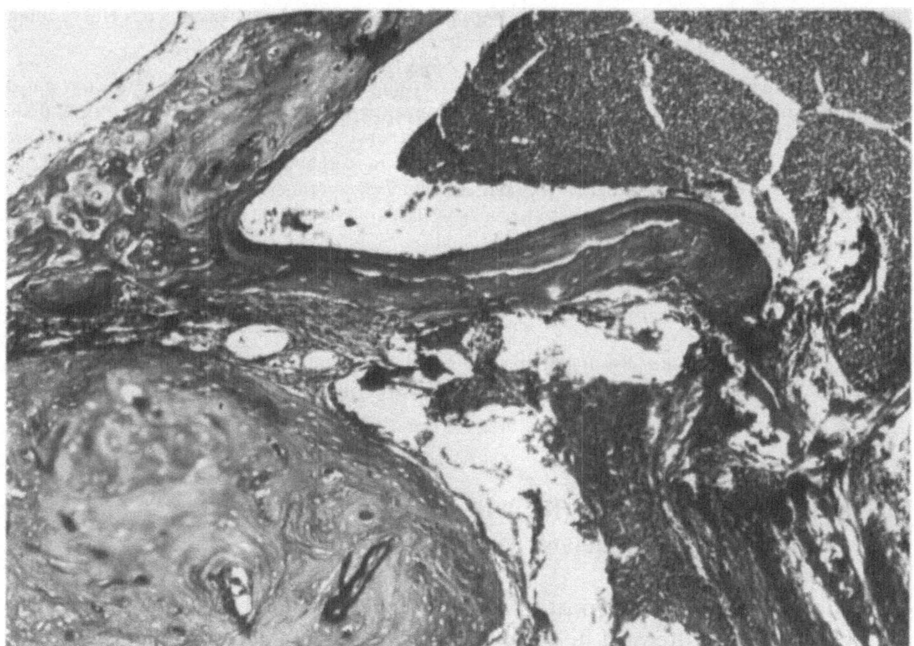

Abb. 2. Einbruch von Fremdkörperriesenzellen in den N. facialis. H.E.; 80 ×

cher gehalten. Für diese Annahme spricht auch die bei Nachoperationen an den Rhinobasis gemachte Beobachtung von Granulationsgewebe noch mehrere Jahre nach der Erstoperation, die nach Applikation von Histacryl nachgewiesen wurden.

Wenn in der Mittelohrchirurgie überhaupt ein Klebstoff benötigt wird, sollte ein biologisches Präparat Verwendung finden.

Nach unseren tierexperimentellen Untersuchungen und klinischen Erfahrungen muß der Gebrauch von Cyano-Acrylat-Klebstoff in der Mittelohrchirurgie als gefährlich und überholt angesehen werden.

Literatur

1. Decher H (1971) Die Acrylatpexie bei der Tympanoplastik. HNO 19:239–241
2. Kluyskens P (1974) Histologie van het bot na aaneenliymen met histacryl. Acta Otorhinolaryngol Belg 283:603–607
3. Koltai PJ, Eden AR (1983) Enucleation of three Cyanoacrylat glues for ossicular reconstruction. Ann Otolaryngol Chir Cervicofac 92:29–32
4. Osterwald L, Schieder EA (1970) Die Anwendung von Gewebsklebern in der Mikrochirurgie des Ohres. HNO 18:115–116
5. Siedentop KH (1974) Reconstruktions of ossicles by tissue glue (Histoacryl) in dogs. Laryngoscope 84:1397–1403
6. Siedentop KH (1980) Tissue adhesive Histoacryl (2-cyano-butylacrylate) in experimental ear surgery. Am J Otol 2:77–87
7. Vesterhage S, Sörensen H (1973) The histologiced effect of an adhesive in the middle ear. Acta Otolaryngol 76:431–437

G. Kobal (Erlangen): Haben Sie funktionelle Ausfälle im Bereich des N. facialis und des Hörvermögens beobachtet, da die von Ihnen berichteten Schäden immerhin erheblich sind?

W. Jung (Würzburg): Im nachhinein erscheint es unverständlich, daß eine Chemikalie wie das polymerisierte Cyanoacrylat so betont als bioresorbierbar angepriesen werden konnte. Es ist gut, daß heute für alle Fälle, in denen Verträglichkeit und Bioresorbierbarkeit zu fordern sind, „biologische" Kleber zur Verfügung stehen. Als „Sekundenkleber" allerdings, wo es auf eine blitzartige Fixierung ankommt und seine spätere Entfernung möglich ist, oder etwa im Tierexperiment, leistet Histoacryl unentbehrliche Dienste. Das zuverlässig dichte Einkleben von Glaskapillaren in die knöcherne Cochleawandung, beispielsweise, ist auf andere Weise gar nicht möglich.

C.-P. Fues (Bochum); Schlußwort:
Zu Herrn Kobal: Funktionsausfälle wurden nicht beobachtet; dies war nicht Gegenstand der Untersuchung.
Zu Herrn Jung: Eine erneute Diskussion über die Anwendung von Histacryl im Mittelohr erschien angezeigt, nachdem gerade in letzter Zeit wieder befürwortende Stellungnahmen aufgetaucht sind.

81. D. Baumgarten, U. Reker (Kiel): Beginn der Ménièreschen Erkrankung mit isolierter kochleärer oder vestibulärer Symptomatik

Die Existenz echter monosymptomatischer Verläufe der Ménièreschen Krankheit ist, obwohl in der älteren Literatur rein kochleäre Formen beschrieben wurden, auch heute noch umstritten. Wir haben retrospektiv die Krankengeschichten von 108 Patienten mit einseitigem Morbus Ménière im engsten Sinne des Begriffes auf das Vorliegen monosymptomatischer Frühformen gesichtet. In ca. einem Drittel der Fälle wurde ein monosymptomatischer Beginn mit entweder rein kochleärer oder rein vestibulärer Symptomatik beobachtet. Bei Festsetzung eines zeitlichen Mindestintervalls von einem Jahr zwischen dem Auftreten kochleärer und vestibulärer Symptome (bzw. umgekehrt), zeigten ein Sechstel der Patienten monosymptomatischen Verlauf. In zwei Drittel aller monosymptomatischer Fälle traten zuerst kochleäre, in einem Drittel vestibuläre Symptome auf. Beweisend für das Vorliegen einer monosymptomatischen Form ist der spätere Übergang in das Vollbild der Erkrankung. Eine retrospektive Analyse kann naturgemäß zum wünschenswerten Zeitpunkt keine Frühformen erfassen. Allerdings ermöglicht die fluktuierende kochleäre Symptomatik einerseits bzw. der Anfallscharakter der vestibulären Monosymptomatik andererseits meist eine ausreichende Diagnosesicherung.

Meyer zum Gottesberge (Düsseldorf): Wie läßt sich der von Ihnen beobachtete monosymptomatische Beginn mit Drehschwindelanfällen pathologisch erklären?

O. G. Neumann (Hamburg): *Frage:* Welche Untersuchungen haben Sie zur Differentialdiagnose des frühen Akustikusneurinoms angestellt? Gegebenenfals welche Ergebnisse zeigten Ihre ERA-Untersuchungen?

W. Ristow (Frankfurt/M.): Auch wir haben bei Patienten, die wegen eines Hörsturzes zur Untersuchung und Behandlung bei uns waren, später die eindeutige Symptomatik eines Morbus Ménière auftreten sehen. Dieses Vorkommnis war jedoch ausgesprochen selten und bei weitem nicht so häufig wie von Herrn Baumgarten beobachtet.

W. Giebel (Tübingen): Wie bekannt, ist in der Tübinger Klinik lichtmikroskopisch (Helms und Steinbach) und elektronenmikroskopisch (Galić und Steinbach) gezeigt worden, daß bei Ménière-Patienten im Ganglion vestibulare Veränderungen vorliegen, die nicht auf retrograde Degeneration zurückzuführen sind. Halten Sie es für möglich, daß bei bestimmten Fällen der Ménièreschen Erkrankung, vor allem mit isolierter vestibulärer Symptomatik, eine Gefäßveränderung im Bereich des Innenohres zunächst über Veränderungen im Ganglion vestibulare zu Schwindelattacken und die Fibrosierungen des Saccus endolymphaticus später zum Hydrops und zur cochleären Symptomatik führen?

D. Baumgarten (Kiel); Schlußwort:
Zu Herrn Meyer zum Gottesberge: Die Frage nach einer Erklärung für eine vestibuläre Monosymptomatik ist höchst interessant. Die bisher aufgestellten Hypothesen zur formalen Genese eines Morbus Ménière sind mit der Existenz rein vestibulärer Formen der Erkrankung zum Teil nur schwer in Einklang zu bringen. Eine alleinige Ruptur der Reißnerschen Membran kann die Existenz solcher Verläufe nicht erklären. Auch die übrigen bisher beschriebenen Rupturen bzw. Aussackungen des Endolymphraumes betreffen größtenteils die Pars inferior. Dagegen scheinen uns die von Jahnke untersuchten Permeabilitätsstörungen der Endolymphbarrieren als ursächlicher Faktor eher realistisch zu sein. Als weitere mögliche Ursachen kommen die vereinzelt beschriebenen Rupturen im Bereich der Pars superior in Betracht. Als Voraussetzung für die Existenz zweier verschiedener Monosymptomatiken ist eine funktionelle oder morphologische Barriere zwischen Pars superior und Pars inferior zu fordern.

82. M. Walger (a. G.), U. Schmidt (a. G.), H. von Wedel (Bonn): Methoden zur Langzeitregistrierung von Summenaktionspotentialen beim Meerschweinchen

Die chronische Implantation von Elektroden in den Bereich des runden Fensters ermöglicht eine Registrierung der Summenaktionspotentiale des Hörnerven über längere Zeiträume. So können schädigende Einflüsse auf die neurale Aktivität der Cochlea über Wochen und Monate untersucht werden. Dies bietet gegenüber den meist durchgeführten akuten Experimenten einige Vorteile, da die Ableitung unter physiologisch normalen Schalleitungsbedingungen bei geschlossener Bulla tympanica unter einer leichten Narkose durchgeführt werden kann.

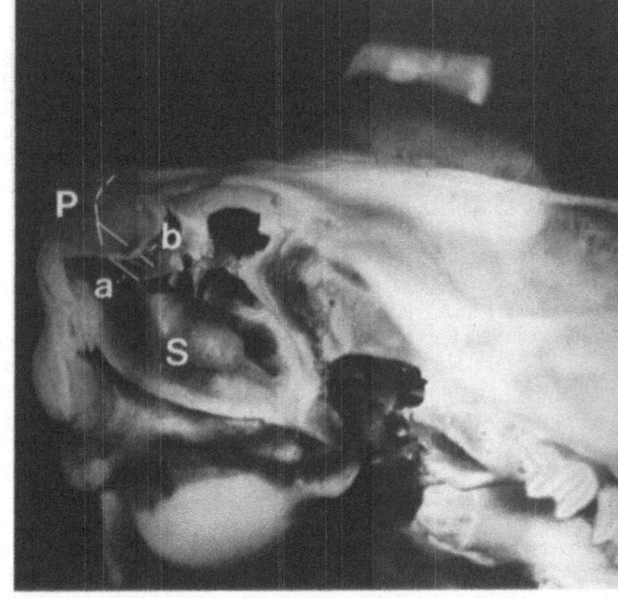

Abb. 1. Implantationstechniken im Schädelmodell; ventrolaterale Sicht bei eröffnetem Mittelohr; *a:* Elektrode in der Knochennische eingehängt; *b:* Elektrode über das Foramen stylomastoideum in den Canalis facialis – hier teilweise eröffnet – eingeschoben; *P:* Verankerung am Processus mastoideus; *S:* knöcherne Schnecke

Aus diesen Gründen wurden zwei verschiedene Implantationstechniken bei Meerschweinchen angewandt und in entsprechenden Langzeitversuchen praktisch erprobt. Bei der ersten Technik (Abb. 1, *a*) wurde die Elektrode über den Processus mastoideus in die Knochennische oberhalb des runden Fensters eingehängt. Bei der zweiten Technik (Abb. 1, *b*) wurde die Elektrode über das Foramen stylomastoideum in den Canalis facialis eingeschoben. In beiden Fällen konnte die Elektrode am Processus mastoideus mit einem Dentalkunststoff verklebt und durch einen Steckkontakt am Vertex der Tiere verankert werden, was eine Registrierung der Potentiale für einen Zeitraum von drei bis fünf Monaten ermöglichte.

Um die Tiere mit einer Mittelohrentzündung auszusondern, wurde eine Aufzeichnung von Tympanogrammen und Reflexaudiogrammen prae- und postoperativ durchgeführt. Mit Hilfe der zweiten Implantationstechnik konnte nicht nur die Operationszeit, sondern auch der Anteil sich postoperativ bildender Mittelohrentzündungen erheblich reduziert werden, da die Eröffnung der Bulla tympanica vermieden wurde.

H. Lamm (Hannover): Welche Dosierungen haben Sie bei der Verwendung von Nembutal und Urethan benutzt?

Unsere Erfahrungen mit Nembutal, Ketanest + Urethan zeigten, daß schon nach einer halben Stunde Meßzeit und einer halben Stunde Präparationszeit – also insgesamt eine Stunde – die Amplitude der Summenaktionspotentiale deutlich absanken. Das hielt uns bisher von Langzeitversuchen ab.

W. Jung (Würzburg): Sie kennen gewiß die Arbeiten der Arbeitsgruppe um Aran, Bordeaux, der seit etwa 20 Jahren die Implantation von Dauerelektroden am Innenohr praktiziert. Wie ich mich per Augenschein überzeugen konnte, erfreuen sich dessen implantierte Tiere u. U. über Jahre bester Gesundheit. Hatten Sie auch Erfolge mit derart langzeitiger Implantation? Und nochmals, worin unterscheiden sich Ihre Operationsmethoden von der Aranschen Technik?

K.-F. Hamann (München): 1. Wie lange dauerte die Operation zum Einsetzen der Elektroden? 2. Haben Sie versucht, die Operation in Äthernarkose durchzuführen?

M. Walger (Bonn); Schlußwort:
Zu Herrn Lamm: Die Operationen wurden bei einer Narkose von 0,5 bis 0,6 ml einer 20%igen Äthyl-Urethanlösung pro 100 g Körpergewicht durchgeführt. Die Aufzeichnungen der Summenaktionspotentiale während der Langzeituntersuchungen erfolgte unter einer Nembutaldosis von 2 mg pro 100 g Körpergewicht. Neben vielen Untersuchungen, die keine Nembutalwirkung auf die neurale Aktivität in der aufsteigenden Hörbahn bis zur Ebene des Colliculus inferior aufzeigten, ist mir nur die Arbeit von Cazals (1980) bekannt, in der Einflüsse im Bereich oberhalb 16 kHz ab etwa 30 Minuten festgestellt wurden. Da die eigenen Messungen, d. h. die Erfassung frequenzspezifischer sowie Click-Reizantworten nur eine Zeit von 10 bis 15 Minuten beanspruchte, waren solche Wirkungen weitgehend auszuschließen.
Zu Herrn Jung: Die erste Operationstechnik wurde auf der Grundlage der von Aran (1979) beschriebenen Technik entwickelt, bei der die Silberelektrode auf die Membran des runden Fensters aufsetzte und die akustische Reizung im geschlossenen, am Tier fixierten System erfolgte. Bei meiner Methode, die mit Wolframelektroden und akustischer Reizung im Freifeld durchgeführt wurde, war der technische Aufwand wesentlich geringer. In Einzelfällen wurden ebenfalls nach über einem Jahr unverändert gute Summenableitungen vorgenommen. Im Gegensatz zu Aran waren in meinen Untersuchungen geringere Prozentzahlen für Kontaktverlust und auch Mittelohrentzündungen zu erkennen. Dies ist wohl auf eine größere Stabilität der Elektrode in der Knochennische sowie eine weitgehend sterile Arbeitstechnik zurückzuführen. Auch Perforationen der runden Fenstermembran traten aufgrund der begrenzten Elektrodenlänge nicht auf. Die zweite Operationstechnik, die von Schnitzler an Fledermäusen erfolgreich erprobt wurde, ist bisher noch nicht beschrieben und wurde mir mündlich übermittelt. Diese Technik hatte den großen Vorteil, daß auf die Eröffnung des Mittelohres verzichtet werden konnte. So reduzierte sich der Anteil postoperativ auftretender Mittelohrentzündungen auf nur noch 10%.

Zu Herrn Hamann: 1. Die erste Implantationstechnik benötigte etwa 1½ Stunden, die zweite dagegen nur 45 Minuten bis 1 Stunde. 2. Nein. Alle Operationen wurden unter Äthyl-Urethan durchgeführt. Die erwähnte Dosis reichte für 2 Stunden völlig aus.

83. J.J. Manni (Nijmegen): Kehlkopftuberkulose als Komplikation der Lungentuberkulose in Tansania

Zusammenfassung: Die Tuberkulose ist noch immer eines der wichtigsten Gesundheitsprobleme in den Entwicklungsländern. Die Lungentuberkulose wird dabei in der Literatur besonders hervorgehoben. Es gibt in der Literatur keine Mitteilungen über die Häufigkeit von Kehlkopftuberkulose in Entwicklungsländern. Die wenigen Fallberichte von Kehlkopftuberkulose im tropischen Afrika lassen vermuten, daß diese Erkrankung selten ist.

Das Ziel dieser Untersuchung war es, die Verbreitung und klinische Manifestation der Kehlkopftuberkulose als Folgeerkrankung der Lungentuberkulose zu bestimmen bei Patienten, die in die pulmologische Abteilung des Universitätskrankenhauses von Dar es Salaam, Tansania, eingeliefert wurden.

Patientengut, Methoden, Ergebnisse

Insgesamt wurden 221 ambulante und vorher nicht wegen einer Lungentuberkulose behandelte Patienten untersucht. Die Diagnose einer Kehlkopftuberkulose wurde gestellt, wenn die folgenden Kriterien gemeinsam vorhanden waren:

- Abnormer Röntgen-Lungenbefund mit Veränderungen, wie sie für eine Lungentuberkulose charakteristisch sind;
- Positiver Sputum-Ausstrich für Tuberkelbazillen;
- Durch die indirekte Laryngoskopie erhobene Befunde, die mit einer Kehlkopftuberkulose vereinbar sind.

Eine laryngeale Beteiligung wurde bei 59 (26,7%) der 221 Patienten gefunden, die wegen einer Lungentuberkulose zur stationären Aufnahme kamen. In Abb. 1 sind Einzelheiten zum Patientenkollektiv eingetragen. Die Tabelle 1 zeigt die Häufigkeit der klinischen Befunde verschiedener Kehlkopfanteile für Frauen und

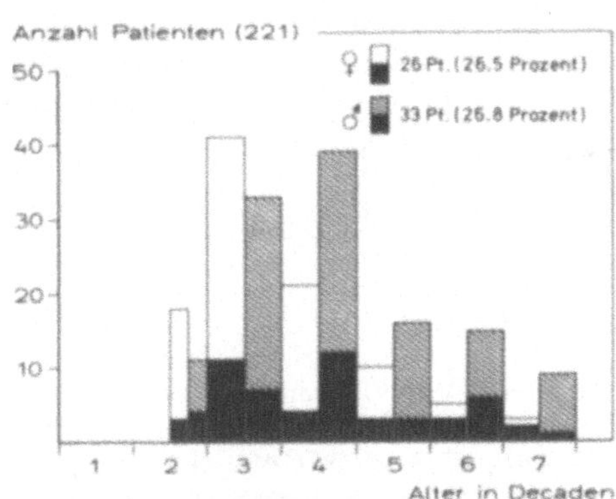

Abb. 1

Tabelle 1

	Frauen (n=26)	Männer (n=33)
Stimmlippen	42%	54%
Taschenbänder	27%	18%
Epiglottis	4%	12%
Regio interarytaenoidea	61%	24%
Processus vocalis	31%	24%

Männer. Die Interarytaenoidregion zeigte sich am häufigsten befallen bei Frauen (61%), die Stimmbänder am häufigsten bei Männern (54%). Bei 60% der Patienten war mehr als eine Region betroffen. Hyperaemie des Kehlkopfes, Oedem und Granulationsbildung erwiesen sich als die häufigsten Manifestationen und fanden sich bei 61% der Patienten. Tuberkulöse Ulzerationen wurden in 9 Fällen festgestellt (15%). Heiserkeit wurde in 53% beobachtet.

Diskussion

Noch vor 60 Jahren war die Kehlkopftuberkulose die häufigste chronische Erkrankung des Kehlkopfes in Europa und wurde bei 25–35% der Lungentuberkulösen gesehen (Dworetski 1941). Heutzutage ist sie in den Industrieländern eine Rarität (Brodovsky 1975). In dieser Untersuchung wurde Kehlkopftuberkulose als Komplikation der Lungentuberkulose in 26,7% festgestellt. Altersverteilung, Sitz der Schädigung und klinische Symptome der Kehlkopftuberkulose stimmen mit der klassischen Beschreibung überein (Denker u. Brünings 1920). Das Überwiegen der Männer, wie es in früheren Erhebungen festgestellt wurde, konnte nicht bestätigt werden. In Tansania und wahrscheinlich auch in anderen Entwicklungsländern stellt Kehlkopftuberkulose die erste differentialdiagnostische Überlegung dar für Patienten mit Heiserkeit. In diesen Ländern erscheint es wichtig, die indirekte Laryngoskopie als einen integralen Bestandteil der Routineuntersuchungen bei der Lungentuberkulose nachdrücklich zu fordern. Die Kombination Lungen- und Kehlkopftuberkulose wird als die infektiöseste Form der Erkrankung angesehen, und stationäre Behandlung ist zu empfehlen. Für Ärzte, die in den Tropen tätig sind, ist es von großer Bedeutung darauf zu achten, daß manchmal einer Uvulektomie, durchgeführt von Medizinmännern wegen chronischem Husten, eine Lungentuberkulose bzw. Kehlkopftuberkulose zugrunde liegt (Manni 1983).

Literatur

Brodovsky DM (1975) Can J Otolaryngol 4:168
Denker A, Brünings W (1920) Lehrbuch der Krankheiten des Ohres und der Luftwege. Fischer, Jena
Dworetzky JP, Risch OC (1941) Ann Otol Rhinol Laryngol 50:745
Manni JJ (1983) Uvulektomie in Dar es Salaam (Tansania). Med Welt (im Druck)

H. J. Pesch (Erlangen): Sie haben mit Recht darauf hingewiesen, daß die Kehlkopftuberkulose in Mitteleuropa so selten ist, daß sie leicht fehlgedeutet wird, weil der Gedanke an ein Larynx-Karzinom näher liegt. Ich möchte Sie deshalb fragen, wie häufig das Kehlkopfkarzinom in Tansania ist und wie oft es bei Überwiegen der Tuberkulose in diesem Land ebenfalls fehlinterpretiert, d. h. primär als Tuberkulose diagnostiziert wird.

84. S. Müller-Hermann, E. Löhle, E. Müller-Hermann, W. Kreisel (a. G.) (Freiburg): Bemerkungen zur Pathogenese des Kontaktulkus

Kontaktulkus und Kontaktgranulom sind Synonyma für ein Krankheitsbild. Es handelt sich dabei um ulzeröse oder auch granulomatöse Veränderungen am dorsalen Abschnitt der Stimmlippen. Virchow beschrieb dieses Phänomen 1858 als Erster. Er nannte es allerdings Pachydermia laryngis. Der Ausdruck Kontaktulkus wurde von Jackson 1928 eingeführt. Hauptsächlich in der anglo-amerikanischen Literatur wurde in der Folgezeit über Ätiologie, Symptomatik und Therapie dieser Erkrankung berichtet.

Mechanische Faktoren, der von Jackson so beschriebene Hammer- und Amboß-Effekt, und emotionale Faktoren (Brodnitz 1961) wurden als Ursache angesehen. Das empfohlene therapeutische Spektrum umfaßte operative Maßnahmen, medikamentöse Behandlungen, Stimm- oder Psychotherapien.

Cherry und Margulies beobachteten 1967 bei drei Patienten mit bislang therapieresistenten Kontaktulcera eine Refluxoesophagitis. Unter einer entsprechenden Therapie mit kleinen leichten Mahlzeiten, Kopfhochlagerung beim Schlafen und Antacidagabe wurden subjektive und objektive Behandlungserfolge in einem Zeitraum von 2–6 Monaten erreicht. Sie schlossen daraus, daß oesophagopharyngealer Reflux als aetiologischer Faktor für das Entstehen eines Kontaktulkus in Frage kommt. Der pathogenetische Zusammenhang wurde im Tierexperiment von Delahunty und Cherry 1968 gezeigt. Bei Hunden bildeten sich nach Betupfen der linken Stimmlippe mit Magensaft im hinteren Drittel typische Kontaktulzera.

Ebenso hielten Ward und andere 1980 eine Refluxoseophagitis als Ursache bei der Entstehung von Kontaktulzera für wahrscheinlich. Auch sie beobachteten eindeutige Behandlungserfolge unter der o. g. Therapie.

Wir haben 10 Patienten mit Kontaktulzera interdisziplinär untersucht.

Eine genaue Anamnese wurde erhoben und die Patienten klinisch untersucht.

Sie wurden dem Gastroenterologen vorgestellt.

Ein Persönlichkeitstest (FPI) wurde durchgeführt.

FPI heißt Freiburger Persönlichkeitsinventar und wurde als mehrdimensionaler Persönlichkeitstest für den klinischen und nichtklinischen Bereich entwickelt.

In dieser untersuchten Gruppe fand sich kein Raucher. Ein erhöhter Alkoholkonsum lag bei keinem Patienten vor. An Symptomen nannten die Patienten *Fremdkörpergefühl, Räusperzwang, Brennen im Hals* und *Heiserkeit* nach längerem Sprechen. Erst auf Befragen gaben sie auch *saures Aufstoßen, Sodbrennen, Völlegefühl* und *Magenschmerzen* an. Die lupenlaryngoskopische Untersuchung zeigt das nebenstehende Bild. Der Stimmbefund war bei allen Patienten unauffällig.

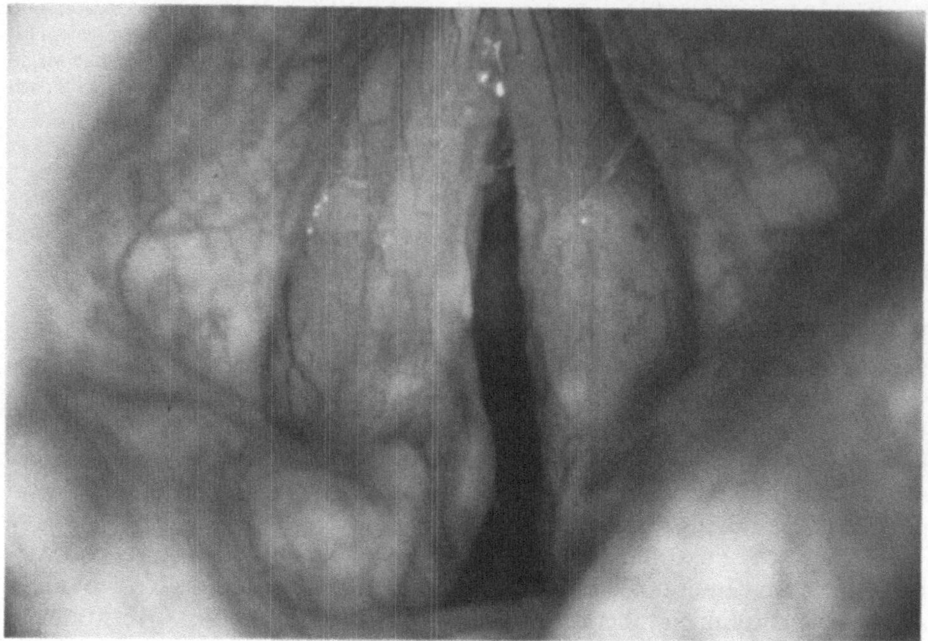

Abb. 1

Bei sämtlichen gastroskopisch untersuchten Patienten zeigten sich makroskopisch und histologisch entzündliche Schleimhautveränderungen. Bei der psychologischen Untersuchung waren Tendenzen zu psychosomatischen Reaktionen erkennbar. Fünf Patienten waren aggressiv gehemmt, drei Patienten waren reaktiv aggressiv. Ähnliche Verteilungsmuster sind bei Patienten mit Magenulzera bekannt.

Zwei Patienten möchte ich Ihnen hier demonstrieren.

Fall 1: H.G., ein 63jähriger ehemaliger Fernmelderevisor, litt unter Fremdkörpergefühl, Brennen und Kratzen im Hals und Räusperzwang. Er gab zusätzlich Sodbrennen und rezidivierende Magenschmerzen an.

Bei der gastroskopischen Untersuchung war die Schleimhaut in Oesophagus, Magen und Duodenum entzündlich verändert, was auch histologisch bestätigt wurde. Im psychologischen Test zeigten sich psychosomatische Tendenzen und eine Hemmung der Aggression.

Fall 2: H.J., 39jähriger Elektromeister, litt unter Globusgefühl, Brennen im Hals, Räusperzwang, Heiserkeit nach längerem Sprechen, zusätzlich unter saurem Aufstoßen und Sodbrennen.

Gastroskopisch fanden sich entzündliche Schleimhautveränderungen im Oesophagus und Magen.

Im FPI zeigten sich psychosomatische Tendenzen und eine Hemmung der Aggression.

Alle zehn Patienten wurden von uns ausführlich beraten.

Sie sollten das Räuspern und Hüsteln nach Möglichkeit unterdrücken.

Kleine Mahlzeiten zu sich nehmen.

Nachts im Bett den Kopf hochlagern.

Zusätzlich Antacida einnehmen.

Unter dieser Therapie wurde eine subjektive und objektive Befundbesserung in ca. 3–4 Monaten erzielt.

Wir stellen fest, daß bei der Entstehung des Kontaktulkus mehrere Faktoren beachtet werden müssen. Besonders ist auf Entzündung und Ulzeration in Speiseröhre, Magen und Zwölffingerdarm zu achten.

Psychosomatische Tendenzen sind anzunehmen. Dies muß bei der Therapie des Kontaktulkus berücksichtigt werden.

Literatur

Cherry J, Margulies S (1968) Contactulcer of the larynx. Laryngoscope 73:1937–1940

Delahunty JE, Cherry J (1968) Experimentally produced vocal cord granuloms. Laryngoscope 78:1941–1947

Habermann G (1980) Funktionelle Stimmstörungen und ihre Behandlung. Arch Ohren Nasen Kehlkopfheilkd 227:246–249

Kleinsasser O (1976) Mikrolaryngoskopie und endolaryngeale Mikrochirurgie. F. K. Schattauer, Stuttgart New York, 2. Aufl, S 139–143

Ward P et al. (1980) Contact ulcers and granulomas of the larynx. Otolaryngol Head Neck Surg 88:262–269

Kruse, E. (Marburg):
Zu Frau Müller-Hermann: Die wesentliche Ursache eines Kontaktgranulomes ist sicherlich die durch inneren oder äußeren „Streß", wenn man dies mal so allgemein sagen darf, geprägte Persönlichkeit. Wir halten deshalb die von Ihnen angesprochene Refluxoesophagitis nicht für einen Kausalfaktor, sondern für ein paralleles Symptom aufgrund der gleichen Ursache.

S. Müller-Hermann (Freiburg); Schlußwort: Vielen Dank für die Anmerkungen. Wir halten den psychosomatischen Faktor bei der Entstehung des Kontaktulkus für bedeutend und glauben, daß die Refluxoesophagitis gleichzeitig und unterstützend auftritt. Eine operative Therapie haben wir bei unseren Patienten nicht durchgeführt. Logopädische Therapien waren bei einem Teil unserer Patienten früher schon ohne Erfolg durchgeführt worden.

85. O. G. Neumann, W. Saeger (a. G.) (Hamburg): Das sogenannte Kontaktgranulom der Stimmlippe

Unter dem Krankengut des Marienkrankenhauses Hamburg fanden sich in den letzten 30 Monaten 177 Patienten mit operationswürdigen gutartigen Tumoren und Pseudotumoren der Glottis. Darunter 18 Patienten mit Läsionen im Bereich der Gießbeckenknorpel, von denen 4 typische Intubationsgranulome aufwiesen und bei zweien Retentionscysten gefunden wurden. Die Befunde von 12 Patienten waren einseitige Kontaktgranulome. Es waren Männer zwischen 38. und 64. Lebensjahr, alle Nichtraucher. Einige wiesen eine Carzinophobie auf, was möglicherweise im Zusammenhang mit Voroperationen stand. Ein ausgeprägtes psychoneurotisches Persönlichkeitsbild konnte nicht festgestellt werden. Allerdings waren alle Patienten in verantwortlichen Positionen mit starker beruflicher Anspannung, davon 5 als Beamte. Bei vieren war eine besondere Klimabelastung in der Anamnese und in einem Fall wurde nächtlicher Reizhusten und Symptome einer Oesophagitis gefunden. Symptome waren bei allen gleichmäßig Räusperzwang, Belastungsdysphonie, Brennen im Hals, gelegentlich Schmerz auf der betroffenen Kehlkopfseite.

Die verschiedenen synonymen Bezeichnungen Kontaktgranulom und Kontaktulcus sowie Pachydermia verrucosa fanden sich aus den verschiedenen Befunden erklärt. 2 Gruppen wurden unterschieden nach dem histologischen und dem makroskopischen Bild.

Gruppe 1: Makroskopisch glasige Granulome. Anamnestisch höchstens 1 Jahr Beschwerden. Histologisch typisches frisches Granulationsgewebe mit Capillareinsprossungen, Oedemen und Rundzellinfiltration sowie Ulcera-Bildung an der Oberfläche.

Gruppe 2: Makroskopisch leukoplakische Veränderungen. Anamnestisch schon seit mehreren Jahren bestehend. Histologisch verdicktes Epithel ohne Ulcera-Bildung mit verlängerten Reteleisten und basaler Zellunruhe als Regenerationsphänomen. Die zweite Gruppe entspricht der von Virchow bereits 1887 beschriebenen verrucösen Pachydermie.

Die Anamnese, stroboskopische Untersuchung, makroskopische Betrachtung und Histologie sprechen für eine mechanische Läsion. Die Läsionsursache muß im Zusammenhang mit der besonderen beruflichen persönlichen Belastung der Patienten gesehen werden. Die Stroboskopie zeigt einen gestörten Stimmeinsatz, bei geringer Vorspannung des M. vocalis, möglicherweise im Zusammenhang mit der tiefen Stimme bei Männern stehend und dem Versuch der machtvollen Kompensation durch heftiges Aneinanderpressen der Aryknorpel. Diese mechanische Besonderheit wurde bereits 1935 von Jakson u. Mitarb. als Hämmern, bzw. später dann als Hammereffekt beschrieben.

Bei der Therapie sollte das chirurgische Vorgehen sehr zurückhaltend eingesetzt werden. Ganz sicher reicht die einmalige Operation zur histologischen Diagnosestellung und zur Beruhigung der Patienten. Die Patienten der Gruppe 1 sollten möglichst nicht operiert werden, da hier bei Abbau der Überlastungssituation der Patienten und logopädischer Therapie auf Besserung zu hoffen ist. Bei der Gruppe 2 sollte nach Abtragung die konservative Therapie der Gruppe 1 vorgenommen werden. Beim chirurgischen Vorgehen scheint die Laserchirurgie keine Vorteile zu bieten. Die Abtragung mit dem Skalpell und anschließende Touschierung mit Podophyllin wird empfohlen.

H.-J. Pesch (Erlangen): Ich möchte einige Bemerkungen zur Nomenklatur des Kontaktgranuloms machen. Ebenso wie für Herrn Kleinsasser ist für mich das Granulom unspezifisches Granulationsgewebe, das auch als Granulationspolyp bezeichnet wird. In der Nachbarschaft kann es zu einer reaktiven Akanthose des mehrschichtigen Plattenepithels kommen. Hierbei können eine Basalzellhyperplasie mit vermehrten Mitosen, aber auch eine Schichtungs- und Reifungsstörung im Sinne einer geringen bis mäßigen plattenepithelialen Dysplasie auftreten. Alle diese geweblichen Veränderungen werden nach der WHO als "tumor-like lesions" bezeichnet, sind also nicht maligne und erfordern keine Chordektomie, wie hier gerade von einem anderen Diskussionsredner zitiert wurde.

H.-J. Schultz-Coulon (Hannover): Es ist sehr zu begrüßen, daß Frau Müller-Hermann, bzw. Herr Neumann das Kontaktgranulom wieder einmal hervorgehoben haben, da dieses Krankheitsbild oft therapeutische Irrwege läuft. Diese reichen von immer wiederholten endolaryngoskopischen Biopsien bis –

wie wir kürzlich erleben mußten – zur Empfehlung einer Chordektomie. Man sollte immer wieder betonen, daß ein einziger operativer Eingriff beim Kontaktgranulom ausreicht; die weitere Therapie hat konservativ, d. h. logopädisch und ggf. zusätzlich psychotherapeutisch zu bleiben. Meine Frage an beide Autoren bezieht sich auf die Dauer der Therapie: nach unseren Erfahrungen ist die Dauer der Therapie kaum voraussehbar. Bei einem unserer Patienten verschwand das Kontaktgranulom wenige Monate nach Erlernen des autogenen Trainings; bei zwei anderen Patienten haben mehrere Stimmübungsbehandlungen über 2 bzw. 3 Jahre zwar zur subjektiven Beschwerdefreiheit, nicht jedoch zum Verschwinden des Granuloms geführt. Welche Erfahrungen bezüglich der Therapiedauer haben Sie gemacht?

H. Bauer (Münster): Das klinische Bild des Kontakt-Ulkus muß dem Laryngologen so bekannt sein, daß die Diagnose makroskopisch gestellt wird. Auch die vorsichtig durchgeführte PE führt in der Regel zu vermehrter Granulationsbildung und „Organifizierung" des Störungsbildes.

R. Tiedemann (Hamburg): Ich bin gleichfalls der Ansicht, daß man in operativer Hinsicht beim Kontaktulkus bzw. -Granulom so wenig wie möglich machen soll. Allerdings wird man auf die einmalige Probeexzision dennoch nicht verzichten können – zur eigenen Beruhigung und der des Patienten.

E. Kruse (Marburg): Nach unseren Erfahrungen kann eine logopädische Behandlung nur wenig bewirken, solange diese persönlichkeitsbezogene „Streß-Komponente" nicht beherrscht werden kann, was sicherlich nicht mit logopädischen Mitteln primär zu bewerkstelligen ist.

O. G. Neumann (Hamburg); Schlußwort: Ich bedanke mich für die rege Diskussion. Wenn auch nicht durch psychiatrische Untersuchung belegt, so war auch unter unserem Krankengut das besondere Persönlichkeitsbild auffällig. In diesem Zusammenhang zur Frage von Herrn Kruse: Die bei allen unseren Patienten gegebene starke berufliche Belastung in verantwortungsvollen Positionen macht das Zusammenspiel mit Streßfaktoren sehr wahrscheinlich. Eine Magenanamnese oder eine Refluxoesophagitis war nur bei einem Patienten auffällig. Wir hatten allerdings keine Gastroskopien durchgeführt. Das bei nervösen Patienten bekannte Spiel des M. masseter mit typischen Usuren an den Zähnen findet sich bei Patienten mit Kontaktgranulomen gehäuft. Herrn Schultz-Coulon stimme ich zu, daß man Operationen bei Kontaktgranulomen wegen der unweigerlichen Rezidive möglichst vermeiden sollte. Wir stehen aber auch auf dem Standpunkt, wie von Professor Tiedemann geäußert, daß eine einmalige Diagnosestellung zumindest bei der in meinem Vortrag erwähnten Gruppe 2 durch Histologieentnahme vertretbar ist.
Zu Herrn Kleinsasser: Ich bedanke mich für die Ergänzung der frühen Virchowschen Literatur. In meinem Referat habe ich ausschließlich aus Virchows Publikationen über die Pachydermien des Larynx von 1887 zitiert.
Zu Herrn Pesch: Im Zusammenhang mit einem Kontaktgranulom eine Chordektomie zu erwägen, erscheint mir völlig indiskutabel. In meinem Vortrag hatte ich hervorgehoben, daß die beschriebene regenerative Dysplasie in keiner Weise ein Malignitätskriterium ist. Echte Dysplasien oder gar Malignomumwandlungen sind mir nicht bekannt geworden und werden auch in der Literatur nicht beschrieben.

86. H. Rudert (Kiel): Dreieinhalb Jahre Mikrochirurgie des Kehlkopfes mit dem CO_2-Laser

Vom Jahre 1979 bis Ende 1982 wurden an der HNO-Klinik Kiel 91 Patienten in insgesamt 143 Eingriffen mit einem CO_2-Laser der Firma Coherent behandelt. Die aufgrund der Berichte der ersten Anwender große Palette mikrochirurgischer Indikationen wurde unter anderem wegen einer Reihe von Nachteilen (z. B. Hitzeschäden bei Abtragung großer Bezirke, verzögerte Wundheilung) auf einige wenige Indikationen eingeschränkt. Bewährt hat sich der CO_2-Laser zur:

1. Abtragung vergrößerter Zungengrundtonsillen,
2. Abtragung von hyperplastischen Seitensträngen,

3. Behandlung von bestimmten Larynxsynechien,
4. Abtragung von juvenilen Papillomen.

Die *Papillomtherapie* mit dem CO_2-Laser ist am wenigsten umstritten. Sie ist wegen der geringen Blutung wesentlich übersichtlicher als mit konventionellen mikrochirurgischen Instrumenten. Da es sich aber nicht um eine causale Therapie der virusbedingten Erkrankung handelt, müssen mehrere Eingriffe im Abstand von ca. 4–6 Wochen vorgenommen werden. Von 18 Papillompatienten konnten mit insgesamt 53 Eingriffen bisher 9 Patienten papillomfrei gehalten werden.

Mit der Behandlung von Larynxcarcinomen wurde im Juli 1980 begonnen. Der Einsatz des Lasers zur *palliativen Verkleinerung* großer *stenosierender Kehlkopftumoren* mit dem Ziel der Vermeidung oder Hinauszögerung der Tracheotomie hat sich sehr bewährt, die *kurativ angelegte Behandlung von Stimmbandcarcinomen* wird noch kontrovers beurteilt. Wir haben deshalb nur Patienten behandelt, die aus Altersgründen oder aus internistischer Sicht für eine konventionelle Therapie nicht in Frage kamen. Behandelt wurden bis März 1983 22 Patienten. Diese können in zwei Gruppen unterteilt werden:

1. Patienten, bei denen die Lasertherapie die Ersttherapie darstellte, und
2. Patienten, bei denen Rezidive nach Strahlentherapie mit dem Laser behandelt wurden.

In der 1. Gruppe mit 11 nicht vorbehandelten Stimmbandcarcinomen der Kategorie T_1 sowie einem Patienten mit einem T_2-Tumor sind 2 Rezidive aufgetreten. In der 2. Gruppe der Rezidive nach Strahlentherapie finden sich sechs Stimmbandcarcinome der Kategorie T_1 und zwei Stimmbandcarcinome der Kategorie T_2. Hier traten ebenfalls zwei Rezidive auf. Interesse verdient die Tatsache, daß drei der vier Rezidive beidseitige Stimmbandtumoren waren.

Im Vergleich mit den Ergebnissen der vertikalen Teilresektionen (von 44 seit 1976 operierten Fällen bisher kein Rezidiv) und der Strahlenbehandlung (von 86 bestrahlten Fällen 21 Rezidive) steht die CO_2-Laserbehandlung des T_1-Stimmlippencarcinoms zwischen diesen beiden konventionellen Behandlungsmethoden.

Zusammenfassend halten wir die kurativ angelegte CO_2-Laserbehandlung von T_1-Stimmbandcarcinomen berechtigt bei alten Patienten, bei internistischen Risikopatienten, bei Rezidiven nach Strahlentherapie dieser beiden Gruppen. Es ist anzunehmen, daß nach einer genügend langen Nachbeobachtungszeit der CO_2-Laser auch zur Behandlung kleiner, auf das mittlere Drittel begrenzter Stimmbandcarcinome aller Alters- und Risikogruppen empfohlen werden kann, da mit dem CO_2-Laser im Gegensatz zu den schwachen konventionellen Scherchen und Messerchen des mikrochirurgischen Instrumentariums eine en-bloc-Resektion des befallenen Stimmbandes möglich ist.

Herr Miehlke (Göttingen): Ich verstehe nicht, warum Sie die CO_2-Laserabtragungen von kleinen Karzinomen auf die Stimmlippe beschränken. Wir nehmen kleine Läsionen ebenso vom Taschenband oder von der Epiglottis fort. Die endoskopische Laserexzision des Herdes hat große Vorteile gegenüber den transzervikalen Ausschneidungen im Kehlkopf- und Rachen-Mundbereich. Wichtig ist die präzise Aufklärung und Einwilligung des Patienten in eventuelle Zweit- oder sogar Dritteingriffe für Nachresektionen nach Anweisung des Pathologen, der die Resektionsflächen geometrisch kontrolliert hat. Die Einführung des gepulsten CO_2-Laserstrahls, der eine verkohlungsfreie Schnittechnik ermöglicht, hat diese histologische Absicherung der endoskopischen Resektion sehr erleichtert.

H. Rudert (Kiel); Schlußwort: Herrn Kleinsasser ist recht zu geben, daß der Laser kein neues Behandlungsprinzip darstellt, sondern eine andere Methode des Schneidens, ohne ein scharfes Instrument benutzen zu müssen. Der Vorteil ist die en-bloc-Resektion, die eine histologische Untersuchung der Schnittränder auf Tumorfreiheit erlaubt.

Zu Herrn Miehlke: Ein Rezidiv nach frontolateraler Teilresektion darf nie mit dem Laser behandelt werden. Hier ist die Laryngektomie der adäquate Eingriff.

Auch die zuletzt von Strong vorgelegten Ergebnisse der sogenannten "excisional biopsy" bei umschriebenen Stimmbandcarcinomen ergaben eine 3-Jahres-Heilung von über 90%. Wahrscheinlich kann der Lasereinsatz für kleine Stimmbandcarcinome des mittleren Drittels empfohlen werden, wenn genügend lange Beobachtungszeiträume vorliegen.

87. R. Grossenbacher, Th. Spillmann (Zürich): Endolaryngeale Chirurgie des umschriebenen Kehlkopfkarzinoms mit dem CO_2-Laser: Vorläufige Erfahrungen

Die Eigenschaften der CO_2-Laserchirurgie wie gute Übersicht im Operationsfeld durch weitgehend fehlende peroperative Blutung, präzise Strahlführung, geringe postoperative Oedembildung bedingen die besondere Eignung des CO_2-Lasers für mikrochirurgische endolaryngeale Anwendungen. Nach den gemachten günstigen Erfahrungen mit der CO_2-Laserchirurgie am Endolarynx bei benignen Läsionen setzten wir den CO_2-Laser auch ein zur endolaryngealen Resektion von umschriebenen Stimmbandcarcinomen. Die endolaryngeale Resektion dieser Tumoren erfolgt nach cancerologischen Gesichtspunkten, d. h., der Tumor muß als Ganzes mit einer genügend breiten Zone angrenzenden Gewebes entfernt werden können. Das resezierte Präparat wird in toto der histologischen Auswertung zugeführt. Die von einigen Operateuren angewandte unkontrollierbare Vaporisation lehnen wir ab. Das Carcinoma in situ, das ja auf das Epithel beschränkt bleibt, wird nur sehr umschrieben reseziert. Infiltrative, glottische Carcinome (T_1) der mittleren Stimmbandabschnitte werden unter Miteinbezug des gesamten Stimmbandes sowie des angrenzenden Taschenbandes inklusive des inneren Perichondriums des Schildknorpels entfernt (s. Abb. 2). Bei Ausdehnung gegen die vordere

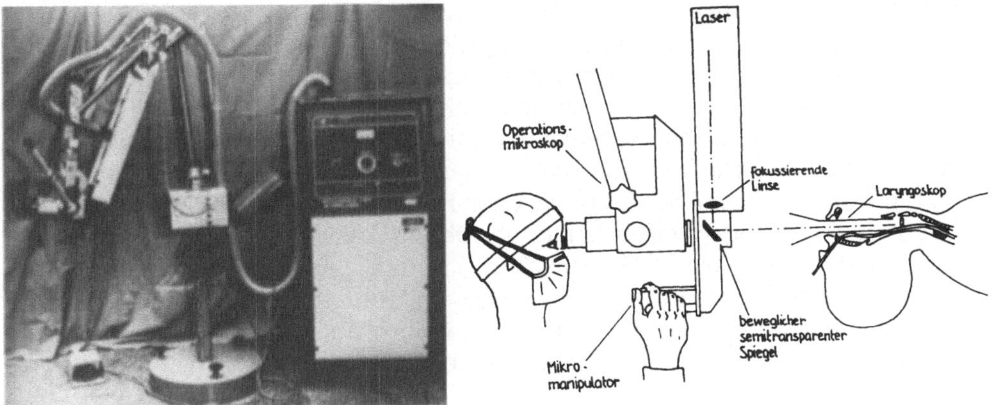

Abb. 1. CO_2-Lasergerät mit Operationsmikroskop (links), endolaryngealer Eingriff schematisch (rechts)

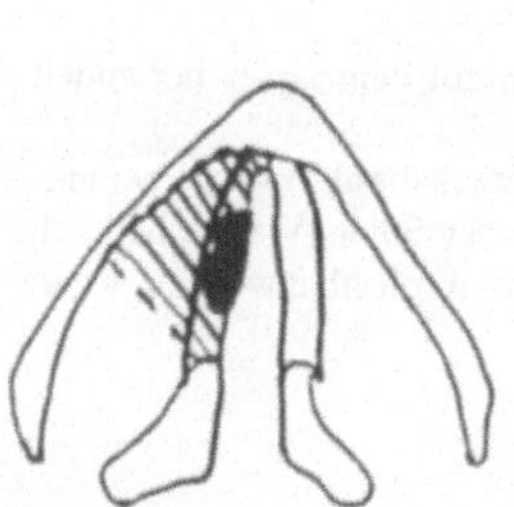

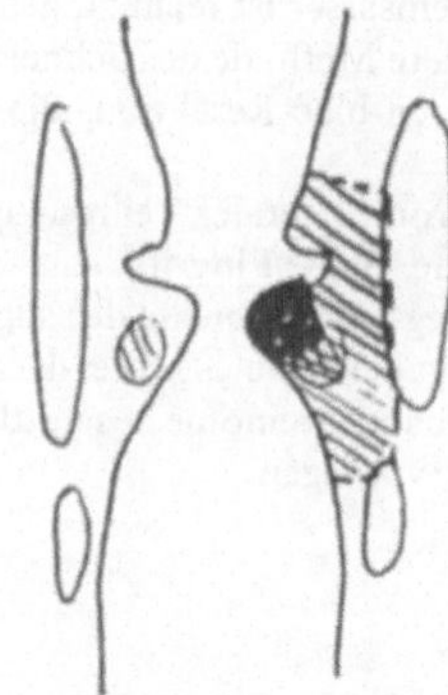

Abb. 2. Endolaryngeale Resektion bei Stimmbandcarcinomen des mittleren Drittels

Commissur werden zusätzlich die gesamte vordere Commissur sowie die benachbarten Abschnitte des Gegenstimmbandes mitreseziert.

Vom Oktober 1978 bis Juli 1982 wurden 22 Patienten mit einem Carcinoma in situ (8), einem verrucösen Carcinom (2) und einem glottischen T_1-Carcinom (12) endolaryngeal CO_2-laserchirurgisch behandelt. Der jüngste Patient war 25jährig, der älteste 80jährig, das Durchschnittsalter lag bei 62 Jahren. Abgesehen von einer transitorischen Aspirationsneigung bei 3 Patienten war der Heilverlauf komplikationsfrei. Die Hospitalisationsdauer lag bei 3–4Tagen. Eine Tracheotomie mußte in keinem Fall vorgenommen werden. Die resezierten Kehlkopfstrukturen wurden narbig ersetzt, wobei sich in den meisten Fällen eine Art Ersatzstimmband ausbildete. Die postoperative Stimme der nur konservativ resezierten Carcinoma in situ blieb erwartungsgemäß gut. Die Stimmen der 14 Patienten mit einem glottischen T_1-Carcinom wurden mittels eines semiobjektiven Verfahrens evaluiert. Dabei zeigte es sich, daß die Stimmqualität im Vergleich zum präoperativen Zustand nach der Operation keine wesentliche Änderung erfährt. Im Vergleich zu einer Gruppe nur bestrahlter Stimmbandcarcinome hingegen ist die Stimmqualität der laseroperierten Fälle deutlich schlechter.

Die postoperative Nachbeobachtungsperiode der laseroperierten Patienten beträgt minimal 9 Monate und maximal 4½ Jahre, im Durchschnitt 23 Monate. Ein Rezidiv ist in diesem Zeitraum nicht aufgetreten. Berücksichtigt man die Möglichkeit einer strahlenbedingten Induktion eines Zweitcarcinoms 10–20 Jahre nach Radiotherapie, wird man sich besonders bei jüngeren Patienten mit glottischen Carcinom-Frühstadien eher für ein chirurgisches Vorgehen unter Inkaufnahme einer reduzierten Stimmqualität entschließen. Ein weiterer Punkt, der ebenfalls für eine primäre chirurgische Behandlung des Stimmbandfrühcarcinomes spricht, ist der, daß bei Auftreten eines Rezidivs später immer noch eine kurative Radiotherapie erfolgen kann. Obwohl bei keinem unserer 22 Patienten während der erwähnten Nachbeobachtungsperiode ein Rezidiv aufgetreten ist, kann der endgültige Stellenwert der endolaryngealen Laserresektion umschriebener Stimmbandcarcinome wegen der noch kleinen Fallzahl und der zu kurzen Nachkontrollperiode noch nicht definitiv festgelegt werden.

Arch Otorhinolaryngol Suppl 199–221 (Verhandlungsbericht 1983)

Archives of
Oto-Rhino-Laryngology

Kehlkopf

88. K. Jatho (Lübeck): Das kanülenfreie Tracheostoma; Operationstechnik, Spätergebnisse

Kehlkopflose mit Trachealkanülen sind „geheiltes" Dauerkrankengut. Rehabilitation und Sprachanbildung sind beträchtlich verlängert. Das Rentenbegehren ist deutlich erhöht. Seit 8 Jahren leben unsere Kehlkopflosen nach unserer Operationsmethode ausnahmslos und auf Dauer ohne Kanüle. Die Ursachen der Stenosierung des Tracheostomas sind die cutane, subcutane und peritracheale Entzündung und schrumpfende Vernarbung. Nach der Kehlkopfentnahme bilden wir durch einen vorderen Längsschnitt in den Trachealstumpf bis auf die Intubationsöffnung ein übergroßes Tracheostoma. Die Kopfnickermuskel werden vom Schlüsselbein gelöst, die Schilddrüsenlappen mobilisiert und nach lateral versetzt. Der wie Flügel weit ausgebreitete Trachealstumpf wird bds. am Periost des Schlüsselbeines fixiert. Die durch die Haut geführten Fäden werden über Gazetupfer verknotet. Ein aus dem Schürzenlappen herausgeschnittener Hautzipfel über dem Jugulum wird in den Einschnitt der Trachea tief eingenäht. Postoperativ wird auf eine Kanüle auch nachts strikt verzichtet. Bei einem Druckverband nur über dem Schürzenlappen wird keine Drainage angelegt. Bei maximal feuchter Atemluft werden täglich Chloramphenicol-Ohrentropfen eingebracht und Fibrinborken aus dem Stoma und Fadenenden entfernt. Entfernung der Haltefäden über der Haut frühestens nach etwa 10 Tagen.

K. Jatho (Lübeck); Schlußwort: Zur Frage von Herrn Denecke: Bei unserem operativen Vorgehen, der Fixierung der Trachealflügel mittels eines starken Supramidfadens am Periost der Clavicula ist eine Ostitis/Osteomyelitis nie aufgetreten. Die Endphase der Operation spielt sich zwar sicher nicht mehr in einem aseptischen Milieu ab, der ganze Eingriff erfolgt unter einer praeoperativ hoch angesetzten und antibiotisch-bakteriostatischen Einwirkung. Nach Konsolidierung der erweiternden Zugwirkung der Fäden werden diese nach längstens 10 Tagen wieder entfernt. Bei der Berührung der blanken Knochenoberfläche durch die Periostnaht liegen praktisch die gleichen Verhältnisse vor wie bei einer Stirnhöhlenoperation, bei der der Schädelknochen nach Ablösung der Galea freigelegt wird.

89. J. Daniilidis, P. Petropoulos, Th. Apostilidis, L. Manolidis (Thessaloniki): Erfahrungen mit der vertikalen Kehlkopfresektion

Bekanntlich hängt die Art der chirurgischen Behandlung des Glottiskarzinoms vom Stadium der Erkrankung und von der Erfahrung des Chirurgen ab. Für die Stadien T_2 und T_3 ist die Abgenzung der verschiedenen Operationsmethoden nicht ganz einfach.

Im folgenden möchte ich unsere Erfahrungen hinsichtlich der Auswahl der Operationsart, der histologischen Resultate, sowie der Überlebensrate der Patienten mit Glottiskarzinom vorstellen.

Von 1974–1980 wurde bei 40 Patienten eine vertikale partielle Laryngektomie durchgeführt.

Bei den 22 Patienten im Stadium T_2 N_0M_0 hatte die Geschwulst die Grenze einer Stimmlippe nicht überschritten, wohl aber hatte sie ihre Beweglichkeit eingeschränkt.

Bei der Operation nach Präparation des äußeren Perichondriums wird der halbe Schildknorpel mit der vorderen Kommissur entfernt. Der Ary- und der Ring-Knorpel werden nicht angetastet. Die histologische Untersuchung der Präparate zeigte, daß der paraglottische Raum in keinem Fall von Tumor befallen war, wohl aber der Musculus vocalis von seiner Oberfläche bis $^2/_3$ seines Durchmessers.

Die Resektionsfläche war jeweils im Gesunden. In einem Fall bestand eine Verbindung des Tumors mit einer äußeren Laryngocele, deren Epithel aber intakt war.

Alle 22 Patienten überlebten die 3-Jahres-Grenze. Einer hatte 6 Monate nach dem Eingriff Lymphknoten-Metastasen auf der Gegenseite. Es wurde eine Neck-Dissection vorgenommen, sowie eine Bestrahlung durchgeführt. Ein Patient starb nach 4 Jahren an einem Lokalrezidiv mit Lymphknoten-Metastasen.

18 Patienten befanden sich im Stadium T_3.

Bei 10 Patienten war der Tumor auf die bereits unbewegliche Stimmlippe beschränkt.

Bei 4 Patienten war der Morgagnische Ventrikel befallen und bei weiteren 4 bestanden homolaterale Lymphknoten-Metastasen (N_1).

Bei allen Patienten dehnte sich der Tumor bis zur vorderen Kommissur aus, überschritt sie jedoch nicht.

Bei 2 Patienten handelte es sich um ein Rezidiv, einmal nach Bestrahlung und einmal nach Chordektomie.

Bei der Operation nach Präparation des äußeren Perichondriums werden die Hälfte des Schildknorpels, die vordere Kommissur, sowie der entsprechende Ary-Knorpel entfernt. Der Ringknorpel wird nicht angetastet.

Diese Operation entspricht fast der Hemilaryngektomie nach SOM. Bei den Patienten mit Lymphknoten-Metastasen wurde zusätzlich eine Neck-Dissection und eine Bestrahlung durchgeführt.

Histologisch bestand eine tiefe Invasion des Stimmuskels und des paraglottischen Raumes von ¾ seines Durchmessers bis zum inneren Perichondrium.

In 2 Fällen bestand schon ein Knorpelbefall.

In 3 Fällen war die Resektionsebene nicht im Gesunden. Hier erfolgte eine Nachbestrahlung.

Die 3-Jahres-Überlebens-Rate der 18 Patienten je nach Tiefenbefall des Tumors und des TNM-Stadiums zeigt die Tabelle V. Aus diesen zwei Vergleichsparametern geht hervor, daß das Überleben der Patienten desselben Stadiums hauptsächlich vom Tiefenbefall des Tumors in den paraglottischen Raum abhängt.

Der Tiefenbefall ist von Bedeutung für die Lymphknoten-Metastasierung. Bei den 4 Patienten mit N_1 war das Wachstum bis zum inneren Perichondrium fortgeschritten. Hier möchte ich noch eine weitere Beobachtung erwähnen: In denjenigen Fällen, in denen der Tumor das innere Perichondrium befallen hatte, war eine vermehrte Knochenbildung im Schildknorpel zu sehen. Der Durchbruch des Tumors in den Knorpel war in diesem verknöcherten Bereich.

Daß die verknöcherten Bereiche des Knorpels eine verminderte Resistenz aufweisen, ist aus den Arbeiten von Kirchner, Meyer-Breiting, Olszewski, Guerrier und anderen bekannt. Diese vermehrte Verknöcherung des Knorpels im Bereiche des Tumorbefalls vermindert den Wert der Computer-Tomographie. Man kann nämlich einen beginnenden Knorpelbefall nicht von den normalerweise verknöcherten Bezirken des Schildknorpels unterscheiden. Die Computer-Tomographie ist jedoch zur Beurteilung des paraglottischen Raumes besonders wertvoll.

Von den 40 Patienten ist bei 6 ein Rezidiv aufgetreten. Von diesen 6 sind zwei gestorben.

Zusammenfassend können wir sagen, daß die vertikale partielle Laryngektomie die Therapie der Wahl für Patienten im Stadium T_2 darstellt. Für Patienten im Stadium T_3 sind die Kriterien strenger.

In den Fällen, in denen das innere Perichondrium befallen ist, muß eine postoperative Bestrahlung in Betracht gezogen werden, sowie bei Fällen mit wenig differenziertem Karzinom. In Rezidivfällen nach Chordektomie oder nach Bestrahlung sowie bei Fällen, wo die Resektionsfläche nicht im Gesunden liegt, ist die totale Laryngektomie vorzuziehen.

90. M. Gross, D. Collo (Mainz): Funktionelle Ergebnisse nach Larynxteilresektion mit kranial gestielter Halsfasziendeckung

Es wurden die funktionellen Ergebnisse nach Larynxteilresektion bezüglich Schluck-, Stimm- und Atemfunktion untersucht.

1976 wurde von Krajina eine Operationsmethode vorgestellt, bei der Schleimhautdefekte bei Larynx- und Hypopharynxteilresektionen mit einem cranial gestielten Halsfaszienlappen gedeckt wurden. Von insgesamt 74 Patienten, die seit 1979 an der Mainzer HNO-Klinik nach diesem Verfahren operiert wurden, konnten 57 eingehend nachuntersucht werden. Bei diesen wurde in 25 Fällen eine Hemilaryngektomie, in 15 Fällen eine kombinierte Larynxteilresektion, in 9 eine horizontale und in 8 Fällen eine frontolaterale Teilresektion vorgenommen.

Die Befragung der Patienten ergab, daß präoperativ in 36,8% (n=21) die Schluckfunktion beeinträchtigt war. In 84,2% (n=48) war eine Beeinträchtigung der Stimme präoperativ aufgefallen. Nach der Operation hatte sich die Schluckfunktion bei den Patienten mit präoperativen Beeinträchtigungen in 76,4% (n=16) subjektiv gebessert. In 14,3% (n=3) hatte sich die Schluckfunktion postoperativ verschlechtert. 58,3% (n=28) der Patienten mit präoperativ beeinträchtigter Stimmfunktion empfanden postoperativ eine Besserung. Bei den Patienten, die präoperativ keine Beeinträchtigung der Stimmfunktion bemerkt hatten, blieb in 4 Fällen die Stimme unverändert, während bei 5 Patienten eine Verschlechterung postoperativ bemerkt wurde.

Zur Beurteilung der Atemfunktion nach Larynxteilresektion wurde überprüft, wie oft ein Tracheostomaverschluß vorgenommen werden konnte und in welcher Zeit dies nach der Operation geschah. Bis zum Zeitpunkt der Untersuchung war in 47,4% (n=27) ein Tracheostomaverschluß bereits durchgeführt worden. In weiteren 29,8% (n=17) stand ein Tracheostomaverschluß bevor. In 4 Fällen wurde auf einen Verschluß verzichtet, weil ein Zweittumor bestand, in einem weiteren wegen einer stark ausgeprägten Emphysembronchitis. Bezüglich der Glottisweite war in insgesamt 86% (n=49) ein Tracheostomaverschluß möglich. In 77,8% (n=21) der Fälle wurden die Tracheostomata innerhalb der ersten 26 Wochen postoperativ verschlossen.

Zur objektiveren Beurteilung der Stimmqualität wurden der Heiserkeitsindex nach Yanagihara, die Tonhaltedauer, die Stimmdynamik und der Stimmumfang untersucht. Eine gut verständliche Stimme entsprechend Heiserkeitsindex 0,1 und 2 fand sich bei der phoniatrischen Erstuntersuchung in 49,9% der Fälle. Die Tonhaltedauer betrug im Mittel 7,3 Sekunden (Standardabweichung ±8 Sekunden), was einem Wert entspricht, der geringfügig unter dem Minimalwert liegt, der einen regelrechten Redefluß erlaubt. Der Mittelwert der maximalen Stimmdynamik betrug bei der phoniatrischen Erstuntersuchung 10,1 dB (Standardabweichung ±4,8 dB). Das bedeutet, daß der Patient in der Lage ist, sowohl leise als auch laut zu sprechen. Die Bestimmung des Stimmumfanges ergab einen Mittelwert von 6 Ganztönen (Standardabweichung ±2,5 Ganztönen). Daraus ergibt sich, daß die Patienten nach einer Larynxteilresektion mit Halsfasziendeckung mit einer modulationsfähigen Stimme sprechen können.

Darüber hinaus lassen die bisherigen postoperativen Krankheitsverläufe darauf schließen, daß die Aussichten auf eine Stimmverbesserung durch gezielte phoniatrische Maßnahmen in diesem Patientenkollektiv besonders günstig sind.

91. O. Kleinsasser, H. Glanz (Marburg): Histologisch kontrollierte Tumorchirurgie

Manuskript nicht eingegangen

92. H.-J. Schultz-Coulon (Hannover): Möglichkeiten der Hypopharynxrekonstruktion und ihre Indikationen

Für die Hypopharynxrekonstruktion nach Laryngo-Hypopharyngektomie stehen neben den klassischen mehrzeitigen Verschiebe- und Schwenklappentechniken (Übersicht bei Denecke 1980) als einzeitige Verfahren (1) die Verwendung gestielter laryngealer Schleimhautlappen, (2) der myokutane Pectoralis-Major-Lappen, (3) der transmediastinale Magenhochzug, sowie neuerdings (4) das freie Jejunuminterponat mit mikrochirurgischer Gefäßanastomose zur Verfügung. Diese Methoden stehen nicht als gleichwertige Alternativmöglichkeiten nebeneinander, sondern besitzen in Abhängigkeit von den individuellen Voraussetzungen ihre eigenen Indikationsbereiche.

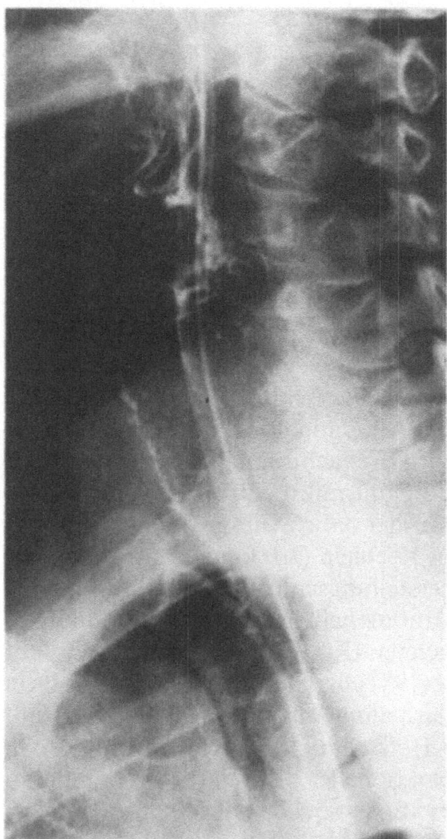

Abb. 1. Röntgenkontrastdarstellung des Hypopharynx und zervikalen Ösophagus bei einem den Ösophaguseingang stenosierenden Kehlkopfkarzinom (Patient F.K., geb.: 24. 6. 1924)

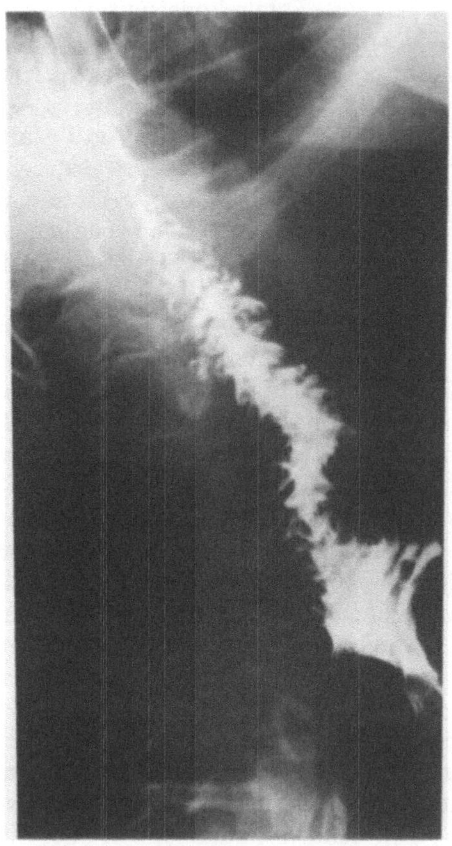

Abb. 2. Röntgenkontrastdarstellung nach Resektion von Kehlkopf, Hypopharynx und Ösophaguseingang und Rekonstruktion des oberen Speiseweges durch Interposition eines Jejunumtransplantates mit mikrochirurgischer Gefäßanastomose (Patient F.K., geb.: 24. 6. 1924)

Die mehrzeitigen Techniken sind gegenüber den einzeitigen in den Hintergrund getreten, weil sie gemeinsam den Nachteil eines langen Krankenhausaufenthaltes mit der für den Patienten sehr belastenden postoperativen Pflege von Pharyngo- und Laryngostoma haben.

Da sie jedoch selbst bei Wundheilungsstörungen ein hohes Maß an Sicherheit bieten, werden sie auch in Zukunft ihren Indikationsbereich behalten und zwar vor allem bei vorauszusehender Sekundärheilung (z. B. strahlengeschädigtes Gewebe) und nach mißglücktem einzeitigen Rekonstruktionsversuch.

Bei relativ umschriebenen Tumoren des Ösophaguseinganges, die noch die Erhaltung tumorfreier Schleimhautstreifen erlauben, empfiehlt sich die Benutzung der Kehlkopfschleimhaut als gestielter Lappen am Zungengrund oder an der Pharynxseitwand. Unserer Ansicht nach sollte man dabei das Kehlkopfgerüst entfernen, da sonst besonders im Bereich des Krikoids das Speiserohr zu eng werden kann.

Für eine Totalrekonstruktion des Speiseweges wird z. Z. wohl überwiegend der sehr zuverlässige myokutane Pectoralis-Major-Lappen bevorzugt. Heilungsstörungen mit Ausbildung einer Speichelfistel kommen in 20–30% der Fälle vor; gelegentlich entwickeln sich daraus Narbenstenosen (Schuller 1982). Weiterhin muß man in Kauf nehmen, daß – abgesehen von ausgedehnten Narben und Funktionseinbuße des Armes – der recht dicke Muskelstiel die Früherkennung eines lokalen Tumorrezidivs beeinträchtigt. Außerdem ist der Pectoralis-Major-Lappen bei Frauen kaum anwendbar, da das dem Muskel vorgelagerte sehr dicke Fettgewebspolster das Einrollen des Insellappens erschwert, bzw. unmöglich macht.

Für Fälle, bei denen man den Myokutanlappen nicht anwenden möchte, gibt es in jüngster Zeit als einen begrüßenswerten Ausweg die Interposition einer Dünndarmschlinge mit mikrochirurgischem Gefäßanschluß. Noch während Tumorresektion und Neck-dissection wird vom Abdominalchirurgen das Jejunumtransplantat mit Versorgungsgefäßen präpariert. Nach Einnähen des Transplantates zwischen Pharynx und Ösophagus erfolgt die mikrochirurgische Gefäßanastomose durch den plastischen Chirurgen. Bisher haben wir die Jejunuminterposition, die wir zusammen mit den Kollegen Loehlein (Abdominalchirurgie) und Berger (Abteilung Plastische und Wiederherstellungschirurgie) durchführen, bei vier Patienten vorgenommen. Die Transplantate heilten regelmäßig primär ein. Die funktionellen Resultate waren ausgezeichnet. Das Hauptrisiko dieses Verfahrens besteht nach Miteilungen von Ancona (1981) und von McConnel u. Mitarb. (1981) in Transplantatnekrose und Sekundärheilung mit Speichelfistel, doch läßt es sich wohl durch besondere Sorgfalt bei Herstellung der Gefäßanastomose in einem vertretbaren Rahmen halten. Aus funktioneller Sicht darf das Jejunuminterponat als die derzeit günstigste Rekonstruktionsmöglichkeit gelten.

Mit dem Myokutanlappen oder der Darmschlinge läßt sich jedoch nur der zervikale Ösophagus ersetzen. Sind tiefere Schleimhautbezirke vom Tumor befallen, so halten wir die totale Laryngo-Ösophagektomie mit gleichzeitigem transmediastinalem Magenhochzug für die zur Zeit beste chirurgische Lösung. Gewöhnlich wird der Eingriff entsprechend der Erstbeschreibung durch Turner (1936) ohne Thorakotomie durchgeführt, doch ist bei ausgedehntem Tumorbefall auch der thorakalen Ösophagusstrecke die zusätzliche Eröffnung des Brustraumes nicht zu umgehen. Die funktionellen Ergebnisse sind erstaunlich gut; gelegentlich erlernen die Patienten sogar eine Ösophagusersatzstimme.

Angesichts der skizzierten Möglichkeiten und Indikationen erscheint vor allem wichtig, daß bereits präoperativ über die Methode der Wahl definitiv entschieden wird, da in Abhängigkeit vom Verfahren nicht nur sehr unterschiedliche Operationsvorbereitungen getroffen werden müssen, sondern gegenüber den Patienten auch unterschiedliche Aufklärungspflichten bestehen.

Literatur

Ancona E (1981) Gastrointestinal microsurgery: colonic and jejunal autotransplants for cervical esophagoplasty. Int Surg 66:39–40

Denecke HJ (1980) Die oto-rhino-laryngologischen Operationen im Mund- und Halsbereich. Springer, Berlin Heidelberg New York

McConnel MS, Hester TR, Nahai F, Jurkiewicz MJ (1981) Free jejunal grafts for reconstruction of pharynx and cervical esophagus. Arch Otolaryngol 107:476–481

Schuller DE (1980) Limitations of the pectoralis major myocutaneous flap in head and neck cancer reconstruction. Arch Otolaryngol 106:709–714

Turner GG (1936) Carcinoma of the esophagus. The question of its treatment by surgery. Lancet 230:130ff.

H.-J. Schultz-Coulon (Hannover); Schlußwort:

Zu Herrn Denecke: Derzeit würde ich es nicht wagen, nach exzessiver Vorbestrahlung eine Hypopharynxrekonstruktion durch freies Jejunuminterponat mit mikrochirurgischer Gefäßanastomose zu indizieren. Bei derartigen Fällen werden auch in Zukunft, wie ich in meinem Vortrag eingangs erwähnte, die klassischen mehrzeitigen Rekonstruktionstechniken ihren Indikationsbereich behalten.

Zu Herrn von Ilberg: Radiogene Hypopharynxfisteln haben wir glücklicherweise noch nicht gesehen. Bei derartigen Vorkommnissen würde man sehr wahrscheinlich die vollständige Epithelisierung abwarten und dann eine mehrzeitige Rekonstruktionstechnik anwenden müssen. Ebenso habe ich chronische, d. h. epithelisierte Hypopharynx-, bzw. Ösophagusfisteln bei erhaltenem Kehlkopf bisher nicht gesehen. Solche Ereignisse dürften ja auch extrem selten sein. Für den Verschluß derartiger Fisteln würde man sehr wahrscheinlich ein einzeitiges Verfahren anstreben.

93. I. F. Herrmann (Würzburg): Die Technik der chirurgischen Stimmrehabilitation

Nach der totalen Laryngektomie sollte es das Ziel jedes Chirurgen sein, die Stimme wiederherzustellen und ein permanentes Tracheostoma zu vermeiden.

Bisher ist lediglich die Wiederherstellung der Stimme bei einem großen Teil der Patienten durch die Verwendung einer Ventilprothese zwischen Luft- und Speiseweg möglich geworden. Die Qualität der Stimme ist der Oesophagusstimme und der elektronischen Sprachhilfe überlegen. Sie überzeugt durch die vergleichsweise große Zahl guter Sprecher.

Zur Stimmbildung ist bisher noch der digitale Verschluß des Tracheostomas notwendig. Um zusätzlich zur Ventilprothese die Benutzung eines Tracheostomaventils zu ermöglichen und während des Sprechens beide Hände frei zum „Hand“-eln zu bekommen, wurde aufbauend auf experimentellen Untersuchungen eine verbesserte Technik der chirurgischen Stimmrehabilitation etabliert.

Ein neues Instrumentarium für die chirurgische Stimmrehabilitation während der Laryngektomie (Glottoplastik) und nach der Laryngektomie (Hypopharynxpunktion) wurde entwickelt. Es besteht aus einer Tracheostomaschablone, einer Universalpunktionsnadel mit Führung, einem Platzhalter mit aufschiebbarem äußerem Sicherungsteller und einem Plazierer (Abb. 1). Dieses Instrumentarium ist für beide Formen der Stimmrehabilitation einheitlich verwendbar.

1. Die Hypopharynxpunktion

Vor der Hypopharynxpunktion sind Weite und Verlauf des Schlundes durch den Operateur im Kontrastmittelschluck röntgenologisch zu überprüfen.

Zur Hypopharynxpunktion wird ein 12 × 18 mm starkes, kurzes Oesophagoskop ohne Handgriff in den Hypopharynx geschoben und in Höhe des Tracheostomas um 180° gedreht. 0,5 cm unterhalb des Tracheostomarandes wird die Uni-

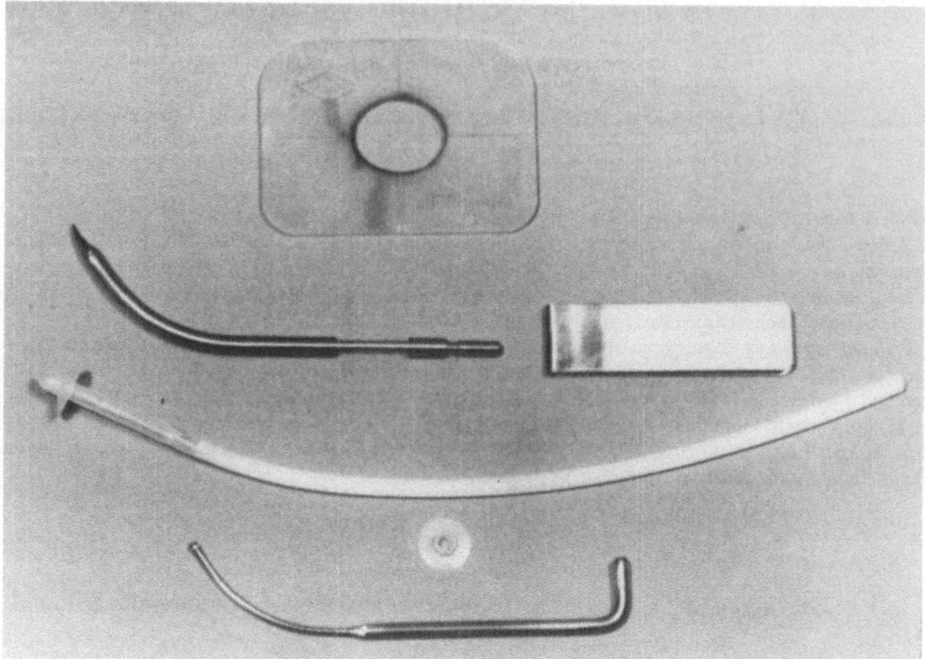

Abb. 1. Instrumentation zur chirurgischen Stimmrehabilitation Tracheostomaschablone, Universalpunktionsnadel mit Führung, Platzhalter mit aufschiebbarem Sicherungsteller, Plazierer

versalpunktionsnadel durch die Tracheahinterwand und die Speisewegvorderwand in die Oesophagoskopöffnung geschoben. Nachdem der Plazierer mit Gleitgel benetzt worden ist und in den Platzhalter geschoben wurde, wird der Platzhalter mit Gel gleitfähig gemacht. Die Universalpunktionsnadel wird aus dem Punktionskanal gezogen. Der Platzhalter wird durch den Punktionskanal soweit vorgeschoben, bis der Teller im Speiseweg einrastet. Das Endoskop wird entfernt und der Platzhalter unter leichtem Zug auf der Brust fixiert.

2. Die Glottoplastik

Die Technik der Glottoplastik wurde früher beschrieben. Heute führen wir in jedem Fall eine Shuntverstärkung durch einen Platysmalappen durch. Die Qualität der Stimme wurde durch die funktionelle Pharynxchirurgie und die plastische Tracheostomachirurgie verbessert.

Entscheidender Bestandteil der *funktionellen Pharynxchirurgie* sind Preservation der pharyngealen Nervenversorgung – wenn tumorchirurgisch möglich –, Absetzen der Constrictor-inferior-Muskulatur hart am Schild- bzw. Ringknorpel, dorsomediane Myotomie des musculus constrictor inferior, stumpfes Abschieben der dorsalen Muskelstümpfe nach lateral, Fixation der Muskelstümpfe auf der prävertebralen Halsfaszie beidseits ca. 1 cm, paramedian, venterolaterale Myotomie der Oesophaguseingangsmuskulatur und Vereinigung der ventralen Constrictorstümpfe über der Pharynxnaht.

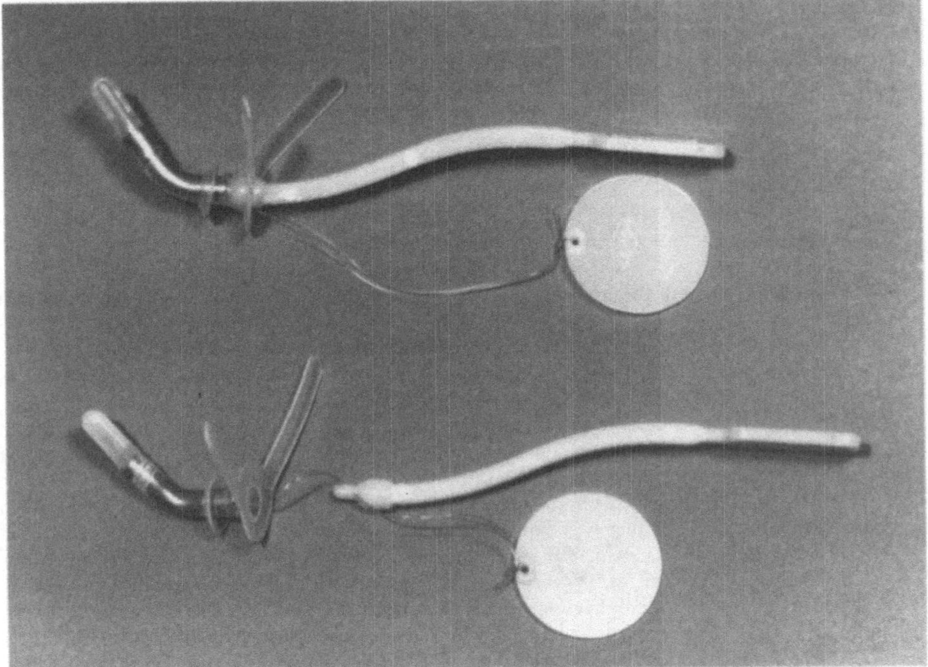

Abb. 2. Ventilprothese mit Einführungsstab

Zur Vermeidung störender Beiluftgeräusche wurde die *plastische Tracheostomachirurgie* etabliert. Die Tracheostomaschablone markiert die Höhe des Stomas auf der äußeren Haut. Nach der sorgfältigen Tracheostomanaht wird eine freitransplantierte Platysmamuskelmanschette – 1,5 × 6 cm groß – um die Trachea gelegt. Sie garantiert bei Phonation einen dichten Schluß um die Kanüle und ermöglicht die Fixation eines Tracheostomaventils.

Zehn bis zwölf Tage nach dem Eingriff wird die von uns entwickelte Ventilprothese mit einem Einführungsstab eingesetzt (Abb. 2). Durch die konische Form des pharyngealen Tellers und durch den Konus vor dem trachealen Teller ist sie selbsthaltend. Da sie bei normaler Sprachfrequenz selbstreinigend ist, muß sie nicht gewechselt werden. Ihre Form verkürzt den Abstand Ventil – offener Pharynx um 2,5 cm und verringert dadurch entscheidend den Strömungswiderstand. Im Rahmen der Tumornachsorge erfolgt die Kontrolle der Funktion der Ventilprothese.

Literatur

1. Blom ED, Singer MI, Hamaker RC (1982) A tracheostoma valve for postlaryngectomy voice rehabilitation. Presented to the annual meeting of the American Broncho-Esophagological Association, Palm Beach, Florida, May, 1982
2. Henley-Cohen J (1982) "How I do it" – Head and neck: a targeted problem and its solution. New technique for insertion of laryngeal prosthesis. Laryngoscope 91:1957–1959

3. Herrmann IF (1983) Die chirurgische Stimmrehabilitation mit den Ventilprothesen. Arch Otorhinolaryngol (NY) (im Druck)
4. Herrmann IF, Kley W (1981) The glottoplasty. Proceedings of the World Congress O.R.L., Budapest
5. Panje WR (1981) Prosthetic voice rehabilitation following laryngectomy. The voice button. Ann Otol Rhinol Laryngol 90:116–120
6. Singer MI, Blom ED (1980) An endoscopic technique for restoration of voice after laryngectomy. Ann Otol Rhinol Laryngol 89:529–533
7. Zenner HP, Herrmann IF (1983) Prothetische Stimmrehabilitation: die funktionelle Pharynxchirurgie vermindert den Phonationsströmungswiderstand. Arch Otorhinolaryngol (im Druck)

T. P. U. Wustrow (München): Erlauben Sie mir trotz Ihrer schönen Neuerungen einige Bemerkungen und Fragen:

Ich bin besonders durch Ihre hohen Patientenzahlen beeindruckt. Wir haben während meiner Zeit am Memorial Hospital in New York nur 10 Prothesen eingesetzt, obwohl jährlich mehr als 1 000 Tumoroperationen durchgeführt werden.

In München, wo wir etwa 60–80 Laryngektomien pro Jahr durchführen, haben wir erst 5 Patienten mit einer Prothese versorgt. Wir halten die sofortige Versorgung mit einer Blom-Singer-Prothese für ungünstig, da die Patienten nicht mehr den Einsatzwillen zeigen, um die Oesophagussprache zu erlernen. Da die Oesophagussprache als Sprachrehabilitation die Funktionsfähigkeit beider Hände auch beim Sprechen ermöglicht, glauben wir, daß sie immer noch die beste Gesamtrehabilitation von totallaryngotomierten Patienten darstellt. Wir setzen daher die Blom-Singer-Prothese nur bei solchen Patienten ein, die trotz intensiver logopädischer Betreuung nicht die Oesophagussprache erlernt haben oder die neben der erlernten Oesophagussprache besser durch die Prothese sprechen möchten. Sie haben in Ihrem Vortrag eine neue, selbstgebaute Prothese gezeigt, die eine innere Metallwand enthält. Besteht nicht bei diesen Prothesen, die schon bei den üblichen Blom-Singer-Prothesen bestehende Gefahr der Prothesenwanderung?

Haben Sie nach längeren Beobachtungszeiträumen eine Verlagerung der Prothesen im Weichteilgewebe beobachten können?

H. Minnigerode (Essen): Bei allen bisherigen Angaben zur operativen oder apparativen Wiederherstellung der Stimme nach Laryngektomie ist eigentlich nie ein Zweifel daran gelassen worden, daß die phoniatrisch gut trainierte Oesophagus-Ersatzsprache trotz allem die optimale Lösung der Stimmrehabilitation darstellt. Sie haben uns nun in den letzten zwei Jahren zu immer wiederholten Malen in Wort und Film mit Ihrer Version der Blom-Singer-Sprechprothese bekannt gemacht und dadurch etwas den Eindruck erweckt, als sei dies nun die beste und allen anderen Möglichkeiten vorzuziehende Form der Stimmrehabilitation. Meine Frage ist also: Ist das Ihre Ansicht oder Absicht? Anderenfalls würde ja sonst Ihre Behandlung der Thematik einer Weise entsprechen, für die Goethe in „Wilhelm Meisters Wanderjahren", Abschnitt „Aus Makariens Archiv", einen wie stets treffenden, aber nicht gerade zahmen Aphorismus geprägt hat.

94. H. P. Zenner, I. F. Herrmann (Würzburg): Die funktionelle Pharynxchirurgie bei der Stimmrehabilitation des Laryngektomierten

Seit 1980 haben wir bei 50 laryngektomierten Patienten sekundär auf endoskopischem Wege einen nicht epithelisierten tracheo-hypopharyngealen Stimmshunt mit Ventilprothese angelegt.

Bei kritischer Messung der Verständlichkeit dieser ursprünglich mittels Oesophagus nicht sprechenden Patienten konnten 60% gute Sprecher definiert werden, ein Gesamtergebnis, welches Fortschritt bedeutet, insgesamt jedoch nicht befriedigte. Offensichtlich reichen Shunt und Prothese alleine nicht aus, mit der erforderlichen Reproduzierbarkeit eine gute Verständlichkeit zu erzielen (Tabelle 1).

Tabelle 1. Durchschnittliche Verständlichkeit für Sätze Laryngektomierter bei Stimmrehabilitation durch Oesophagusersatzstimme (n = 22), Versorgung durch ESKA-Herrmann-Stimmprothese[a] (n = 34) oder bei Stimmaufbau durch funktionelle, drucksenkende Pharynxchirurgie in Verbindung mit der Stimmprothese (n = 14). Auffällig ist die bessere Reproduzierbarkeit einer am Telefon verständlichen Stimme bei der Kombination von funktioneller Pharynxchirurgie mit der Stimmprothese. Der einfache Verschluß des Pharynx führt mit („Prothese") und ohne Stimmprothese („Oesophagusersatzstimme") nicht zu einer ausreichenden Reproduzierbarkeit der Stimmrehabilitation

	Oesophagus-ersatzstimme	Prothese[a]	Prothese + fkt. Pharynxchir.
Freies Schallfeld	53	77	100
Telefon	37	73	92

[a] Ohne funktionelle Pharynxchirurgie

Der von außen leicht zugängliche und nach Entfernen der Prothese offene Shunt erlaubte es uns jedoch, systematisch Erfahrungen über den biophysikalischen Mechanismus der Stimmbildung bei diesen Patienten zu sammeln. So konnten wir beliebig wiederholbar und gefahrlos durch passive Luftinsufflation die Stelle der optimalen Stimmbildung beim Patienten identifizieren und gleichzeitig Druck- und Flow-Messungen durchführen. Die routinemäßige röntgenologische Darstellung des Sprechluftstromes durch Bariumstaub und die Breipassage erlaubten eine Visualisierung und topographische Zuordnung für die Stimmbildung bedeutsamer Parameter.

1. Die Stimmbildung erfolgt danach im oberen Hypopharynx oder unteren Mesopharynx durch Schwingung von Schleimhautfalten im Luftstrom. Die angeregte Schleimhautfalte muß leicht beweglich sein. Trifft die Luft jedoch erst oberhalb der cranialsten Falte in das Pharynxlumen ein, wird der Patient aphonisch.

2. Schultz-Coulon et l. [1] haben 1980 auf den hohen intratrachealen Luftdruck hingewiesen, den Patienten mit Stimmshunts aufwenden müssen, um sprechen zu können. Der für diesen Druck ursächliche Strömungswiderstand wird überwiegend durch den Pharynx erzeugt und nicht, wie auch wir anfangs meinten, durch Shunt und Prothese. Der vom Patienten aufzuwendende Luftdruck wird also weniger benötigt, die Luft durch den Shunt zu treiben, als vielmehr das Lumen des Pharynx zu öffnen und die Luft bis zur stimmerzeugenden Schleimhautfalte zu pressen.

Gleichzeitig konnten wir beobachten, daß der Hypopharynx der trotz Stimmprothese schlecht sprechenden Patienten nur mangelhaft schwingungsfähig war und einen zu großen Strömungswiderstand hervorrief.

Herstellung der Schwingungsfähigkeit des Hypopharynx

Denecke [2] ebenso wie Cremer u. Pau [3] als auch Kirchner [4] haben ausführlich auf den Einfluß von Weichteilnarben auf die Funktion der benachbarten Halseingeweide hingewiesen. Narbige Längs- und Querfalten nach Pharynxverschlüssen

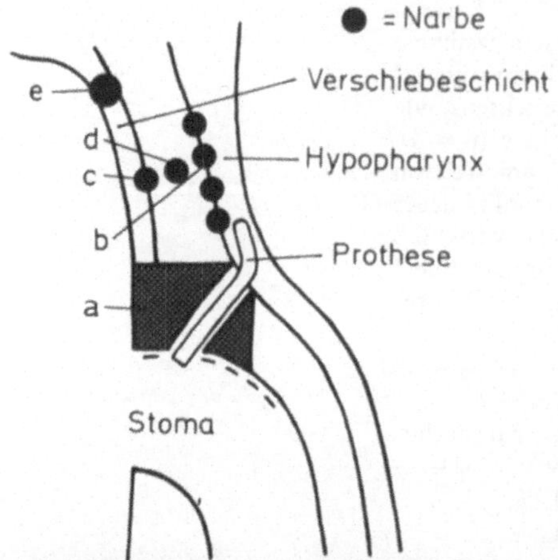

Abb. 1. Hemmung der Stimmbildung durch Narbenfelder. *a* Narbenblock im Shuntbereich; *b* pharyngeale Schleimhautnarben; *c* Narbe durch Verletzung der superfizialen Faszie; *d* Vernarbte praelarangeale Muskulatur, die mit *b* und *c* einen Block bilden kann; *e* eine hochliegende Führung des Hautschnittes hat eine günstige Lage der resultierenden Narbe cranial des stimmerzeugenden Pharynxbereiches zur Folge

a 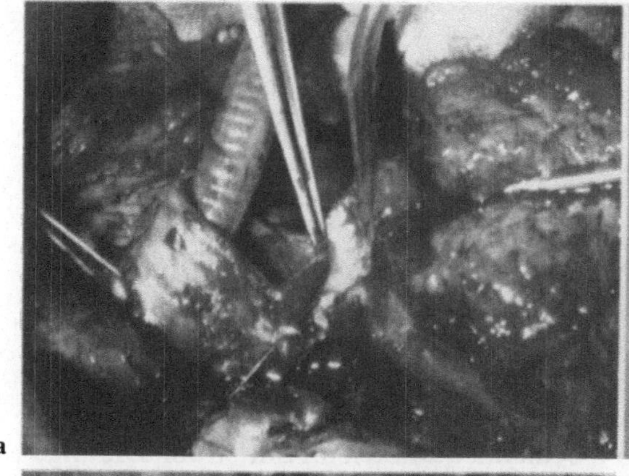

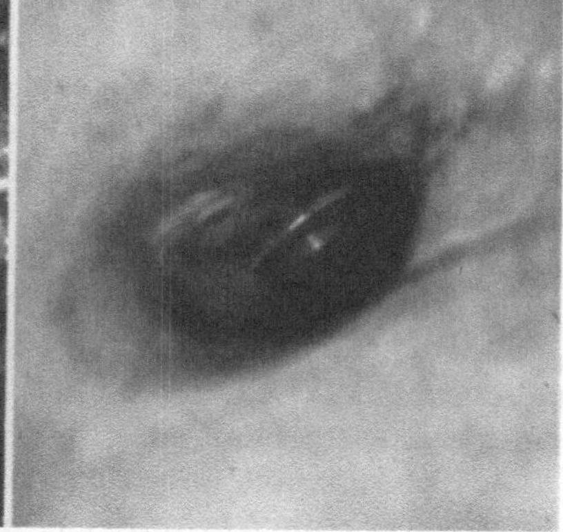 b

c 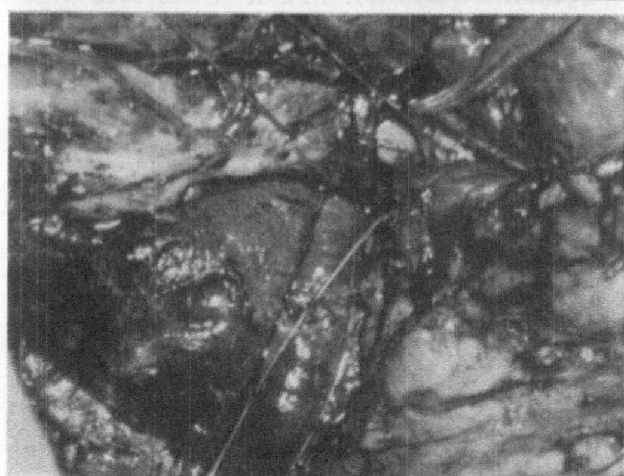

Abb. 2 a–c. Reduktion von Narben im Shuntbereich. **a** Das dorsale Schleimhautläppchen ermöglicht die notwendige Beweglichkeit des Shuntbereiches während der Phonation. Gleichzeitig liegt die Prothese sicher im Schleimhautbereich (**b**). **c** Approximationsnähte im Shuntbereich verkleinern den Totraum zwischen Trachea und Pharynx. Der Shunt ist am in-situ liegenden Platzhalter zu erkennen

sind bis in den mikroskopischen Bereich beschrieben. Auf die Bedeutung von Verschiebeschichten weisen Anatomen wie Lanz [5] hin. Zur Reduktion von Narben und Erhaltung von Verschiebeschichten hat sich folgendes Vorgehen bewährt:

1. Der Hautschnitt soll die Pharynxnaht möglichst cranial kreuzen. Wir legen ihn in Höhe des Schildknorpels. Die späteren subcutanen, bis zur Pharynxvorder-

wand reichenden Narben liegen dann cranial der Schwingungszone. Die Schonung der oberflächlichen Halsfascie wie auch des Platysma am Hautlappen verhindert durchgehende Narben von subcutan bis zur Pharynxvorderwand und erhält physiologische Verschiebeschichten.

2. Die Verwendung der prälaryngealen Muskulatur zur Abdeckung des Pharynx führt zur Minderung der Stimmqualität.

3. Eine intraoperative Shuntanlage ermöglicht es, diesen sehr exakt zu legen und die erforderliche Länge mittels eines Platysmalappen kontrolliert zu konstruieren.

4. Ein großes Problem stellte anfangs ein wechselnd großer Narbenblock zwischen Trachealhinterwand und Hypopharynxvorderwand dar. Dieser lag in der Shuntregion und wirkte auf vielfältige Weise störend bei der Stimmbildung. Er kann verhindert werden bzw. in eine definierte, gewünschte Form überführt werden durch (1) ein dorsales Schleimhautläppchen der Trachealhinterwand, welches bis zum Oberrand des Stomas reicht, und (2) einen zirkulären, gestielten Platysmalappen am Shunt und (3) durch Approximationsnähte, welche Trachealhinterwand und Hypopharynxvorderwand in einen definierten Abstand bringen (Abb. 2).

Reduktion des hypopharyngealen Strömungswiderstands

Die Vermeidung von anatomischen Stenosen beim Schluß des Pharynx ergibt sich als Selbstverständlichkeit (Tabelle 2). Die Gefahr anatomischer Stenosen droht insbesondere nach Hypopharynxteilresektionen. Ein Pharynx, welcher gewissermaßen „soeben über der Magensonde" verschlossen werden kann, reicht für den Schluckakt aus. Jedoch weder eine gute Oesophagusersatzstimme noch eine erfolgreiche prothetisch-chirurgische Stimmrehabilitation konnten wir beobachten. Vielmehr bewährt sich hier die Wiederherstellung eines ausreichend weiten Pharynx durch einen myocutanen Insellappen [6]. Selbst bei vollständiger Rekonstruktion des Hypopharynx durch den Lappen ist eine zufriedenstellende Stimmbildung möglich.

Nach Verschluß des Pharynx ist das physiologische Muskelspiel von Ring- und Längsmuskulatur tiefgreifend gestört. Wir konnten bei unseren eingangs genannten ersten Patienten häufig zur Ausatmung concomitante Pharynxbewegungen oder sogar paradoxe Gegenbewegungen beobachten. Duranceau et al. [7] sowie Sandberg [8] haben in den letzten Jahren bei Patienten ohne Stimmprothesen ausführliche Untersuchungen vorgelegt. Im Pharynx werden hohe Drücke aufge-

Tabelle 2. Maßnahmen zur Verringerung des intrapharyngealen Druckes und Strömungswiderstandes. Die Behinderung der Luftdurchgängigkeit stellt die entscheidende Ursache für erschwerte oder fehlende Stimmbildung des Laryngektomierten dar. Ohne funktionelle, drucksenkende Hypopharynxchirurgie ist eine Stimmrehabilitation nicht ausreichend sicher zu reproduzieren

1. Vermeidung anatomischer Stenosen
2. Laterale Myotomie des oesophago-hypopharyngealen Übergangs
3. Dorso-mediane Hypopharynx-Myotomie

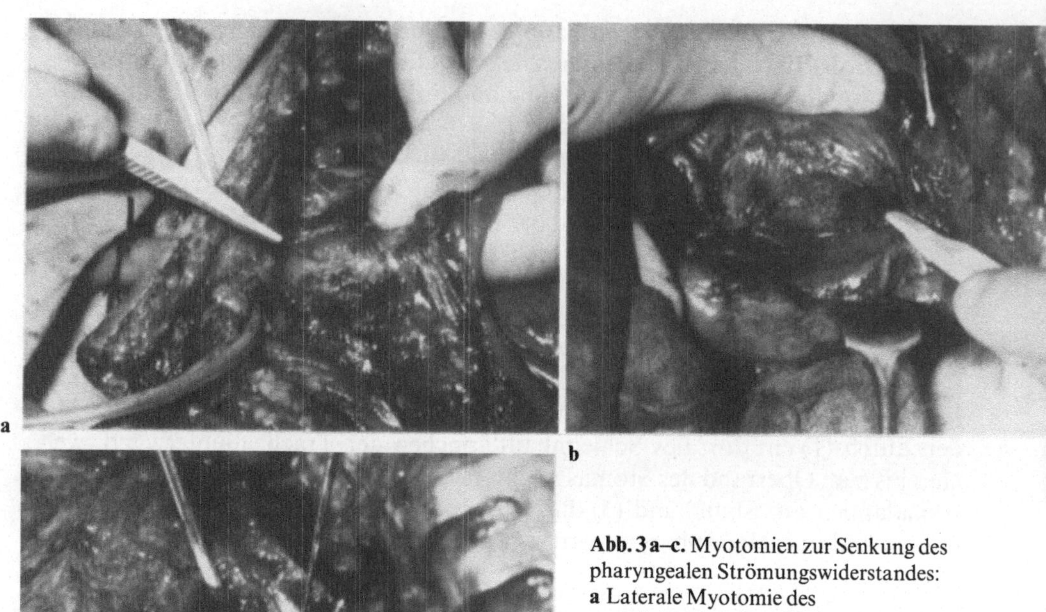

Abb. 3 a–c. Myotomien zur Senkung des pharyngealen Strömungswiderstandes: **a** Laterale Myotomie des oesophagopharyngealen Übergangsbereiches. Die Schnittführung reicht bis submukös. **b** Dorsomediane Myotomie der äußeren Hypopharynxmuskulatur. Die Schnittführung reicht nicht bis submukös, sondern schont die intramuralen Gefäßplexus und Verschiebeschichten sowie **c** die craniale nervale Versorgung [13]

baut, wie Mann [9] messen konnte. Diese Phänomene führen neben den anatomischen Stenosen in der Hauptsache zum erhöhten Strömungswiderstand für die die Stimme erzeugende Luft. Den Druck durch eine geeignete Myotomie des Killianschen Schleudermuskels zu senken, empfahlen schon Seiffert [10] beim Zenkerschen Divertikel und Denecke [2] bei plastischen Eingriffen des Hypopharynx. Denecke [11] beschrieb vor 30 Jahren darüber hinaus, daß nach Myotomie einschließlich des oberen Oesophagus die Luft retrograd durchtreten könne.

Bei unseren Patienten hat sich die laterale Myotomie im oesophagohypopharyngealen Übergangsbereich bewährt (Abb. 3 a). Sie gibt nur Sinn, wenn sie vollständig bis zur Submucosa durchgeführt wird. Angeschlossen wird eine dorsale Myotomie (Abb. 3 b) und Rotation der zirkulären, äußeren Hypopharynxmuskulatur unter Schonung der zuführenden Nerven und der intramuralen Gefäße (Abb. 3 c).

Ergebnisse

Der Erfolg dieser die Motilität des Hypopharynx wiederherstellenden Chirurgie läßt sich messen. Während durch Shunt und Prothese alleine nur eine gute Stimmrehabilitation von 60% der Patienten erreicht wurde, ließ sie sich mit der funktionellen Pharynxchirurgie auf über 90% steigern (Tabelle 1). Wir haben daher den einfachen Verschluß des Pharynx mit sekundärer Versorgung mittels Stimmprothese verlassen. Erst die gleichgewichtige Kombination von Stimmshunt und funktioneller Pharynxchirurgie läßt die hohe Reproduzierbarkeit gut sprechender kehlkopfloser Patienten zu.

Literatur

1. Schultz-Coulon HJ, Sybrecht G, Pilavakis P (1980) Die kardio-respiratorische Belastung beim tracheooesophagealen Shunt nach Staffieri. Arch Otorhinolaryngol (NY) 227:467–469
2. Denecke HJ (1973) Plastische und rekonstruktive Chirurgie des Halses (Teil II). In: Gohrbrand E, Gabka J, Berndorfer A (Hrsg) Handbuch der plastischen Chirurgie, Bd II, Kap 41. De Gruyter, Berlin
3. Cremer H, Pau HW (1978, 1979) Pathologisch-anatomische Untersuchungen über die Umbauvorgänge im Hypopharynx-Oesophagusbereich nach Laryngektomie. Laryngol Rhinol Otol (Stuttg) 53:975–983; Teil II: Laryngol Rhinol Otol (Stuttg) 57:214–223
4. Kirchner JA (1963) The pharynx after laryngectomy. Laryngoscope 73:18–33
5. Lanz T von, Wachsmuth W (1955) Praktische Anatomie, Bd 1, II. Teil. Berlin
6. Herrmann IF, Zenner HP (1982) Eine Möglichkeit der Hypopharynxrekonstruktion mit Stimmrehabilitation nach Laryngopharyngektomie. Arch Otorhinolaryngol (NY) 235:703–705
7. Duranceau A, Jamieson G, Hurwitz AW, Scott JR, Proslethwait RW (1976) Alteration in esophageal mobility after laryngectomy. Am J Surg 131:30–35
8. Sandberg N (1969) Motility of the pharynx and esophagus after laryngectomy. Acta Otolaryngol [Suppl] (Stockh) 263:124–127
9. Mann W, Aniado K, Schumann K (1980) Pitfalls after laryngectomy. Arch Otorhinolaryngol (NY) 226:207–211
10. Seiffert A (1908) Zur Behandlung beginnender Hypopharynxdivertikel. Z Laryngol 55
11. Denecke HJ (1953) Die Oto-Rhino-Laryngoskopischen Operationen. In: Guleke N, Zenker R (Hrsg) Allg. und Spez. chir. Operationslehre, S 1–504. Springer, Berlin Göttingen Heidelberg
12. Zenner HP, Herrmann IF (in Vorbereitung)
13. Herrmann IF (1983) Die Technik der chirurgischen Stimmrehabilitation. Arch Otorhinolaryngol (NY) (dieser Band)

H. Weerda (Freiburg): Angeregt durch die Arbeiten von Singer und von Herrmann u. Mitarb. haben wir uns seit einem Jahr mit der Stimmrehabilitation durch ösophagotracheale Prothesen beschäftigt. Haben wir zunächst die Fistel während der Laryngektomie angelegt, so haben wir wegen der häufiger gesehenen postoperativen Wundheilungsstörungen, besonders bei Radiatio, später die sekundäre Punktion vorgezogen. Auch lag wegen der später einsetzenden narbigen Verziehung die Punktionsstelle nicht immer an der von uns vorher bestimmten Stelle.

1. Warum bevorzugen Sie die primäre Fistelbildung?

2. Die sekundäre Punktion nach Singer besticht durch ihre Einfachheit. Bringt die von Ihnen hier gezeigte, operativ aufwendigere Operation mehr an sprachlicher Qualität?

3. Ihre neue Prothese hat einen kurzen Fistelteil, mit dem sie gehalten wird, mit einem langen, nach oben gebogenen Teil, der zum Hypopharynx reicht. Hierdurch entsteht beim Schlucken eine ungünstige Hebelwirkung. Kann der kurze Halteteil diesem Hebel standhalten, oder muß man nicht befürchten, daß der lange Teil sich zum Ösophagus dreht oder durch Druck zu einer Verlagerung der Fistel führt?

H. P. Zenner (Würzburg); Schlußwort:
Zu Herrn Denecke: Die dorsale Myotomie schont den dorsalen intraneuralen Gefäßplexus und die weiter nach innen gelegenen Schichten, so daß Verschiebeschichten erhalten bleiben, die die Motilität ermöglichen.
Zu Herrn Wustrow (jr.): Vier Gründe darf ich anführen, die eine primäre Stimmprothesenversorgung unterstützen: 1. Der Patient kann trotzdem ungehindert die Oesophagusstimme erlernen, sich dann

selbst die Prothese entfernen, 2. Komplikationen treten fast nur auf, wenn die Punktion *nach* Radiato durchgeführt wurde. Wenn eine Radiato Teil des Therapieplanes ist, sollte das Shuntlager *vor* der Bestrahlung und damit zweckmäßigerweise während der Laryngektomie angelegt werden, 3. Oesophagusstimmpatienten können zu 10% telefonieren, Glottoplastikpatienten mit funktioneller Pharynxchirurgie zu 90%, 4. nach meiner ganz persönlichen Auffassung hat der Patient das Recht zu entscheiden, welche Form der Stimmrehabilitation er wünscht. Der Arzt muß ihm die verschiedenen Möglichkeiten darlegen.

95. Ch. Zöllner, H. Weerda, J. Strutz (Freiburg): Aluminiumoxid-Keramik als Stützgerüst in der Trachealchirurgie

Die hochreine, dichte Aluminiumoxid-Keramik (Al_2O_3-Keramik) hat sich sowohl im Tierexperiment als auch im klinischen Einsatz als ein äußerst bioinertes Material erwiesen (Griss et al. 1974, Gieger u. Pesch 1977, Heimke u. Griss 1980, Jahnke u. Plester 1981).

Uns interessierte nun, ob sich die Al_2O_3-Keramik als Stützgerüst bei der Trachealchirurgie eignet. Hierfür ließen wir uns perforierte Ringe und Spangen (Abb. 1) aus dichter Frialit-Al_2O_3-Keramik * herstellen. Die Ringe besitzen einen Innendurchmesser von 21 mm, eine Wandhöhe von 5 mm und eine Wandstärke von 2 mm. Die Spangen entsprechen einem Ringsegment von 180° oder 220°.

Bei 8 Patienten mit Tracheomalazie haben wir Al_2O_3-Keramikspangen auf den stenotischen Bereich aufgenäht und so die Trachea aufgeweitet (Abb. 2). Zum Zeitpunkt der Operation bestand bei 3 Patienten ein Tracheostoma, welches gleichzeitig verschlossen wurde. Die Implantate heilten jeweils reizlos ein und ermöglichten ein gutes funktionelles Resultat, wie die postoperative Nachuntersuchung ergab (Nachbeobachtungszeit: 1–34 Monate). Ein Patient verstarb einen Monat nach der Operation an Herzinsuffizienz. Durch die Al_2O_3-Keramikspangen wurde die Trachea dieses Patienten weit offengehalten, wie es anhand des Sektionspräparates zu erkennen war. Das Implantat war makroskopisch sowie mikroskopisch reizlos in das Gewebe integriert.

Bei 2 Patientinnen mit laryngotrachealer Stenose konnte jeweils durch Trachealplastiken wieder ein laryngotracheales Rohr hergestellt werden. Zur Stützung dieses neugebildeten Luftrohres verwandten wir Al_2O_3-Keramikspangen. Eine Keramikspange war neun Monate nach der Implantation fast vollständig abgestoßen. Ursache hierfür war eine Narbenplatte, gegen die das Implantat durch die Bewegung der Trachea ständig gedrückt wurde. Die restlichen Implantate heilten komplikationslos ein. Nach Verschluß des Tracheostomas ergab sich jeweils ein zufriedenstellendes funktionelles Ergebnis.

Einen Al_2O_3-Keramikring haben wir bei neun laryngektomierten Patienten auf das freie Trachealende aufgenäht und damit das Tracheostoma gebildet. Es sollte untersucht werden, ob dadurch eine Stenosierung des Tracheostomas verhindert werden kann. Die postoperative Kontrolle (Nachbeobachtungszeit: 1–34 Monate) ergab folgendes Resultat: Einmal kam es zu einer Infektion des Implantatlagers während der postoperativen Heilphase. Trotz Keramikring trat einmal

* Die Al_2O_3-Keramik-Implantate wurden von der Firma Friedrichsfeld GmbH, Steinzeugstr. 50, 6800 Mannheim 71 hergestellt

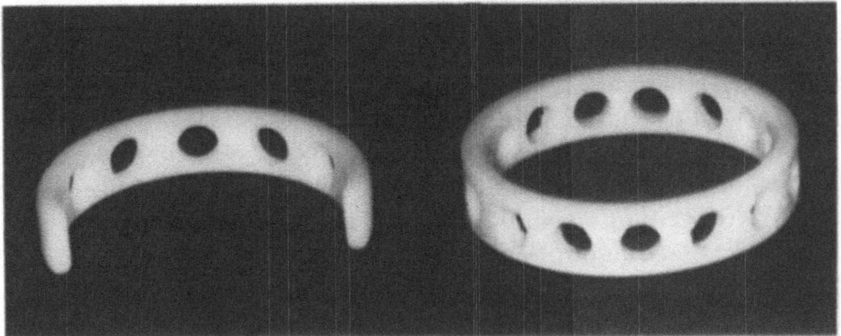

Abb. 1

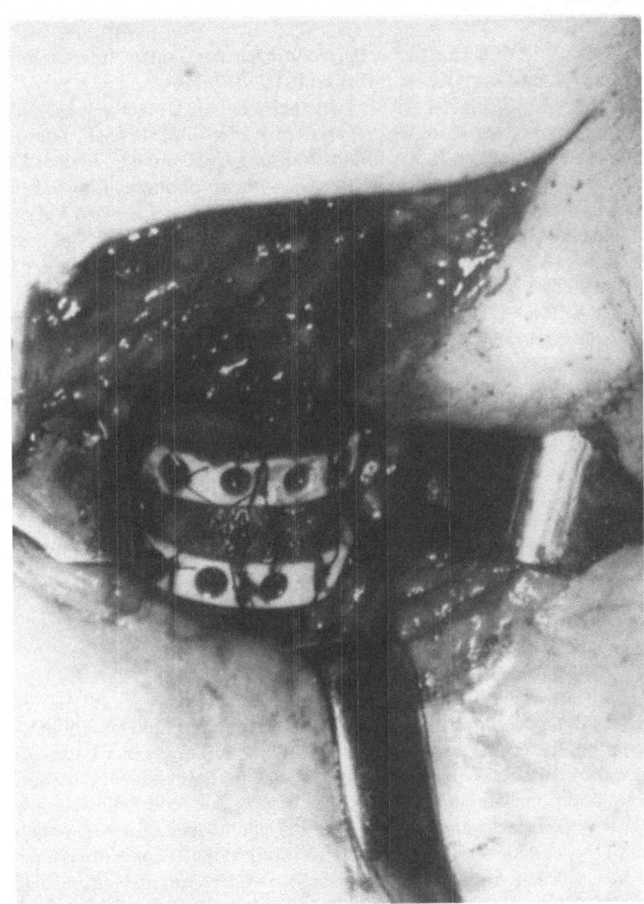

Abb. 2

eine zirkuläre Stenose im Bereich des Stomas auf. Zum Freiliegen des Implantates im kaudalen Anteil der Circumferenz kam es viermal; dies ereignete sich entweder primär oder sekundär. Bei 3 Patienten blieb das Tracheostoma weit und reizlos.

Wie die vorläufigen klinischen Befunde zeigen, hat sich der Al_2O_3-Keramikring zum Offenhalten eines Tracheostomas nicht bewährt. Andererseits haben wir mit diesem bioinerten Material ein Implantat gefunden, mit dem eine malazische Trachea aufgespannt werden kann. Dieses Implantat scheint sich ebenfalls in ausgewählten Fällen zur Stabilisierung der Vorder- und Seitenwände eines neugebildeten laryngotrachealen Rohres zu eignen.

Andere Autoren (Schobel 1963; Beck 1968; Weerda u. Schumann 1980; Meyer 1982) haben schon früher darauf hingewiesen, daß bei richtiger Indikationsstellung die Aufweitung einer malazischen Trachea mit Plastikspangen eine schonende, schnelle und funktionell gute Operationstechnik ist.

Literatur

1. Beck Chl (1968) Kritische Betrachtungen zur Trachealplastik mit Kunststoffspangen. Arch Klin Exp Ohren Nasen Kehlkopfheilkd 191:727–731
2. Geiger SA, Pesch H-J (1977) Tierexperimentelle Untersuchungen über die Einheilung von Keramikimplantaten bei Knochendefekten im Kieferhöhlenbereich. Dtsch Zahnärztl Z 32:396–399
3. Griss P, Krempien B, v Andrian-Werbung H, Heimke G, Fleiner R, Diehm Th (1974) Experimental analysis of ceramic-tissue interactions. A morphologic, fluoroescenseoptic and radiographic study on dense alumina oxide ceramic in various animals. J Biomed Mater Res Symp 5:39–48
4. Heimke G, Griss P (1980) Ceramic implant materials. Med Biol Eng Comput 18:503–510
5. Jahnke K, Plester D (1981) Bioinert ceramic implants in middle ear surgery. Ann Otol Rhinol Laryngol 90:640–642
6. Meyer R (1982) Reconstructive surgery of the trachea. Georg Thieme, Stuttgart
7. Schobel H (1963) Zum derzeitigen Stand der Trachealplastik mittels Spangen. Mschr Ohrenheilkd 97:411–418
8. Weerda H, Schumann K (1980) Unsere Erfahrungen mit der Trachealchirurgie. Eine Analyse von 135 Fällen. HNO 28:291–300

H. Scherer (München): Die Anwendung von „Ringen" zur Aufspannung malazischer Trachealwände ist eine gute Methode bei entsprechender Indikation. Ein Fall gibt jedoch zu Bedenken Anlaß: Ein Patient hatte drei Ringe eingesetzt bekommen. Er bekam eine Rezidivstruma mit einer erneuten Stenosierung kaudal der Ringe. Eine Allergie brachte Atemnot. Er wurde von Chirurgen nottracheotomiert, die dabei auf eine unbekannte Situation stießen. Es ist zu überlegen, ob diese Patienten eine Mitteilung mit sich tragen sollten.

Ch. Zöllner (Freiburg); Schlußwort:
1. Antworten auf Fragen von Herrn Denecke (Heidelberg). a) Unsere Spangen sind aus dichter, hochreiner Al_2O_3-Keramik angefertigt. Diese Keramik ist äußerst bioinert. Unsere histologischen Ergebnisse haben dies erneut gezeigt. Eine Abstoßung aufgrund einer Unverträglichkeitsreaktion ist somit sehr unwahrscheinlich. Wie gezeigt, kam es bei einer Patientin zur Abstoßung einer Keramikspange, wegen eines funktionell ungünstigen Implantatlagers, Die bedeckende Haut bestand aus einer derben Narbenplatte, gegen die das Implantat bei der Bewegung der Trachea ständig gedrückt wurde. b) Die Patienten mit Tracheomalazie, bei denen wir Keramikspangen zur Aufweitung der weichen Stenose aufgenäht hatten, wurden von uns nachuntersucht. Bei der Durchleuchtung zeigte sich in allen Fällen eine freie Beweglichkeit der Trachea mitsamt den aufgenähten Spangen. Die Beweglichkeit war auch bei rekliniertem Kopf nicht eingeschränkt. c) Die Keramikspangen sollen nur im zervikalen Bereich der Trachea verwendet werden, um nicht den Truncus brachiocephalicus zu gefährden. Sollte einmal ein Implantat zu sehr in die Nähe des Truncus zu liegen kommen, sollte es mit einem gestielten Muskellappen abgedeckt werden.
2. Antwort auf die Frage von Herrn Scherer (München). Zur Aufweitung einer Tracheomalazie benötigen wir in der Regel nur 2 Keramikspangen, somit verbleibt im Bereich der zervikalen Trachea genug Raum, um eine Tracheotomie vorzunehmen. Überdies kann in einer Notsituation die Trachea zwischen zwei Spangen auch quer eröffnet werden.

96. C. von Ilberg, G. Haas (a. G.) (Frankfurt): Unsere Ergebnisse nach Tracheaquerresektion

Unsere Studie umfaßt 13 Fälle, bei welchen zur Beseitigung einer Trachealstenose eine Tracheasegmentresektion mit End-zu-End-Anastomose durchgeführt wurde. Die Komplikationen dieses Eingriffes werden beschrieben. In 2 Fällen bildeten sich Restenosierungen, die durch kleinere Narbenkorrekturen beseitigt werden konnten. In einem Fall beobachteten wir eine gringfügige Nahtinsuffizienz mit Hautemphysem. Sämtliche Fälle sind seit mehr als 6 Monaten dekanüliert und haben eine normale Atemfunktion. In keinem Falle wurde der Nervus recurrens verletzt.

Auch in komplizierten Fällen ist diese Technik noch erfolgreich, sofern der stenotische Prozeß sich auf die cervicale Trachea beschränkt und das Cricoid nicht erreicht hat. Die Kontraindikationen werden besprochen.

H. Weerda (Freiburg): 1. Sie haben darauf hingewiesen, daß eine Querresektion des laryngotrachealen Überganges besondere Schwierigkeiten bereitet. Man kann ohne große Schwierigkeiten die Ringe unterhalb des Ringknorpels resezieren, man muß dann zur Anpassung des größeren Trachealringes an den kleineren Ringknorpel eine entsprechende Keilexzision machen. 2. Wir haben im letzten Jahr über unsere geschlossene Injektbeatmung berichtet (HNO *30,* 224, 1982). Hier benutzen wir nur ein kleines Schlauchbündel zur Beatmung, wir können um dieses Bündel herum operieren und brauchen nicht umzuintubieren. 3. Wir bevorzugen für die postoperative Lagerung eine Gipsschale. 4. Zur postoperativen Cortisonbehandlung gibt es eine Reihe von Veröffentlichungen. Im Experiment konnten wir eine signifikant geringere Narbenbildung im Anastomosenbereich erreichen. Die hohe postoperative Initialdosis und eine Erhaltungsdosis an der Cushing-Schwelle über 4–6 Wochen gehört bei uns wie die submukös geführte Naht mit einem resorbierbaren Material zur Therapie.

F. Wustrow (Köln): Zweifelsohne hat Herr v. Ilberg Recht, daß in vielen Fällen nur die tracheale Mobilisation nach unten zur Wiedervereinigung nach Querresektion wegen kürzerer Stenosen ausreicht.

Werden aber die resezierten Stenosenabschnitte größer und länger (über 5–6 cm), dann kommt man oft nicht umhin, auch den kranialen Anteil des Larynx zu mobilisieren. Nach vorsichtiger Mobilisation der prälaryngealen Muskulatur im Bereich des Hyoid und seiner Aufhängung kann man Schluckbeschwerden vermeiden.

Prinzipiell sollte man immer so vorgehen: zunächst die tracheale Mobilisation soweit wie erforderlich zu treiben. Sollte man damit nicht auskommen, ist an die kraniale Mobilisation zu denken.

Sind aber größere Abschnitte der Trachea über 6 cm befallen, dann muß an die Trachealtransplantation gedacht werden.

Unserem seinerzeit Ihnen mitgeteilten Patienten geht es weiterhin gut.

Wir beabsichtigen in Kürze eine 2. entsprechende Operation vorzunehmen.

Th. Apostolidis (Saloniki, Griechenland): Es ist sehr interessant, daß Ihre Patienten praktisch keine Rezidive bei subglottischem Ca. gehabt haben. Ich habe zwei kurze Fragen: 1. Was für einen Tumor haben Sie nach T.N.M.-Klassifikation operiert? 2. Wie lange haben Sie die Patienten nachkontrolliert?

C. von Ilberg (Frankfurt); Schlußwort:
Zu Herrn Weerda: Querresektionen (QR) unter Einschluß von Teilen des Ringknorpels sind in der Tat möglich, wie wir anhand des zuletzt demonstrierten Falles zeigten. Wegen seiner topographischen Nähe ist hier jedoch der N. recurrens gefährdet. Komplette Resektionen des Ringknorpels sind daher mit schweren Funktionseinbußen des Kehlkopfes verbunden. Die Beatmung in der Eingangsphase der QR durch die Stenose hindurch mittels Injektomaten ist zweifellos eine Bereicherung. Eine postoperative routinemäßige Cortisontherapie hat sich bei uns bisher erübrigt.
Zu Herrn Wustrow: Bei Resektionen von >6 cm langen Stenosen mag man auch zu diesem Hilfsmittel greifen. Mehr als zusätzlich 1–2 cm an Länge ist durch Absenken des Kehlkopfes nach Durchtrennung der suprahyoidalen Muskulatur allerdings nicht zu gewinnen.

Zu Herrn Apostolidis: Histologisch handelte es sich bei dem subglottisch resezierten Tumor um ein adenoid-zystisches Karzinom. Bis zur endgültigen Rekonstruktion warteten wir 1½ Jahre. Ein späteres Rezidiv, wie es für das adenoid-zystische Karzinom ja leider die Regel ist, kann man natürlich nicht mit Sicherheit ausschließen.

97. O. Sigg (Ulm): Die High-Frequency-Jet-Beatmung in der Larynx- und Trachea-Chirurgie

Der Vortrag ist entfallen

98. E. Kruse (Marburg): Traumatische Myopathie des Musculus cricothyreoideus

Eine typische Symptomentrias mit einer heiseren, kaum belastbaren Sprechstimme, der meist auffällig vertieften Sprechstimmlage und der erheblichen Einschränkung des Stimmumfanges mit praktischem Verlust der Singstimme läßt bereits anamnestisch den Funktionsausfall des M. cricothyreoideus vermuten. Die diagnostische Sicherung stützt sich vor allem auf die Stroboskopie und die Elektromyographie, während die Laryngoskopie aufgrund des weitgehend normalen Befundes sowohl Lähmungen wie auch endolaryngeale Verletzungen differentialdiagnostisch ausschließen hilft.

Schwieriger ist die generell erforderliche Unterscheidung zwischen neurogenen und myogenen Formen, die nach ersten Erfahrungen am besten mit der von Thumfart (1980, 1981) beschriebenen laryngealen „Reflexmyographie" gelingt anhand pathologisch veränderter bzw. fehlender Reizantworten des M. cricothyreoideus.

Isolierte *Lähmungen* traten bei unseren 38 Patienten fast ausnahmslos nach operativen Halseingriffen in Kehlkopfhöhe auf, am häufigsten nach Strumektomien. Dagegen entstehen isolierte *Myopathien* offenbar überwiegend indirekt durch stumpfe Gewalteinwirkung sehr unterschiedlichen Grades etwa bei Verkehrs-, Sport- und Hausunfällen. 13 eigene Beobachtungen einer traumatischen Myopathie zeigten gerade bei den Verkehrsunfällen eine bemerkenswerte Diskrepanz zwischen der Schwere des Aufpralls und der nur isolierten laryngealen Läsion.

Mögliche pathomechanische Deutungen ergaben sich aus der Analyse von Hochgeschwindigkeitsfilmen der Unfallforschung, die uns freundlicherweise vom Institut für Rechtsmedizin der Universität Heidelberg zur Verfügung gestellt wurden.

Demnach liegt der Kehlkopf bei *angegurteten* Fahrern in der primären, nach vorn gerichteten Schleuderphase durch die maximale Anteflexion des Kopfes so geschützt, daß eine solche Muskelschädigung unwahrscheinlich sein dürfte. In der sekundären, nach hinten gerichteten Schleuderphase wird der Kopf nun allerdings zumal bei insuffizienter oder fehlender Kopfstütze innerhalb kürzester Frist so übermäßig retroflektiert, daß es nach den Untersuchungen von Zenker (1960) zur entsprechend unphysiologischen Funktionsüberlastung des M. cricothyreoideus kommen muß mit konsekutiver Zerrung oder möglichen Einrissen. Allerdings waren die erforderlichen makroskopischen und histologischen Untersuchungen verständlicherweise bei unseren Patienten nicht durchführbar und sind deshalb zur Sicherung dieser Vorstellungen noch abzuwarten.

Nicht angegurtete Fahrer können andererseits nach Untersuchungen von Saternus (1979) in der primären Schleuderphase mit dem Mundboden auf das Lenkrad aufschlagen, was neben den dort beschriebenen Unterkieferfrakturen indirekt auch wieder zur Traumatisierung des M. cricothyreoideus führen kann, wie dies in ähnlicher Weise auch für bestimmte Sport- und Hausunfälle zutreffen könnte. Einen solchen Mechanismus haben Schulze u. Kleinsasser (1977) auch für die laryngealen Rupturen angenommen.

Es resultiert jedenfalls eine unfallbedingte *organische* Stimmstörung, deren Prognose nach ersten therapeutischen Erfahrungen zurückhaltend gestellt und die gutachtlich in Abhängigkeit vom individuellen Stimmgebrauch in Anlehnung an einseitige Stimmlippenlähmungen bewertet werden muß.

Literatur beim Verfasser

H. Feldmann (Münster): Auch wir haben in letzter Zeit vermehrt isolierte Lähmungen des M. cricothyreoideus gesehen, daneben aber auch Recurrensparesen und komplette Vaguslähmungen, die wir uns nicht erklären konnten. Wir haben ähnliche Überlegungen zur Pathogenese angestellt wie Sie, kamen aber zu keinem befriedigenden Ergebnis. Das einzige Gemeinsame aller dieser Patienten war, daß sie eine Intensivbehandlung durchgemacht hatten. Wir glauben, jetzt die wahrscheinliche Erklärung für diese rätselhaften Lähmungen gefunden zu haben. Alle Patienten hatten auf der Seite der Lähmung einen zentralen Venenkatheter gehabt, der durch die V. jugularis gelegt worden war. Die dafür verwendeten Punktionskanülen sind dicker und schärfer als unsere Kieferhöhlen-Punktionsnadeln und lang angeschliffen. Wenn man dazu die empfohlene Technik zur Punktion der V. jugularis berücksichtigt, Ansatz weit oben am Hals, Stoßrichtung auf die Wirbelsäule, und wenn man das einmal in der Praxis gesehen hat, wie oft manchmal gestoßen wird, ist es gut vorstellbar, daß es hierbei zu Verletzungen des N. vagus oder des N. laryngeus cranialis kommen kann. Bei unklaren Lähmungen im Kehlkopf sollte man daher immer auch an diese Möglichkeit einer iatrogenen Läsion denken.

E. Kruse (Marburg); Schlußwort:
Zu Herrn Feldmann: Auch wir haben kürzlich eine Patientin untersucht, bei der die typische Stimmstörung vorlag und nach einem medikamentösen Suizidversuch auf der Intensivstation ein Jugularis-interna-Katheter gelegt worden war. Allerdings würde es sich hier um eine neurogene Läsion handeln, auch wenn der Kausalbezug noch nicht zu belegen ist.
Zu Herrn Miehlke: Für eine Vagus-Überdehnung ergab sich bei unseren Beobachtungen kein Anhalt und wir halten diese auch für wenig wahrscheinlich. Andererseits haben wir 2 oder 3 Patienten mit schwerem Schädel-Hirn-Trauma, die eine zentrale Gaumensegellähmung aufweisen. Trotzdem meinen wir, daß der Funktionsausfall des M. cricothyreoideus unabhängig hiervon entstanden ist, da bei einer Lähmung des gesamten oberen Kehlkopfnerven – und diese müßte dann gefordert werden – eine laryngeale Sensibilitätsstörung mit subjektiv quälenden Schluckstörungen vorliegen müßte, die unsere Patienten, wie erwähnt, durchweg verneint haben. Dies leitet gleichzeitig über zu der Frage von
Herrn Wustrow: Neben bestimmten anamnestischen Angaben und klinischen Befunden stützen wir unsere Differentialdiagnostik neurogen-myogen wie gesagt, vor allem auf die von Thumfart inaugurierte laryngeale Reflexmyographie anhand fehlender bzw. pathologischer muskulärer Reizantworten des M. cricothyreoideus.

99. J. Mertens, H. Rudert (Kiel): Das flexible Endoskop zur Inspektion der oberen Luftwege – Eine Alternative zum starren Endoskop?

Das flexible Endoskop für die oberen Luftwege gestattet eine Untersuchung der Patienten in einem einzigen Arbeitsgang. Insbesondere bei der Säuglings- und der Kleinkinduntersuchung hat es einen hohen Stellenwert. Bei den erwachsenen Patienten stellt es eine Ergänzung zur Endoskopie mit starren Optiken in den Fällen dar, wo bei engen Verhältnissen in der Nase und hier insbesondere im oberen Nasentrakt eine Untersuchung mit den starren Endoskopen nicht oder nur mit erheblicher Traumatisierung möglich ist. Es empfiehlt sich weiterhin für die phoniatrische Sprechstunde und für die Larynxinspektion dann, wenn eine Untersuchung mit dem Lupenlaryngoskop nicht möglich ist. Die Trachea läßt sich ohne Aufwand ambulant mituntersuchen.

Zur Diagnostik der oberen Luftwege wurden in den letzten Jahren besonders geeignete flexible Endoskope mit kürzerer Arbeitslänge konstruiert. Da der Durchmesser des Arbeitsteils nur 3,7 mm beträgt, ist für die Fotodokumentation das Zwischenschalten hochwertiger Objektive notwendig, um ein formatfüllendes Bild zu erhalten. Ein Nachteil ist die Projektion der Lichtführung durch die in den Arbeitsteil des Instrumentes eingebauten Fiberglasfasern, die dem Bild eine Rasterprojektion geben. Eine gründliche Inspektion der Nase und des Nasenrachenraumes ist mit starren Endoskopen nur bei Einsatz mehrerer Winkeloptiken möglich. Mit dem flexiblen Endoskop kann in einem Arbeitsgang Nase, Nasenrachenraum, Larynx und die Trachea vollständig untersucht werden.

Ein Nachteil der starren Instrumente mit ihren scharfen Kanten ist die Verletzungsgefahr, da bei den Winkeloptiken die Blickrichtung nicht mit der Führungsrichtung des Instrumentes übereinstimmt. Außerdem ist die Untersuchung mit den starren Instrumenten für den Patienten meist unangenehm. Das flexible Endoskop ist mit einem weichen Mantel umgeben, das distale Ende ist abgerundet. Es besteht daher keine Verletzungsgefahr. Für die schwierige Inspektion des oberen Nasentraktes mit den Ostien der Nasennebenhöhlen zeigt sich das flexible Endoskop den starren als überlegen. Es ist durch den geringen Durchmesser und das dirigierbare distale Ende möglich, auch die sonst schwer einsehbaren Regionen gut zu erreichen.

Es eignet sich daher insbesondere auch für die Säuglings- und Kleinkinderendoskopie. Zur Diagnostik unklarer Nasenatmungsbehinderungen und zur Inspektion des kindlichen Larynx wird das flexible Endoskop in unserer Klinik routinemäßig eingesetzt.

Da die Untersuchung über die Nase durchgeführt wird, ist eine Mithilfe der Patienten nicht notwendig. Es ist daher stets möglich, Patienten mit extremem Würgereiz, politraumatisierte und debile Patienten vollständig zu untersuchen.

In der phoniatrischen Sprechstunde ergänzt das flexible Endoskop die Untersuchung mit dem Lupenlaryngoskop, da auch Bewegungsabläufe am Kehlkopf beobachtet werden können.

Bei Schwellungszuständen im Oropharynx ist der Kehlkopf mit starren Endoskopen häufig nicht einsehbar, mit dem flexiblen Endoskop läßt sich die Diagnostik meist vervollständigen. Bei pathologischen Veränderungen am Larynx empfiehlt sich dagegen die Untersuchung mit dem Lupenlaryngoskop, das durch die

Vergrößerung eine bessere Übersicht ermöglicht. Die Trachea hingegen kann nur mit dem flexiblen Endoskop vollständig untersucht werden.

W. Draf (Fulda): Die Ausführungen von Herrn Mertens und Herrn Rudert sind sehr zu unterstreichen. Wir benutzen das flexible Endoskop zur Inspektion der oberen Luftwege seit einigen Monaten und können es aus der täglichen Ambulanz nicht mehr wegdenken. Zudem sind wir bei den Pädiatern als Konsiliarii gern gesehen, da wir Säuglingen und Kleinkindern in vielen Fällen eine Narkoseuntersuchung ersparen.

G. A. Rasinger (Wien): Wir können die positiven Erfahrungen mit den flexiblen Endoskopen nur bestätigen: An der I. HNO-Univ.-Klinik Wien konnten wir beispielsweise in Kombination mit der Videotechnik Live-Aufnahmen eines Sängers beim Singen anfertigen (ohne wesentliche Beeinträchtigung bei der Lautbildung).

Andererseits überblicken wir einen Fall eines M. Bechterew mit einem Stimmbandpolypen, wo Diagnose und Therapie mittels flexiblen Endoskops gemacht wurden (Alternative wäre Laryngofissur gewesen). Auf den Einsatz dieser flexiblen Endoskope in Kombination mit der Videotechnik möchten wir speziell hinweisen.

100. M. Westhofen, J. Hagemann (a. G.) (Hamburg): Hochauflösende B-Mode-Sonographie des Halses

Erstmals wird ein Real-Time-Linear-B-Scan mit 7-MHz-Schallkopf und neuartiger Fokussiertechnik auf seine Eignung für die Diagnostik von Halstumoren untersucht. Sonographische und computertomographische Befunde werden verglichen.

An 60 Patienten wurden 75 Untersuchungen der Gefäßscheide und des Mundbodens durchgeführt. Exemplarische sonographische Befunde Gesunder und Patienten mit Kopf-Hals-Tumoren werden demonstriert. 27 der 60 Patienten boten sonographisch auffällige zervikale Lymphknoten. Als sonographisch auffällig gilt:

1. von der Nachbarschaft des Tumors unterschiedliche Echointensität
2. Randsaum des Tumors mit erhöhter oder verminderter Echointensität
3. Verdrängung oder Auslösung von Nachbarstrukturen.

Ein sonographisches Kriterium für die Dignität eines Tumors läßt sich nicht erkennen.

In zwei der 60 Fälle fanden die sonographischen Befunde im CT kein Korrelat. In einem weiteren Fall ließ sich die im CT und Sonogramm übereinstimmende Diagnose Lymphom intraoperativ nicht bestätigen.

Arch Otorhinolaryngol Suppl 222–253 (Verhandlungsbericht 1983)

Archives of
Oto-Rhino-Laryngology

Audiologie

101. P. Plath (Recklinghausen): Sensorineurale Schwerhörigkeit bei Funktionsstörungen des Mittelohres

In der Audiometrie gilt als Regel, daß eine Luftleitungs-Knochenleitungs-Differenz eine Funktionsstörung im Bereich des äußeren Ohres oder des Mittelohres anzeigt, während das Fehlen einer solchen Luftleitungs-Knochenleitungs-Differenz als pathognomonisch gilt für eine sensorineurale Schwerhörigkeit. Die Einführung der Impedanzmessung zeigt jedoch, daß in einzelnen Fällen eine audiometrisch als sensorineural einzustufende Schwerhörigkeit ihre Ursache in einer Funktionsstörung des Mittelohres hat. Als Beispiel diene folgender Fall:

Ein 38jähriger Patient wird uns wegen Hörsturz rechts eingewiesen. Im Audiogramm finden sich gleichmäßige Hörverluste um 60 dB bis 3000 Hz, erst ab 4000 Hz eine Luftleitungs-Knochenleitungs-Differenz mit Hörverlusten um 80–90 dB über Luftleitung. Die Impedanzmessung ergab eine flache Impedanzkurve ohne Compliance, der Stapediusreflex war auf dem rechten Ohr nicht zu registrieren. Bei Parazentese entleerte sich muköses Sekret aus der Pauke, und es wurde ein Paukenröhrchen eingesetzt. Unmittelbar danach zeigte das Audiogramm eine nahezu vollständige Normalisierung der Hörfähigkeit im Bereich bis 3000 Hz, nur in den hohen Frequenzen bestand eine geringfügige, kombinierte Hörstörung (*Abbildung*).

Das Fehlen einer Luftleitungs-Knochenleitungs-Differenz im Tonaudiogramm schließt somit entgegen bisheriger Lehrmeinung das Vorliegen einer Funktionsstörung im Bereich des Mittelohres nicht aus. Diese kann nur durch die ergänzende Tympanometrie einschließlich der Stapediusreflexschwellenmessung diagnostiziert werden. Erklären kann man das Fehlen einer Luftleitungs-Knochenleitungs-Differenz bei Funktionsstörungen des Mittelohres dadurch, daß normalerweise die Impedanz der beiden Fenster zum Innenohr unterschiedlich ist, so daß die im Innenohr stattfindenden Druckänderungen zwischen den beiden Fenstern ermöglicht werden. Auf dieser Überlegung beruhen auch die Theorien zum Knochenleitungshören. Bei Veränderungen an einem oder an beiden Fenstern kann es zu einer Veränderung der Impedanzverhältnisse kommen, die eine Entstehung von Schwingungen zwischen den beiden Fenstern im Innenohr nicht mehr ermöglicht. Diese Überlegungen können auch eine Erklärung dafür geben, daß wir nicht nur bei Mittelohrergüssen, sondern auch bei Tympanosklerose und Adhaesivprozessen audiometrisch eine Störung der Knochenleitungsübertragung finden. Diese muß somit nicht auf einer tatsächlichen Schädigung der Haarzellen

Abb. 1. Tonaudiogramme des rechten Ohres vor und nach Parazentese bei Mukotympanon

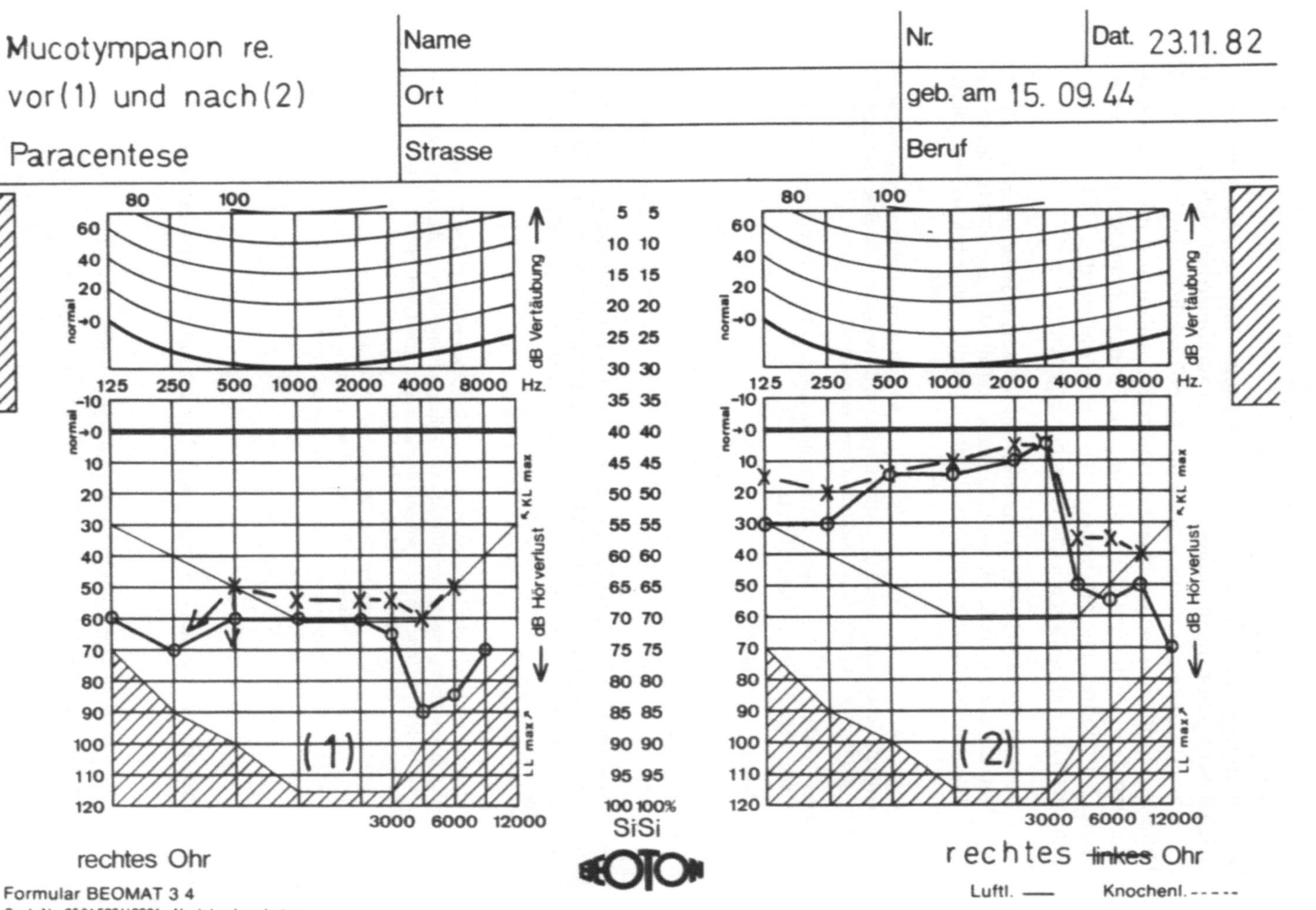
Mucotympanon re.
vor (1) und nach (2)
Paracentese
Name
Nr.
Dat. 23.11.82
Ort
geb. am 15. 09. 44
Strasse
Beruf
dB Vertäubung
dB Hörverlust
normal
Hz.
KL max
LL max
(1)
(2)
SiSi
rechtes Ohr
BEOTON
rechtes linkes Ohr
Luftl. —
Knochenl. - - - - -
Formular BEOMAT 3 4
Sach-Nr. 2531523H9921 · Nachdruck verboten

oder der I. Neurone der Hörbahn beruhen. sondern sie kann ihre Ursache auch in einer Funktionsstörung der Fenster haben.

Die Durchführung der Impedanzmessung ist somit nicht nur bei audiometrischen Schalleitungsstörungen, sondern ebenso bei audiometrisch sich als sensorineurale Schwerhörigkeit darstellenden Befunden erforderlich. Sie dient nicht nur zur Differenzierung zwischen cochleären und retrocochleären Funktionsstörungen, sondern dient auch zur Differenzierung zwischen pathologischen Veränderungen des Mittelohres. Hieraus können sich, wie im dargelegten Fall, erhebliche Konsequenzen für das therapeutische Vorgehen ergeben.

R. Neveling (Duisburg): Man muß Herrn Plath dankbar sein, daß er das Problem hier erörtert hat. Ich habe bisher keine Erklärung für diese seltenen Fälle gehabt. Auffallend ist aber, daß fast immer eine gewisse Diskrepanz im Trommelfellbefund des befallenen Ohres besteht; unter dem Mikroskop findet sich eine leichte Verfärbung des befallenen Trommelfelles als Hinweis auf einen Erguß.

Von Wedel (Bonn): Warum tritt nicht grundsätzlich beim Seromukotympanon sensorineurale Schwerhörigkeit auf? Gibt es unterschiedliche Arten des Seromukotympanon, die diese unterschiedlichen Tonaudiogramme mit und ohne Innenohrkomponente ausmachen?

H. L. Wullstein (Würzburg): Darf ich fragen, ob wir nicht an Lüschers Vorstellung von der mittelohrbedingten Innenohrschwerhörigkeit erinnert werden?

P. Plath (Recklinghausen); Schlußwort:
Zu Herrn Morgenstern: Audiometrisch läßt sich zwischen einer Beteiligung der Schneckenbasis an pathologischen Vorgängen im Mittelohr und einem pseudo-sensorineuralen Audiogramm wohl nicht unterscheiden; bei Erkrankungen der Schneckenbasis infolge einer Diffusion aus dem Mittelohr dürfte aber eine sofortige Behebung des Hörschadens durch Beseitigung der Mittelohrpathologie nicht möglich sein.
Zu Herrn Neveling: Bei den ja letztlich nur seltenen Fällen eines sensorineuralen Audiogramms bei Mittelohrerkrankung dürfte allein der Spiegelbefund am Trommelfell für die Indikation zur Parazentese m. E. nicht ausreichen. Diese Indikation darf nur bei ausreichendem Verdacht gestellt werden, der auf einer Impedanzmessung, mehrfach kontrolliert, beruhen kann.
Zu Herrn von Wedel: Es sind sicher nur ganz besondere, vereinzelt auftretende Bedingungen, die zu dem beschriebenen Befund führen.
Zu Frau Wullstein: Es sind nicht nur Mittelohrergüsse, sondern auch Fälle mit Tympanosklerose, die die Funktion des Innenohrs nachteilig beeinflussen. Wir sehen ja immer wieder, daß nach Tympanoplastik eine vorher bestehende Innenohrkomponente der Schwerhörigkeit nicht mehr vorliegt.
Herrn Wullstein bin ich für den Hinweis auf den von *Lüscher* geprägten Begriff der „mittelohrbedingten Innenohrschwerhörigkeit" sehr dankbar. Wechselnde Befunde zwischen pseudo-sensorineuralem und schalleitungsbedingten Audiometriebefund haben wir mehrfach beobachtet, und diese Fälle haben uns auf die Möglichkeit hingewiesen, daß zwischen Audiogramm und Mittelohrerkrankung eine Diskrepanz besteht.

102. D. Röser, B. Scharz (a. G.) (Frankfurt): Der Einfluß der Musikalität auf den SISI-Test

Der SISI-Test hat vor allem deshalb eine gute Fragwürdigkeit erlangt, weil unter normalen Prüfbedingungen auch mancher Normalhörende in der Lage ist, eine SISI-Rate von 80% und mehr zu erreichen, womit er in den Verdacht einer cochleären Abnormalität käme. Das gilt wohlgemerkt nicht für alle Normalhörenden, sondern für einen wiederholt beobachteten (*Jerger, Blegvad, Chüden*) Anteil von 10–20%.

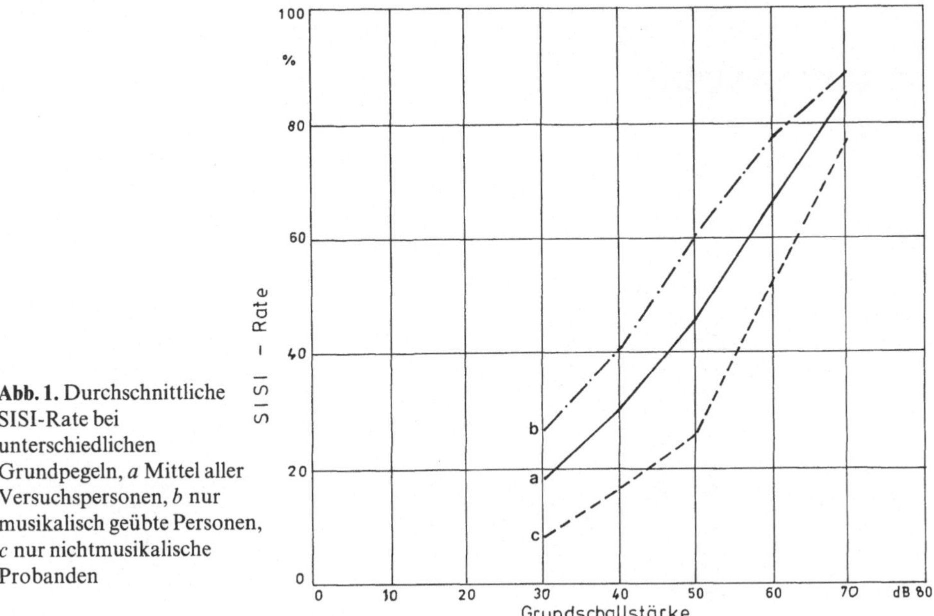

Abb. 1. Durchschnittliche SISI-Rate bei unterschiedlichen Grundpegeln, *a* Mittel aller Versuchspersonen, *b* nur musikalisch geübte Personen, *c* nur nichtmusikalische Probanden

Wir sind dieser Frage nachgegangen und konnten die Beobachtung an 55 normalhörenden Versuchspersonen voll bestätigen.

Zunächst zeigt Abb. 1, Kurve *a* die Abhängigkeit der SISI-Rate von der gewählten Grundschallstärke. Da wir keine signifikante Frequenzabhängigkeit nachweisen konnten, sind in der Abbildung die Durchschnittswerte verschiedener Frequenzen dargestellt. Wir finden einen deutlichen Anstieg der SISI-Rate proportional zum Grundpegel. Sie verdoppelt sich nach jeweils 20 dB Verstärkung. Bei 30 dB werden nahezu 20% der Impulse noch richtig erfaßt. Das wäre an sich ein ganz natürliches Ergebnis, doch wir wollen sehen, was sich hinter diesem Mittelwert im einzelnen verbirgt.

Abbildung 2a stellt dar, wieviele Versuchspersonen bei 1000 Hz/30 dB eine bestimmte SISI-Rate erreichen. Mit Abstand die meisten Fälle sind auf die niederen Prozentwerte (0 und 10%) verteilt. Den Mittelwert mehrerer Frequenzen zeigt Abb. 2b; auch hier ist der rasche Abfall und ein flacher Auslauf deutlich zu erkennen. Ungewöhnlich ist, daß die Kurve nach dem Steilabfall nicht gegen Null geht, sondern eine gewisse Sättigung annimmt. Es handelt sich dabei offensichtlich um einige wenige Ausnahmen, die vom üblichen Bild abweichen. Um hierfür eine Erklärung zu finden, haben wir alle Probanden nach evtl. Besonderheiten befragt, nach ihren Gewohnheiten, nach Hobbys und sonstigen Fähigkeiten. Die Auswertung erbrachte überraschend einen Zusammenhang zwischen überhöhter SISI-Rate und der Neigung der Versuchsperson zur Musikalität. Wir bildeten zwei Vergleichsgruppen, die eine mit 30 musikalischen Probanden, die wenigsten 1 Jahr lang ein Instrument gespielt oder einem Chor angehört hatten, und eine unmusikalische Gruppe mit 25 Testpersonen.

Die Verteilung der erzielten SISI-Raten zeigt Abb. 2c. Ab 20% SISI ist aus der unmusikalischen Gruppe nur noch 1 Person beteiligt, den Rest – insgesamt 14

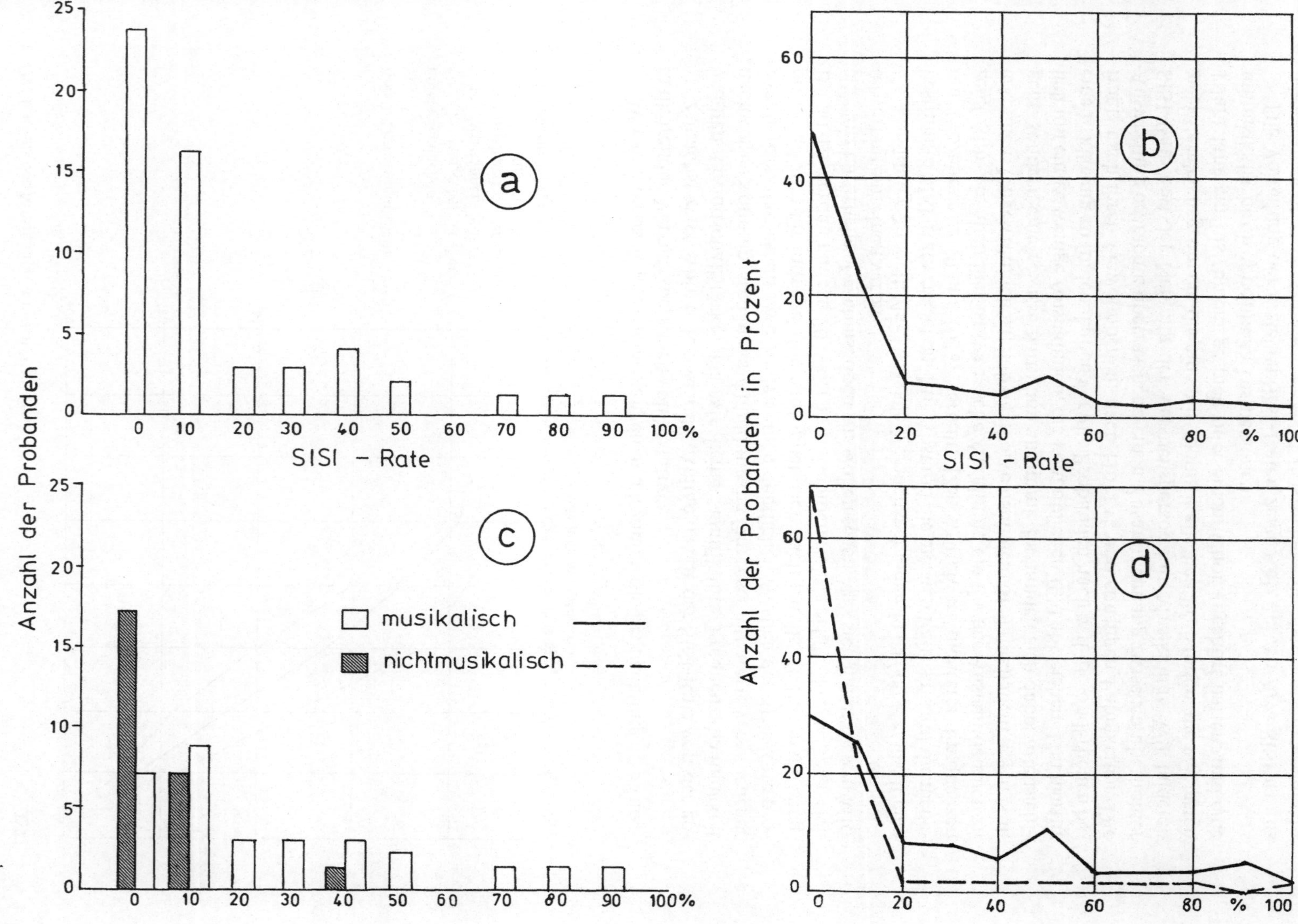
a
b
c
d
Anzahl der Probanden
Anzahl der Probanden in Prozent
SISI - Rate
musikalisch
nichtmusikalisch
0
5
10
15
20
25
40
60
30
50
70
80
90
100
100 %
%

– bilden musikbezogene Teilnehmer. Betrachten wir in Abb. 2d die SISI-Rate im Bereich 70–100%, entsprechend Recruitment positiv, so finden sich hier insgesamt 14% aller Ergebnisse aus der musikalischen Gruppe und nur 4% aus der nichtmusikalischen.

Der enge Zusammenhang zwischen Musikalität und SISI-Rate kommt besonders deutlich in Abb. 1, Kurven *b* (musikalisch) und *c* (nichtmusikalisch) zum Ausdruck.

Es lag der Gedanke nahe, bei den musikalisch geübten Personen ein ausgeprägteres Gefühl für Rhythmus zu erwarten. Zur Überprüfung mußten die Versuchspersonen nach Vorgabe von zehn 5-dB-Impulsen tonlos den Zeittakt weiterhin nachempfinden und angeben. Dies jedoch gelang der unmusikalischen Gruppe genauso gut wie den „Musikern". Wir können deshalb nur vermuten, daß die überhöhte SISI-Rate durch das musikalisch geschulte Ohr bedingt ist, das auch noch feinste Nuancen im Tonablauf zu erkennen vermag. – Wie wir sehen, können positive SISI-Werte auch durch die Musikalität des Patienten bedingt sein.

Zusammenfassung: Auch bei niedrigen Pegeln erzielen Normalhörende mitunter eine positive SISI-Rate. Wir konnten zeigen, daß es sich dabei vorwiegend um Patienten mit einer gewissen Musikalität handelt. Nicht die geschärfte Rhythmusempfindung scheint verantwortlich zu sein, sondern das geschulte Ohr für feinste Gleichlaufschwankungen.

P. Plath (Recklinghausen): Die Musikalität des Probanden zeigt sich auch bei der Bestimmung der Lautstärkenunterschiedsschwellen, z. B. nach *Lüscher* in Form von niedrigeren Schwellenwerten. Die Abhängigkeit der dI-Schwellen von der subjektiven Empfindlichkeit des Patienten hat *Jerger* seinerzeit bewogen, von der Bewertung der absoluten dI-Werte abzugehen und die Lautstärkenunterschiedsempfindlichkeit als Recruitment-Äquivalent nur nach der Differenz der dI-Schwellenwerte bei 10 und 40 dB SL (= dI-Differenz-Test) zu bewerten.

Karin Schorn (München): Bei der Bestimmung der Pegelunterschiedsschwellen mit zwischengeschalteten Pausen konnten wir keine besseren Ergebnisse bei musikalischen Probanden feststellen. Lediglich bei geschulten jungen Versuchspersonen konnten etwas verbesserte DL-Werte gefunden werden, nämlich 1,25 dB gegenüber 1,5 dB.

103. C. Morgenstern, J. Lamprecht, J. Otterbach (a. G) (Düsseldorf): Das Frequenz-Unterscheidungsvermögen des menschlichen Ohres bei akuten Änderungen des Endolymphraumes

Sellick und Russel haben 1980 experimentell aus Einzelzellableitungen der Haarzelle geschlossen, daß das Frequenzunterscheidungsvermögen bereits in der Peripherie, d. h. in der Haarzelle, erfolgt. Johnstone hat 1982 durch Messungen der Basilarmembran mittels Mössbauer-Effekt gezeigt, daß Erhöhungen des perilymphatischen oder endolymphatischen Druckes das Frequenzunterscheidungsvermögen auf der Basilarmembran verändern und somit ein zweiter Filter nicht erforderlich ist. Bei Menschen mit endolymphatischem Hydrops kann durch Entzug

Abb. a–d. Anzahl der Probanden, bei denen sich eine bestimmte SISI-Rate ergab, **a + c** Einzelwerte bei 1 kHz; **b + d** prozentualer Mittelwert aus 0,5–1–2–4–8 kHz

von Wasser mittels Glycerol eine Veränderung der Elastizität der Basilarmembran herbeigeführt werden. Durch Messungen von psychoakustischen Tuningkurven und des Frequenzunterscheidungsvermögens wurde geprüft, ob die tierexperimentelle Hypothese der Frequenzanalyse auf der Basilarmembran auch für das menschliche Ohr gilt.

M. Hoke (Münster): Eggermont hat gezeigt, daß beim M. Ménière in einem Teil der Fälle – im Gegensatz zu den übrigen cochleären Hörstörungen – in den psychoakustischen Tuningkurven der scharf abgestimmte Abschnitt zwar abgeschwächt, aber noch erhalten ist, was auf eine noch reversible Schädigung hindeutet, während der Totalverlust des scharf abgestimmten Abschnitts den (irreversiblen) Endzustand darstellen könnte. Somit ist es durchaus wahrscheinlich, daß es bei Wasserentzug nach Glycerolanwendung in manchen Fällen zu einer Restituierung der Abstimmung kommen kann, jedoch nicht in solchen, bei denen die Schädigung der Haarzellen irreversibel ist. Ich glaube nicht, daß daraus geschlossen werden kann, daß prinzipielle Unterschiede in der mechanischen Frequenzanalyse der Cochlea von Mensch und anderen Säugetieren bestehen, zumal die tierexperimentellen Untersuchungen an Versuchstieren mit intakten Haarzellen durchgeführt worden sind.

104. R.-D. Battmer, E. Lehnhardt, W. Lübker (a. G.) (Hannover): Beziehungen zwischen der Dauertonschwelle und dem Einsilbenverstehen bei Innenohrhochtonschwerhörigkeit

Im Mittelpunkt unserer jetzigen Untersuchung stand die Frage, inwieweit sich eine Beziehung zwischen Tongehör und Sprachverstehen nachweisen und wie sich ggf. eine Korrespondenz numerisch in möglichst einfacher Form praxisbezogen darstellen läßt.

Ausgang waren dabei die Ergebnisse von Lehnhardt (1973), der eine unmittelbare ablesbare Beziehung zwischen Einzelwerten der Tonhörschwelle und des Einsilbenverstehens erkannt hatte, die allerdings nur auf die Innenohrhochtonschwerhörigkeit zutreffen. Er beobachtete eine Korrespondenz zwischen dem Hörverlust (HV), sofern er 40 dB (HL) in den Frequenzen 3000, 2000 und 1000 Hz überschritt, und dem Einsilbenverstehen (ESV) bei 65 dB Sprachschallpegel. Diese empirischen Ergebnisse konnte er 1977 auch statistisch belegen.

Die vorliegende Untersuchung knüpft an diese Ergebnisse an, jetzt mit einer noch größeren Patientenzahl und zusätzlich erweitert mit dem Ziel, auch höhere Sprachschallpegel und tiefere Frequenzen zu berücksichtigen.

Aus den seit 1969 erhobenen ca. 10000 Ton- und Sprachaudiogrammen unserer Klinik wurden solche ausgewählt, die nach dem 1. 1. 1975 und auf Audiometern gleichen Typs erstellt worden waren. Gemäß der Zielsetzung wurden nur Befunde von Patienten mit einem Innenohrhochtonabfall verwendet.

Patienten, bei denen der Verdacht einer Aggravation oder Simulation gegeben war, wurden ausgeschlossen.

Nach dieser Vorauswahl verblieben die Daten von 613 Patienten = 1046 Ohren.

Zur Auswertung wurden erfaßt – getrennt für beide Ohren – der tonaudiometrische HV in den Frequenzen 250, 500, 1000, 1500, 2000, 3000 und 4000 Hz sowie das prozentuale ESV in den Sprachschallpegeln 65, 80, 95 und 110 dB. Mit Hilfe eines Rechners wurden 7 Untergruppen gebildet, wobei der HV > 40 als

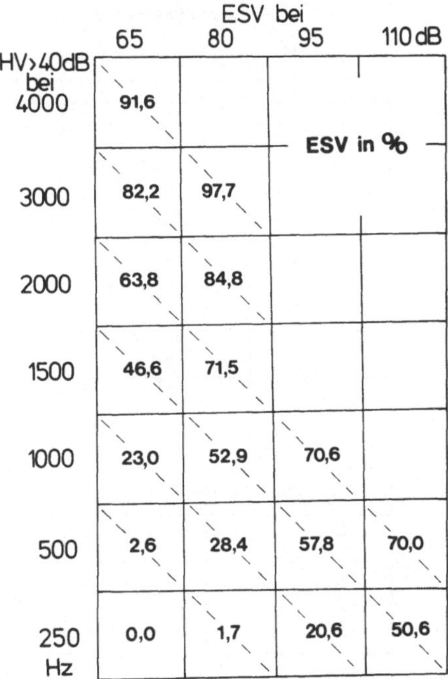

Abb. 1. Mittleres prozentuales Einsilberverstehen (ESV) in Abhängigkeit von Sprachschallpegel und frequenzbezogenem Hörverlust >40 dB (HL). In der Abszisse sind die gemessenen Sprachschallpegel von 65–110 dB aufgetragen, in der Ordinate zugeordnet der HV >40 dB in den Tonfrequenzen 4000–250 Hz. Gestrichelt gekennzeichnet sind die Diagonalen mit etwa gleichem mittleren prozentualem ESV

Richtwert in der jeweiligen Tonfrequenz diente. Zusätzliche Bedingung war, daß der HV oberhalb der Eckfrequenz kontinuierlich abfallen sollte (wenigstens 5 dB pro Frequenzstufe) und daß unterhalb der Eckfrequenz der HV um wenigstens 5 dB besser sein sollte. So wurde vermieden, daß flachverlaufende Tonschwellen oder lediglich Hochton*senken* in die Auswertung eingingen – es wurden also nur Hochtonabfälle berücksichtigt.

In Abb. 1 ist das mittlere prozentuale ESV in Abhängigkeit von der Tonfrequenz (Ordinate) und dem Sprachschallpegel (Abszisse) dargestellt, die zugehörigen Standardabweichungen betragen im Mittel 10%. Probanden mit einem Hochtonverlust von >40 dB bei 4000 Hz erreichten ein ESV von 91,6%, d. h. es besteht nur eine geringe oder keine Einschränkung der Einsilberverständlichkeit. Diese Gruppe blieb deshalb für die weiteren Betrachtungen unberücksichtigt. Zwischen dem zunehmenden Hochtonabfall und dem ESV zeigt sich ein nahezu linearer Zusammenhang, der durch die gestrichelten Diagonalen dargestellt ist. Das heißt: hat eine Patientengruppe bei einem HV >40 dB definierter Frequenz (z. B. 2000 Hz) ein bestimmtes ESV (z. B. 63,8% bei 65 dB), so erlangen Patienten, die frequenzmäßig eine Gruppe darunterliegen (1500 Hz) etwa dasselbe ESV (71,5%) aber bei einem um 15 dB erhöhten Sprachschallpegel (nämlich hier 80 dB). Entsprechend ergeben sich für 1000 Hz HV >40 dB ein ESV von 70,6% bei 95 dB und für 500 Hz HV >40 dB ein ESV von 70% bei 110 dB. Die Diagonalen lassen sich parallel verschieben, die aufgezeigten Verbindungen bleiben die gleichen.

Zur besseren Übersicht unterteilten wir das ESV in 3 Gruppen (0–30%, 35–70% und 75–100%) und bestimmen die gruppenbezogenen prozentualen Wahrscheinlichkeiten. Für einen praxisgerechten Gebrauch beschränken wir uns auf ei-

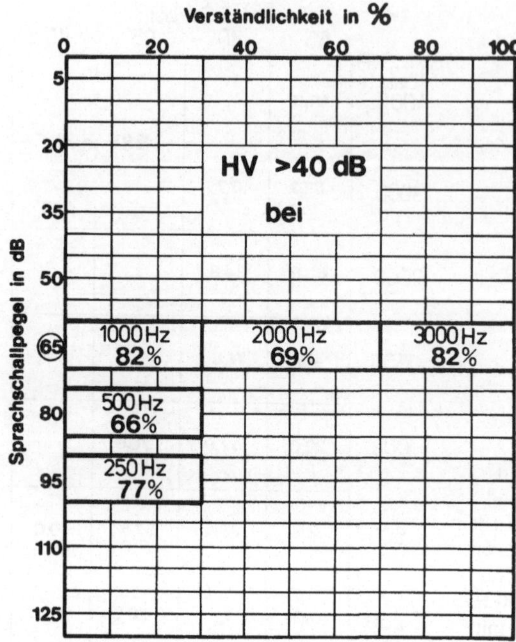

Abb. 2. Praxisbezogene Darstellung der gefundenen Ergebnisse. Die in Abb. 1 aufgeführten Daten sind hier in ein Sprachaudiogramm übertragen. Die Prozentzahlen geben die statistische Wahrscheinlichkeit wieder, mit der ein bestimmtes ESV bei 65, 80 oder 95 dB zu erwarten ist, wenn der HV >40 dB in der jeweils genannten Frequenz beträgt

nige wenige wesentliche Eckdaten, nämlich auf die Frequenzen 3000, 2000, 1000, 500 und 250 Hz und auf die Sprachschallpegel 65, 80 und 95 dB.

Überträgt man die so reduzierten Daten in ein Sprachaudiogramm (Abb. 2), so ist nicht nur der Bereich zu kennzeichnen, in dem ein bestimmtes ESV bei einem bestimmten, frequenzspezifischen HV zu erwarten ist, sondern man muß auch die prozentuale Wahrscheinlichkeit beachten, mit der das genannte Ergebnis zutreffen muß.

Deutliche Abweichungen von diesen Werten sollten den Untersucher veranlassen, Messung und Meßapparatur zu überprüfen, nach Anzeichen für Aggravation oder nach einer neuralen bzw. zentralen Genese der Schwerhörigkeit zu suchen. Dann bleiben nur wenige Fälle, in denen sich Diskrepanzen zwischen Tongehör und Sprachverstehen nicht erklären lassen. Die angegebenen Regeln gelten allerdings nur für die Innenohrhochtonabfälle – wie die jetzigen Ergebnisse jedoch zeigen – auch für solche Hochtonabfälle, die Tieftonresten gleichkommen. Bei Tumoren entlang der neuralen und zentralen Hörbahn oder bei der Multiplen Sklerose kann die Diskrepanz zu ungunsten des ESV geradezu bezeichnend sein. Der Vergleich der ton- und sprachaudiometrischen Befunde miteinander ist deshalb auch in der Routinehörprüfung unerläßlich.

Literatur

Lehnhardt E (1973) Begutachtung der Lärmschwerhörigkeit. Nr. 1 Schriftenreihe der Bundesanstalt für Arbeitsschutz und Unfallforschung, Dortmund, S 67–84

Lehnhardt E (1977) Audiometrische Abgrenzung der Altersschwerhörigkeit von der Lärmschwerhörigkeit des Gehörs. Forschungsbericht Süddeutsche Eisen- und Stahlberufsgenossenschaft Mainz

von Wedel (Bonn): Ich möchte darauf hinweisen, daß die Sprachdiskrimination im Hinblick auf das Tongehör weniger durch die Tonhörschwelle als durch das Hörvermögen im überschwelligen Bereich bestimmt wird. Es ist daher unbedingt notwendig, überschwellige audiometrische Untersuchungsmethoden auch anzuwenden, um Widersprüche zwischen Hörschwelle und Diskriminationsverlusten aufzudecken. Damit kann diese Methode nur als grobe Überprüfung der Diskrimination im Vergleich zur Hörschwelle angesehen werden.

O. v. Arentsschild (Berlin): Errechnet man bei der Begutachtung von Lärmschäden des Gehörs den Hörverlust in Prozent getrennt für das Tonaudiogramm (nach der Tabelle aus 4 Frequenzen von Röser) und für das Sprachaudiogramm (aus dem Hörverlust für Zahlen und dem Gesamtwortverstehen), so ergeben sich laufend Vergleichsmöglichkeiten zwischen beiden Methoden. Wir fanden dabei bei Lärmarbeitern meist ein relativ zum Tonaudiogramm zu gutes Sprachaudiogramm. Bei den meisten anderen Schwerhörigkeitsursachen waren dagegen die Hörverlustprozente nach dem Ton- bzw. Sprachaudiogramm gleich groß. Sind Sie auch der Ansicht, daß Ihre Vergleichswerte sich nur auf den Spezialfall des Steilabfalles im Tonschwellenaudiogramm beziehen lassen und daß bei anderen Audiogrammformen andere Relationen zu erwarten sind?

R.-D. Battmer (Hannover); Schlußwort:
Zu Herrn v. Wedel: Die angegebenen Regeln beinhalten nicht die Aussage, auf weitergehende Untersuchungen zu verzichten.
Zu Herrn v. Arentsschild: Die aufgezeigten Relationen gelten nur für die Innenohrhochtonschwerhörigkeit. Hochtonsenken, wie sie meist bei Lärmschwerhörigkeiten beobachtet werden, gehorchen anderen Regeln.

105. Th. Lenarz (Heidelberg): Der Einfluß membranwirksamer Medikamente (Antiarrhythmica) auf die akustisch evozierten Hirnstammpotentiale (BERA)

Die Analyse von Hörstörungen vorwiegend zentraler Art und von BERA-Veränderungen bei Patienten unter systemischer antiarrhythmischer Therapie ist schwierig, da Einflüsse der Grunderkrankungen mit denen der Medikamente interferieren können.

Zur genaueren Klärung wurden daher Versuche an 12 Kaninchen und 30 Meerschweinchen vorgenommen. Den anästhesierten Tieren wurde Lidocain, Mexiletin, Phenytoin und Procainamid intravenös in verschiedener Konzentration appliziert und forlaufend die BERA registriert.

Die Resultate lassen deutlich einen Unterschied der Effekte unterhalb und oberhalb der Toxizitätsgrenze erkennen. Unterhalb dieser Grenze zeigten Lidocain und quantitativ schwächer Mexiletin reversible konzentrationsabhängige Verlängerungen der zentralen Leitungszeit ohne Amplitudendepression oder Schwellenerhöhung. Procainamid bewirkte bei Verlängerung der Interpeaklatenz I–III eine äquivalente Verkürzung der Interpeaklatenz III–V, so daß keine Änderung der zentralen Leitungszeit resultierte. Unter Phenytoin kam es mit steigender Konzentration zu einer progressiven Amplitudendepression.

Bei Intoxikation zeigten alle Pharmaka ähnliche Veränderungen: starke Verlängerung der zentralen Leitungszeit, Amplitudendepression, Schwellenerhöhung und Aufsplitterung der einzelnen Peaks.

Chinidin bewirkte, Meerschweinchen oral verabreicht, bei akuter Intoxikation eine reversible Amplitudenabnahme, Schwellenerhöhung und Veränderung der Latenz-Intensitäts-Funktion im Sinn eines Recruitments.

Diese Ergebnisse sprechen neben einer cochleären Funktionsstörung durch Chinidin für charakteristische funktionelle Differenzen der Neurone, die als Generatoren der Hirnstammpotentiale wirksam sind. Bekannt sind solche Unterschiede vom Reizleitungssystem des Herzens, wo die einzelnen Antiarrhythmica aufgrund unterschiedlicher Wirkungsmechanismen Orte stärkster Aktivität aufweisen.

Analog dazu scheinen die jeweils sensitiven Neurone entlang der Hörbahn im Hirnstamm in verschiedener Häufigkeit vorzukommen, was die Unterschiede in der topologischen Wirksamkeit erklärt.

Diese beim individuellen Patienten nur schwer analysierbaren BERA-Veränderungen müssen bei der klinischen Anwendung der Hirnstammpotentiale beachtet werden.

Literatur

Bobbin RP, May JG, Lemoine RL (1979) Effects of pentobarbital and ketamine on brain stem auditory potentials. Arch Otolaryngol 105:467–470

Collinsworth KA, Kalman SM, Harrison DC (1974) The clinical pharmacology of lidocaine as an antiarrhythmic drug. Circulation 50:1217–1230

Faingold CL, Stittsworth JD Jr (1981) Phenytoin: Plasma levels and behavioral changes associated with suppression of auditory evoked potentials in the cat. Neuropharmacology 20:445–449

Javel E, Mouney DF, McGee J, Walsh EJ (1982) Auditory brainstem responses during systemic infusion of lidocaine. Arch Otolaryngol 108:71–76

Stockard JJ, Rossiter VS, Jones TA, Sharbrough FW (1977) Effects of centrally acting drugs on brainstem auditory responses. Electroencephalogr Clin Neurophysiol 43:550–551

K.-F. Hamann (München): 1. Haben Sie bei Ihren polygraphischen Registrierungen auch EEG-Registrierungen durchgeführt? 2. Was ergaben die anderen, gleichzeitig registrierten Parameter, insbesondere die des Muskeltonus?

Th. Lenarz (Heidelberg); Schlußwort:
Zu Herrn Hamann: Das EEG wird fortlaufend bei der Ableitung der BERA registriert. Eine Veränderung macht sich rein optisch bemerkbar.

Die Körperparameter Herzfrequenz, Atemfrequenz, Körpertemperatur und Muskeltonus werden fortlaufend registriert, um toxische Einflüsse zu erkennen. Außerdem müssen Schwankungen der Körpertemperatur erfaßt werden, da hier Änderungen der zentralen Leitungszeit bekannt sind.

Starke Änderungen von Herz- und Atemfrequenz sind immer mit Zunahme des Muskelrigors verbunden. Das spricht für Intoxikation. Die Schwankungen im nicht-toxischen Bereich bewegen sich im Rahmen des Physiologischen.

106. H. Eibach, Ch. Zöllner (Freiburg): Frequenzspezifische Hörschwellenbestimmung beim Meerschweinchen vor und nach akutem akustischen Trauma

Einleitung

Die frequenzspezifische Hörschwellenbestimmung auf nicht invasive Art gelingt beim Meerschweinchen bisher vor allem mit dem zeitaufwendigen Verfahren der Verhaltensaudiometrie [1, 2]. In dieser Arbeit wird hierzu ein neu entwickeltes elektrophysiologisches Verfahren angewendet, das als „Tonvertäubung von Hirnstammpotentialen“ bezeichnet wird.

Methodik

Ein einseitig labyrinthektomiertes Meerschweinchen befindet sich in Nembutal-Narkose und atmet spontan. Differente Nadelelektroden sind über dem Vertex und der Bulla tympanica eingestochen, eine Nullelektrode befindet sich am Rumpf. Die Beschallung erfolgt im freien Schallfeld mit einem Click von 200 µs Dauer bei einer Folgefrequenz von 10/s. Es werden die frühen Hirnstammpotentiale abgeleitet.

Ergebnisse

Unter diesen Bedingungen lassen sich Hirnstammpotentiale ableiten, die eine äußerst geringe Variabilität aufweisen. Sie liegt bei drei aufeinanderfolgenden Mittelungen bei 0,2 µV, bei einer Gesamtamplitude der Potentiale von ca. 60 µV. Davon ausgehend konnte die Arbeitshypothese aufgestellt werden, daß es zu signifikanten, die intraindividuelle Variabilität überschreitenden Veränderungen des

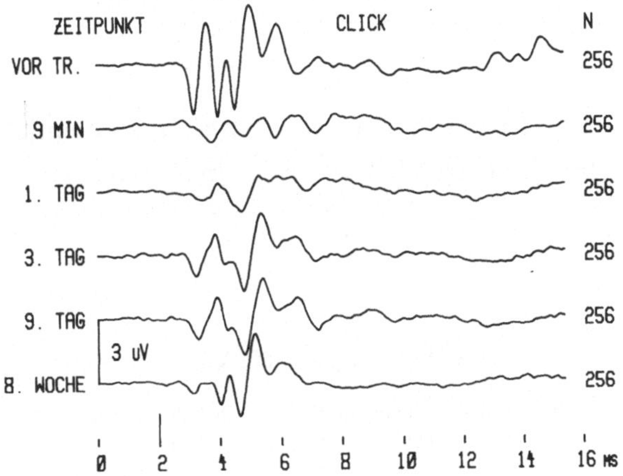

Abb. 1. Hirnstammpotentiale vor und zu verschiedenen Zeiten nach akutem akustischen Trauma. Click-Stimulus, N = 256 Mittelungsschritte, Zeitfenster 16 ms, Amplitudenmaßstab 3 µV, Eintreffen des akustischen Stimulus am äußeren Gehörgang bei 2 ms

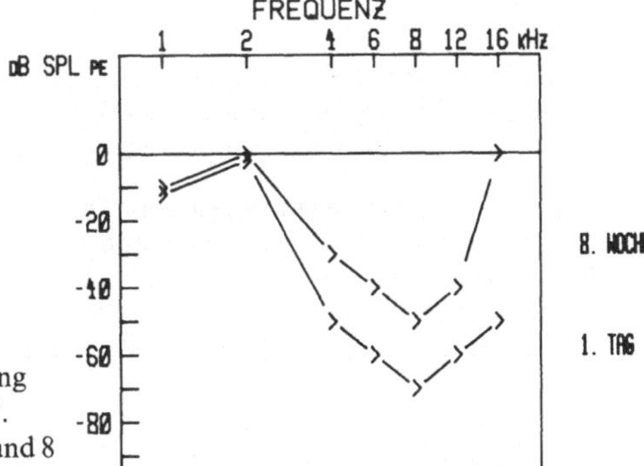

Abb. 2. Frequenzspezifische Hörschwellenbestimmung durch „Tonvertäubung von Hirnstammpotentialen“. Hörverlustdarstellung, Schwellenkurven am 1. Tag und 8 Wochen nach akutem akustischen Trauma

Musters der Hirnstammpotentiale kommt, wenn die Cochlea zusätzlich zur Clickbeschallung (80 dB SPL pe) mit einem überschwelligen Sinuston vertäubt wird. Bei verschiedenen Frequenzen zwischen 1 und 16 kHz konnte die Schwelle für solche Musteränderungen in Übereinstimmung mit den Ergebnissen aus verhaltensaudiometrischen Untersuchungen bestimmt werden [1, 2].

Zur Verifizierung wurde die Methode auch nach einem akuten akustischen Trauma (123 dB SPL, 4 kHz Sinuston, 1 Std) angewendet. Abbildung 1 zeigt die Hirnstammpotentiale vor und zu verschiedenen Zeitpunkten nach dem Trauma. Eine teilweise Restitution kann vor allem in den späteren Anteilen des Musters gesehen werden.

Abbildung 2 zeigt das Ergebnis der frequenzspezifischen Hörschwellenbestimmung in Hörverlustdarstellung. Bei 16 kHz ist der Hörgewinn mit 50 dB am größten, bei den übrigen geschädigten Frequenzen beträgt er 20 dB. Ein gleiches Ergebnis findet sich auch schon am 9. Tag nach dem Trauma.

Diskussion

Aus den Ergebnissen läßt sich ableiten, daß es nach einem akustischen Trauma der gewählten Stärke zu einer spontanen elektrophysiologischen Regeneration der Cochlea kommt. Diese ist nach 9 Tagen weitgehend abgeschlossen. Andererseits bleibt auch 8 Wochen nach dem Trauma noch ein erheblicher Schaden bestehen. Dies dürfte morphologischen Schäden an der Cochlea entsprechen, die nach vergleichbarer Schallexposition zu beobachten sind [3]. Mit dem Verfahren der „Tonvertäubung von Hirnstammpotentialen" lassen sich solche Schäden auch frequenzspezifisch analysieren.

Literatur

1. Anderson H, Wedenberg E (1965) A new method for hearing tests in the guinea pig. Acta Otolaryngol (Stockh) 60:375–393
2. Crifo S (1973) Shiver-audiometry in the conditioned guinea-pig (simplified Anderson-Wedenberg test). Acta Otolaryngol (Stockh) 75:38–44
3. Theopold H-M (1978) Das akustische Trauma im Tierexperiment. II. Morphologische Veränderungen der Meerschweinchenkochlea nach Sinustonstimulation und rosa Rauschen (Raster- und Transmissions-EM). Laryngol Rhinol Otol (Stuttg) 57:892–903

M. Hoke (Münster): Haben Sie die Reintonverdeckung auch am Menschen versucht? Die Intensität, die für eine hinreichende Verdeckung erforderlich ist, ist beträchtlich, weshalb zu befürchten ist, daß damit eine erhebliche Belästigung des Probanden verbunden ist.

H. Eibach (Freiburg/Brsg.); Schlußwort: Die Methode der Tonvertäubung von Hirnstammpotentialen läßt sich beim Menschen vermutlich in der dargestellten Weise nicht anwenden, weil die Variabilität des Potentialmusters schon bei gesunden Probanden viel größer ist als beim Tier. In der Literatur gibt es eine Arbeit von Ch. Panter und M. Panter (Scand. Audiol. 11:15–22, 1982), die diese Methode für die Frequenzen 0,5 und 1 kHz angewendet haben.

107. W. Schmidt, R.-D. Battmer (Hannover): Amplitudenkennlinien des akustisch evozierten Hirnstammpotentials SN_{10} bei Normalhörenden

Die Streubreite der Amplituden akustisch evozierter Hirnstammreizantworten ist bekanntlich größer als die der Latenzzeiten (Gerull et al. 1972). Dennoch erschien es uns angebracht, die Amplitudenwerte des von Davis u. Hirsh erstmals 1979 beschriebenen Potentials SN_{10} von Normalhörenden in Abhängigkeit von der Reizintensität zu untersuchen, und einen Vergleich mit den Amplituden von P_6 anzustellen.

Wir untersuchten 40 normalhörende Ohren, von denen vor der Messung ein subjektives Audiogramm für die Frequenzen 500, 1000, 2000 und 4000 Hz erstellt wurde. Als normalhörend galten Ohren mit einer Schwelle bis zu 10 dB HL. Die eine Hälfte der Probanden wurde mit, die andere ohne Sedierung gemessen. Hierzu verwendeten wir ATOSIL in einer Dosierung von 25 mg. Das Durchschnittsalter der Probanden lag bei 22,5 Jahren. Der jüngste war 15, der älteste 39 Jahre alt. Die Messung erfolgte in der von uns früher beschriebenen Weise (Battmer 1980).

P_6 ließ sich bei allen Versuchspersonen ableiten, wobei die Amplitudenkennlinien und auch die Streuung der Amplituden für sedierte und unsedierte Probanden keinen signifikanten Unterschied aufwiesen. Die Kennlinien zeigten bis 60 dB Click HL eine flachen Verlauf, bei 60 dB Click HL fanden wir einen Wendepunkt zu einem wesentlich steileren Kurvenverlauf (Abb. 1).

Während wir P_6 bei allen normalhörenden Personen sicher ableiten konnten, ließ sich die SN_{10} Reizantwort bei 4 Probanden nur bei höheren Intensitäten erkennen. Das steht in einem scheinbaren Gegensatz zu Davis u. Hirsh (1979), die SN_{10} bei allen von ihnen Untersuchten nachwiesen. Die Ursache für diesen Unterschied sehen wir darin, daß diese Autoren ausschließlich sedierte Kinder untersuchten, während wir sedierte und unsedierte Erwachsene gemessen haben. Dementsprechend waren die SN_{10}-Reizantworten nur bei *unsedierten* Personen schlechter erkennbar.

Die individuellen Werte der Amplituden von SN_{10} nehmen nicht immer zur nächst höheren Reizintensität zu, wohl aber die Mittelwerte des Gesamtkollektives. Die Standardabweichung sedierter und unsedierter Versuchspersonen oberhalb 50 dB Click HL ist höher als bei niedrigen Reizintensitäten. Die Amplitudenwerte von SN_{10} sind besonders bei höheren Lautstärken deutlich größer als die von P_6. Zwischen sedierten und unsedierten Personen stellt sich hier, wie bei P_6, kein signifikanter Unterschied dar (Abb. 2). Auch findet sich bis 60 dB Click HL ein Flachverlauf, man erkennt dann ebenfalls einen Wendepunkt, jedoch verläuft die Kurve anschließend steiler als bei den P_6-Kennlinien. Die Amplitudenwerte von P_6 und SN_{10} vergrößern sich bei mittleren Lautstärken mit zunehmender Reizintensität. Wir konnten aber auch hier feststellen, daß im individuellen Fall die Amplituden nicht immer von einer Reizintensität zur nächst höheren ansteigen, ein von Gerull (1977) auch für P_6 gefundenes Phänomen. Der Kennlinienknick wird von vielen Autoren für die Amplitude des Hörnervenpotentials N_1 beschrieben. Davis (1976) hat darauf hingewiesen, daß P_6 dem Hörnervenpotential in bezug auf Änderungen von Amplitude, Latenzzeit und Wellenform sehr ähnlich ist. Aus dem geknickten Kurvenverlauf glaubte Yoshi (1968) auf das Vor-

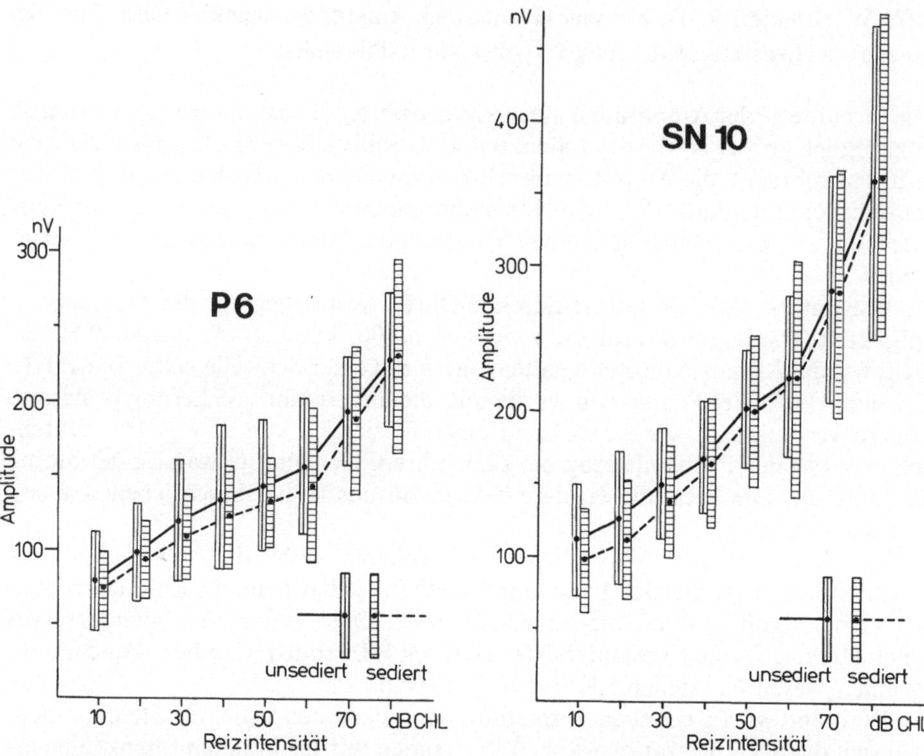

Abb. 1. Amplitudenkennlinien des schnellen akustisch evozierten Hirnstammpotentials P_6 beim sedierten und unsedierten Patienten. Deutlicher Knick bei 60 dB CHL

Abb. 2. Amplitudenkennlinien des langsamen akustisch evozierten Hirnstammpotentials SN_{10} von sedierten und unsedierten Patienten. Auch hier deutlicher Kennlinienknick bei 60 dB CHL

handensein von mindestens zwei Populationen sensorischer Einheiten schließen zu können; nämlich eine relativ kleine Population höher empfindlicher und eine große weniger empfindlicher Einheiten. Er meint, daß die Population mit niedriger Schwelle mit den äußeren Haarzellen identisch ist, während die inneren die höhere Schwelle aufweisen. Die Änderung der Wellenform bei etwa 60 dB Click HL (Davis 1976) und die Abnahme der Adaptation bei Erhöhung der Reizintensität von 60 auf 80 dB Click HL (Thornton u. Coleman 1975) läßt sich ebenfalls als Ausdruck der zwei unterschiedlichen Zellpopulationen deuten. Unserer Meinung nach sind die Kennlinien für SN_{10} und P_6 ebenfalls ein Hinweis darauf, wobei möglicherweise die zunehmende Entfernung von der Cochlea den Wendepunkt undeutlicher erscheinen läßt. Ferner fiel uns bei der Untersuchung auf, daß die individuelle Streuung oberhalb von 50 dB Click HL größer war als bei geringen Reizintensitäten. Eine signifikante Verkleinerung der Amplitudenwerte bei Sedierung mit ATOSIL konnten wir nicht feststellen. Allerdings fanden wir auch nicht die beschriebene deutliche Verbesserung des Signal-Störverhältnisses durch ATOSIL; das mag daran liegen, daß es sich um freiwillige, sehr motivierte Probanden handelte, die bei der Untersuchung von sich aus sehr ruhig waren.

Literatur

Battmer R-D (1980) Simultane Ableitung akustisch evozierter Hirnstamm- u. Hirnrindenpotentiale zur seitengetrennten u. topischen Diagnostik von Hörstörungen. Dissertationsschrift der Med Hochschule Hannover

Davis H, Hirsh SK (1979) A slow brainstem response for lowfrequency audiometry. Audiology 18:445–461

Gerull G (1977) Untersuchung akustisch evozierter Hirnstammreaktionen beim Menschen. Dissertationsschrift der Technischen Universität Berlin

Davis H (1976) Principles of electric response audiometry. Ann Otol Rhinol Laryngol [Suppl] 85:28

Thornton ARD, Coleman MJ (1975) The adaptation of cochlear and brainstem auditory evoked potentials in humans. Electroencephalogr Clin Neurophysiol 39:399–406

Yoshie N (1968) Auditory nerve action potential responses to clicks in human. Laryngoscope 78:198–215

W. H. Döring (Aachen): Die beiden Diagramme der Amplituden als Funktion des Schallpegels zeigen übereinstimmend einen Knickpunkt bei ca. 60 dB HL, den wir bei unseren Untersuchungen zum Anlaß nahmen, die Regressionskurven in den Bereichen oberhalb und unterhalb von 60 dB HL getrennt zu berechnen.

Für den unteren Abschnitt würde in Ihrer Darstellung die Kurve jedoch erst bei schätzungsweise – 20 dB HL und nicht – wie zu erwarten – bei ca. 0 dB die Abszisse schneiden. Könnte die Ursache möglicherweise in einer abweichenden Eichung der „dB HL" oder der Definition der Amplitude liegen?

M. Hoke (Münster): Sie erwähnen die 2-Populationstheorie, die auf Yoshie (1968) zurückgeht. Ausgehend von der Tatsache, daß der überwiegende Anteil der afferenten Hörnervenfasern zu den inneren Haarzellen zieht und daß (zumindest zum damaligen Zeitpunkt) noch keine sicheren Kriterien bekannt waren, zu den äußeren Haarzellen ziehende Hörnervenfasern zu identifizieren (abgesehen davon, daß die Funktion der äußeren Haarzellen weitgehend ungeklärt war), stellte Evans (1975) seine Recruitmenttheorie auf, die auf dem Verlust des scharf abgestimmten Segments der Tuningkurven beruht. Diese Theorie ist bis heute unwiderlegt [s. Eggermont (1977): Electrocochleography and recruitment].

108. M. Hoke, B. Lütkenhöner (a. G.), R. Wickesberg (a. G.), P. Staiger (Münster): Verschärfung der Frequenzspezifität durch Nachverdeckung und Adaptation bei Stimulation mit Pulsserien absteigender Trägerfrequenz in der BERA (Brainstem Evoked Response Audiometry) *

Neben der Topodiagnostik der Hörstörung („Ortsspezifität") ist die Ermittlung des Hörverlustes in Abhängigkeit von der Frequenz („Frequenzspezifität") wesentliches Ziel der audiometrischen Untersuchung. Die Brainstem Evoked Response Audiometry (BERA) ist dabei eine Untersuchungstechnik, die bei geeigneter Form des Schallreizes die Möglichkeit bietet, beide Ziele gleichermaßen zu erreichen. Allerdings ist die Verwendung mehrerer frequenzspezifischer Reize – z. B. Tonimpulse unterschiedlicher Trägerfrequenz – mit dem Nachteil verbunden, daß sich die erforderliche Untersuchungsdauer entsprechend vervielfacht, da der Zeitabstand zwischen zwei identischen Reizen (Interstimulusintervall, ISI_0) nicht beliebig klein gewählt werden kann, will man vermeiden, daß sich Phänomene wie Adaptation oder Ermüdung einstellen oder sich von aufeinanderfolgenden Rei-

* Diese Arbeit wurde mit Unterstützung der Deutschen Forschungsgemeinschaft (Sonderforschungsbereich 88, Teilprojekt B2) durchgeführt

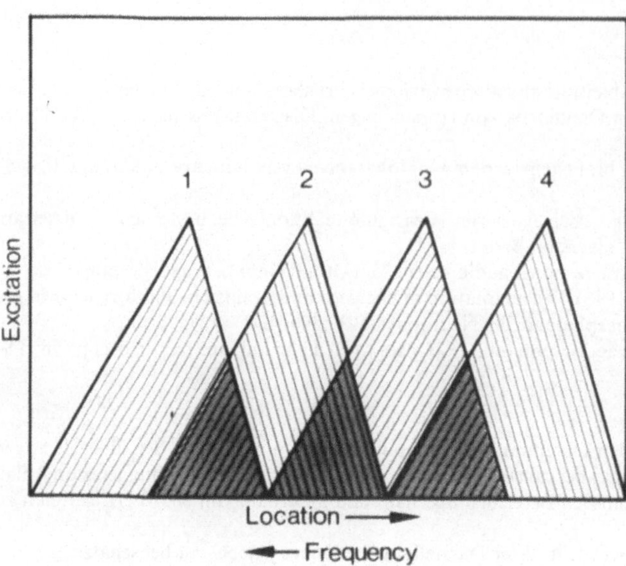

Abb. 1. Hypothetische Anregung der Cochlea mit Pulsserien absteigender Trägerfrequenz (schematisiert). Die Zahlen geben die zeitliche Reihenfolge der Pulse an. Schräge Schraffur markiert den Bereich vom vorausgehenden höherfrequenten Reiz unbeeinflußter Erregung an, während im vorangehenden, durch Rasterung hervorgehobenen Bereich eine Beeinflussung durch den vorhergehenden Reiz möglich ist

zen ausgelöste Potentialkomponenten überlagern. Dadurch ist die Anwendbarkeit dieses Verfahrens von vornherein limitiert.

Bei der Suche nach einem weniger zeitaufwendigen Lösungsweg stellten wir die Hypothese auf, daß es dann möglich sein müsse, das Interstimulusintervall weiter zu reduzieren, wenn nicht gleichartige Reize, d. h. Tonimpulse gleicher Trägerfrequenz, sondern Tonimpulse absteigender Trägerfrequenz aufeinanderfolgen, wie es in Abb. 1 schematisch dargestellt worden ist. Sollten vom jeweils vorausgehenden Reiz ausgelöste Effekte wie Adaptation (oder Ermüdung) und Vorverdeckung zum Zeitpunkt der Darbietung des nachfolgenden Reizes noch nicht abgeklungen sein, dann würde dies u. U. sogar noch die Frequenzspezifität des nachfolgenden Reizes verbessern. Es muß lediglich sichergestellt sein, daß die Wiederholungsrate, mit der eine solche Pulsserie – die jeweils mit dem höchstfrequenten Reiz beginnt – dargeboten wird, so bemessen ist, daß das ISI ausreichend groß bleibt.

Daß unsere Hypothese begündet ist, kann leicht aus Abb. 2 ersehen werden: Die Hirnstammpotentiale, die nacheinander mit Gaußtonimpulsen (Halbwertsdauer einheitlich 0,5 ms) mit den Trägerfrequenzen 4, 2 und 1,5 kHz sowie einem Gaußsogimpuls (Halbwertsdauer ebenfalls 0,5 ms, größte spektrale Leistungsdichte bei 1 kHz) ausgelöst worden sind, weisen nicht nur die erwartete Frequenzspezifität auf; vielmehr sind auch die Wellen I, III und V (in der Nomenklatur nach Jewett) bis fast in Schwellennähe ausgebildet. Dabei ist insbesondere beim 1-kHz-Reiz sehr deutlich in der bei Reizintensitäten zwischen 60 und 40 dB nHL sprunghaft auftretenden Latenzänderung zu erkennen, wie ein Übergang von der unspezifischen (durch zu große Reizintensität) zur spezifischen Anregung (40 dB nHL und darunter) erfolgt. Die vier Gaußimpulse wurden in der Reihenfolge 4–2–1,5–1 kHz dargeboten. Unsere Untersuchungen haben gezeigt, daß das ISI zwischen den Pulsen absteigender Trägerfrequenz bis auf 14 ms reduziert werden kann, ohne daß die eingangs genannten schädlichen Effekte auftreten. Bei einer

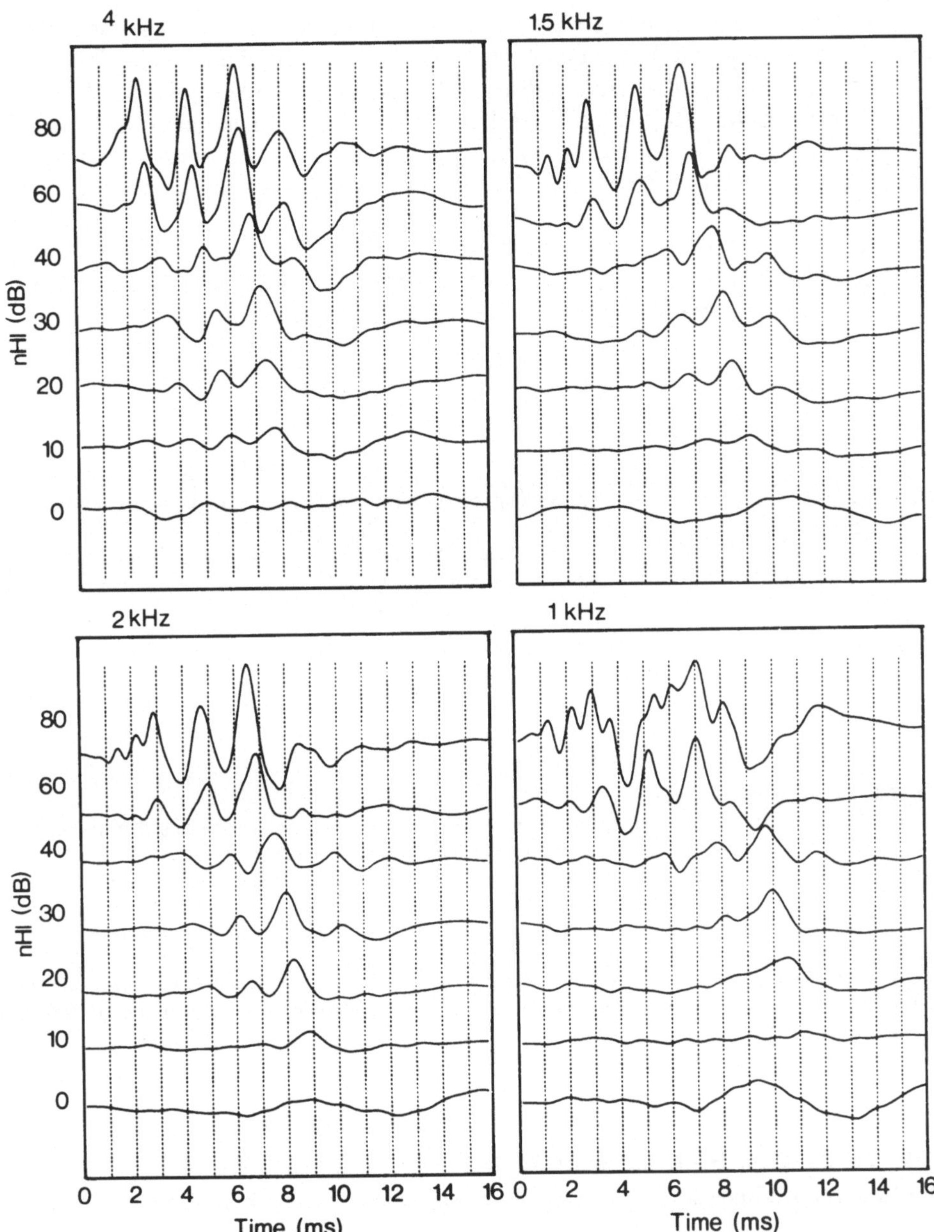

Abb. 2. Durch Gaußimpulsserien mit den Trägerfrequenzen 4, 2 und 1,5 sowie einem Gaußimpuls (maximale Anregung bei 1 kHz) ausgelöste Hirnstammpotentiale. ISI = 20 ms, Wiederholungsrate der Pulsserie 10/s

Wiederholungsrate der Pulsserie von 10/s ($ISI_0 = 100$ ms) können bis zu sechs Tonimpulse mit absteigender Trägerfrequenz nacheinander dargeboten werden, ohne daß sich die für einen Reiz allein erforderliche Untersuchungszeit verlängert.

Es soll noch darauf hingewiesen werden, daß die von Davis u. Hirsh (1979) als für niederfrequente Reize (1 000 Hz) spezifisch beschriebene Welle SN_{10} mit dem für 1 000 Hz spezifischen Gaußsogimpuls nicht reproduziert werden konnte. Lediglich bei hohen Reizintensitäten ist eine Deflektion angedeutet, die mit der von Davis u. Hirsh beschriebenen verglichen werden kann. Bei spezifischer Anregung (Reizintensität 40 dB nHL und darunter) ist diese Welle nicht mehr vorhanden.

Mit Hilfe der Highpass-noise-masking-Technik (Teas et al. 1962) konnte nachgewiesen werden, daß die verwendeten Reize die erwartete Frequenzspezifität aufweisen. Eine ausführliche Publikation ist in Vorbereitung.

Literatur

Davis H, Hirsh SK (1979) A slow brain stem response for low-frequency audiometry. Audiology 18:445–461

Teas DC, Eldredge DH, Davis H (1962) Cochlear responses to acoustic transients. An interpretation of whole-nerve action potentials. J Acoust Soc Am 34:1438–1489

W. H. Döring (Aachen): Die gezeigten Reize weisen aufgrund ihrer notwendigerweise kurzen Dauer ein relativ flaches spektrales Maximum auf.

Wie läßt sich bei einer stark ansteigenden oder abfallenden Hörschwellenkurve vermeiden, daß die Hörschwelle möglicherweise nicht bei der gewünschten Frequenz, sondern im benachbarten, besser hörenden Frequenzbereich bestimmt wird?

M. Hoke (Münster); Schlußwort:

Zu Herrn Finkenzeller: Mit Ortsspezifität war nicht die Tonotopie gemeint, sondern die Zuordnung bestimmter Potentialkomponenten zu bestimmten Bereichen des auditorischen Systems.

Zu Herrn Döring: Ein Steilabfall kann in seltenen Fällen zu Problemen führen. In der Regel ist er sehr leicht an einem deutlichen Knick der Latenzfunktion zu erkennen, der dann auftritt, wenn niederfrequente Anteile des Reizes noch effektiv sind, während aus dem Bereich der Mittelfrequenz des Reizes keine Antwort mehr erfolgt.

Zu Herrn Berg: Auch für die von uns vorgestellte Technik gilt noch die „Schallmauer" von 1 000 Hz. Wir arbeiten z. Z. aber an einer anderen Reizform, mit deren Hilfe wir hoffen, die Grenze auf 500 Hz drücken zu können.

109. Th. Janssen, H.-J. Steinhoff, H. Ramthun (a. G.) (München): Untersuchung des Latenzverhaltens der Hirnstammpotentiale bei cochleärer Hochtonschwerhörigkeit

Eine frequenzspezifische Auslösung von Hirnstammpotentialen mit breitbandigen Reizen ist prinzipiell nicht möglich. Es wurde daher versucht, mit Reizen verschiedener Frequenzschwerpunkte zu einer frequenzspezifischen Aussage über einen Hörverlust zu gelangen: Davis u. Hirsh (1976), Debruyne u. Forrez (1982), Gerull u. Mitarb. (1974), Hayes u. Jerger (1982), Hoke (1978, 1983), Hoke u. Mitarb. (1980), Mrowinski (1979), Kodera u. Mitarb. (1977), Suzuki u. Mitarb. (1977, 1981). Die Ergebnisse und die daraus resultierenden Empfehlungen für die

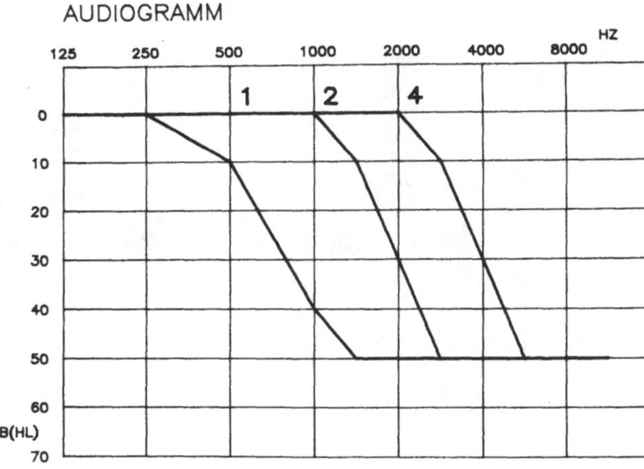

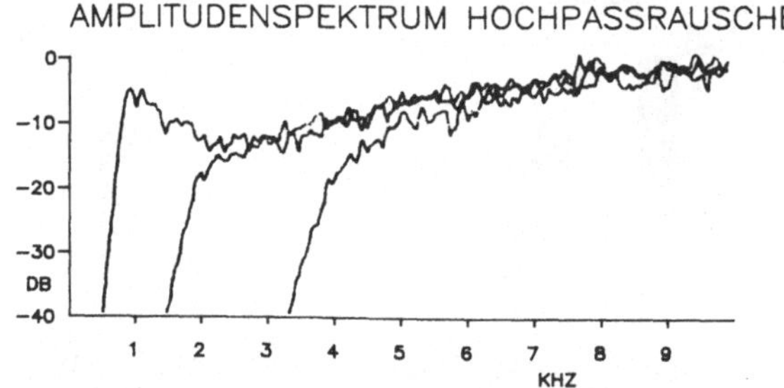

Abb. 1. Simulation von Hochtonabfällen durch Maskierung der Basilarmembran mit hochpaßgefiltertem Rauschen. Tonschwellen 4, 2, 1 mit 30 dB (HL)/Oktave Steilabfall oberhalb 2 kHz, 1 kHz, 500 Hz, ermittelt an einer Normalhörenden unter hochpaßgefiltertem gleichmäßig verdeckenden Rauschen mit den Filtereckfrequenzen 4 kHz, 2 kHz, 1 kHz. Verwendete Filter (Butterworth): 16 poliges Hochpaßfilter mit einstellbarer Filtereckfrequenz, 2 poliges Tiefpaßfilter mit 281,8 Hz, 2 poliges Hochpaßfilter mit 12195 Hz

klinische Anwendung sind unterschiedlich. Um die Frequenzspezifität von Hirnstammpotentialen unter reproduzierbaren Bedingungen genauer untersuchen zu können, haben wir verschiedene Formen cochleärer Hochtonschwerhörigkeit durch Maskierung der Basilarmembran mit hochpaßgefiltertem Rauschen an Normalhörenden simuliert. Die unter Hochpaß-Rauschen mit den Filtereckfrequenzen 4 kHz, 2 kHz und 1 kHz ermittelten Tonschwellen zeigen im Audiogramm einen Abfall der Hörschwelle bei 2 kHz, bei 1 kHz und bei 500 Hz mit jeweils 30 dB/Oktave steiler Flanke. Die im oberen Frequenzbereich horizontal verlaufende Hörschwelle liegt bei 50 dB (HL). Die verschiedenen Hochtonabfälle sind nach der Eckfrequenz des hochpaßgefilterten Rauschens mit 4, 2 und 1 bezeichnet (s. Abb. 1).

Die Ableitung der Hirnstammpotentiale wurde bei akustischer Reizung mit drei verschiedenen Gauß-Impulsen G 01 (Halbwertsbreite t = 0,1 ms, Frequenzbandbreite B/2 = 5 kHz), G 03 (t = 0,3 ms, B/2 = 1,666 kHz) und G 06 (t = 0,6 ms, B/2 = 0,833 kHz) und bei drei verschiedenen Gauß-Tonimpulsen F 1 (Trägerfrequenz f = 1 kHz, Halbwertsbreite t = 4 ms, Frequenzbandbreite B = 0,25 kHz), F 2 (f = 2 kHz, t = 2 ms, B = 0,5 kHz) und F 4 (f = 4 kHz, t = 1 ms, B = 1 kHz) im unmaskierten Zustand und unter Hochpaß-Rauschen an sechs Normalhörenden im Pegelbereich zwischen 10 dB (HL) und 80 dB (HL) vorgenommen. Latenz- und Amplitudenänderung (Welle V), die sich bei den simulierten Hochtonabfällen bei akustischer Reizung mit den verschiedenen Gauß-Impulsen und Gauß-

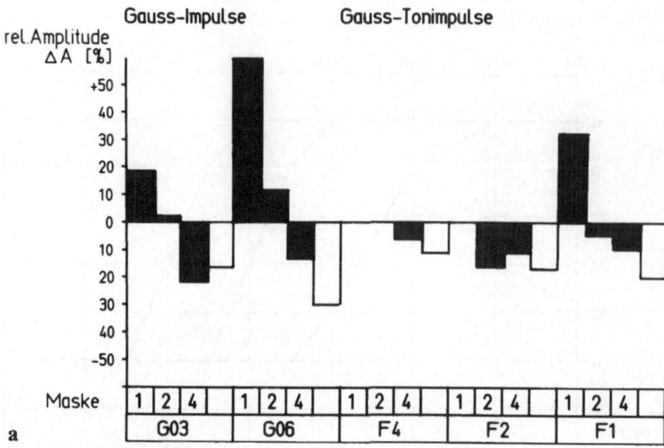

a

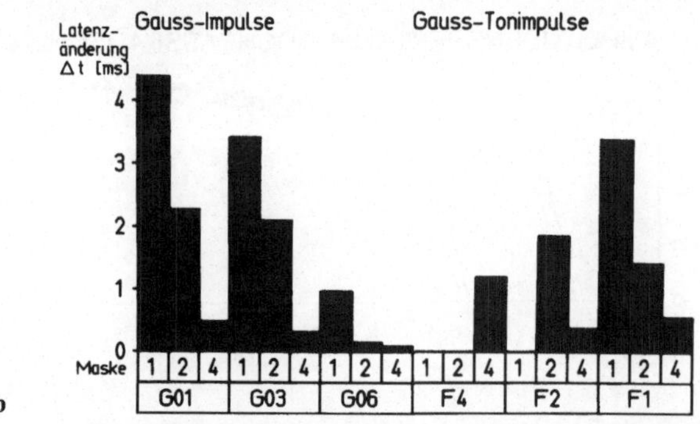

b

Abb. 2. a Latenzänderung (Jewett V) bei Maskierung der Basilarmembran mit hochpaßgefiltertem Rauschen, bezogen auf die im unmaskierten Zustand ermittelte Latenz. Mittelwert aus n = 6. 4, 2, 1 kennzeichnet die simulierten Hochtonabfälle (s. Abb. 1). Die zur Potentialauslösung verwendeten Reize sind: Gauß-Impulse G 01, G 03, G 06 mit 0,1, 0,3, 0,6 ms Halbwertsbreite und Gauß-Tonimpulse F 1, F 2, F 4 mit Trägerfrequenz f = 1 kHz, 2 kHz, 4 kHz und Halbwertsbreite 4/f. **b** Vergleich der Potentialamplituden im unmaskierten Zustand (ohne Schraffur), bei den Hochtonabfällen 4, 2, 1. Bezugswert ist die beim G 01 ermittelte Potentialamplitude. Mittelwert aus n = 6. Konstante Summationszahl und Verstärkung. Ableitfilter: 20 Hz (6 dB/Okt.) Hochpaß, 1,5 kHz (24 dB/Okt.)

Tonimpulsen ergeben, sollen im folgenden bei einem Reizpegel von 40 dB (HL) betrachtet werden.

Abbildung 2a zeigt die an sechs Normalhörenden registrierte Latenzverschiebung (Mittelwert), die sich bei den verschiedenen Hochtonabfällen (4, 2, 1) bei den verschiedenen Reizen ergeben. Bezugswert ist die an den Normalhörenden im unmaskierten Zustand gemessene Latenz.

Bei zunehmender Maskierung der Basilarmembran (Hochtonabfall 4, 2, 1) wird das mit dem breitbandigen Gauß-Impuls G 01 ausgelöste Hirnstammpotential in seiner Latenz in sehr viel größerem Maße beeinflußt als es bei akustischer Reizung mit dem Gauß-Impuls G 03 und G 06 der Fall ist.

Mit Verschiebung des Reizfrequenzschwerpunktes in den Tieftonbereich fällt die durch die Hochtonabfälle bedingte Latenzverschiebung kleiner aus. Am deutlichsten zeigt sich das unterschiedliche Latenzverhalten beim Hochtonabfall 1. Das mit dem breitbandigen Gauß-Impuls G 01 ausgelöste Hirnstammpotential weist hier eine Latenzverschiebung auf, die mit über 4 ms wesentlich größer ist als die Latenzverschiebung (kleiner 1 ms), die beim gleichen Hochtonabfall bei Reizung mit dem tieffrequenten Gauß-Impuls G 06 ermittelt wurde.

Setzt man einen Zusammenhang zwischen Latenzverschiebung und Verschiebung des für die Potentialauslösung relevanten Erregungsortes auf der Basilarmembran voraus, so darf geschlossen werden, daß bei Reizung mit dem breitbandigen Gauß-Impuls G01 Reaktionen aus dem basalen Bereich der Cochlea, beim tieffrequenten Gauß-Impuls G06 Reaktionen aus dem apikocochleären Bereich für die Bildung des Hirnstammpotentials maßgebend sind. Beim breitbandigen Reiz erfolgt eine deutliche, beim tieffrequenten Reiz nur eine geringfügige Verschiebung der Latenz, wenn der obere und mittlere Hörfrequenzbereich durch Hochpaß-Rauschen maskiert wird. Die durch die Tonimpulse ausgelösten Hirnstammpotentiale weisen jeweils da ihre größte Latenzverschiebung auf, wo ihre Frequenzschwerpunkte den maskierten Hörbereich treffen. Beim Tonimpuls F4, mit Frequenzschwerpunkt im oberen Frequenzbereich, ergibt sich beim Hochtonabfall 4 im Vergleich zum Gauß-Impuls G01 eine größere Verschiebung der Latenz. Beim Hochtonabfall 2 und 1 konnten Hirnstammpotentiale nicht an allen Probanden sicher abgeleitet werden. Die mit dem Tonimpuls F2 und dem Gauß-Impuls G03, mit ähnlichen Frequenzschwerpunkten, beim Hochtonabfall 4 und 2 ausgelösten Hirnstammpotentiale zeigen ein ähnliches Latenzverhalten. Beim Hochtonabfall 1 war beim schmalbandigen Tonimpuls F2 eine sichere Potentialableitung nicht möglich. Die durch die Hochtonabfälle bedingte Latenzverschiebung beim Tonimpuls F1 ist im Vergleich zum Gauß-Impuls G06 deutlich unterschiedlich, obwohl beide Reize ihre Frequenzschwerpunkte im Tieftonbereich haben. Möglicherweise sind bei Reizung mit dem Tonimpuls F1 im unmaskierten Zustand die ersten Zyklen mit am Fußpunkt der Gaußumhüllenden kleineren Reizamplituden, bei zunehmender Maskierung spätere Reizzyklen mit größeren Reizamplituden potentialauslösend.

Der Vergleich der Potentialamplituden zeigt, daß bei Maskierung des Hörbereichs oberhalb 1 kHz, die mit den tieffrequenten Reizen ausgelösten Potentiale eine größere Amplitude aufweisen, als es bei Reizung mit dem breitbandigen Gauß-Impuls G01 der Fall ist. Abbildung 2 zeigt die an den sechs Normalhörenden beim Reizpegel von 40 dB (HL) ermittelten Amplituden der Welle V, die sich bei den verschiedenen Reizen bei den simulierten Hochtonabfällen ergeben. Bezugswert ist die beim gleichen Hochtonabfall beim G01 ermittelte Potentialamplitude. Im Falle des unmaskierten Zustands (ohne Schraffur) und bei Maskierung des oberen Hörfrequenzbereiches (Hochtonabfall 4) weisen alle Reize im Vergleich zum G01 eine deutlich kleinere Potentialamplitude auf. Beim Hochtonabfall 2 und 1 weisen die mit den Reizen G03, G06, F1 ausgelösten Potentiale eine größere Amplitude auf, wobei der Gauß-Impuls G06, mit Frequenzschwerpunkt unter 1 kHz gegenüber dem G01 mit über 50% die größte Amplitude hat. Bei den Tonimpulsen F4 und F2 ergibt sich eine kleinere Amplitude oder keine sichere Potentialableitung. Latenz- und Amplitudenverhalten lassen darauf schließen, daß die mit den vorgestellten Reizen ausgelösten Hirnstammpotentiale unter den in dieser Stelle vorgegebenen Bedingungen frequenzspezifisch sind. Die Empfehlungen, die sich aus dieser Studie für die klinische Anwendung ableiten läßt, lautet:

Zur Erkennung und Beschreibung einer cochleären Hochtonschwerhörigkeit beim Patienten sollte neben der Latenzverschiebung des mit einem breitbandigen Reiz ausgelösten Hirnstammpotentials als zusätzliches Kriterium das unterschiedliche Latenzverhalten herangezogen werden, das sich bei akustischer Reizung mit Gauß-Impulsen und Gauß-Tonimpulsen verschiedener Frequenzschwerpunkte ergibt.

Literatur

Davis H, Hirsh SK (1976) The audiometric utility of brainstem responses to low-frequency sounds. Audiology 15:181–185

Debruyne F, Forrez G (1982) On-effect in brainstem electric response audiometry. Consequences for the use of tone-bursts. ORL 44:36–42

Hayes D, Jerger J (1982) Auditory brainstem response to tonepips: results in normal and hearing-impaired subjects. Scand Audiol 11:133–142

Hoke M, Lütkenhöner B, Bappert E (1980) Brainstem evoked responses specific to low-frequency region. Scand Audiol [Suppl] 11:105–114

Kodera K, Yamane H, Yamada O, Suzuki J-I (1977) Brain stem response audiometry at speech frequencies. Audiology 16:469–479

Mrowinsky D (1979) Hirnstamm-Audiometrie bei cochleären Funktionsstörungen. Z Hörgeräte Akustik [Sonderheft] 24–28

Rudolph N, Mrowinski D, Giesen M, Gerull G (1974) Clinical experience with an early AER of 6–10 ms latency. Rev Laryngol 95:566 ff

Suzuki T, Hirai Y, Horiuchi K (1977) Auditory brain stem responses to pure tone stimuli. Scand Audiol 6:51–56

Suzuki T, Horiuchi K (1981) Rise time of pure tone stimuli in brain stem response audiometry. Audiology 20:101–112

G. Gerull (Berlin): Wir können aus der Routine bestätigen, daß für die Bestimmung eines Tiefton-Restgehörs ein breiter Gauß-Impuls geeigneter ist als der Click. Gute Kurven bekommt man allerdings nur bei sehr niedriger unterer Grenzfrequenz des Ableitfilters

W. H. Döring (Aachen): Ihre Ergebnisse bestätigen die von uns 1982 in diesem Kreis vorgetragenen Beobachtungen über die Zunahme der Latenzen der Wellen I und V mit zunehmendem Hochton-Hörverlust. Durch unsere Modellversuche konnten wir diesen Zusammenhang für den Click-Schallreiz quantifiziert in einem Kennlinienfeld darstellen. Der Erregungsbereich auf der Basilarmembran für den Click-Schallreiz wurde von Eggermont in mehreren Arbeiten (1976–1978) experimentell für verschiedene Schallpegel bestimmt.

Welche zusätzlichen Informationen gewinnen Sie dadurch, daß Sie neben der Messung mit dem Click noch eine Messung mit einem tieffrequenten Schallreiz durchführen?

Th. Jansen (München); Schlußwort:
Zu Herrn Döring: Bei Hochtonabfällen im unteren Frequenzbereich weisen die mit dem Tieffrequenten Gauß-Impuls in Schwellennähe abgeleiteten Potentiale eine größere Amplitude auf als es bei akustischer Reizung mit dem breitbandigen Gauß-Impuls der Fall ist. Auch an den von uns untersuchten Patienten mit Hörresten im Tieftonbereich konnten Hirnstammpotentiale beim tieffrequenten Gauß-Impuls schwellennäher abgeleitet werden.

Der für die Potentialauslösung relevante Erregungsort auf der Basilarmembran ist sicherlich pegelabhängig. Latenz- und Amplitudenverhalten der mit dem breitbandigen und dem tieffrequenten Reiz bei 40 dB (HL) ausgelösten Potentiale weisen darauf hin, daß der für die Potentialauslösung relevante Erregungsort beim breitbandigen Reiz mehr im basalen, beim tieffrequenten Reiz mehr im apiko-cochleären Bereich liegt. Bei Einstellung der Filtereckfrequenz des hochpaßgefilterten Rauschens auf 10 kHz kann noch eine Latenzverschiebung gegenüber dem unmaskierten Zustand (etwa 0,5 ms) bei Reizung mit dem breitbandigen Gauß-Impuls (bei 40 dB (HL)) registriert werden. Bei akustischer Reizung mit dem tieffrequenten Gauß-Impuls zeigt sich erst bei Einstellung der Filtereckfrequenz auf 1 kHz eine vergleichbare Potentialverschiebung.

110. D. Mrowinski, G. Gerull (Berlin): Untersuchung des Richtungshörens mit Hirnstamm-Potentialen

Beim binauralen Hören tragen sowohl Zeit-, als auch Intensitätsunterschiede zur Bestimmung der Richtung einer Schallquelle bei. Da die Abschattung durch den

Kopf frequenzabhängig ist, werden Signale tiefer Frequenz überwiegend über Zeitverzögerungen, hochfrequente Ereignisse dagegen über Intensitätsdifferenzen lokalisiert. Werden breitbandige Signale (wie Klicks) beidohrig über Kopfhörer angeboten, so kann eine monaurale Intensitätserhöhung, die eine Änderung des Richtungseindrucks zur Folge hat, durch eine geeignete Zeitverschiebung kompensiert werden. Entsprechende Trading-Funktionen, die von verschiedenen Verfassern aufgenommen worden sind, verlaufen nicht linear: Im Bereich höherer Schallpegel ist zur Kompensation einer bestimmten Intensitätsdifferenz ein geringerer Zeitunterschied erforderlich als bei leiserem Reiz.

Eine objektiv leicht meßbare Verknüpfung von Intensität und Zeitverschiebung ist mit der Pegel-Latenz-Funktion des Hörnervenaktions-Potentials oder auch der Hirnstammreaktion „Jewett V" gegeben (Latenzhypothese von Deatherage u. Hirsh 1959). Dieser Zusammenhang ist von uns für die Jewett-V-Reaktion überprüft worden. Obwohl beide Funktionen von der Linearität stark abweichen, stimmen die Steigungen der subjektiv ermittelten Trading-Verläufe zweier Verfassergruppen im gesamten Pegelbereich mit dem Latenzverlauf gut überein.

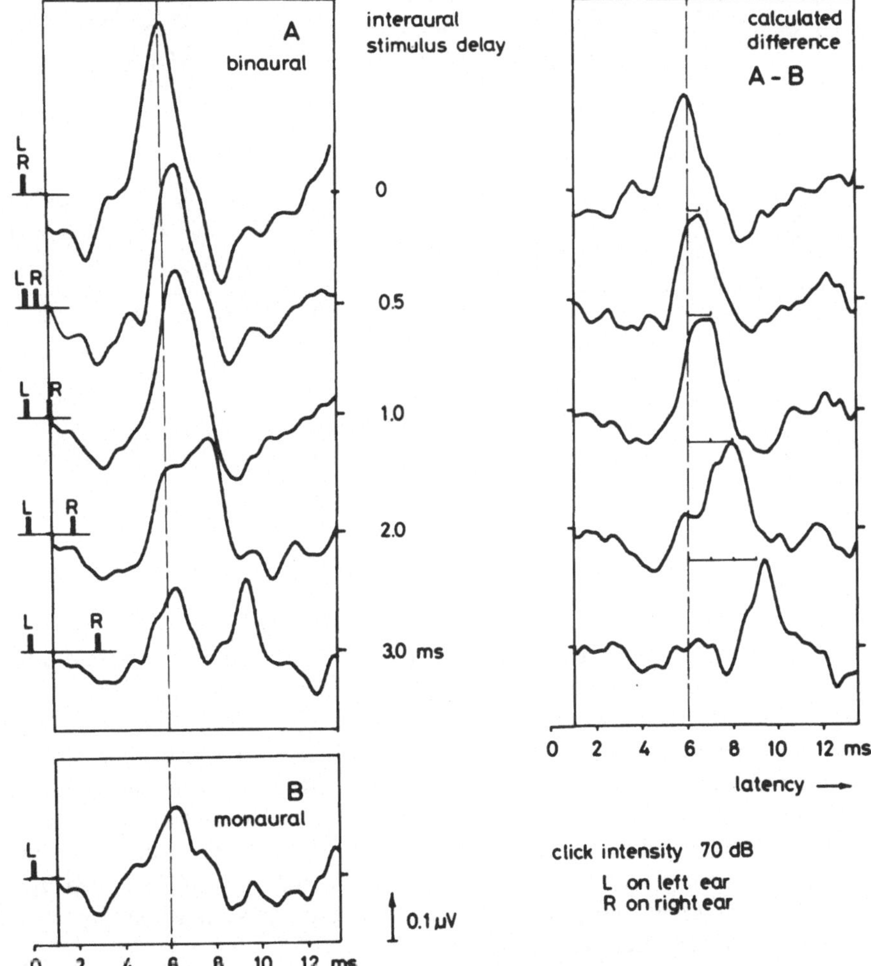

Abb. 1

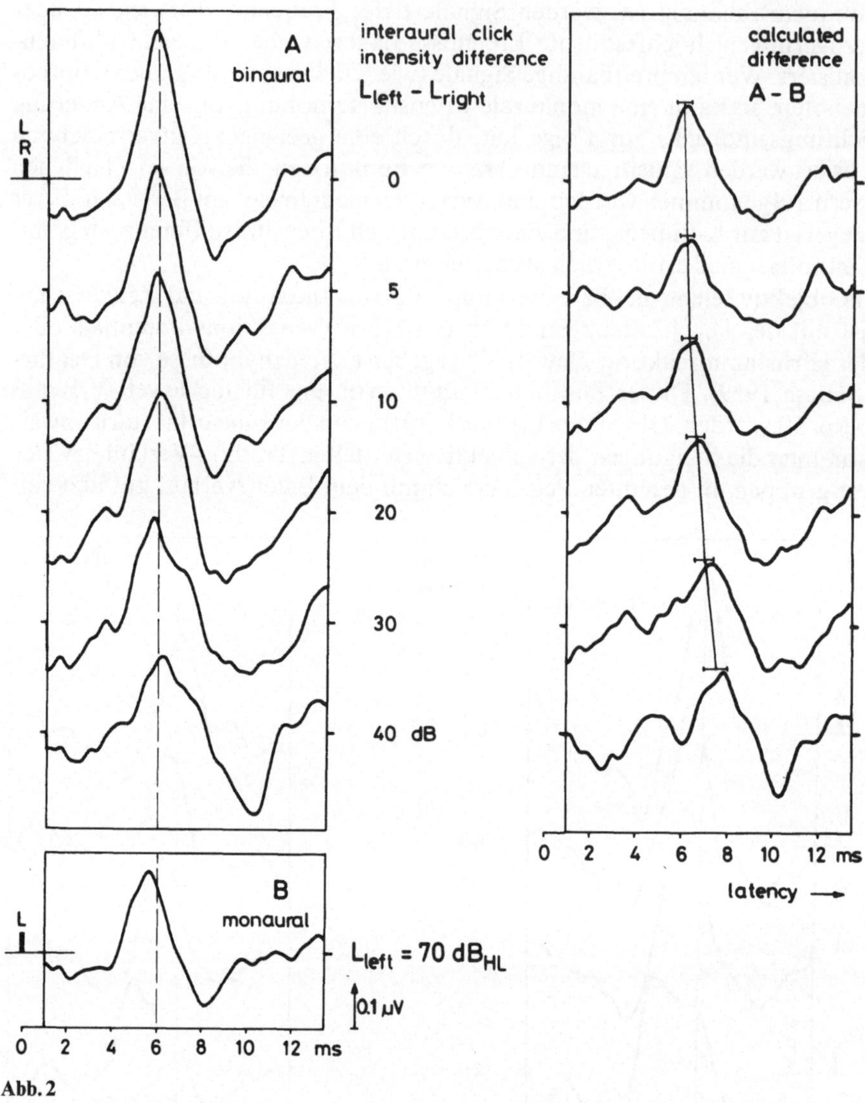

Abb. 2

Experimentell sollte untersucht werden, wie sich die Hörbahnreaktionen bei binauraler Klickreizung überlagern. Die einfachste derartige Untersuchung ist die des Amplitudenzuwachses bei binaural gleicher Klick-Reizung. Hier liegen von verschiedenen Verfassern die unterschiedlichsten Ergebnisse vor, wobei viel von der richtigen Lage der indifferenten Elektrode sowie von einer genügend tiefen Grenzfrequenz des Ableitfilters abhängt. Unsere Versuche mit negativer Elektrode im Nacken und einer Grenzfrequenz von 20 Hz ergaben im Mittel eine Amplitudenerhöhung von 83%. Entsprechende Werte um 100% liegen auch von Khevanishvili (1980) vor, die darauf hindeuten, daß eine unabhängige Überlagerung beider Hörbahnanteile zu erwarten ist.

Interessanter sind Versuche mit interauralem Pegel- oder Zeitunterschied. In Abb. 1 sind von einer Normalperson Hirnstammreaktionen für Klickreize von 70 dB (HL) abgeleitet worden, die an beiden Ohren verzögert eintreffen. Erst bei größeren Reizabständen sind die beiden überlagerten Reaktionen unterscheidbar. Um die Additivität der Reaktion zu prüfen, wird jetzt von der Summenkurve die zeitliche konstante monaural ausgelöste Reaktion subtrahiert. Das Ergebnis erscheint in der rechten Bildhälfte: Die verbliebene evozierte Reaktion ist normal ausgebildet und genau um den Zeitverzug verschoben. Bei Pegeldifferenzen zwischen beiden Ohren (Abb. 2) treten ähnliche Überlagerungen auf. Nach der Subtraktion der monauralen Reaktion konstanten Pegels zeigen die Differenzkurven genau den Latenzverlauf, welcher der Pegel-Latenz-Normalfunktion für den rechten Reiz allein entspricht. Beide Untersuchungen sind an fünf Normalpersonen bei Pegeln von 70 und 40 dB (HL) durchgeführt worden. Andere Autoren haben in entsprechenden Untersuchungen vorwiegend binaural identische Reize verwendet. Hier ging es u. a. Dobie u. Norton (1980) sowie Levine (1981) darum, die Differenz zwischen der binauralen und der Summe der beiden monauralen Reaktionen zu ermitteln. Dieser Rest, genannt „Binaurale Interaktion", ist von sehr geringer Amplitude und beeinflußt die Latenz der Jewett-V-Reaktion nicht nachweisbar. Das Ergebnis unserer Untersuchungen ist offenbar, daß noch in der Höhe des Colliculus Inferior oder des Lemniscus Lateralis, wo der Ursprung der Jewett-V-Reaktion vermutet wird, voneinander unabhängige Information beider Hörbahnseiten vorliegen, so daß ein wesentlicher Anteil der genauen Richtungsbestimmung noch nach einer Latenz von 6 msec durchgeführt werden kann.

Diese Ergebnisse erscheinen uns interessant für das Verständnis der Hörbahnfunktion, aber die klinische Anwendung der oben demonstrierten Technik ist z. Z. nicht vordringlich. Laufzeitdifferenzen auf beiden Hörbahnseiten können durch vielfältige Ursachen entstehen (z. B. Multiple Sklerose oder Hirntumoren), sind aber gerade wegen der Unabhängigkeit der beiden Reaktionen auch monaural nachweisbar.

Literatur

Deatherage BH, Hirsh IJ (1959) J Acoust Soc Am 31:486
Dobie RA, Norton SJ (1980) Electroencephalogr Clin Neurophysiol 49:303
Khevanishvili Z (1980) Scand Audiol 9:75
Levine RA (1981) Ann Neurol 9:384

Von Wedel (Bonn): Kann der Click mit Schwerpunkt seines Spektrums bei 2 kHz überhaupt zur Erfassung interauraler Laufzeitphänomene, die vom Gehör in der Regel nur bis ca. 1,6 kHz ausgewertet werden, ausreichende Informationen liefern?

Können interaurale Laufzeiten >2 ms im Rahmen des Trading zu einem Intensitätsdifferenzausgleich zwischen beiden Ohren überhaupt verwendet werden, da beide Impulse separiert zu überlagerten Einzelhirnstammpotentialantworten führen?

W. H. Döring (Aachen): In der Literatur zur Messung der binauralen Interaktion werden durchweg Reaktionen im Bereich der Wellen III–VII angegeben, also bereits deutlich unterhalb der Ebene der Welle V. Bei unseren eigenen Untersuchungen konnten wir diesen Effekt durch Subtraktion der monotischen von der binauralen Messung – wie Sie es beschrieben haben – nicht nachvollziehen, sondern erst, als wir die Summe der links und rechts monotisch evozierten Reaktionen von der binauralen Messung subtrahierten, so daß die sehr kleinen Änderungen reproduzierbar erkennbar wurden.

D. Röser (Frankfurt a. M.): Die Untersuchungen bilden zum binauralen Hören einen wesentlichen Beitrag. Die beim Richtungshören größtmögliche Laufzeitdifferenz von 0,6 ms schlägt sich zwar nicht konkret nieder, dafür aber die minimale künstliche Zeitdifferenz, die ein Auseinanderfallen der beiden Hörbilder bewirkt, nämlich von 20 ms.

G. Gerull (Berlin); Schlußwort: Es muß nochmals betont werden, daß die sog. binaurale Interaktion nicht Gegenstand dieser Untersuchung war. Uns war besonders wichtig der Zusammenhang zwischen der objektiven Pegel-Latenzlinie und den subjektiven Trading-Funktionen sowie der Nachweis, daß die Jewett-V-Reaktionen für beide Seiten weitgehend unabhängig ausgebildet werden.

111. J. Kießling (Gießen): Zur Verstärkungs- und Kompressionsvorwahl bei der Hörgeräteanpassung. – Ein Vergleich hirnstamm- und sprachaudiometrischer Daten

Die Anpassung von Hörgeräten bei kooperationsunfähigen Patienten stellt sich als schwierige Aufgabe dar. Insbesondere bei schwerhörigen Kleinkindern sollte die Hörgeräteversorgung bereits im zweiten Lebenshalbjahr abgeschlossen sein, wobei eine schalltraumatische Belastung des Gehörs ausgeschlossen werden muß. Eine Möglichkeit, die erforderlichen Einstellungen bezüglich Verstärkung und Kompressionsverhalten abzuklären, bietet die Hirnstammaudiometrie (BERA). Durch Vergleich der individuellen Amplitudenkennlinie mit der Norm ergeben sich Anhaltswerte für den Verstärkungs- und Kompressionsbedarf (Kießling 1983).

Um die Brauchbarkeit dieses Verfahrens für die klinische Praxis zu überprüfen, wurden die hirnstammaudiometrischen Befunde von 59 Schallempfindungsschwerhörigen ausgewertet. Unabhängig davon kann der Verstärkungs- und Kompressionsbedarf aus dem jeweiligen Einsilberverständnis abgeleitet werden. Die Kenndatenbestimmung aus den sprachaudiometrischen Befunden wurde in 205 Fällen durchgeführt. Die sprachaudiometrisch ermittelten Kenndaten werden mit denen aus der Hirnstammaudiometrie verglichen.

Bezüglich des Verstärkungsbedarfs ergibt sich aus den BERA-Befunden eine Verteilung mit Schwerpunkt um 45 dB. Die sprachaudiometrische Auswertung liefert Verstärkungswerte, deren Schwerpunkt bei etwa 40 dB liegt. Der geringfügig höhere Verstärkungsbedarf bei elektrophysiologischer Abschätzung mag darauf zurückzuführen sein, daß die Hirnstammaudiometrie bevorzugt den Bereich höherer Frequenzen erfaßt. Dort sind die Hörverluste häufig am größten. Insgesamt überrascht jedoch die gute Übereinstimmung der Resultate bei derartig unterschiedlichen Schätzverfahren.

Der hirnstammaudiometrisch bestimmte Kompressionsverlauf liegt zu 50% zwischen 0,36 und 0,57 (Quartilgrenzen). Für die sprachaudiometrische Abschätzung sind verschiedene Ansätze denkbar. Legt man sinnvolle Annahmen für Eingangs- und Restdynamik zugrunde, so benötigt etwa die Hälfte der Hörgeräteträger einen Kompressionsfaktor um 0,5. Auch in diesem Punkt ist die Übereinstimmung der Ergebnisse auffällig gut. Weniger gut korreliert der abgeschätzte Kompressionsbedarf mit den Kompressionsfaktoren gebräuchlicher Hörgeräte.

Unter diesem Aspekt wurden die Kompressionsfaktoren von 32 eingangspegelgeregelten Geräten, die von drei Marktführern 1982 in der Bundesrepublik angeboten wurden, ausgewertet. Interessanterweise werden bevorzugt Geräte mit größerer Kompressionswirkung angeboten, als es aufgrund unserer Untersuchungen angezeigt erscheint. So liegen die Kompressionsfaktoren auf der Angebotsseite zu 50% zwischen 0,20 und 0,32. Das bedeutet, weniger als ein Viertel der auf dem Markt befindlichen Hörgeräte deckt den Bedarf von 75% aller Hörgeräteträger ab. Dieses Mißverhältnis stellt sich etwas günstiger dar, wenn man berücksichtigt, daß bei manchen Geräten das Kompressionsverhältnis variiert werden und somit dem Bedarf besser angepaßt werden kann.

Aufgrund der erstaunlich guten Übereinstimmung der hirnstamm- und sprachaudiometrischen Abschätzung des Verstärkungs- und Kompressionsbedarfs, muß die Hörgerätevorauswahl auf der Basis der Hirnstammaudiometrie bei nicht-kooperationsfähigen Patienten als durchaus sinnvoll angesehen werden. Unsere klinischen Erfahrungen bestätigen diesen Eindruck. Dementsprechend erweist sich die Hörgerätevoreinstellung auf der Grundlage der BERA-Befunde als wertvolle Hilfe bei der klinischen Hörgeräteanpassung.

Literatur

Kießling J (1983) Hörgeräteanpassung auf der Grundlage objektiver audiometrischer Verfahren. Median-Verlag, Heidelberg

J. Kießling (Gießen); Schlußwort:
Zur Frage von Herrn Berg: Die Bestimmung des Verstärkungsbedarfs an Hand der hirnstammaudiometrischen Befunde beruht nicht auf der Schwellenbestimmung, sondern geht vom überschwelligen Gehör aus.

112. W. H. Döring (Aachen): Die Eignung überlagerter Potentiale mittlerer Latenz (SMLR) zur Hörschwellenbestimmung im Frequenzbereich um 500 Hz

Im Gegensatz zu den akustisch evozierten Hirnstammpotentialen zeigen die Potentiale mittlerer Latenz (MLR) auch bei Schallreizen mit spektralem Maximum im Frequenzbereich unter 1 000 Hz eine gute Ausprägung (Scherg 1983). Es wurde daher untersucht, ob diese Potentiale unter Anwendung geeigneter Meß- und Auswerteverfahren zu einer objektiven Bestimmung der Hörschwelle im Frequenzbereich um 500 Hz geeignet sind.

Will man zur Hörschwellenbestimmung nicht die Form der Potentiale, sondern nur deren Amplitude auswerten, so bietet sich an, die den Potentialen mittlerer Latenz eigene Quasi-Periodizität von ca. 25 ms zur Amplitudenerhöhung auszunutzen, indem man ein Interstimulus-Intervall von genau einer Periode (25 ms $\triangleq$ 40 Hz) wählt. Das durch jeden Stimulus erneut ausgelöste Potentialmuster überlagert sich annähernd phasenrichtig mit den vorhergehenden Potentialmustern, so daß sich z. B. in einem Meßzeitfenster von 70 ms durch dreifache

Überlagerung der Potentiale ein periodisches Muster von ca. dreifacher Amplitude ergibt (Galambos 1980). Dieses Verfahren läßt sich wegen des günstigen Störabstandes aufgrund der größeren Signalamplituden auch bei solchen Patienten erfolgreich einsetzen, die sich nur schlecht entspannen können.

Zur Unterscheidung von den durch einzelne Schallreize hervorgerufenen „Potentialen mittlerer Latenz" (Middle Latency Responses, MLR), die ein völlig anderes Muster als die „überlagerten Potentiale mittlerer Latenz" aufweisen, wird vorgeschlagen, diese mit dem Terminus "Superposed Middle Latency Responses (SMLR)" zu belegen.

Für einen 500-Hz-Sinus-Stimulus (2 ms Anstieg/Abfall, 2 ms Plateau, alternierende Phasenlage) konnte durch Verdeckungsversuche mit hochpaßgefiltertem Rauschen (96 dB/Okt.) gezeigt werden, daß diese Potentiale durch die Maskierung des Frequenzbereiches $>1\,000$ Hz und <250 Hz nur wenig beeinflußt werden und bis zur subjektiven Hörschwelle bei 500 Hz zu verfolgen sind (Döring 1982). Als besonders günstig erwies sich eine Frequenzbandbegrenzung des Biosignals auf 10–200 Hz bei einer Reizfolgefrequenz von 38 Hz (1 000–2 000 Mittelungsschritte) und einem Zeitfenster von 64 ms. Um die SMLRs objektiv auswerten zu können, wurde ein rechnergestütztes Verfahren entwickelt, das ohne Intervention des Untersuchers die Berechnung des wahrscheinlichsten Hörschwellenwerts gestattet. Nach einer Fourier-Transformation der bei verschiedenen Schallreizpegeln gemessenen Potentiale werden die Amplituden derjenigen spektralen Komponenten bestimmt, die der Reizfolgefrequenz entsprechen, und als Funktion des Schallreizpegels einer logarithmischen Regression unterworfen. Die Nullstelle der Regressionsfunktion liefert den Schätzwert für die Hörschwelle $[L(A=0)]$, während der Korrelationskoeffizient r $(-1 \leqq r \leqq 1)$ als Maß für die Aussagesicherheit der Messung herangezogen werden kann.

Für eine Gruppe normalhörender erwachsener Versuchspersonen sind in Abb. 1 die Mittelwerte und Standardabweichungen der automatisch ermittelten Amplituden sowie die logarithmische Regressionsfunktion dargestellt, die einen Schätzwert für die mittlere Hörschwelle von ca. 2 dB ergibt. Abbildung 2 zeigt die Ergebnisse der aus den SMLRs berechneten Hörschwellenwerte im Vergleich

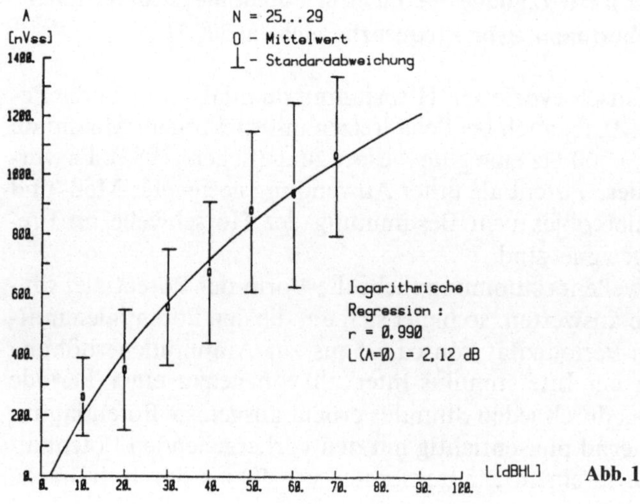

Abb. 1

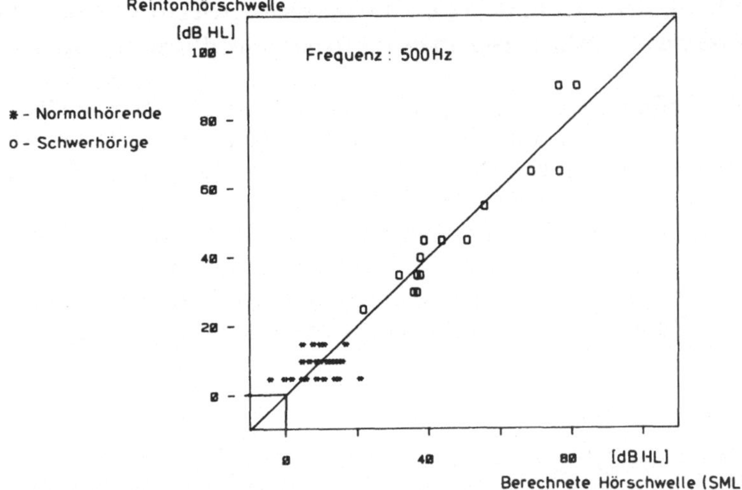

Abb. 2

zum Hörverlust im Audiogramm bei 500 Hz für die Gruppe normalhörender Probanden (N = 29) sowie für Patienten mit Hörstörungen (N = 17). 93% aller Werte liegen innerhalb eines Bereichs von ± 10 dB.

Das beschriebene Verfahren zur Messung und objektiven Auswertung der „überlagerten Potentiale mittlerer Latenz" erscheint aufgrund der hohen Korrelation der berechneten Hörschwellenwerte mit den Reintonhörschwellen zur objektiven Hörschwellenbestimmung im Frequenzbereich um 500 Hz bei Erwachsenen besonders geeignet, während die Zuverlässigkeit des Verfahrens bei Kindern bisher noch nicht nachgewiesen werden konnte.

Literatur

Scherg M, Volk SA (1983) Frequency specificity of simultaneously recorded early and middle latency acoustically evoked potentials. J Electroencephalogr Clin Neurophysiol (im Druck)

Galambos R, Makeig Sc, Talmachoff PJ (1980) A 40-Hz auditory potential recorded from the human scalp. Proc Natl Acad Sci USA 4:2643–2647

Döring WH (1982) Untersuchungen zur Abschätzung frequenzabhängiger Hörverluste aus der Messung akustisch evozierter Hirnstammpotentiale. Arch Otorhinolaryngol (NY) 235:547–550

W. H. Döring (Aachen); Schlußwort:

Zu Herrn von Wedel: Die vorgetragenen Ergebnisse beziehen sich auf erwachsene Patienten, die keine retrocochleäre Symptomatik aufwiesen.

Der Einfluß der Sedierung auf die SMRL wurde von uns bisher nur an wenigen erwachsenen Patienten untersucht, bei denen wir in der gleichen Sitzung vor und nach einer Gabe von Diazepam i.v. die SMLR gemessen haben. Die Sedierung bewirkte in allen diesen Fällen eine Verbesserung der Reproduzierbarkeit bei gleichen Hörschwellenwerten.

Die wenigen vorliegenden Messungen an Kleinkindern in Halothan-Lachgas-Narkose ergeben bis zu 40 dB schlechtere Hörschwellenwerte als die Messungen der Hirnstammpotentiale. Wegen fehlender anderweitiger audiometrischer Daten können diese Ergebnisse jedoch nicht mit der notwendigen Sicherheit bewertet werden.

113. M. Berg, R. Burlein (a. G.) (Erlangen): Selektive Maskierung der akustisch evozierten Hirnstammpotentiale zur frequenzspezifischen Erfassung des Hörfeldes

Die Einführung einer Hochpaßmaskierung zusätzlich zum Clickreiz ermöglicht es, die Hirnstammantwort in frequenzspezifische Anteile zu zerlegen. In Anlehnung an Arbeiten von Don und Eggermont haben wir den Einfluß der Hochpaßmaskierung für unterschiedliche Versuchsparameter untersucht, um einen Überblick über die Veränderungen der Oktavbandbeiträge zu gewinnen.

Die Oktavbandbeiträge erwiesen sich als abhängig vom Clickpegel, von der Eckfrequenz des Hochpaßrauschens und dem Verhältnis von Click- zu Rauschpegel. Zum Vergleich wurde auch die von Pantev vorgeschlagene Sinustonverdek-

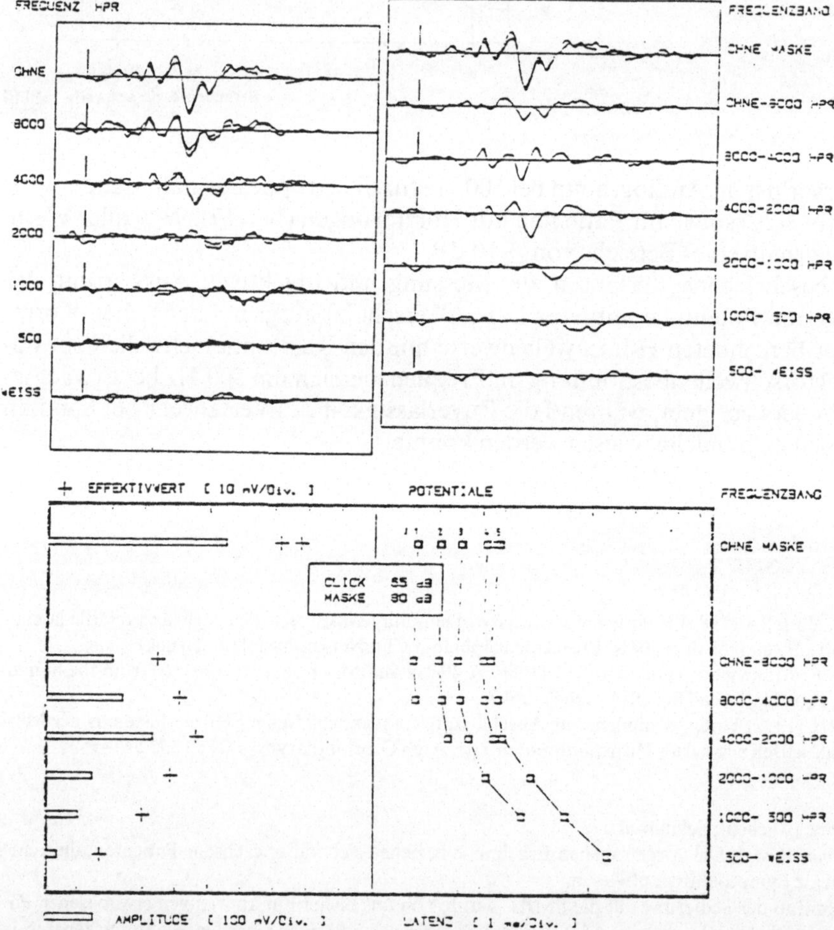

Abb. 1. Messung der Hirnstammantwort mit 65 dB Click und 80 dB Maske. Oben links sind die Meßkurven für verschiedene Maskierungsbänder und oben rechts die "Derived Responses" aufgezeichnet (0,5 µV/Div auf der Ordinate, Zeitachse 20,48 ms, Reiz nach 2 ms). Das untere Feld gibt die detaillierte Auswertung der "Derived Responses" für die einzelnen Frequenzbänder wieder. Im linken Teil dieses Feldes sind die Amplitude des Potentials J 5 und die Effektivspannung des Oktavbandbeitrages angegeben, rechts die Latenzen der Wellen J 1 bis J 5

kung erprobt. Dabei wurde jedoch das offene Problem der Adjustierung des geeigneten Sinustonpegels zu gegebenem Clickpegel nicht weiter untersucht, da die Maskierung durch einen reinen Ton sich für den Probanden gegenüber der Geräuschmaskierung als wesentlich lästiger herausstellte. Beide Methoden erscheinen jedoch geeignet, Daten über das gesamte Hörfeld von Schwerhörigen objektiv zu ermitteln.

Solche Daten werden im Hinblick auf die Weiterentwicklung von technischen Hörhilfen und auf die – eventuell sogar objektiv programmierte – Anpassung solcher Hörgeräte von erheblichem Nutzen sein.

Literatur

Don M, Eggermont JJ, Brackmann DE (1979) Reconstruction of the audiogram using brain stem responses and high-pass noise masking. Ann Otol Rhinol Laryngol [Suppl] 88

Pantev C, Pantev M (1982) Derived brainstem responses by means of pure tone masking. Scand Audiol 11:15–22

Arch Otorhinolaryngol Suppl 254–259 (Verhandlungsbericht 1983)

Archives of Oto-Rhino-Laryngology

Tag der Praxis

114. H. von Wedel, H. J. Opitz (Bonn): Langzeittherapie von Tinnitus mit Hörgeräten und Tinnitus-Maskern – Ein dreijähriger Erfahrungsbericht

Wenn auch in jüngster Zeit Versuche mittels der Elektrotherapie, der Akupunktur, der Neuraltherapie, der Psychotherapie, des Biofeedbacks etc. zur Reduzierung oder gar zum Ausschalten von Tinnitus beschrieben werden, so haben sich doch in vielen Fällen Hörgeräte und Tinnitus-Masker als die einfachere und effektivere Methode zur Tinnitus-Therapie herausgestellt.

In den letzten Jahren sind hierzu eine Vielzahl von Studien auch im deutschen Sprachraum erstellt worden (von Wedel u. Opitz 1980; Kießling 1980, 1981; Dzeik et al. 1981). Diese Untersuchungen beschäftigen sich überwiegend mit Kriterien und Perspektiven zu den möglichen Erfolgsaussichten dieser Art von Tinnitus-Therapie während der Anpassungsphase der Geräte. Ergebnisse zur Langzeittherapie von Tinnitus mit dieser Methode liegen z. Z. für den deutschsprachigen Raum noch nicht vor. In den USA konnte Vernon (1980) für ein Kollektiv von 53 Probanden ermitteln, daß noch 49 nach einem Jahr ihr Hörgerät, ihren Masker oder ihr Instrument mit Erfolg tragen. Die recht optimistisch stimmenden Ergebnisse der amerikanischen Untersuchungen konnten bisher insbesondere im Hinblick auf die Therapie mit Tinnitus-Maskern in der Bundesrepublik nicht bestätigt werden. Wesentlich erfolgreicher ist die Therapie im Hinblick auf die abgegebenen Hörgeräte.

Unsere Untersuchungen zur Langzeittherapie von Tinnitus sollen bei Patienten, denen das Hörgerät, der Masker oder das Tinnitus-Instrument bereits vor mehr als einem Jahr verordnet wurde, klären, ob auch weiterhin eine Benutzung des Gerätes vorliegt. In diesem Zusammenhang wurde in einer Tinnitus-Analyse erneut die Qualität und Quantität des Tinnitus ermittelt. Mögliche Veränderungen der empfundenen Lautstärke sowie der Tonhöhe des Tinnitus nach über ein-

Tabelle 1. Langzeitstudie

	Verordnung vor mehr als 1 Jahr	Heute noch in Benutzung	Ständig	Zeitweise
Gesamt	34	29	18	11
Hörgerät	24	22	14	8
Masker	9	6	4	2
Instrument	1	1	–	1

jähriger Therapie mit einem Hörgerät oder einem Masker wurden erfaßt. Die Benutzungsdauer sowie die Verdeckungseffekte während und nach Benutzung ("residual inhibition") konnten ebenso erfragt werden wie die Effektivität der Therapiemaßnahme.

Die Tabelle 1 zeigt die Ergebnisse der Langzeitstudie für 34 vor mehr als einem Jahr erfolgte Verordnungen. Deutlich wird, daß über die Hälfte der Probanden auch weiterhin ihr Hörgerät, ihren Masker bzw. ihr Instrument tragen. Insgesamt benutzen über die Hälfte der Probanden, die mit einem Hörgerät versorgt wurden, weiterhin ständig ihr Hörgerät. Für die Patienten mit einem Tinnitus-Masker reduziert sich die ständige Benutzung auf 4 von anfangs 9 verordneten Geräten. Es zeigt sich deutlich, daß für einen längeren Zeitraum die Hörgeräteversorgung zur Therapie des Tinnitus als effektivste Maßnahme angesehen werden kann. Diese Patienten haben in der Regel einen mittelgradigen Hörverlust im Hochtonbereich und leiden an einem tonalen Tinnitus im Frequenzbereich zwischen 2000 und 6000 Hz. Bei den mit einem Tinnitus-Masker versorgten Patienten handelt es sich in der Regel um leichtgradige Hochtonverluste bzw. normales Hörvermögen und einen ebenfalls im hohen Frequenzbereich auftretenden tonalen Tinnitus.

Von den Patienten, die ihr Gerät nicht mehr tragen, geben von den Hörgeräteträgern einer eine Zunahme der Lautstärke des Tinnitus an; bei einem anderen Patienten konnte nach einer psychotherapeutischen Behandlung auf eine weitere Benutzung des Hörgerätes durch Kompensation des Tinnitus verzichtet werden.

Für die Patienten, die mit einem Tinnitus-Masker versorgt wurden, haben 3 Patienten dieses Gerät abgelehnt, da das recht störende Verdeckungsgeräusch ihnen im Rahmen der Sprachdiskrimination erhebliche Schwierigkeiten bereitet.

Insgesamt kann festgehalten werden, daß eine Therapie von Tinnitus mit Hörgeräten, Tinnitus-Maskern oder Tinnitus-Instruments, auch über einen längeren Zeitraum betrachtet, den Patienten eine erhebliche Erleichterung ihres Ohrenleidens ermöglicht. Der größte Teil der insgesamt befragten Patienten gibt an, ohne dieses Gerät den Tinnitus nicht ertragen zu können, womit auch für weitere Behandlungen von Tinnitus diese Therapiemaßnahme einen wichtigen Stellenwert einnehmen sollte.

Literatur

Dzeik R, Pieper U, Stange G (1981) Unsere Erfahrungen mit Tinnitus Maskern. Audiol Akustik 3:84–95

Kießling J (1980) Tinnitus Masker und Hörgeräte zur Verdeckung von Ohrgeräuschen. HNO 28:382–388

Kießling J (1981) Erfahrungen mit dem Einsatz von Maskern und Hörgeräten zur Tinnitusverdeckung. Audiol Akustik 1:14–21

Vernon J (1980) Neues über Tinnitus. Mitteilung der Firma Geers

von Wedel H, Opitz HJ (1980) Ein Beitrag zur Behandlung von Ohrgeräuschen mit Tinnitus-Maskern. Laryngol Rhinol Otol (Stuttg) 59:542–547

H. Feldmann (Münster): Zu dem schönen Vortrag von Herrn von Wedel eine medizinhistorische Ergänzung. Sie erwähnten, daß schon 1893 erste Versuche einer Tinnitusunterdrückung durch elektrischen

Strom vorgenommen worden sind. Tatsächlich liegen die ersten Versuche noch viel weiter zurück. Ich bin kürzlich auf ein wundervolles Buch aus dem Jahre 1801 gestoßen (Projektion der Titelseite). Der Verfasser war Arzt in Berlin mit Namen Grapengiesser. Das Buch hat den Titel: „Versuche, den Galvanismus zur Heilung einiger Krankheiten anzuwenden". Dazu muß man wissen, daß Volta seine Säule erst im Jahre 1800 bekannt gegeben hatte. Damit stand erstmalig eine konstante Stromquelle zur Verfügung. Schon ein Jahr danach lagen publizierte Erfahrungen über die medizinische Anwendung der Voltaschen Säule vor. Grapengiesser hat ingeniöse Apparate zur Anwendung des Stromes besonders auch an den Ohren entwickelt (Projektion der Abbildungen aus seinem Buch) und schon alle denkbaren Varianten ausprobiert: die binaurale Reizung, die monaurale Reizung mit der indifferenten Elektrode am Hals, sogar schon eine monaurale Reizung mit einer Elektrode im Gehörgang und der anderen im Nasenrachen am Tubenostium. Er fand, daß die Kathode – er nennt es seine Kupferelektrode – wirksamer in der Unterdrückung des Tinnitus ist als die Anode – seine Silberelektrode.

115. H. J. Opitz, H. von Wedel (Bonn): Möglichkeiten und Grenzen der Elektrotherapie bei Tinnitus

Bereits 1893 konnte Field im Rahmen der Galvanischen Reizung des Hörorgans feststellen, daß Ohrgeräusche mit dieser Behandlungsmethode unterdrückt werden können. Erst 1977 haben sich Graham und Hazell sowie in den weiteren Jahren Cazals et al. (1978), Portmann et al. (1979) sowie Aran u. Cazals (1981) speziell mit der Unterdrückung von Tinnitus im Rahmen der Elektrostimulation beschäftigt.

Auch die verschiedenen Gruppen, die sich im Rahmen der elektroprothetischen Versorgung des Hörorgans mit Innenohrprothesen beschäftigen, berichten über die Möglichkeiten der Tinnitusbeeinflussung durch die Elektrostimulation (Burian 1979; House 1976; Chouard 1980).

Bei Stimulation im Bereich des Promontoriums oder des runden Fensters läßt sich mit elektrischen Strömen positiver Polarität eine Unterdrückung des Tinnitus erreichen, die in der Regel nur während der Stimulationsphase existent ist. Einige Gruppen berichten auch über eine Verstärkung des Tinnitus während der Stimulation. Im Hinblick auf eine bleibende Hemmung (Residual Inhibition) wird nur von wenigen Gruppen eine Unterdrückung für einige Minuten bzw. Stunden angegeben.

Die an unserer Klinik vorgenommenen Untersuchungen zur Elektrostimulation beschränken sich auf die Verwendung der Iontophorese sowie die transtympanale Stimulation am Promontorium.

Die Iontophorese gestattet es, über ein Spannungsfeld zwischen der im Gehörgang in einer 1:1-Mischung von 4%igem Xylocain und einer $^1/_{1000}$ Epinephrin-Stammlösung liegenden Anode sowie einer am Arm befestigten Kathode, primär eine Lokalanästhesie des Trommelfells zu erzielen. Ob der Wirkungsmechanismus bei der Beeinflussung des Tinnitus im Zusammenhang mit dem elektrischen Feld in Richtung Innenohr oder aber in einer Interaktion mit den Ästen des Plexus tympanicus an der medialen Seite des Trommelfells zu sehen ist, kann noch nicht endgültig ausgesagt werden.

Der Erfolg dieser Behandlung mit positivem Gleichstrom von 0,5 mA beschränkt sich vornehmlich auf den Zeitraum während der Stimulation. Von den an unserer Klinik bisher untersuchten Patienten konnte nur bei 25% eine partielle

Unterdrückung des Tinnitus erreicht werden. Bleibende Hemmungseffekte im Hinblick auf eine partielle Tinnitusreduzierung wurden bis zu einigen Stunden angegeben. Auch bei mehrfacher Stimulation in verschiedenen Sitzungen konnte mit dieser Gleichstromreizung keine komplette Tinnitusunterdrückung erhalten werden.

Bei einem weiteren Kollektiv konnten wir die transtympanale Elektrostimulation durchführen. Die apparative Applikation entspricht der bei der Elektrocochleographie verwendeten Anordnung. Auch in diesen Fällen konnten wir nur zu etwa 25% eine komplette Tinnitusunterdrückung bei Stimulation mit Impulsen positiver Polarität erreichen. Bleibende Hemmungseffekte hielten in der Regel nicht länger als wenige Minuten an. Die Reizintensitäten lagen zwischen 30 und 60 μA, die Frequenzbereiche der Stimuli um 200–500 Hz. Diese Untersuchungen wurden nur bei Patienten mit hochgradiger, an Taubheit grenzender Schwerhörigkeit vorgenommen, da bei Elektrostimulation bei partiell intaktem Hörorgan eine weitere Schädigung möglich ist. Hierauf weisen Aran u. Cazals (1981) in entsprechenden Experimenten am Meerschweinchen hin.

Im Hinblick auf die weiteren technischen Entwicklungsmöglichkeiten im Rahmen einer Dauerimplantation von Elektroden am runden Fenster oder im Bereich der Cochlea kann erwartet werden, daß für Patienten mit hochgradiger, an Taubheit grenzender Schwerhörigkeit eine Unterdrückung des Tinnitus durch Dauerstimulation möglich wird. Dies gilt sicherlich nicht für Patienten mit noch teilweise intaktem Gehör.

Zur Akupunktur und Elektroakupunktur können zur Zeit noch keine ausreichenden eigenen Erfahrungen mitgeteilt werden. Entsprechende Berichte von chinesischen Kollegen weisen jedoch darauf hin, daß sowohl die Ohrakupunktur als auch die Elektroakupunktur im Bereich des Tragus keine erfolgversprechenden Maßnahmen darstellen.

Ebenso wie die medikamentösen und operativen Behandlungsmethoden bietet die Elektrostimulation nur in einer begrenzten Anzahl von Fällen die Möglichkeit, Tinnitus zu unterdrücken. Für die Zukunft sind weitere Untersuchungen zur Genese sowie zur Lokalisation des Tinnitus notwendig, da mittels der Elektrostimulation vornehmlich Tinnitus peripheren Ursprungs therapiert werden kann. Die genannten Methoden bieten zwar eine Bereicherung in der Behandlung von Tinnitus, sie sind jedoch bisher noch nicht einem gezielten Einsatz zugänglich.

Literatur

Aran J-M, Cazals Y (1981) Electrical suppression of tinnitus. In: Tinnitus. Pitman Books Ltd., London (Ciba foundation symposium 85) pp 217–231

Burian K (1979) Klinische Erfahrungen mit der Elektrostimulation des Hörorgans. Arch Otorhinolaryngol (NY) 223:139–174

Cazals Y, Negrevergne M, Aran J-M (1978) Electrical stimulation of the cochlea in man: hearing induction and tinnitus suppression. J Am Audiol Soc 3:209–213

Chouard CH (1980) The surgical rehabilitation of total deafness with the multichannel cochlear implant. Audiology 19:137–145

Field GP (1893) A manual of diseases of the ear. Baillière Tindall & Cox, London

Graham JM, Hazell JWP (1977) Electrical stimulation of the human cochlea using a transtympanic electrode. Br J Audiol 11:59–62
House WF (1976) Cochlear implants. Ann Otol Rhinol Laryngol [Suppl] 85:27
Portmann M, Cazals Y, Negrevergne M, Aran J-M (1979) Temporary tinnitus suppression in man through electrical stimulation of the cochlea. Acta Otolaryngol (Stockh) 87:249–299

116. J. Lamprecht, C. Morgenstern (Düsseldorf): Eine einfache Methode zur Differenzierung des tonalen Tinnitus

Nach Tonndorf und Lim sind Situationen – zum Beispiel endolymphatischer Hydrops – denkbar, in denen die Tectorialmembran die Stereozilien der äußeren Haarzellen nicht mehr berührt und die Stereozilien somit ungedämpft dem Einfluß der Brownschen Molekularbewegung der Endolymphe zugänglich sind. Dafür spricht auch die Abnahme des Tinnitus bei Ménière-Patienten während des Glycerol-Testes. Nach Klockhoff gilt der Glycerol-Test zum Nachweis eines endolymphatischen Hydrops auch als positiv, wenn es bei sonst grenzwertigen Befunden zu einer Abnahme der Tinnituslautheit kommt. De Vries berechnete 1948, daß die Energie der Brownschen Molekularbewegung in der Endolymphe die Energie beim Schwellenreiz in den Haarzellen übertrifft.

Die Brownsche Molekularbewegung könnte bei abgehobener Tectorialmembran ausreichen, einen Tinitus entstehen zu lassen. Führt man diesen Gedankengang weiter, so müßten Erhöhungen der Energie der Brownschen Molekularbewegung oder Erniedrigung ihrer Energie zu einer Vermehrung oder Verminderung der Bewegung der Stereozilien der äußeren Haarzellen und damit zu einer Beeinflussung des Tinnitus führen. Eine Temperaturänderung der Endolymphe müßte demnach eine Lautheitsänderung des Tinnitus zur Folge haben. Eine Änderung der Temperatur der Endolymphe ist leicht durch Wasserspülung des äußeren Gehörganges – ähnlich der kalorischen Vestibularisprüfung – möglich. Um Reaktionen des Gleichgewichtsorganes möglichst klein zu halten, können beide Ohren gleichzeitig gespült werden. Um das Corti-Organ in der Schnecke zu erreichen, muß länger als 5 Minuten beidseits gespült werden. Die Lautheit des Tinnitus kann vor und unmittelbar nach der Spülung durch Verdeckung mit Schmalbandrauschen bestimmt werden. Darüber hinaus stehen die subjektiven Angaben der Patienten zur Verfügung.

Wir untersuchten nach dieser Methode 22 Patienten, von denen alle einen tonalen Tinnitus aufwiesen. 18 Patienten wiesen eine Lärmschwerhörigkeit mit einem Tinnitus bei ca. 4000 Hz auf, 2 Patienten bei ca. 1 500 Hz, die auch durch den Klockhoff-Test gesichert worden war; 2 weitere Patienten litten an Tinnitus bei Zustand nach wegen des Tinnitus durchgeführter Neurektomie. Wir spülten beidseits mit Hilfe eines Y-förmigen Schlauchsystems mit Oliven in beiden Ohren. Die Warmspülung erfolgte mit 44° warmem Wasser, die Kaltspülung mit 30° kaltem Wasser. Eine Spülung dauerte 5–10 Minuten.

Die Patienten mit eindeutig zentralem Tinnitus (nach Neurektomie) zeigten keine Änderung der Tinnituslautheit. 7 Patienten mit Tinnitus bei Lärmschwerhörigkeit zeigten ebenfalls keine Änderung der Tinnituslautheit. Die 2 Patienten mit Ménièrescher Erkrankung und 11 von 18 Lärmschwerhörigen wiesen folgende Änderung der Tinnituslautheit auf: Während der Warmspülung kam es zu einer Erhöhung der Tinnituslautheit, während der Kaltspülung zu einer Abnahme der Tinnituslautheit und im Anschluß an die Kaltspülung zu einem Wiederanstieg der Tinnituslautheit auf den ursprünglichen Wert.

Die Verdeckungen des Tinnitus mit Schmalbandrauschen zeigten eine Änderung der Tinnituslautheit um durchschnittlich 2 dB.

Diese vorläufigen Ergebnisse unterstützen die Theorie der Entstehung von Tinnitus durch die Wirkung der Brownschen Molekularbewegung.

Mit Hilfe dieser Methode scheinen wir eine Möglichkeit in der Hand zu haben, zwischen zentralem und peripherem Tinitus zu unterscheiden. Eine Beeinflußbarkeit der Tinnituslautheit durch kalorische Spülung spricht für eine periphere Entstehung des Ohrgeräusches.

Offenbar reagiert nicht jeder Tinnitus auf die kalorische Prüfung mit einer Änderung der Lautheit. Ein ausbleibender Effekt der Spülung spricht somit nicht gegen eine periphere Entstehung.

Darüber hinaus bietet dieses Verfahren die Möglichkeit, die zugeführte Wärmeenergie mit der Lautheitsdifferenz des Tinnitus zu vergleichen und damit auf diejenige Energiemenge näherungsweise rückzuschließen, die zur Erregung der Haarzelle erforderlich ist.

Literatur

1. Bredberg GH, Ades W, Engström W (1972) Scanning electron microscopy of the normal and pathologically altered organ of Corti. Acta Otolaryngol (Stockh) [Suppl] 301:3
2. Harris GG (1968) Brownian motion in the cochlear partition. J Acoust Soc Am 44:176
3. Klockhoff I (1976) Diagnosis of Ménière's disease. Arch Otorhinolaryngol (NY) 212:309
4. Lim DJ (1972) Fine morphology of the tectorial membrane. Arch Otolaryngol 96:199
5. Tonndorf J (1976) Endolymphatic hydrops: mechanical causes of hearing loss. Arch Otorhinolaryngol (NY) 212:293
6. de Vries H (1948) Die Reizschwelle der Sinnesorgane als physikalisches Problem. Experientia 4:205

Arch Otorhinolaryngol Suppl 260–273 (Verhandlungsbericht 1983)

Archives of
Oto-Rhino-Laryngology

Vortrag II auf Aufforderung

P. Naumann (a. G.) (Düsseldorf): Aktuelle Antibiotikatherapie in der HNO-Heilkunde – Grundlagen, Möglichkeiten, Grenzen

Zusammenfassung: Die antibakterielle Aktivität eines Antibiotikums sowie die im Patientenorganismus realisierbare „Wirkstoffkonzentration in vivo" sind die entscheidenden Parameter, die jede antibakterielle Chemotherapie grundsätzlich definieren als ein „Konzentrationsgeschehen am Wirkungsort". Ein chemotherapeutisch-kurativer Erfolg ist somit erst dann zu erwarten, wenn der für den ursächlichen Erreger antibakteriell effektive Mindestspiegel am Ort der gewünschten Wirkung erreicht wird. Er hat weiterhin die bakteriologische Diagnose und Resistenzbestimmung als Voraussetzung für eine rationelle und damit auch wirtschaftliche Chemotherapie. Dabei ist für die häufigsten bakteriellen Erreger der Angina, der Sinusitis und Otitis media acuta (haemolysierende Streptokokken A und Pneumokokken) sowie für die Penicillin G-empfindlichen Staphylokokken nach wie vor das klassische Benzylpenicillin das optimale Antibiotikum. Zur Therapie der Infektionen durch Haemophilus influenzae stehen Ampicillin, Amoxicillin sowie die Ampicillin-Ester gleichwertig und alternativ zur Verfügung. Die oralen Cephalosporine haben mit den von den Herstellern empfohlenen Dosierungen eine therapeutisch nutzbare antibakterielle Aktivität nur gegen Pneumokokken, haem. Streptokokken und einige sensible Staphylokokken-Stämme. Haemophilus influenzae dagegen wird nur partiell und auch erst mit hohen Dosierungen von Cefaclor und Cefadroxil erfaßt, während Cefalexin und Cefradin weitgehend wirkungslos bleiben.

Mit dem Penicillin G, den Aminopenicillinen sowie dem Erythromycin und Lincomycin als Ausweichpräparaten ist daher auch in der HNO-Heilkunde die Behandlung der meisten Infektionen und ihrer Erreger unproblematisch und auf neu entwickelte Antibiotika nicht angewiesen. Für die Therapie der Otitis externa maligna dagegen haben die modernen Beta-Lactam-Antibiotika mit antibakterieller Aktivität auch gegen Pseudomonas aeruginosa eine besondere Indikation. Hier haben sich neben den schon bekannten Penicillinen Ticarcillin, Azlocillin und Piperacillin auch die Chephalosporine Cefsulodin und – mit teilweiser Wirksamkeit – Cefoperazon bewährt, die zur synergistischen Wirkungssteigerung mit einem Aminoglykosid kombiniert werden können.

Während Streptokokken-Angina, Sinusitis, Otitis media acuta und Otitis externa klare und unstreitige Indikationen einer antibakteriellen Chemotherapie sind, gelten für die Behandlung der wieder aktuell werdenden Diphtherie andere Regeln. Pathogenetisches Prinzip und Krankheitsbild werden hier nicht nur von der lokalen Infektion, sondern von der systemischen Intoxikation geprägt. Antibiotika stehen damit in der Therapie der Diphtherie definitiv erst an zweiter Stelle. Sie verhindern zwar durch Vermehrungshemmung der Erreger die weitere Toxinproduktion, haben jedoch keinerlei Effekt auf das bereits gebildete Toxin, das ja das klinische Krankheitsbild bestimmt. Die unverzügliche Gabe des antitoxischen Heilserums ist die wichtigste Maßnahme bei Diphtherie-Verdacht und entscheidet das weitere Schicksal des Patienten. Die antibakterielle Therapie mit Penicillin G oder Erythromycin erfolgt erst sekundär zur Unterstützung der Serumbehandlung, nicht jedoch alternativ oder als ihr Ersatz.

Wie in jeder anderen Disziplin der Medizin ist antibakterielle Chemotherapie auch in der Hals-, Nasen- und Ohrenheilkunde die monokausale Behandlung bakterieller Infektionen mit Substanzen, die direkt und selektiv am Erreger angreifen. Zwei Parameter sind es, die den antibakteriellen chemotherapeutischen Effekt in vivo entscheidend bestimmen:

Einmal die konzentrationsabhängige „antibakterielle Aktivität“ der antibiotischen Substanz, also ihre rein bakteriologische Fähigkeit, reversibel vermehrungshemmend oder sogar irreversibel abtötend auf einen Erreger einzuwirken. Diese Aktivität ist als Konzentrationsgröße unter standardisierten Bedingungen in vitro meßbar und kann in mcg/ml bzw. in E/ml quantitativ definiert werden. Sie erlaubt uns bereits im Laboratorium eine Beurteilung des zu erwartenden Antibiotikum-Effektes auf den Erreger und macht damit – in gewissen Grenzen – eine therapeutische Voraussage möglich. Als weiterer Parameter bestimmt die im Patientenorganismus realisierbare „Wirkstoffkonzentration in vivo“ den chemotherapeutischen Effekt, also eine pharmakokinetische Größe unseres Antibiotikums. Sie steht in unmittelbarer Beziehung zur Dosierung und damit zur Toxizität bzw. Verträglichkeit der betreffenden Substanz und wird weiterhin beeinflußt vom Applikationsweg, der Resorption, dem Applikationsintervall, vom Metabolismus sowie der renalen und extrarenalen Elimination und deren Störungen. Auch der „Wirkstoffspiegel in vivo“ kann präzis bestimmt und – meist als Blutspiegel, im Idealfall als Gewebsspiegel – in mcg oder E/ml angegeben werden.

Mit diesen beiden Faktoren als den Grundelementen des antibakteriellen chemotherapeutischen Effektes wird Chemotherapie prinzipiell definierbar als ein „Konzentrationsgeschehen am Wirkungsort“, das uns vor die Aufgabe stellt, am Ort der Infektion (also am Ort der gewünschten Wirkung) *die* Konzentrationen des von uns gewählten Antibiotikums zu realisieren, die für den ursächlichen Erreger sicher antibakteriell wirksam sind. Allerdings gibt es auch heute noch kein Universal-Antibiotikum, das alle Erreger erfaßt und damit für sämtliche bakteriellen Infektionen gleichermaßen geeignet wäre. Der Arzt muß sich also für ein bestimmtes Präparat entscheiden, wobei die Wahl des optimalen Antibiotikums für den jeweiligen Patienten entscheidend bestimmt wird vom Wissen über die differenten bakteriologischen und pharmakologischen Eigenschaften der verschiedenen Substanzen sowie von der Kenntnis des zu behandelnden Erregers. Damit aber steht neben dem Patienten, dem die Therapie gilt, der Erreger, an dem diese Therapie angreift, im Vordergrund des Interesses. Hier ist zugleich auch der Bak-

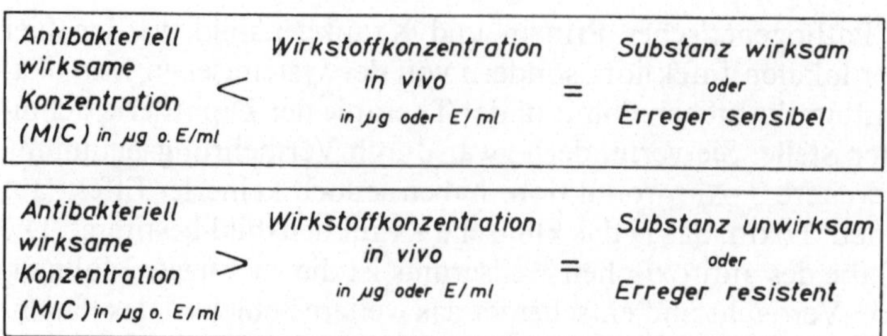

Abb. 1. „Chemotherapeutische Formel"

teriologe zur Mitarbeit aufgerufen, dem zu seiner ursprünglich diagnostischen Funktion eine neue, nunmehr auch therapeutische Aufgabenstellung erwachsen ist.

In alternativer Formulierung lautet dabei die Frage des Klinikers an den Bakteriologen, ob der ursächliche Erreger für ein bestimmtes Antibiotikum (oder für mehrere Antibiotika) „sensibel" ist oder „resistent". Eine prinzipiell gültige Antwort auf diese Frage wird möglich durch eine Korrelation der beiden schon erwähnten Grundelemente der chemotherapeutischen Wirkung, also aus der Beziehung von „in vitro-Hemmwert" als Ausdruck der antibakteriellen Aktivität zum „Wirkstoffspiegel in vivo" als pharmakokinetischer Größe. Das Verhältnis dieser beiden Faktoren gibt als „chemotherapeutische Formel" eine klare und prinzipielle Definition der Begriffe „sensibel" und „resistant" für therapeutische Zwekke. Abbildung 1 demonstriert, daß ein Antibiotikum als therapeutisch brauchbar resp. der Keim als sensibel beurteilt werden kann, wenn die zur bakteriostatischen oder bakteriziden Schädigung des vorliegenden Erregers notwendige Antibiotika-Konzentration niedriger ist als die in vivo (am Ort der gewünschten Wirkung) erreichbare. Liegt dagegen die minimale Hemmkonzentration über den therapeutisch im Organismus realisierbaren Wirkstoffspiegeln, so sind die Voraussetzungen für einen antibakteriellen Effekt nicht mehr gegeben; der Erreger ist also in diesem Fall resistent.

Diese chemotherapeutische Formel läßt erkennen, daß das Ergebnis einer Resistenzbestimmung nicht nur – was dem Bakteriologen oft mit der Formulierung „in vitro sei nicht in vivo" vorgehalten wird – ein reiner Laboratoriumswert ist, sondern als Korrelat von bakteriologischen und klinisch-pharmakologischen Daten auch das Geschehen im Patientenorganismus berücksichtigt und damit den Realitäten am Krankenbett sehr viel näher steht als allgemein angenommen wird. Zugleich aber beinhaltet die chemotherapeutische Formel als Ausdruck des „Konzentrationsgeschehen am Wirkungsort" Hinweise für die praktische Chemotherapie. So demonstriert sie, daß eine chemotherapeutische Wirkung nur bei einer Dosierung erwartet werden kann, mit der der antibakteriell effektive Mindestspiegel sicher gewährleistet ist, gleichgültig, ob es sich dabei um die Behandlung eines akuten Infektes, um eine Langzeit-Suppressionstherapie einer chronischen Infektion oder um eine prophylaktische Chemotherapie handelt. Aus dem gleichen Grund ist die sonst in der Pharmakotherapie vielfach geübte „ausschleichende Dosierung" nach eingetretener Besserung in der Infektionsbehandlung unzweckmäßig, da es mit Unterschreiten der minimalen Hemmkonzentration eine zuverlässige antibakterielle Wirkung nicht mehr gibt. Subinhibitorische Antibiotika-Spiegel aber können ein Rezidiv nicht verhindern, sondern haben allenfalls einen resistenzsteigernden Effekt auf evtl. noch vorhandene Erreger.

Mit der Kenntnis der bakteriologischen und pharmakokinetischen Grundlagen der chemotherapeutischen Wirkung wird nunmehr auch eine wertende Stellungnahme zur Antibiotikabehandlung der wichtigsten Infektionen in der HNO-Heilkunde möglich. Auch hier sollte sich die Wahl des geeigneten Antibiotikums für den jeweiligen Fall am ursächlichen Erreger und seiner Empfindlichkeit orientieren. Diese Optimalforderung ist bei einer Angina leicht zu erfüllen, bei einer Sinusitis jedoch schon mit erheblichen Schwierigkeiten verknüpft und bei der Otitis media acuta mit noch intaktem Trommelfell praktisch gar nicht oder nur durch eine (zumeist nicht indizierte) Punktion realisierbar. In der Regel müssen daher an die Stelle des bakteriologischen Befundes Erfahrungswerte treten über die Häufigkeit der verschiedenen Erreger bei der Otitis media und bei der Sinusitis. Sowohl nach den Angaben im einschlägigen Schrifttum [1–4, 10] als auch nach unseren eigenen Befunden stehen dabei haemolysierende Streptokokken (vorwiegend der Gruppe A) und Pneumokokken sowie Haemophilus influenzae ganz im Vordergrund. Staphylokokken und Klebsiella pneumoniae sind offenbar sehr selten ursächlich beteiligt und Enterobakterien (z. B. E. coli oder B. proteus) eine ausgesprochene Rarität.

Diese Erregerflora macht die antibakterielle Chemotherapie der Sinusitis und Otitis media unproblematisch und leicht überschaubar. Denn für die haemolysierenden Streptokokken, für Pneumokokken und die Penicillin G-sensiblen (also nicht penicillinasebildenden) Staphylokokken ist nach wie vor das klassische Penicillin G das absolut optimale Antibiotikum. Keines der neu entwickelten und zahlreichen Präparate aus der großen Gruppe der Cephalosporine oder der Aminoglykosid-Antibiotika hat in dieser Indikation eine dem alten Benzylpenicillin vergleichbare Aktivität. Es ist sicher wirksam, nahezu frei von Nebenwirkungen – und außerdem noch wohltuend billig. Als Ausweich- resp. Ersatzpräparate, etwa bei Penicillin-Allergie, stehen Erythromycin und Lincomycin zur Verfügung.

Für Haemophilus influenzae, in unserem Untersuchungsmaterial bei Sinusitis und Otitis media mit reichlich 20% vertreten, ist das Antibiotikum der Wahl auch heute noch das Ampicillin. Es hat hier seit vielen Jahren einen festen Platz, von dem es auch durch die große Zahl von Ampicillin-Estern und sog. Nachfolgepräparaten bisher nicht verdrängt worden ist (Tabelle 1). Weder Amoxicillin (Clamoxyl, Amoxypen) noch die Ampicillin-Ester Pivampicillin (Berocillin, Maxifen) und Bacampicillin (Penglobe) haben der Ampicillin-Anwendung grundsätzlich neue Aspekte und Indikationen gegeben. Die neuen Derivate sind von gleicher antibakterieller Wirksamkeit wie das konventionelle Ampicillin, werden allerdings nach oraler Gabe mit dem Faktor 1,6 bis 2,0 besser resorbiert. Dennoch kommt es de facto nach Verabreichung dieser Ampicillin-Ester nicht zu den im Prospekt- und Werbematerial immer wieder betonten höheren Wirkstoffspiegeln im Organismus, da die Dosierungen von den Herstellern entsprechend der höheren Resorptionsquote zurückgenommen wurden. Der Vorteil der verbesserten Resorption wurde damit in den einer Dosisreduktion umgemünzt. Bei gleichen antibakteriellen und pharmakokinetischen Eigenschaften bedeuten auch Hetacillin (Penplenum) und Epicillin (Spectacillin) keine Verbesserungen der Ampicillin-

Tabelle 1. Vergleich der Aminopenicilline in ihrer relativen antibakteriellen Aktivität und den relativen Serumkonzentrationen bezogen auf Ampicillin als Standard

Generic	Handelsnamen	relative Aktivität	relative Serumkonz.
Ampicillin	Amblosin		
	Binotal		
	Deripen	①	①
	Penbristol		
	Penbrock		
Hetacillin	Penplenum	=1	<1
Amoxycillin	Clamoxyl	=1	1,6–1,8
	Amoxypen		
Pivampicillin	Berocillin	=1	initial 1,8–2
	Maxifen		
Bacampicillin	Penglobe	=1	initial 1,8–2
Epicillin	Spectacillin	=1	=1
Ciclacillin	Ultracillin	0,1	initial >1

Therapie. Das außerdem noch angebotene Ciclacillin (Ultracillin) hat gegen gram-negative Bakterien (also im eigentlichen Indikationsgebiet der Aminopenicilline) sogar nur $^1/_{10}$ der antibakteriellen Aktivität des Ampicillin, für das es daher keinerlei Alternative bedeutet.

Während für die Behandlung der Streptokokken- und Pneumokokkeninfektionen das Penicillin G ohne jede Einschränkung geeignet ist, gilt dies für Ampicillin bei der Therapie der Infektionen durch Haemophilus influenzae nur für Stämme ohne die Fähigkeit zur Penicillinase-Bildung. Weltweit ist ja über Haemophilus influenzae-Stämme berichtet worden, die infolge eines Resistenzplasmids die Fähigkeit zur Penicillinase-Produktion erworben haben und damit komplett Ampicillin-resistent geworden sind. In unserem Untersuchungsmaterial fanden wir 1982 bei insgesamt 832 Isolierungen von Haemophilus influenzae nur 15 Stämme mit Penicillinase-Bildung und Resistenz gegen Ampicillin, also nur 1,8% aller Anzüchtungen. Dieser geringe Prozentsatz schmälert zwar noch nicht die grundsätzliche Bedeutung der Aminopenicilline als Mittel der Wahl bei Haemophilus influenzae, muß uns aber Veranlassung sein, die weitere Entwicklung aufmerksam zu verfolgen. Dazu sollten wir – wann immer möglich – die Erreger anzüchten, um sie auf ihre Empfindlichkeit gegen Ampicillin überprüfen zu können. Liegt eine gesicherte Ampicillin-Resistenz vor, so bietet sich in der Kombination von Amoxicillin mit Clavulansäure eine brauchbare therapeutische Alternative für die orale Behandlung. Alle von uns isolierten Haemophilus influenzae-Stämme mit Penicillinase-Bildung sprachen gut auf diese Kombination von Amoxicillin mit einem Penicillinase-Hemmer (z. B. Augmentan) an. Wirksam sind hier natürlich auch die modernen Penicillinase-stabilen Cephalosporine, die jedoch nur parenteral applikabel und wesentlich teurer sind.

Tabelle 2. Oral-Cephalosporine

Cefalexin	–	Ceporexin, Oracef
Cefradin	–	Forticef, Sefril
Cefaclor	–	Panoral
Cefadroxil	–	Bidocef

Für die ambulante Behandlung der Tonsillitis, der Sinusitis und Otitis media werden dann weiterhin, und zwar mit besonderer Betonung gerade dieser Indikationen, auch noch die Oralcephalosporine angeboten (Tabelle 2). Mit den von den Herstellern empfohlenen Dosierungen sind nach oraler Gabe dieser Präparate in vivo Wirkstoffspiegel erreichbar, die eine therapeutisch nutzbare antibakterielle Aktivität nur gegen Pneumokokken, haemolysierende Streptokokken und einige sensible Staphylokokken haben (Abb. 2). Zur Behandlung von Haemophilus influenzae dagegen reichen die niedrigen Dosierungen nicht aus. Abbildung 3 demonstriert, daß die damit in der Mitte des Applikationsintervalls im Serum und in der Schleimhaut realisierbaren Antibiotika-Konzentrationen deutlich unter den Werten liegen, die zur Hemmung von Haemophilus influenzae erforderlich sind. Erst mit hoher Dosierung von Cefaclor (1,5 g/die) und Cefadroxil (3–4 g/die) resultieren Spiegel, die wenigstens für einen Teil der Influenza-Stämme anti-

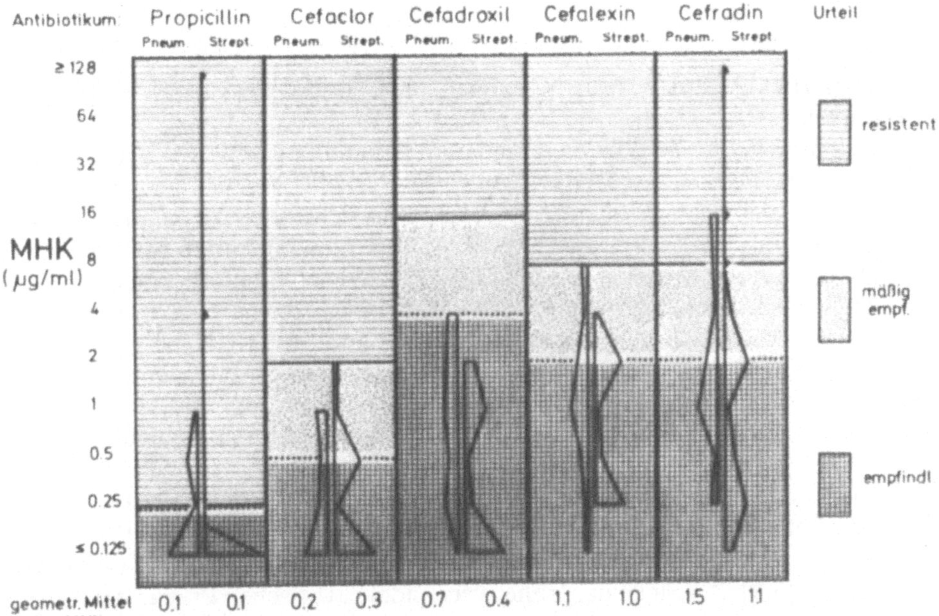

Abb. 2. Vergleich der antibakteriellen Aktivität von Propicillin und der Oralcephalosporine gegen Pneumokokken und haemolysierende Streptokokken. Die Spindeln symbolisieren die MHK-Werte der geprüften Stämme, die um so niedriger liegen, je aktiver das betr. Antibiotikum ist – und vice versa. Die karierten Flächen entsprechen den Serumspiegeln in der Mitte des Applikationsintervalls bei niedriger, die klein gestrichelten Flächen bei hoher Dosierung. Der quergestreifte Bereich ist therapeutisch nicht mehr erreichbar; Erreger mit Hemmwerten in dieser Höhe gelten als resistent

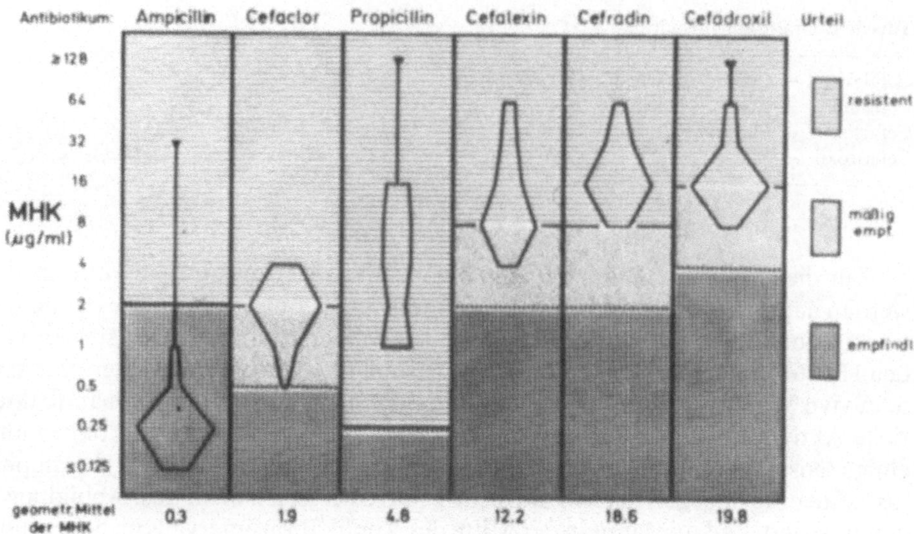

Abb. 3. Vergleich der antibakteriellen Aktivität von Ampicillin, Propicillin und der Oralcephalosporine gegen Haemophilus influenzae. Die Spindeln symbolisieren die MHK-Werte der geprüften Stämme, die um so niedriger liegen, je aktiver das betreffende Antibiotikum ist – und vice versa. Die karierten Flächen entsprechen den Serumspiegeln in der Mitte des Applikationsintervalls bei niedriger, die klein gestrichelten Flächen bei hoher Dosierung. Der quergestreifte Bereich ist therapeutisch nicht mehr erreichbar; Erreger mit Hemmwerten in dieser Höhe gelten als resistent

bakteriell effektiv sind, während Cefalexin und Cefradin weitgehend wirkungslos bleiben [6].

Grundsätzlich stehen für die ambulante Behandlung von HNO-Infektionen durch Pneumokokken und Streptokokken das Propicillin (oder Penicillin V) bzw. zur Therapie der Infektionen durch Haemophilus influenzae das Ampicillin (oder Amoxicillin) als zumindest gleichwertige, zumeist sogar besser wirksame und auch billigere Alternativen neben den oral applikablen Cephalosporinen.

Mit dem klassischen Penicillin G, den Aminopenicillinen sowie dem Erythromycin und Lincomycin als Ausweichpräparat ist auch in der HNO-Heilkunde die Behandlung praktisch aller Infektionen durch Pneumokokken, haemolysierende Streptokokken, nicht penicillinase-bildende Staphylokokken und Haemophilus influenzae unproblematisch und auf neu entwickelte Antibiotika nicht angewiesen.

Anders und etwas komplizierter ist dagegen die Situation bei der Chemotherapie der Infektionen durch gram-negative Stäbchen. Von diesen hat Pseudomonas aeruginosa eine entscheidende aetiopathogene Bedeutung bei der Otitis externa maligna [5, 9]. An Stelle der früher verwendeten toxischen Präparate Colistin und Polimyxin-B stehen uns heute Betalactamantibiotika mit einer auch therapeutisch nutzbaren antibakteriellen Aktivität gegen Pseudomonas aeruginosa sowohl aus der Gruppe der Penicilline als auch aus der der neueren Cephalosporine zur Verfügung (Tabelle 3). Neben den schon bekannten Penicillinen Ticarcillin, Azlocillin und Piperacillin sind es die Cephalosporine Cefsulodin und – mit partieller Wirksamkeit – Cefoperazon. Weitere neue Derivate mit bemerkenswert ho-

Tabelle 3. Betalactam-Antibiotika mit therapeutischer Aktivität gegen Pseudomonas aeruginosa

Ticarcillin	–	Aerugipen
Azlocillin	–	Securopen
Piperacillin	–	Pipril
Cefsulodin	–	Pseudocef Pseudomonil
Ceftazidim	–	
Thienamycin	–	
Wirksam nur gegen einen Teil der Pseudomonas-Stämme:		
Cefoperazon	–	Cefobis
Aztreonam	–	

her (Ceftazidim, Thienamycin) oder doch teilweiser Pseudomonas-Aktivität Aztreonam) sind in absehbarer Zeit zu erwarten.

Im Gegensatz zur akuten Mittelohrentzündung, bei der die gut durchbluteten Schleimhäute kurzfristig zu hohen Antibiotika-Spiegeln in der Paukenhöhle führen [4], ist bei der Otitis externa maligna der Wirkstofftransport zum Ort der Infektion durch die diabetische Mikroangiopathie sehr viel ungünstiger. Die Realisierung antibakteriell effektiver Wirkstoffspiegel am Infektionsherd ist außerordentlich erschwert. Dieses „pharmakokinetische Handikap" ist nur durch eine drastische Dosiserhöhung kompensierbar, aus der ein höherer Blutspiegel und ein entsprechend stärkeres Diffusionsgefälle vom Blut zum Ort der gewünschten Wirkung resultiert. Dank der guten Verträglichkeit der Betalactamantibiotika lassen sich die pseudomonas-wirksamen Penicilline und Cephalosporine in entsprechend hoher Dosierung einsetzen. In jedem Fall aber sollte eine genaue Empfindlichkeitsprüfung in vitro die Wahl des jeweiligen Antibiotikums entscheiden. Vielfach führt die Kombination mit einem Aminoglykosid (Gentamicin, Tobramycin oder auch Amikacin) durch synergistische Wirkungssteigerung zu verbesserter Effektivität der Betalactamantibiotika. Therapiebegleitende Spiegelbestimmungen können dann dazu beitragen, die Realisierung therapeutischer Serumspiegel zu kontrollieren und toxische Aminoglykosid-Konzentrationen zu vermeiden [11].

Während Otitis media, Sinusitis und Otitis externa maligna klare und unstreitige Indikationen einer antibakteriellen Chemotherapie sind, ist diese Frage bei der Angina bzw. Tonsillitis und Pharyngitis nicht so eindeutig zu beantworten. Eine Stellungnahme muß das Erregerspektrum der sog. Halsentzündungen berücksichtigen. Im eigenen Untersuchungsmaterial (2. Halbjahr 1982) war bei 63,7% der insgesamt eingesandten 311 Untersuchungsproben kein bakteriologischer Befund im Sinne einer „Erreger"-Diagnose zu erheben. In diesen Fällen war die Angina also offenbar viral bedingt. Etwa 28% dieser Patienten (55 von 198) entwickelte jedoch im weiteren Verlauf eine bakterielle Sekundärbesiedlung mit Staphylokokken, die jedoch nicht in jedem Fall als „aetiopathogen" und damit auch nicht immer als behandlungswürdig zu interpretieren waren. In der Mehrzahl scheint es sich hier also um eine reine Kontamination mit nur fakultativer Pathogenität zu handeln. Nur in 36,3% der untersuchten Rachenabstriche resultierte ein bakteriologischer Befund mit unzweifelhaft ursächlicher Bedeutung. Mehr als die Hälfte davon entfielen auf haemolysierende Streptokokken der serologischen Gruppe A sowie der Gruppen B, C und G, also eine typische Erregerflora der Angina lacunaris, ca. 20% auf Pneumokokken und weitere 21,2% auf Haemophilus influenzae.

Mit dem Nachweis von haemolysierenden Streptokokken, von Pneumokokken und Haemophilus influenzae in einem reichlichen Drittel unserer Einsendungen bei Angina, Tonsillitis und Pharyngitis dürfte die Indikation zur antibakteriellen Therapie für diese Fälle eindeutig gegeben sein.

Weit verbreitet finden dafür sog. Mund- und Rachentherapeutika Anwendung, wie z. B. Frubienzym, Dorithricin oder Tyrosolvetten. Diese zur Behandlung der Halsentzündung angebotenen Präparate enthalten neben Lokalanästhetika und verschiedenen Enzymen auch Bacitracin, Tyrothricin oder Gramicidin als Lokalantibiotika, die in vitro eine gesicherte antibakterielle Aktivität gegen gram-positive Keime haben. Ob diese antibakterielle Wirkung jedoch unter den in-vivo-Bedingungen einer lokalen Angina-Behandlung von therapeutischem Nutzen ist, erscheint äußerst zweifelhaft. Eine bakteriell bedingte Angina lacunaris ist ja kein lokalisiertes Geschehen allein auf der Oberfläche der Rachenschleimhaut, sondern spielt sich invasiv in der Submukosa und den tieferen Schichten des lymphatischen Gewebes ab. Hier aber gelangen die Polypeptid-Antibiotika bei oraler, also lokaler Applikation ja gar nicht hin – und dürfen es ja auch nicht, da sie für eine systemische Verteilung im Organismus eine viel zu hohe Toxizität haben.

Antibakteriell und daher kausaltherapeutisch dürfte somit die oberflächliche Lokalbehandlung der Angina weitgehend ineffektiv sein. Während diese antibakterielle Unwirksamkeit für die mehr als 60% viral bedingten Halsentzündungen noch stillschweigend zur Kenntnis genommen werden kann, ist das für die bakteriell verursachte Angina lacunaris (im eigenen Untersuchungsgut 36,3%) nicht mehr berechtigt. Speziell bei der Streptokokken-Infektion sind die Komplikationen und Folgekrankheiten (Nephritis, rheumatisches Fieber) so schwerwiegend, daß nach übereinstimmendem Urteil jede gesicherte Streptokokken-Angina eine klare Indikation ist für eine systemische Penicillin-Therapie. Auch bei Pneumokokken-Nachweis ist eine Penicillin-Behandlung angezeigt und bei Haemophilus influenzae eine Ampicillin- oder Amoxicillin-Therapie. Voraussetzung aber vor dem Einsatz dieser Antibiotika sollte der Erregernachweis sein, der sich ja gerade bei der Angina durch Rachen- oder Tonsillenabstrich unschwer realisieren läßt.

Eine Besprechung der Antibiotika in der Hals-Nasen-Ohrenheilkunde wäre unvollständig, würde sie nicht zugleich auch auf die Kontraindikationen eingehen.

Hier hat uns die Rückkehr der Diphtherie nach einer 30jährigen Pause in sehr eindringlicher Weise die Grenzen der Antibiotika-Wirkung deutlich gemacht. Bei zwar noch niedriger Morbidität und Mortalität erleben wir das Wiederaufflakkern der Diphtherie in erschreckend hoher Letalität (Tabelle 4). Sie entspricht mit 22,5% exakt der der großen Diphtheriepandemie in der zweiten Hälfte des 19. Jahrhunderts und ist viermal höher als die Diphtherieletalität während der

Tabelle 4. Epidemiologie der Diphtherie 1975–1983 in Deutschland. (Diphtheria 1975–1983 in Germany)

		Zahl der Erkrankungen (Notifications)	Zahl der Verstorbenen (Deaths)	% Letalität (Fatality Ratio)
X–XII 1975	Düsseldorf (Karlsruhe)	9	6	66
XII 1975–V 1976	Gelsenkirchen	16	2	12
I–IV 1976	Bonn	9	–	–
II 1976–VII 1977	Köln	40	6	15
II 1975–VII 1977	Hamburg	5	1	20
VIII 1980	Aachen	2	1	50
V 1980–VI 1981	Hamburg	6	2	33
X 1982–II 1983	Dortmund	16	5	31
1975–1983 insgesamt		103	23	22,3

letzten Epidemie in der 40er Jahren [8]. Drei Ursachen scheinen für diese hohe Letalität verantwortlich zu sein:

1. Die besonders toxischen Erregerstämme, die sehr wahrscheinlich aus dem Nahen Osten mit seinen persistierenden Endemieherden importiert wurden. Sie haben mit hoher Virulenz zu einem Panoramawandel der aktuellen Diphtherie in Erscheinungsbild und Schwere des Verlaufs geführt. So ist es sowohl zu zahlreichen Fällen von primär toxischer Diphtheria gravissima (Düsseldorf) als auch von schwerer progredienter Diphtherie (Dortmund) gekommen.

2. Durch die niedrige antitoxische Immunität der Bevölkerung. Speziell die Jugendlichen und jüngeren Erwachsenen haben zu 79% überhaupt keinen (<0,01 I.E./ml) oder nur einen unzureichenden Schutz (<0,1 I.E./ml) gegen die Diphtherie und ihre toxischen Folgen. Damit besteht zugleich auch ein gefährlich hohes epidemisches Potential von Anfälligen in unserem Land, das eine Rückkehr der Diphtherie in wieder steigender Morbidität und Mortalität ermöglichen könnte.

3. Durch die Tatsache, daß eine jüngere Generation von Ärzten die Diphtherie nicht mehr kennt (und auch nicht mehr kennen kann). Hier aber sind es nicht nur mangelnde Erfahrung und das „Nicht-daran-Denken“, sondern auch der frühe und so oft nicht indizierte Einsatz von Antibiotika. Die weitverbreitete Usance, Antibiotika bei unklaren Infekten noch vor jeder Diagnosestellung zu applizieren, vielfach allein schon bei erhöhter Temperatur als mißverstandene „Antipyretika“, erschwert eine bakteriologische Diagnose der Diphtherie ganz außerordentlich oder macht sie sogar unmöglich [7].

Pathogenetisches Prinzip und Krankheitsbild der Diphtherie sind ja geprägt nicht nur von der lokalen Infektion, die durchaus mit Antibiotika behandelt werden könnte, sondern ganz entscheidend von der systemischen Intoxikation, die einer Antibiotika-Therapie naturgemäß nicht zugänglich ist.

Antibiotika stehen damit in der Behandlung der Diphtherie definitiv erst an zweiter Stelle und haben allein – trotz hoher antibakterieller Aktivität – keinerlei Effekt auf das bereits gebildete Toxin, das ja das klinische Krankheitsbild der

Diphtherie bestimmt. Antibiotika verhindern zwar durch Vermehrungshemmung und Eliminierung der Erreger die weitere Toxinproduktion, können aber die antitoxische Serumtherapie nicht ersetzen. Fast alle während der Diphtherieepidemien seit 1975 verstorbenen Patienten waren frühzeitig und hochdosiert mit Antibiotika behandelt worden, ohne daß dadurch der toxische und letale Verlauf verhindert werden konnte. Damit ist auch heute noch – 90 Jahre nach Einführung des „Heilserums" durch Emil von Behring – die unverzügliche antitoxische Serotherapie die wichtigste Maßnahme. Sie allein kann den weiteren Verlauf beeinflussen und das Schicksal des Patienten entscheiden. Die antibakterielle Therapie mit Penicillin G oder Erythromycin erfolgt dann erst sekundär zur Unterstützung der Serumbehandlung, nicht jedoch alternativ oder als ihr Ersatz. Im weitgespannten Bogen aber zwischen eingeschränkter Indikation, wie etwa bei der Diphtherie, und gesicherter antibakterieller Anwendung gilt auch im Fachgebiet der HNO-Heilkunde die Regel, daß bakteriologische Diagnose und Resistenzbestimmung in den meisten Fällen eine unerläßliche Voraussetzung sind für eine rationelle und damit auch wirtschaftliche Chemotherapie – mit der wir zwar unseren Patienten meinen, de facto aber einen Erreger behandeln.

Literatur

1. Branefors-Helander P, Nylén O, Jeppsson PH (1972) Acute otitis media, a bacteriological study. ORL 34:281
2. Branefors-Helander P, Dahlberg T, Nylén O, Jeppsson PH (1975) Acute otitis media; a clinical, bacteriological and serological study of children with frequent epidodes of acute otitis media. Acta Otolaryngol (Stockh) 80:399
3. van Dishoeck HNE, Derks ACW, Voorhorst R (1959) Bacteriology and treatment of acute otitis media in children. Acta Otolaryngol (Stockh) 50:250
4. Fleischer K (1979) Akute Mittelohrentzündung, Mastoiditis, Petrositis. In: Berendes J, Link R, Zöllner F. (Hrsg) Hals-Nasen-Ohrenheilkunde in Praxis und Klinik, Bd 5, Ohr I, 2. Aufl, Georg Thieme, Stuttgart
5. Krumpholz K (1979) Unspezifische Entzündungen des äußeren Ohres. In: Berendes J, Link R, Zöllner F (Hrsg) Hals-Nasen-Ohrenheilkunde in Praxis und Klinik, Bd 5, Ohr I, 2. Aufl, Georg Thieme, Stuttgart
6. Naumann P, Moorkamp H, Lüke P (1981) Die Wirksamkeit der Oral-Cephalosporine. Z Allg Med 57:1847
7. Naumann P, Nemes G, Dopp Chr (1981) Bakteriologische Diagnostik der Diphtherie (Mindestdiagnostik). Öff Gesundheitswes 43:569
8. Naumann P, Nemes G (1982) Die Diphtherie und ihre aktuelle Bedeutung (Epidemiologie, Diagnose, Therapie und Prophylaxe). Dtsch Ärztebl 79:51/52, 21
9. Ott PM, Vogt M (1983) Diagnostik der „malignen Otitis externa". Dtsch Med Wochenschr 108:146
10. Shambough GE, Quie PG (1973) Acute otitis media and mastoiditis. In: Paparella MM, Shumrick DA (eds) Otolaryngology, Bd II. Saunders, Philadelphia
11. Vogt M, Ott PM (1983) Therapie der „malignen Otitis externa". Dtsch Med Wochenschr 108:148
12. Wundt W, Baumgärtner M (1982) β-Lactamase-Hemmer, ein neuer Ansatz in der Antibiotikatherapie. Dtsch Med Wochenschr 107:1285

K. Fleischer (Gießen): Für die Praxis sei darauf hingewiesen, daß einige der neuen Antibiotika, speziell der Beta-Laktam-Antibiotika, Aggregationshemmer sind. Patienten, die solche Antibiotika einnehmen, sind also von Nachblutungen nach Tonsillektomien usw. bedroht. – Die Wirkung der Antibiotika in vivo wird nicht nur durch die pharmakokinetischen Gegebenheiten bestimmt, sondern offensichtlich auch durch zusätzliche immunologische Vorgänge, dies ganz besonders bei bakteriostatisch wirkenden Antibiotika.

Die Bedeutung immunologischer Vorgänge wird bei Beobachtungen an Patienten erkennbar, welche an einem Antikörpermangel-Syndrom leiden. Solche Patienten erhalten ja zwangsläufig häufig und über lange Zeit Antibiotika. Man kann dann erleben, daß trotz der Antibiotika-Gaben nach einer Mittelohrentzündung schwere bakteriell hervorgerufene Zerstörungen im Warzenfortsatz entstehen, die überdies klinisch symptomarm sind. Das Fehlen der Immunantwort beeinflußt also auch die Wirksamkeit der Antibiotika.

P. Federspil (Homburg/Saar): Ich erlaube mir, darauf hinzuweisen, daß wir vor 10 Jahren unsere Untersuchungsergebnisse zur Pharmakokinetik des Gentamicins in der Perilymphe und im Serum des Meerschweinchens veröffentlicht haben. Die linearen Beziehungen zwischen der verabreichten Dosis und den Serum- und Perilymphkonzentrationen sprachen gegen den von früheren Untersuchungsergebnissen abgeleiteten Begriff der kritischen Serumspitzenkonzentrationen der Aminoglykosid-Antibiotika. Diese seither für neuere Aminoglykosid-Antibiotika und von anderen Untersuchern bestätigten pharmakokinetischen Ergebnisse erlauben eine Einschätzung des klinischen Risikos einer Aminoglykosid-Antibiotika-Behandlung, die mit den bekannten klinischen Daten besser übereinstimmte und die Gefährlichkeit vorübergehender hoher Serumspitzenkonzentrationen zurückwies. Unsere pharmakokinetischen und histokochleographischen Untersuchungen zeigten, daß die Aufteilung der Tagesdosis eines Aminoglykosid-Antibiotikums nicht wie bisher angenommen zu einer Verringerung der Ototoxizität und Nephrotoxizität führt. Auch konnten diese experimentellen Untersuchungen klarstellen, daß die Ototoxizität der Aminoglykosid-Antibiotika bei Vorliegen einer Otitis media und im Neugeborenenalter zunimmt.

Für die hauptsächlichen neueren Penicilline und Cephalosporine sowie für Fosfomycin konnten wir im Innenohr eine Pharmakokinetik feststellen, die der der Aminoglykosid-Antibiotika ähnlich ist, so daß von pharmakokinetischer Seite gegen die Verabreichung dieser neuen nichtototoxischen Antibiotika bei Otitis media und Labyrinthitis nichts einzuwenden ist.

Mein Hinweis auf unsere klinischen pharmakokinetischen Untersuchungen nach Neck dissections usw., die neben hohen Antibiotikakonzentrationen in der Redon-Saugdrainageflüssigkeit hohe Leukozyten- und Immunglobulinkonzentrationen erkennen lassen, steht bereits im Zusammenhang mit der von Herrn Fleischer gestellten Frage.

Wenn ich an die Frage von Herrn Terrahe bezüglich des Nachweises von Haemophilus influenzae anknüpfen darf, so scheint mir dieser Nachweis einerseits ein Gütezeichen für ein Bakteriologie-Labor zu sein. Andererseits hängt der Nachweis von Haemophilus influenzae in unseren Präparaten jedoch nicht nur vom Labor ab, sondern auch von den angewandten Transportmedien. Ich wäre nun Herrn Naumann dankbar, auf das Problem der Transportmedien näher einzugehen. In neueren In-vitro-Untersuchungen zeigte Herr Barthmann, daß die Wirksamkeit der Aminopenicilline auf Haemophilus influenzae durch die Acyl-Ureidopenicilline insofern übertroffen wird, als die minimale bakterizide Aktivität letzterer wesentlich größer ist. Welche klinische Bedeutung kommt diesen In-vitro-Daten zu?

Was die bakterielle Sinusitis anbelangt, so halte ich diese nicht für unbedingt behandlungsbedürftig, verabreiche hingegen Antibiotika im Falle einer bakteriellen Sinusitis bei einem Patienten mit chronischer Bronchitis oder bei einer sich anbahnenden Komplikation.

Zuletzt wäre ich dankbar, die Auffassung von Herrn Naumann zur Antibiotikaprophylaxe in unserem Fachgebiet zu erfahren.

D. Seegers (Kirchheim): Gibt es eine Verschiebung im Erregerspektrum der Perichondritis der Ohrmuschel, weil eine Behandlung mit Penicillin G – bisher sehr erfolgreich – von Herrn Federspil als Kunstfehler bezeichnet wurde.
Persönliche Mitteilung von Herrn Naumann: Es gibt keine Verschiebung des Erregerspektrums. Es ist und bleibt Penicillin das Mittel der Wahl.

P. Plath (Recklinghausen): Zwei Fragen an den Vortragenden: 1. Können sogenannte Penicillin-Allergien auf Trägersubstanzen zurückzuführen sein? Manche Patienten zeigen Allergie nur gegen bestimmte Präparate gleichartiger Penicilline. 2. Wie stehen Sie zur perioperativen Antibiotika-Prophylaxe?

Chl. Beck (Freiburg): Welche Gesichtspunkte zur Dauer einer antibiotischen Therapie bestehen aus der Sicht des Mikrobiologen? Hiermit in Zusammenhang steht ja auch die Frage der Antibiotikaprophylaxe.

K. Seifert (Neumünster): Problemkreis in der Praxis des HNO-Arztes ist vor allem anderen der Pseudomonas. Wie stellt sich der Bakteriologe zur Lokalbehandlung mit der etwas in Verruf gekommenen Borsäure, vor allem unter dem Gesichtspunkt, daß die gegen Ps. wirksamen Antibiotika in der Praxis in der Regel nicht eingesetzt werden können.

H. Wieland (Bielefeld): 1. Ist die Antibiotikaprophylaxe möglich? 2. Wenn ja, wie soll sie bei Steigbügeloperation praktiziert werden?

Hans-Rolf Seimer (Kenzingen): In Ihrem Vortrag wurden Tetracycline und Sulfonamide nicht erwähnt. Ich bitte um Ihre Stellungnahme.

P. Naumann (Düsseldorf); Schlußwort: Jede antibakterielle Chemotherapie hat ihren Angriffspunkt unmittelbar am Erreger, der zumeist nur bakteriostatisch in seiner Vermehrung gehemmt wird. Seine definitive Eliminierung ist die Aufgabe der körpereigenen humoralen und zellulären Abwehrmechanismen. Eine erfolgreiche Sanierung der Infektion hat somit das funktionierende Immunsystem des Patienten zur Voraussetzung (Fleischer). Die Erfahrungen bei der Infektionsbehandlung von Patienten mit Immunsuppression demonstrieren das vielfache Versagen einer reinen Chemotherapie und definieren die Infektionen bei lokaler oder allgemeiner Abwehrschwäche als Indikation einer Behandlung mit bakterizid effektiven Substanzen. Das trifft sehr weitgehend auch für die chronischen Infektionen (Terrahe) zu, die – abgesehen von Tuberkulose und Lepra – keine eigene spezifische Mikrobiologie haben, sondern die absolut gleichen Erreger, wie wir sie auch bei akuten Infektionen finden. Nicht die Bakteriologie bestimmt die Chronizität, sondern die insuffiziente lokal-zelluläre und allgemein-humorale Abwehrlage des Makroorganismus. Auch in der HNO-Heilkunde ist der chronische bakterielle Infekt nicht so sehr erregerspezifisch, sondern primär wirtsspezifisch zu verstehen. Damit aber gehört neben der gezielten und zumeist längerfristigen Chemotherapie (C. E. Alken hat einmal für die Urologie sehr prägnant formuliert, daß „chronische Infektionen auch eine chronische Behandlung verlangen") gleichermaßen auch die anatomische Korrektur von Mißbildungen und Stenosen sowie die Beseitigung von Abflußbehinderungen zum therapeutischen Konzept.

Der kulturelle Nachweis von Haemophilus influenzae ist bei Transportzeiten zum bakteriologischen Laboratorium von nicht mehr als 24 bis 36 Stunden und bei Vermeidung der Austrocknung nicht an die Verwendung spezieller Transportmedien gebunden. Aus einer reichlich entnommenen Untersuchungsprobe auch des HNO-Bereichs läßt sich dieser Erreger unschwer anzüchten, wenn vom Bakteriologen die dazu erforderlichen Nährböden (Kochblut- oder Levinthal-Agar bzw. Ammenplatte) verwendet werden. Zur Therapie sind – sofern es sich nicht um einen Stamm mit Penicillinasebildung handelt (im eigenen Untersuchungsmaterial 1982 nur 1,8% aller Isolierungen von H. influenzae) – nach wie vor die Aminopenicilline die Mittel der Wahl. Die von Bartmann und Tarbuc mitgeteilte stärkere bakterizide Effektivität in vitro von Mezlocillin dürfte in aller Regel für die Behandlung einer Sinusitis oder auch Atemwegsinfektion durch H. influenzae ohne klinische Relevanz sein, zumal Mezlocillin parenteral intravenös appliziert werden muß und Ampicillin-resistente Stämme von H. influenzae zugleich auch gegen Mezlocillin resistent sind.

Die in der Diskussion mehrfach angesprochene Frage einer prophylaktischen Antibiotika-Applikation läßt sich in einem kurzen Schlußwort nicht erschöpfend beantworten. Grundsätzlich gilt auch in der HNO-Heilkunde, daß sich die Infektionsrate bei aseptischen Operationen durch eine Antibiotika-Prophylaxe nicht vermindern läßt. Aus den wissenschaftlichen Erkenntnissen und klinischen Erfahrungen der letzten zwei Jahrzehnte resultiert heute eine kritische und ablehnende Haltung der Medizinischen Mikrobiologie zur vielschichtigen Problematik einer Antibiotika-Prophylaxe. Für das breite Spektrum der möglichen exogenen und endogenen Erreger primärer und sekundärer Wundinfektionen gibt es auch heute noch kein grundsätzliches Universalantibiotikum, so daß die Trefferwahrscheinlichkeit einer prophylaktischen Antibiotikagabe sehr gering ist. Darüber hinaus aber ist es heute ein unbestrittenes Faktum, daß jede Anwendung von Antibiotika mit breitem Wirkungsspektrum, und zwar völlig unabhängig von ihrer Effizienz oder Ineffizienz im Einzelfall, zu einer Selektion und Verbreitung resistenter Erregerstämme führt. Selektionsdruck und R-Faktorentransfer machen nicht nur eine Antibiotika-Prophylaxe wirkungslos, sondern reduzieren zugleich auch das Behandlungspotential sekundärer Infektionen beim Patienten selbst sowie in seiner Umgebung. Im einschlägigen Schrifttum der letzten 20 Jahre dokumentieren zwar zahlreiche Arbeiten eine durchaus verständliche ärztlich-emotionale Motivation für eine Chemoprophylaxe, dagegen in keinem Fall eine eindeutige und überzeugende Beweisführung für ihren infektionsverhütenden Effekt. Während nachteilige Wirkungen unverkennbar sind, fehlt bisher jede wissenschaftlich gesicherte medizinische Indikation für eine Antibiotika-Prophylaxe in der HNO-Heilkunde. Als Desinfektionsmittel mit dem Zweck der bakteriellen Dekontamination sind Antibiotika ungeeignet und zu teuer.

Die akute Perichondritis (Seegers) ist eine in erster Linie durch Staphylokokken, gelegentlich auch durch Streptokokken verursachte Infektion. Die Therapie kann daher durchaus mit Penicillin, z. B. einem der Penicillinase-stabilen Staphylokokkenpenicilline (Oxacillin parenteral oder Dicloxacillin bzw. Flucloxacillin oral) beginnen, bis der bakteriologische Befund und die Resistenzbestimmung vorliegen. Sie ist – wie bereits ausgeführt – die Basis jeder gezielten Chemotherapie und damit die entscheidende Voraussetzung für einen optimalen Einsatz der Antibiotika, unter denen neben den modernen Substanzen auch die Tetracycline (z. B. bei Infektionen durch Haemophilus influenzae) noch ihren Platz haben, sofern der ursächliche Erreger Tetracyclin-empfindlich ist.

Arch Otorhinolaryngol Suppl 274–287 (Verhandlungsbericht 1983)

Archives of
Oto-Rhino-Laryngology

Freie Vorträge

117. J. Uffenorde, F.-X. Brunner, P.-H. Wünsch (Würzburg): Polyvinylpyrrolidon-Granulom, zur Differentialdiagnose seltener Weichteiltumoren der Oberkieferregion*

Polyvinylpyrrolidon (kurz: PVP) ist eine Substanz, die seit mehr als 30 Jahren in der Medizin bekannt ist. Zunächst fand PVP durch die ersten synthetischen Plasmaexpynder (z. B. Periston) auf dem Markt Verbreitung.

Recht bald erkannte man aber, daß nach systemischer Anwendung von PVP bei einigen Patienten diffuse Speicherungsphänomene im Retikuloendothelialen-System der Leber, der Milz, der Nebennieren usw. auftraten, so daß das Periston wieder vom Markt genommen wurde.

Seit Ende der 60er Jahre weiß man, daß auch nach lokaler Anwendung von Depot-Präparaten, welche PVP enthalten – etwa das sehr bekannte Depot-Impletol –, systemische Speicherungen im RES vorkommen. Neuerdings kennen wir auch echte tumorförmige Läsionen, die lokal, z. B. eben auch im Gesichtsbereich, entstehen können, wenn PVP-haltige Präparate verabreicht wurden.

Derartige Tumoren bereiten aber sowohl dem Kliniker als auch dem Pathologen ohne Kenntnis der Vorgeschichte bei der Abgrenzung gegenüber Malignomen erhebliche differentialdiagnostische Schwierigkeiten.

Zusammen mit der Würzburger Pathologie überblicken wir aus den vergangenen Jahren 6 Fälle eines PVP-Granuloms, wobei besonders wichtig erscheint, daß in zwei dieser Fälle der auswärtige Morphologe jeweils einen malignen Tumor diagnostiziert hatte.

Beispielhaft sei eine 68jährige Patientin erwähnt, die sich seit Juli 1982 in unserer Behandlung befindet. Die Anamnese ergab, daß sie nach Kieferhöhlenoperationen 1965 und 1956 vom Hausarzt mit gutem Erfolg etwa 20 mal Depot-Impletol in das Gebiet der linken Wange injiziert bekommen habe. Seit 1975 habe sich dann eine livide Verfärbung der linken Wange gezeigt, die ständig an Größe zunahm.

Nach Sicherung der Diagnose wurde die Patientin operativ behandelt, der Tumor weitgehend entfernt.

Im feingeweblichen Bild finden sich granulomartige Ansammlungen großleibiger Zellen mit vakuolisiertem Zytoplasma und kleinen unimorphen Kernen, sowie mehrkernige Riesenzellen. Als förmlich typisch für den Nachweis, daß es sich bei der Fremdsubstanz um PVP handeln muß, ist die braunrote Darstellung des nicht doppelbrechenden Materials – intrazellulär und interzellulär – nach Anwendung der Kongorotfärbung.

* Erscheint ausführlich in HNO

Sind bei unklaren Lymphknoten- oder Weichteilschwellungen anamnestisch Hinweise auf lokale Injektionen von schmerzstillenden oder durchblutungsfördernden Medikamenten zu erhalten, sollte das PVP-Granulom differentialdiagnostisch in Erwägung gezogen werden.

Literatur

Altemeier W et al. (1954) Physiological and pathological effects of long-term polyvinylpyrrolidon retention. Arch Surg 69:309

Bork K (1982) Pseudotumoren und weitere Arzneimittelreaktionen durch nicht deklarierte Inhaltsstoffe. Dtsch Med Wochenschr 107:43

Wünsch P-H (1981) Polyvinylpyrrolidon-Granulom – Eine differentialdiagnostisch bedeutsame Weichgewebsläsion? Verh Dtsch Ges Pathol 65:526

T. P. U. Wustrow (München): Ist Polyvinylpyrrolidon nicht auch in Betaisodona enthalten? Dies wird in der Klinik nicht nur für die Hautdesinfektion, sondern in einigen Kliniken für die Desinfektion offener Operationsgebiete verwendet. Treffen diese von Ihnen beobachteten Nebenwirkungen durch Depot-Impletol auch für Betaisadonna zu?

H.-R. Seimer (Kenzingen): Ich bitte um die Nennung weiterer Medikamente, bei deren Anwendung mit ähnlichen Komplikationen gerechnet werden muß.

J. Uffenorde (Würzburg); Schlußwort:
Zu Herrn Wustrow: Weitere Präparate, welche PVP enthalten, sind uns nicht bekannt, da PVP nicht als Inhaltsstoff in der „Roten Liste" deklariert werden muß. Auf Anfrage hat uns aber das Bundesgesundheitsamt Berlin zugesichert, daß aufgrund der berichteten Fälle etwa ab Juli 1983 eine solche Deklarationspflicht für PVP besteht.

Bis dahin kann man davon ausgehen, daß in allen Depot-Präparaten PVP enthalten ist, da diese Substanz bevorzugt zur verzögerten Wirkstoff-Freisetzung angewandt wird.
Zu Herrn Seimer: Im Beta-Isodona ist PVP zusammen mit Jod enthalten. Die auch uns bekannte Praxis, Beta-Isodona nach einer Operation zur Wundreinigung und Operationshöhlenspülung zu verwenden, sollte verlassen werden. Man kann davon ausgehen, daß bei einem derartigen Verfahren größere Mengen PVP – wie bei einer parenteralen Injektion – in das Gewebe gelangen und hier u. U. eine systemische Speicherung auslösen können.

118. H. Ganz (Marburg): Sialolithen der kleinen Speicheldrüsen – Eine Rarität?

1. Fallbericht

Ein 29jähriger Mann hat seit etwa 6 Monaten eine indolente, bohnengroße Schwellung im Oberlippenrot, die beim Essen größer wird. Bei der Punktion entleert sich etwas zäher Speichel. Die erkrankte Speicheldrüse wird unter dem Operationsmikroskop exzidiert, wobei zwei Konkremente von je 2–3 mm Durchmesser gefunden werden.

2. Literaturübersicht

Die deutschsprachigen Lehr- und Handbücher enthalten keine Angaben über Steinbildungen in accessorischen Speicheldrüsen. Handelt es sich um eine Rarität? – Die Erstveröffentlichung scheint erst 1955 erfolgt zu sein (Lighterman).

Seitdem hat es zahlreiche Mitteilungen gegeben, vorwiegend in Oral Surgery und J. oral Surgery. Die größte Serie haben 1979 Jensen u. Mitarb. mit 47 neuen Fällen beigesteuert. Einschließlich des eigenen sind bisher 115 Fälle bekannt. Sie verteilen sich auf Oberlippe (54), Wange (45), Umschlagsfalten (7), Gaumen (2), Alveolarfortsatz (1) und Zunge (1). Multiple Steine (5 Beobachtungen) sind nur in Oberlippe und Wange gesehen worden. Die Geschlechterverteilung ist etwa 1 : 1. Befallen werden zwar alle Altersgruppen, ältere Leute jedoch bevorzugt, anscheinend auch Diabetiker häufiger als Stoffwechselgesunde.

3. *Klinik*

Typische klinische Zeichen findet man nur selten. Meist fällt eine indolente Verdickung und Verhärtung in der Schleimhaut auf, nicht immer cystisch und nur gelegentlich mit Schleimhautabsonderung. Da die Konkremente mit Durchmesser von 0,1–0,8 cm meist recht klein sind, werden sie leicht übersehen, auch bei der Röntgenuntersuchung. – Die Therapie besteht in der Entfernung der erkrankten Drüse, ausnahmsweise auch des Steines allein.

4. *Pathohistologie*

Der Mineralisationsgrad der kleinen Konkremente ist unterschiedlich. Nur 20% der Steine von Jensen waren vollständig mineralisiert und mußten entkalkt werden, ein Viertel war, wie auch die Steine der eigenen Beobachtung, ohne mineralische Bestandteile. In den umgebenden Speichelgängen findet man Erweiterung und Plattenepithelmetaplasien. Der Stein selbst ist von entzündlichem Granulationsgewebe unterschiedlicher Stärke umgeben (Abbildung). Die Speicheldrüsenläppchen erscheinen atrophisch bis fibrosiert.

5. *Pathogenese*

Im Prinzip sind keine Unterschiede zu Steinbildungen der großen Speicheldrüsen zu erwarten. Nach Seifert u. Donath (1976) ist Voraussetzung für eine Konkrementbildung die sogenannte Elektrolyt-Sialadenitis mit Alteration des Drüsenparenchyms und des Inhaltes der terminalen kleinen Speichelgänge, die zu Schleimobstruktion dieser Gänge und Ausbildung von Mikrolithen führt. Die beiden Autoren fanden in 25% ihrer Ohrspeicheldrüsenpräparate solche Mikrolithen, bei Patienten mit Stoffwechselerkrankungen, insbesondere Diabetes mellitus, sogar in 40%. Die obstruktive Sialadenitis der großen Speichelgänge ist nach dieser Vorstellung erst das Endglied der Entwicklungskette. Somit ist ein solitärer langer Aussführungsgang gar nicht Voraussetzung für die Entstehung von Speichelsteinen. Warum sollten also solche Steine nicht auch in den kurzgängigen kleinen Speicheldrüsen häufiger vorkommen, zumal diese Drüsen nach Rauch (1959) einen hochviskösen Speichel absondern?

6. *Fazit*

Konkrementbildungen in kleinen Speicheldrüsen sind häufiger als hierzulande eingeschätzt, sie werden nur zu wenig beachtet.

Literatur

Laudenbach P et al. (1971/1977) Lithiase des Glandes salivaires accessoires a propos 5 Cas. Actual Odontostomatol (Paris) 25:501; Lithiase des glandes salivaires accessoires. Rev Stomatol Chir Maxillofac 78:407

Jensen JL et al. (1979) Minor salivary gland calculi. A clinicopathologic study of forty-seven cases. Oral Surg 47:44 (Lit. Verz.)

Crawford WH, Guernsey LH (1969) Sialolithiasis of minor salivary glands, report of a case. J Oral Surg 27:649

Lighterman I (1955) Sialolithiasis of a minor salivary gland. Oral Surg 8:143

Rauch S (1959) Die Speicheldrüsen des Menschen. Thieme, Stuttgart

Seifert G, Donath K (1976) Die Morphologie der Speicheldrüsenerkrankungen. Arch Otorhinolaryngol (NY) 213:111

K. Fleischer (Gießen): Konkremente in der Wange, sowohl in der Schleimhaut wie in den tieferen Gewebsschichten, entstehen mitunter auch in Angiomen. Gerade der Gesichts- und Halsbereich ist ja aus entwicklungsgeschichtlichen Gründen reich an angiomatösen Fehlbildungen, man spricht von „fissuralen Angiomen". In diesen können sich dann aus Thromben kugelförmige Phlebolithen entwickeln. Sie müssen von Speichelsteinen unterschieden werden.

H. Ganz (Marburg); Schlußwort: Dank an Herrn Fleischer für die Ergänzung. An die Möglichkeit von Phlebolithen wurde bei der Untersuchung unseres Materials natürlich gedacht. Vorgeschichte und Histologie ergaben jedoch keinen Anhalt, daß ein derartiges Konkrement vorlag.

119. H. J. Radü, G. Kauffmann (a. G.) (Münster): Reflexorientierte Hörschwellenbestimmung beim Säugling

Hörstörungen im Kindesalter stellen auch heute noch ein diagnostisches Problem dar. Es gibt zu wenig valide Methoden, das Hörvermögen mit hinreichender Sicherheit zu bestimmen. Eine Hörschwellenbestimmung ist routinemäßig allein mit der BERA möglich, weniger gebräuchlich ist die Atemgeräuschaudiometrie nach Kumpf. Das erstgenannte Verfahren ist jedoch personal- und zeitintensiv und bedarf auch einer zusätzlichen Sedierung. Die anderen Verfahren beruhen auf direkter (z. B. Boel-Test, Uttenweiler-Test) oder automatisierter (Crib-O-Gram, Auditory-Response-Cradle) Verhaltensbeobachtung. Dabei werden jedoch zum Teil sogar nur weit überschwellige Reaktionen beobachtet. Zudem verzichten die meisten der genannten Methoden auf eine Darstellung verschiedener, gleichzeitig auftretender Aktivitäten. Bei dem vorgestellten neuen Testverfahren ging es darum, eine praxisnahe, wenig belastende, wenig zeit- und personalintensive Methode zu entwickeln, die eine Aussage über die Hörschwelle dennoch ermöglicht. Deswegen haben wir folgende 3 Reizantwortmuster zusammengefaßt:

1. Saugaktivität. Wir fanden, daß diese geräuschproduzierende Aktivität des trophotropen Systems besonders empfindlich auf Schallreize reagiert im Sinne einer Unterdrückung der Eigengeräuschproduktion. Diese Aktivität wurde mit einem Meßwandler am Saugflaschenboden erfaßt.

2. Atemaktivität. Die bekannten Phänomene der Atemaktivitätsänderung wurden bisher entweder technisch aufwendig oder belastend für den untersuchten registriert. Wir entschlossen uns, diese Aktivitäten mit einer Vierpolwiderstandsmessung des Thorax zu registrieren.

3. Lokalisation. Die recht früh beim Kind einsetzende Lokalisation der Schallquelle mit den Augen (eher als die Kopfwendung) veranlaßte uns, die Blickrichtung mittels ENG-Methoden zu registrieren.

Unter anderem wegen der Schwierigkeit bei der Verhaltensbeobachtung, Reaktionen in Korrelation zum Reiz zu sehen, markierten wir außerdem auch noch Reizbeginn, -ende und -seite auf einem zusätzlichen Kanal. Damit ist es möglich, reizbezogene Änderungen der Saug- und Atemaktivität sowie Lokalisationen zu sehen und ihre zeitliche Zuordnung zum Reiz zu erkennen.

Durch Verwendung verschiedener Reize vermieden wir Gewöhnungseffekte. Wir verwendeten Wobbel-Sinustöne, Schmalbandrauschen, Herzgeräusch und Musik. Insbesondere bei Geräuschreizen zeigten sich die meisten Antworten, ebenfalls bei Herzgeräuschen erhielten wir sehr spezifische Reaktionen, so daß dieser Reiz zum Teil allein am Antwortmuster zu erkennen war.

Wir erhielten im schwellennahen Bereich deutliche Reaktionen, die der gleichzeitig durchgeführten Verhaltensbeobachtung entgangen waren. Durch Verhaltensbeobachtung festgestellte Hörschwellen lagen um 20 bis 40 dB höher als die mit dieser Methode festgestellten. Kritische Fälle untersuchten wir zusätzlich mit der BERA und fanden in der Regel unsere Ergebnisse bestätigt.

V. Uttenweiler (Karlsruhe): Haben Sie eine Abhängigkeit der Reaktionsqualitäten von den angewandten Lautstärken beobachtet?

H. J. Radü (Münster); Schlußwort:
Zu Herrn Uttenweiler: Auch wir haben die Intensivierung der Atmung bei überschwelligen Reizen registriert (Lombardscher Versuch), aber auch deren Abschwächung bei schwellennahen Reizen.

120. R. G. Matschke, P. Plath (Recklinghausen): Zur Früherfassung von Hörstörungen. Eine einfache Methode der Reihenuntersuchung bei Neugeborenen

Während die Notwendigkeit der Früherkennung von Hörstörungen allgemein anerkannt wird, bestehen über Art und Zeitpunkt der Untersuchung große Meinungsverschiedenheiten. Wir haben in den vergangenen beiden Jahren an 1593 Säuglingen eine Reihenuntersuchung mit dem Ziel durchgeführt, Kinder mit angeborenen Hörstörungen frühzeitig zu erfassen.

Wir prüfen Säuglinge am 2. bis 5. Tag „post partum" auf der Säuglingsstation. Durchschnittlich 15 Neugeborene werden pro Woche an zwei verschiedenen Tagen von einem HNO-Arzt und einer Audiometrieassistentin auf ihr Reflexverhalten auf Schallreize untersucht. Montags und freitags wird an unserem Hause die U-1-Vorsorgeuntersuchung von einem Pädiater vorgenommen. Anschließend werden die noch nicht gefütterten Neugeborenen, die dann meist schlafen, von uns untersucht. Wir benutzen einen Handlautsprecher „PHONAK SELECTOR" der Fa. Sapper und Hortmann und prüfen mit einem gewobbelten 1 000-Hz-Ton im Freifeld mit ca. 70–90 dB Prüflautstärke. Diese Prüfung wird auch im Inkubator durchgeführt. Der Arzt, die Audiometrieassistentin und eine Säuglingsschwester beobachten die Reaktion(en) des Neugeborenen und vermerken diese in einem Untersuchungsbuch. Darin sind Namen, Risikoschwangerschaften, Risiko-

geburten und Risikofaktoren des Neugeborenen vermerkt. Im einzelnen werden folgende Reaktionen beobachtet und registriert:
MORO-Reflex
Aureo-Palpebral-Reflex (APR)
Augenbewegungen (Blickwendung zur Schallquelle)
Bewegungen der oberen Extremität, STARTL-Reflex
Bewegungen der unteren Extremitäten
Innehalten der Bewegung
Atemfrequenzänderung
Mimikänderung, Saug- und Schmatzbewegungen
Sonstige reproduzierbare Reaktionen
Keine Reaktion.

Prüfung und Registrierung dauern durchschnittlich 15–20 Minuten pro Untersuchungstag. Der Säugling ist durch den Aufenthalt im Acrylglasbettchen frei beobachtbar, und mehrere Untersucher können die Reaktion(en) registrieren. Berührungsartefakte werden vermieden. Das Ergebnis der Reflexprüfung wird im gelben Untersuchungsheft für Kinder vermerkt. Bei negativem Untersuchungsergebnis wird eine Kontrolluntersuchung vor Entlassung aus der Klinik durch eine Audiometrieassistentin durchgeführt. Reagiert der Säugling wiederum nicht auf den Schallreiz, wird ein aufklärendes Gespräch vom Arzt mit den Eltern geführt und eine Kontrolluntersuchung in der HNO-Abteilung unserer Klinik vereinbart.

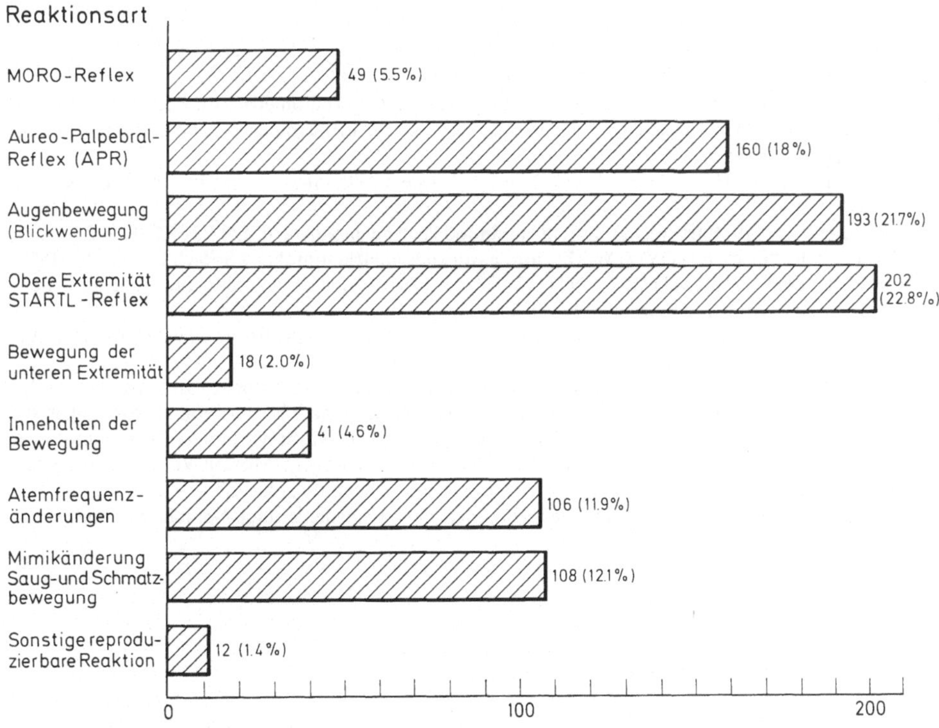

Abb. 1. Häufigkeit der beobachteten Reaktionen (889 = 100%) n = 670

1593 Neugeborene wurden mit dieser Reihenuntersuchung in den vergangenen zwei Jahren erfaßt. 6 Säuglinge wurden unmittelbar aus dem Kreißsaal in die Neugeborenenintensivstation einer Kinderklinik notverlegt und standen uns nicht zur Verfügung. Von den untersuchten Säuglingen reagierten bei der Erstuntersuchung 121 (7,5%) nicht auf den angebotenen Schallreiz. Bei der Kontrolle vor Entlassung sank diese Zahl auf 7 (0,4%) ab. Die Überprüfung dieser 7 Säuglinge nach 4 Wochen ließ keinen Verdacht auf eine angeborene Taubheit zurück.

Während wir anfänglich nur die positive Reaktion auf den Schallreiz vermerkten, haben wir bei 670 Neugeborenen alle Reaktionen vermerkt. 315 (47%) zeigten nur eine Reaktion, während 355 (53%) mehrere Reaktionen beobachten ließen. Über die prozentuale Verteilung der beobachteten Reaktionen gibt die nachfolgende Tabelle eine Übersicht.

Wir halten die Durchführung eines Säuglingsscreenings für sinnvoll, da in der Bundesrepublik praktisch alle Kinder in einem Krankenhaus geboren werden und dadurch eine fast lückenlose Erfassung möglich ist. Die in unserer Untersuchungsmethode beobachteten Reaktionen der Säuglinge sind auch durch geschultes Personal leicht zu beobachten und zu registrieren. Der Zeitaufwand ist minimal, die Einrichtung spezieller Räume oder besonderer Sprechstunden nicht notwendig. Verdachtsfälle oder wiederholte unsichere Reaktionen bedürfen dann einer HNO-ärztlichen Untersuchung und weiteren Diagnostik, eventuell auch einer gezielten Therapie.

Literatur (Auszug)

Biesalski P (1969) Durchführung und Beurteilung der Säuglingsaudiometrie. In: Die Hörstörung im frühen Kindesalter. Erkennung, apparative Versorgung, Frühspracherziehung. Internationales Kolloquium, Besançon

Boothman R, Orr N (1978) Value of screening for deafness in the first year of life. Arch Dis Childh 53:570–573

Brookhouser PE (1979) Early recognition of childhood hearing impairment. ENT J 58:288–292

Dockum GD, Robinson DO (1975) Warble tone as an audiometric stimulus. J Speech Dis 40:351–356

Hennebert D, Dessy G, Bouchelet A (1974) Dépistage systématique de la surdité auditive chez le nouveau-né. Acta Otorhinolaryngol Belg 28:128–131

Morgon A, Trouvé M, Bringuier N, Dyen Y (1975) Application d'un protocole de dépistage de la surdité; résultats. Cah ORL Chir cervico-fac 10:291–300

Plath P (1982) Notwendigkeit der Früherkennung von Hörschäden in den ersten Lebensmonaten. In: Koordination und Rationalisierung bei der Früherkennung und Therapie von Hörstörungen bei Kindern in den ersten Lebensjahren. Materialsammlung vom Multidisziplinären Kolloquium der GEERS-Stiftung am 23. und 24. November in Bonn-Bad Godesberg. Median-Verlag, Heidelberg

Simmons FB (1980) Patterns of deafness in newborns. Laryngoscope 90:448–453

Uttenweiler V (1981) Hörprüfung bei Neugeborenen über Knochenleitung. Sprache-Stimme-Gehör 5:86–87

V. Uttenweiler (Karlsruhe): Als Nachteile der Prüfung im freien Schallfeld kenne ich:
- schlechte Reproduzierbarkeit der Reaktionen
- größere Streubreiten
- größere Lautstärken.

Haben Sie auch Erfahrungen mit der Prüfung über Knochenleitung; wie sind Ihre Erfahrungen?

R. G. Matschke (Recklinghausen); Schlußwort:

Zu Herrn Uttenweiler: Selbstverständlich sind mir Ihre Untersuchungen bekannt und in meine Überlegungen eingeflossen. Ich möchte jedoch ausdrücklich darauf hinweisen, daß es sich bei dem hier vorgestellten Neugeborenen-Screening *nicht* um eine Methode der Bestimmung einer Hörschwelle o. ä. handelt, sondern lediglich um eine ganz einfache Methode zur Beantwortung taub oder nicht taub zum frühestmöglichen Zeitpunkt (2.–5. Tag post partum). Dieses Problem interessiert auch Pädiater, Perinatologen und Gynäkologen bzw. Geburtshelfer und soll die Aufmerksamkeit auf ein Problem lenken, das sonst leicht unter den Tisch fällt.

121. M. Strohm, L. M. Ahlemann (a. G.) (Tübingen): Auswirkungen von Tumorbestrahlungen im Kopfbereich auf die Hörleistung

Das Hörorgan gilt allgemein als nicht strahlenempfindlich [1]; Befunde über Innenohrveränderungen durch ionisierende Strahlen sind vorwiegend tierexperimenteller Art [2–4]. Aufgrund einiger auffälliger Verschlechterungen der Innenohrleistung bei Patienten, deren Felsenbein von einer Tumorbestrahlung mitbetroffen war, führten wir bei allen derartigen Patienten routinemäßig Hörkontrollen durch. Dabei ist nur bei wenigen Bestrahlungseinstellungen von einer erheblichen Strahlenbelastung des Innenohres auszugehen, nämlich von einer einseitigen bei der Längspendelbestrahlung der Nasennebenhöhlen und bei der Stehfeldbestrahlung des Ohres und der Glandula parotis, von einer beidseitigen bei der Gegenfeldbestrahlung von Epipharynx- und Keilbeinhöhlentumoren. Bei ersteren konnte der Hörverlust durch einen Seitenvergleich, bei der zweiten Gruppe durch eine Verlaufsbeobachtung ermittelt werden. Insgesamt kamen 58 Bestrahlungspatienten bzw. 83 bestrahlte Innenohren in die Auswertung; errechnet wurde jeweils der mittlere Hörverlust zwischen 250 Hz und 8 kHz.

Von 83 untersuchten Ohren zeigten 29 Normalhörigkeit, 26 einen mittleren Hörverlust von 10 dB und die restlichen 28 stärkere Hörminderungen bis maximal 50 dB. Eine Abhängigkeit des Hörverlustes von der Bestrahlungstechnik und vom Alter der Patienten war nicht feststellbar, dagegen stand die prozentuale Häufigkeit der Innenohrschädigung ebenso wie ihr Ausmaß direkt in linearer Beziehung zur Strahlendosis am Innenohr (Abb. 1). Die Hörminderungen traten mit

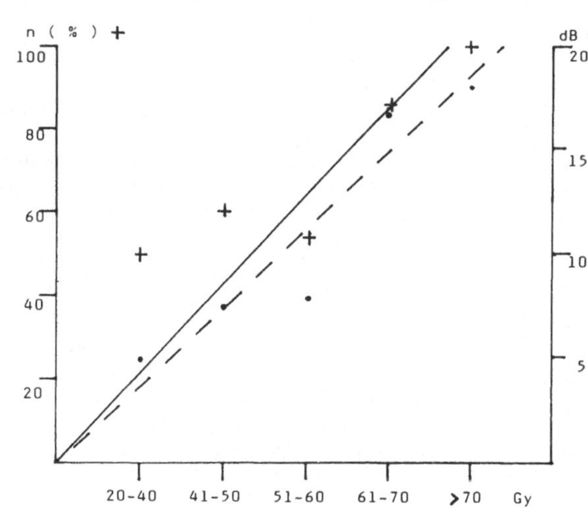

Abb. 1. Prozentuale Häufigkeit (——) und mittlere Ausprägung (– – –) der Schallempfindungsschwerhörigkeit in Abhängigkeit von der Bestrahlungsdosis

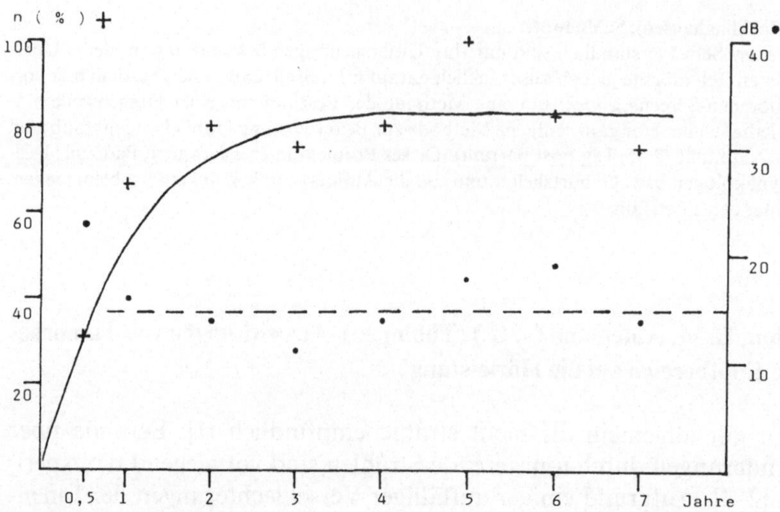

Abb. 2. Prozentuale Häufigkeit (——) und mittlere Ausprägung (– – –) der Schallempfindungsschwerhörigkeit in Abhängigkeit von der Zeit

einer zeitlichen Verzögerung von maximal 3 Jahren nach Abschluß der Strahlentherapie auf; eine zeitabhängige Progredienz der mittleren Hörverluste war nicht erkennbar (Abb. 2). Dieses verzögerte Eintreten der Innenohrstörung spricht dafür, daß nicht das Sinnesepithel primär durch die ionisierende Strahlung geschädigt wird, sondern daß radiogene Fibrosierungen der Innenohrgefäße zu diesen Funktionsstörungen führen. Zu einer größeren Zurückhaltung in der Strahlentherapie wird man in Anbetracht des überwiegend mäßigen Ausprägungsgrades der Innenohrschädigung, der Gefährlichkeit der Grunderkrankungen und der bereits bisher vorsichtigen, das Innenohr meist aussparenden Bestrahlungsplanung kaum raten können.

Literatur

1. Filatov JV, Kulyavtseva ZS, Kravchuk AN (1975) The effect of ionising radiation on the auditory function. Vestn Otorinolaryngol H 3, 38–40
2. Gamble JE, Peterson EA, Chandler JR (1968) Radiation effects on the inner ear. Arch Otolaryngol 88:156–161
3. Kelemen G (1963) Radiation and ear. Acta Otolaryngol [Suppl] (Stockh) 184:1–48
4. Westernhagen B v, Schätzle W (1969) Einfluß ionisierender Strahlen auf Gehör- und Gleichgewichtsorgan. Arch Ohren Nasen Kehlkopfheilkd 195:109–120

v. Westernhagen (Oldenburg): In den 60er Jahren wurden die Tiefenbestrahlungen an der Universitäts-Hals-Nasen-Ohren-Klinik Göttingen noch in einer eigenen Abteilung durchgeführt, es fiel uns damals bereits auf, daß die Patienten in einem hohen Prozentsatz nach Bestrahlung der Schädelbasis und des Mesopharynx unter kombinierten Schalleitungs-/Schallempfindungshörstörungen litten, wobei der Schalleitungsanteil durch ein Tympanalserom verursacht war. Diese Tympanalserome sind meist sehr therapieresistent, können sich nach der Bestrahlung noch Monate hinziehen und sind am besten mit einer Mittelohrdrainage zu behandeln. Der Ursache der beobachteten Schallempfindungsschwerhörigkeit versuchten Herr Schätzle und ich durch enzymhistochemische Untersuchungen näherzukommen. Eine deutliche Abnahme der enzymhistochemischen Aktivitäten im Innenohr spricht dafür, daß nicht nur Gefäßschädigungen Ursache der Hörminderung, sondern unmittelbare Beeinflussung des Stoffwechsels der Cochlea zumindest anteilig Ursache der beobachteten Hörstörung ist.

W. Jung (Würzburg): Es bietet sich an, der Frage nach Art und Ort der Strahlenschädigung im Mittel- und Innenohrbereich, so der vermuteten Gefäßfibrosierung, tierexperimentell nachzugehen. Sind derartige Untersuchungen geplant?

M. Strohm (Tübingen); Schlußwort:
Zu Herrn v. Westernhagen: Belüftungsstörungen und Mittelohrergüsse u. a. in der Frühphase nach Bestrahlung haben auch wir häufig gesehen. Daß die von Ihnen nachgewiesenen enzymhistochemischen Veränderungen am Innenohr auf primäre Schäden des Corti-Organs hinweisen, ist einleuchtend. Unsere Vermutung gleichzeitiger Gefäßschäden gründet sich auf die Ergebnisse einer Parallelstudie über die Stenosierungstendenz der großen Halsgefäße nach Strahlentherapie: Zeit und Dosis-Abhängigkeit dieser Gefäßveränderungen entsprachen den von uns festgestellten Minderungen der Hörleistung.
Zu Herrn Jung: Entsprechende tierexperimentelle Untersuchungen an Rattenohren werden zur Zeit durchgeführt; wir werden zu gegebener Zeit über die Ergebnisse berichten.

122. F.-W. Oeken, E. König (a. G.) (Leipzig): Zur beruflichen Entwicklung hörgeschädigter Kinder *

Über die Problematik der Früherkennung Hörgeschädigter, der Hörerziehung einschließlich der sonderpädagogischen Betreuung in Vorschule und Schule, liegen vielfältige Studien vor. Es gibt aber erstaunlicherweise nur sehr wenig Erfahrungsberichte, die anhand größerer Patientenzahlen über die spätere berufliche Entwicklung und die gesellschaftliche Integration Hörgeschädigter Auskunft geben. Zur Beantwortung dieser Fragen verfolgten wir den weiteren Lebensweg, insbesondere die berufliche Entwicklung, aller Absolventen der Schwerhörigenschule Leipzig (jetzt Hörgeschädigtenschule „Samuel Heinicke“), die diese Schule von 1945 bis zum Jahre 1979 besuchten. Die notwendigen Informationen wurden anhand der Auswertung von Fragebögen bei 261 Probanden gewonnen. Dabei handelte es sich um Patienten mit mittel- bis hochgradigen Hörverlusten (durchschnittlich 60 bis 90 dB in den Sprachfrequenzen).

Von hoher Bedeutung für die soziale Integration sind die Erfolge in der Berufsausbildung, wird doch der Beruf von den meisten sowohl materiell als auch ideell als entscheidende Existenzgrundlage und wichtigste Quelle der Lebensfreude angesehen.

67,8% der Absolventen legten eine Facharbeiterprüfung und 2,3% eine Meisterprüfung ab. 9,2% hatten einen Fachschulabschluß und 2,3% einen Hochschulabschluß. Damit erreichten die Hörgeschädigten im Vergleich der berufstätigen Bevölkerung der DDR beachtliche Qualifikationen. Wie aus Tabelle 1 ersichtlich, kommen die Prozentsätze der Facharbeiter sehr nahe an die der Gesamtbevölkerung heran.

Die Berufswahl war in etwa der Hälfte der Fälle dank der guten Berufslenkung und psychologischen Beeinflussung durch Schule und Elternhaus durch die Schwerhörigkeit nicht beeinflußt.

---

* Erscheint ausführlich in: HNO-Praxis Leipzig 8 (1983) 105–107

Tabelle 1. Berufliche Qualifikation von 261 Absolventen der Hörgeschädigtenschule im Vergleich zur Gesamtbevölkerung der DDR (in Prozent)

Qualifikation	Hörgeschädigte	Bevölkerung
Facharbeiter	67,8	72
Meister	2,3	4,7
Fachschulabsolventen	9,2	15,0
Hochschulabsolventen	2,3	8,3

Überraschend günstig sind auch die Zahlen über die Zufriedenheit im Beruf: 67,6% der Absolventen waren zufrieden bzw. sehr zufrieden mit ihrer beruflichen Tätigkeit.

Die erfreulichen Ergebnisse dieser Studie sollen uns ermutigen, unsere vielfältigen Bemühungen auf dem Gebiet der Pädo-Audiologie sowohl im Hinblick auf Früherkennung, Diagnose und Therapie der frühkindlichen Schwerhörigkeit, als auch im Hinblick auf die weitere Verbesserung der Zusammenarbeit mit den Sonderschulpädagogen weiter zu intensivieren.

123. H. D. Dupal, K. D. Mulac (a. G.) (Wiener Neustadt): EKG-Veränderungen bei Tonsillektomie und Septumoperationen in Lokalanaesthesie mit und ohne Vasokonstriktorzusatz

Zusammenfassung: Um die Möglichkeit cardialer Komplikationen bei rhinolaryngologischen Operationen in Lokalanaesthesie besser zu erfassen, wurden 35 Tonsillektomien in Infiltrationsanaesthesie mit und ohne Vasokonstriktorzusatz mittels kompletter prae-, intra- und postoperativer EKG-Aufzeichnungen überwacht. Dabei konnten Veränderungen der Herzfrequenz, der Herzrhythmik und der ST-Strecke beobachtet werden. Auf mögliche Folgen bei cardialen Risikopatienten wird hingewiesen.

Einleitung

In der Praxis des HNO-Arztes und an kleineren Spitälern haben rhinolaryngologische Eingriffe in Lokalanaesthesie nach wie vor große Bedeutung. Dabei wird über die Risiken oft zu wenig Bescheid gewußt. Es kann sowohl das Lokalanaesthetikum (LA) beträchtliche Komplikationen bewirken, als auch der in den meisten Fällen zugesetzte Vasokonstriktor (VK). Beim LA liegt die Ursache meist in insuffizienter Infiltrationstechnik, beim VK meist in der sympathicomimetischen Wirkung der Adrenalin- und Noradrenalinderivate: Tachycardie, Arrhythmie bis zum Kammerflimmern. Statistiken zeigen, daß der höchste Prozentsatz von Komplikationen und letalen Ausgängen einer Lokalanaesthesie bei Operationen im Kopf-/Halsbereich zu finden ist.

Tabelle 1. Vorteile der Infiltrationsanaesthesie mit und ohne Vasokonstriktor bei Tonsillektomien

Mit Epinephrin	Ohne Epinephrin
Geringe intraoperative Blutungsbereitschaft	Keine intraoperative Verschleierung einer Blutung
Längere Wirkungsdauer	Keine subjektiven Herzsensationen

Methode

Wir berichten Zwischenergebnisse einer randomisierten Studie bei Patienten mit Tonsillektomie (TE) und submukösen Septumoperationen in Infiltrationsanaesthesie mit und ohne Vasokonstriktorzusatz. Es wurde vor, während und nach der Operation mittels Langzeit-EKG-Aufzeichnungen die Herzrhythmik überwacht. Vorerst wurden 35 Tonsillektomien in die Wertung genommen (14 Männer und 21 Frauen im Alter von 15 bis 75 Jahren, Durchschnitt 29,5 Jahre).

Die Operationszeit vom Beginn der Infiltration bis zum Operationsende lag zwischen 11 und 30 Minuten, im Schnitt bei 16,1 Minuten. Mit Novanaest purum 1%ig wurden 7 Männer und 7 Frauen zwischen 17 und 63, Schnitt 33,5 Jahre, operiert, die durchschnittliche Operationsdauer lag bei 15,3 Minuten.

Mit Xylocain 1%ig plus Epinephrin 1 : 100 000 liegen 7 Männer und 14 Frauen vor zwischen 15 und 75, im Schnitt bei 26,5 Jahren, mit einer durchschnittlichen Operationsdauer von 16,6 Minuten. Klinisch wurden keine wesentlichen Komplikationen beobachtet. Ohne VK-Zusatz ist die intraoperative Blutungsneigung wesentlich stärker, die anaesthetische Wirkungsdauer kürzer. Vorteile dieser Methode liegen darin, daß die Blutungssituation intraoperativ nicht verschleiert wird, somit die Gefahr der Nachblutung geringer ist und daß die Patienten während der Infiltration keine subjektiven Herzsensationen angeben (Tabelle 1).

Auswertung

Die folgenden Daten stellen Mittelwerte aus beiden Gruppen dar. Während der Aufzeichnungen traten Veränderungen von Herzfrequenz, Extrasystolienrate und ST-Strecke auf.

Die Ruhefrequenz der Patienten mit Epinephrin liegt mit 84 Schlägen pro Minute um 8 Schläge höher als ohne VK-Zusatz. Bereits 2 Minuten nach Beginn der Infiltration erreicht die Herzfrequenz 122 pro Minute, um 24 mehr als der Vergleichswert von 98 ohne Zusatz (Tabelle 2). Ausgehend von der Ruhefrequenz ist in der Epinephringruppe die Frequenz nach 2 Minuten um 38 Schläge gestiegen im Vergleich zu 22 ohne Katecholamin. Dies ist sicherlich zum Teil auf die positiv dromotrope Wirkung der Substanz zurückzuführen. Auch während der Tonsillektomie liegt die Frequenz der Epinephringruppe um 11 Schläge höher als das Vergleichskollektiv. Bei Berücksichtigung der höheren Ausgangslage ergibt sich daraus aber keine Signifikanz. Bei Operationsende beträgt die Herzfrequenz mit Epinephrin 102 pro Minute, ohne 97 pro Minute.

Tabelle 2. Frequenzveränderungen im EKG während der Tonsillektomie in Lokalanaesthesie mit und ohne Vasokonstriktor

	Praeoperativ	2 min nach Infiltrationsbeginn	Ektomie 2. Tonsille	OP-Ende
Ohne Epinephrin	75,71	98,00	120,29	97,00
	±12,31	± 15,88	± 32,31	± 22,78
		Diff. 22,29	44,58	21,29
Mit Epinephrin	83,52	122,14	131,33	102,43
	±17,59	± 30,82	± 36,05	± 27,84
		Diff. 38,62	47,78	18,91

3 Patienten der Epinephringruppe hatten in Ruhe vereinzelte ventrikuläre Extrasystolen, die während des gesamten Untersuchungszeitraumes unverändert blieben. Ein vierter Patient zeigte intraoperativ eine Bigeminie, während er vorher und nachher normalen Sinusrhythmus hatte. 3 weitere Patienten bildeten während der TE mit Epinephrin Coronarinsuffizienzzeichen mit horizontaler ST-Streckensenkung bis zu 0,15 mV und mit zum Teil negativen T-Zacken aus.

In der Gruppe ohne Epinephrin hatte in der Ruhepause praeoperativ 1 Patient gehäufte polytope ventrikuläre Extrasystolen, ein weiterer wies vereinzelt ventrikuläre Extrasystolen auf. Diese Extrasystolie war während des weiteren Beobachtungszeitraumes bis Operationsende nicht mehr vorhanden. Ein dritter Patient zeigte in einer kurzen Pause während der TE vereinzelt ventrikuläres ES, vorher und nachher hatte er ein unauffälliges EKG. Veränderungen der ST-Strecke oder der T-Zacke wurden nicht beobachtet. Eine Patientin mit LGL-Syndrom aus der Gruppe ohne VK bildete kurz nach Beginn der Infiltration eine Sinusbradycardie mit Werten bis zu 31 Schlägen pro Minute mit Blutdruckabfall auf 100/60 aus.

Stellungnahme

Als vorläufiges Ergebnis bei einem kleinen Kollektiv läßt sich feststellen, daß unter Epinephrin kurz nach der Infiltration und während der Tonsillektomie höhere Herzfrequenzen erreicht wurden als ohne VK-Zusatz. Eine höhere Herzfrequenz stellt aber ein Mehr an Herzarbeit dar. Daher waren auch Koronarinsuffizienzzeichen in der Epinephringruppe häufiger, obwohl diese Patienten ein deutlich niedrigeres Durchschnittsalter aufwiesen. Waren Extrasystolien in der Epinephringruppe praeoperativ vorhanden, verblieben sie während der gesamten Operation oder sie traten erst während der Operation auf. Ohne Epinephrinzusatz waren ES, die praeoperativ vorlagen, intraoperativ nicht mehr nachweisbar. Somit neigen Patienten mit möglicher koronarer Herzkrankheit unter Epinephrin, bedingt durch entstehende höhere Herzfrequenz, eher zu Koronarinsuffizienz und elektrischer Instabilität mit Rhythmusstörungen, während dies ohne Epinephrinzusatz bei einem älteren Patientengut nicht auftrat. Möglicherweise kommt es bei letzteren eher zu Reizausbreitungsstörungen mit Bradycardie, wie in einem Fall, als zu Extrasystolie.

Literatur

1. Bergmann H, Blauhut B (1975) Anaesthesie in Augen- und HNO-Heilkunde. Anaesthesiologie und Wiederbelebung 92. Springer, Berlin Heidelberg New York
2. Büch HP, Rummel W (1977) Lokalanaesthetika. Aus: Forth W, Henschler D, Rummel W (Hrsg) Allgemeine und spezielle Pharmakologie und Toxikologie. Bibliograph. Institut Mannheim, Wien Zürich, Wissenschaftsverlag, S 394–401
3. Dupal HD (1982) Intraoperative O_2-CO_2-Bestimmung im Blut bei nichtintubierten Kindern während der Tonsillektomie. Laryngol Rhinol Otol (Stuttg) 61:193–195
4. Hell K (1977) Möglichkeiten und Grenzen der Lokalanaesthesie. Aktuel Chir 12:1–8
5. Mehnert H, Czarnecki N (1980) Zur Frage der Unverträglichkeit lokalanaesthetischer Lösungen. Öst Z Stomat 77:162–168
6. Nowack BF (1976) Vergleichende Untersuchungen über Blutdruck- und Pulsverhalten unter Lokalanaesthesie mit Vasokonstringentien bei zahnärztlich-operativen Eingriffen. Dtsch Zahnärztl Z 31:134
7. Schmidseder R, Esswein W, Neiss A (1976) Untersuchungen zur Wirkung eines Lokalanaesthetikums in Kombination mit einem Betarezeptorenblocker. Anaesthesist 25:585–587
8. Westhues M (1976) Der Stand der modernen Lokalanaesthesie. Laryngol Rhinol Otol (Stuttg) 55:279–284
9. Zehner G (1968) Anaesthesiemöglichkeit bei Tonsillektomie. Laryngol Rhinol Otol (Stuttg) 47:752–758

Arch Otorhinolaryngol Suppl 288–289 (Verhandlungsbericht 1983)

Archives of
Oto-Rhino-Laryngology

Speicheldrüsen

124. A. Noodt, P. Schneider (a. G.), G. Traurig (a. G.) (Fulda): Quantitative Funktionsszintigraphie der Speicheldrüsen. – Methodik und klinische Ergebnisse

Zusammenfassung: Die Anwendung eines neu entwickelten Untergrundsubtraktionsverfahrens bei der Sequenzszintigraphie ermöglicht die Bestimmung quantitativer Parameter für die isolierte Drüse. Die physiologische Tracerkinetik und ihre Modifikationen bei verschiedenen Speicheldrüsenerkrankungen wurden analysiert.

Nach iv-Applikation von radioaktivem Technetium-Pertechnetat wird die Tracerkinetik in den Speicheldrüsen mit Hilfe einer Gammakamera und einem on-line verbundenen Computersystem über 60 Minuten analysiert. Aus der so gewonnenen Sequenzszintigraphie lassen sich Zeitaktivitätskurven für die einzelnen Drüsen ableiten, wobei jedoch auch das überlagernde Gewebe miterfaßt wird. Nach Subtraktion der zeitlich und individuell variierenden Untergrundaktivität, die mit einem neu entwickelten Verfahren bestimmt werden kann, erhält man die drüsenspezifische Zeitaktivitätskurve. Ihr Verlauf wird in den ersten 50 Minuten hauptsächlich von der Akkumulation des Tracers in den Drüsen und nach Reiz durch oral gegebenen Zitronensaft von der Exkretion bestimmt.

Als quantitative Parameter für die globale Drüsenfunktion werden die Akkumulation von der 1. bis 11. Minute, der Uptake als maximale Radioaktivitätsaufnahme sowie die Größe der Reizantwort in absoluten und relativen Einheiten errechnet. Normwerte wurden an 45 Normalpersonen (d. h. an 90 Einzeldrüsen) für die Parotis und die Submandibularis ermittelt.

Zur bildlichen Darstellung regionaler Leistungsdifferenzen innerhalb der Drüsen werden für ein Akkumulationsintervall (10.–20. Minute) und nach Reiz zum einen die räumliche Verteilung der Radioaktivität wiedergebende Phasen- oder Summenbilder und zum anderen Gradientenbilder verwendet. Die positiven Gradientenbilder zeigen die regionale Geschwindigkeit des Tracereinstroms, die negativen die des Aktivitätsausstroms.

Die seit März untersuchten 193 Patienten wurden nach klinischer und histologischer Diagnose in Gruppen eingeteilt. In 42 Fällen kontrollierten wir den Verlauf.

Bei der akuten Sialadenitis ist bei fehlender Exkretionsfähigkeit die Aktivitätsakkumulation noch weitgehend erhalten, bei chronischen Entzündungen mit weitgehender Parenchymschädigung zeigt sich auch ein Unvermögen zur Akkumulation. Bei den Tumoren kann eine spezifische Tracerkinetik nicht nachgewiesen werden. Szintigraphisch kann weder zwischen gut- und bösartigen Tumoren noch zwischen Tumor und Entzündung differenziert werden. Bei beiden Gruppen fand sich eine statistisch signifikante Erniedrigung der quantitativen Drüsenparameter.

Beim Sjögren-Syndrom reichern die Drüsen in fortgeschrittenen Fällen keine Aktivität an.

Als wesentliche Indikation für das beschriebene Verfahren werden chronische Speicheldrüsenerkrankungen gesehen. Sowohl die mögliche Einteilung in funktionstüchtig, partiell funktionsgemindert und funktionslos, als auch die Verlaufskontrolle bedeuten eine wertvolle Entscheidungshilfe bei der Frage der Drüsenerhaltung oder -exstirpation.

Literatur

Börner W, Grünberg H, Moll E (1965) Die szintigraphische Darstellung der Kopfspeicheldrüsen mit 99 ^{m}Tc. Med Welt 42:2378

Hug I, Holtgrave EA (1973) Die nuklearmedizinische Funktionsdiagnostik der Parotis. II. Die erkrankte Parotis. Fortschr Röntgenstr 119:746

Reiners Chr, Eilles Chr, Eichner R, Spiegel W, Börner W (1980) Speicheldrüsen-Funktionsszintigraphie zur Verlaufskontrolle bei der Therapie des Schilddrüsenkarzinoms mit Radiojod. Nuklearmediziner 3:281

W. Schwab (München): Wie Sie sicher wissen, habe ich mich viel mit szintigraphischen Untersuchungen im Bereich unseres Fachgebietes beschäftigt – schon in meiner Heidelberger Zeit in den 60er Jahren, dann in Berlin (jeweils gemeinsam mit K. zum Winkel); und auch in München habe ich hinreichend Gelegenheit, diese Arbeiten fortzusetzen. Wir haben immer Wert auf die Feststellung gelegt, daß es uns bei der Szintigraphie darauf ankommt, Funktionsabläufe zu registrieren und weit weniger morphologische Befunde zu erheben. Bei dieser Zielsetzung sind die Kopfspeicheldrüsen sehr geeignete Organe. Darum ist auch die Funktionsszintigraphie der Kopfspeicheldrüsen in der heute allgemein üblichen technischen Perfektion eine Routinemethode geworden, auf die wir nicht mehr verzichten wollen. Mit den schönen Vorträgen aus den Kliniken Fulda und Hannover stimme ich absolut überein; noch ein kleiner Hinweis: Nach meinen Erfahrungen kommt dem Seitenvergleich besondere Bedeutung zu, da wir erst dadurch in vielen Situationen zu klaren Aussagen gelangen. – Weniger günstige Ergebnisse liefert meines Erachtens die Szintigraphie bei den Bemühungen um Erhebung morphologischer Befunde; dies ist zwar von Organ zu Organ unterschiedlich, aber beispielsweise am inneren Gehörgang können erhebliche Schwierigkeiten auftreten, die teilweise noch nicht zufriedenstellend gelöst sind. Darüber wird heute vormittag noch zu diskutieren sein (vergleiche Vortrag Nr. 138 u. a.).

Arch Otorhinolaryngol Suppl 290–302 (Verhandlungsbericht 1983)

Archives of Oto-Rhino-Laryngology

Rundtischgespräch

HNO-Arzt und Anästhesist in der täglichen operativen Praxis

Moderator: P. Fritsche, Homburg

125. C. Bornemann, H. Creutzig (a. G.), H. Bornemann (Hannover): Die klinische Bedeutung einer Speicheldrüsenszintigraphie

Mit der Funktionsszintigraphie der Speicheldrüsen läßt sich deren Funktion auf wenig aufwendige, kostengünstige und den Patienten nicht belastende Weise überprüfen.

Normalwerte werden für Sekretion und Exkretion auf Reiz bei 102 Kontrollpersonen ermittelt und mit denen von 162 Patienten verglichen, die an Speicheldrüsenschwellungen verschiedener Ursachen leiden. Wegen der großen physiologischen Streubreite der gemessenen Parameter kommt ihrer Bestimmung bei beidseitiger Erkrankung eine beschränkte Bedeutung zu. Ansonsten ist der Seitenvergleich diagnostisch weisend.

Von der Szintigraphie können nach unseren Erfahrungen folgende Ergebnisse erwartet werden:

– Akute Sialoadenitis (n = 17): Nachweis eines Parenchymschadens, in Einzelfällen prognostisch bedeutsam.

– Chronisch-rezidivierende Sialoadenitis (n = 58): In 24 Fällen lag ein rein glandulärer Typ bei normalem Sialogramm, in 34 Fällen ein gemischt glandulär-duktugener Typ mit pathologischem Sialogramm vor. Die Diagnose einer rezidivierenden Sialoadenitis ist szintigraphisch zu sichern bzw. auszuschließen.

– Chronisch-allergische Sialoadenitis (Kollagenose, Sarkoidose (n = 6): gleichsinnige schwere Veränderungen der erkrankten Drüse im Sialogramm und in der Szintigraphie; Sjögren-Syndrom (n = 13): weitgehende Parenchymverluste szintigraphisch nachzuweisen.

– Strahlensialoadenitis (n = 21): Ausmaß der Xerostomie szintigraphisch objektivierbar.

– Sialoadenose (n = 5): unauffällige bis hochgradig eingeschränkte Parenchymfunktionen.

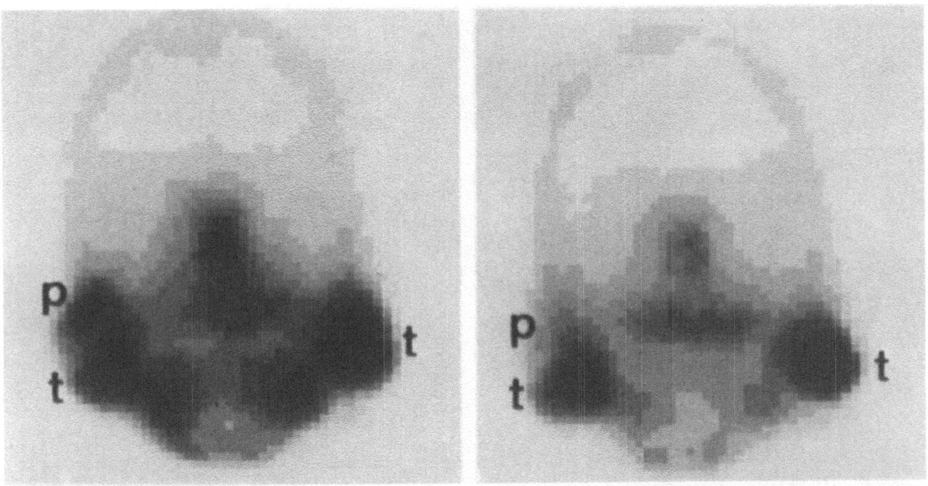

Abb. 1 a, b. Zystadenolymphom beider Parotiden. **a** Szintigramm vor Reiz: intensive Radioaktivitätsanreicherungen im Tumor (*t*) beidseits. Rechts normales Parotisparenchym (*p*) abgrenzbar. **b** Szintigramm nach Reiz: persistierende Nuklidanreicherung – „heiße Bezirke" (*t*) – in den Warthin-Tumoren beidseits. Deutliche Radioaktivitätsabnahme im normalen Parotisparenchym (*p*) rechts

– Sialolithiasis und andere stenosierende Prozese (n = 18): Die Funktionseinschränkung durch den Aufstau ist szintigraphisch darstellbar. Bei unklarem Palpationsbefund ist die Szintigraphie therapieleitend.

– Tumor (n = 24): mit Ausnahme des Zystadenolymphoms, unspezifische szintigraphische Veränderungen, kein Unterschied zwischen benignen und malignen Prozessen.

Bei entsprechender klinischer Fragestellung ist die Funktionsszintigraphie der Kopfspeicheldrüsen diagnostisch hilfreich und deshalb indiziert.

126. H. Heumann, E. Steinbach (Tübingen): Klinischer Bericht über 15 Acinuszelltumoren der Glandula parotis

Der Acinuszelltumor ist eine seltene Neoplasie der Speicheldrüsen, die vor allem in der Parotis entsteht. Unter den Parotisgeschwülsten sind nach den Angaben in der Literatur zwischen 2,5 und 5% Acinuszelltumoren. Der Tumor entsteht am distalen Ende der Speicheldrüseneinheit aus den Acinuszellen oder den Stammzellen der Schaltstücke des tubulären Systems (Seifert, Batsakis). Klinisch tritt der Acinuszelltumor im allgemeinen als schmerzlose Schwellung im Bereich der Parotis in Erscheinung. Eine Facialisschädigung ist selten, Gesichtsschmerzen werden öfter angegeben. Frauen sind häufiger betroffen als Männer, der Tumor kann in jedem Lebensalter entstehen, überwiegend aber im 5. Lebensjahrzehnt. Die Fähigkeit des Acinuszelltumors zu infiltrativem Wachstum und zur Metastasierung wurde 1953 von Buxton u. Mitarb. beschrieben. Das biologische Verhalten des Tumors kann vom histologischen Bild her nicht eingeschätzt werden. Die Thera-

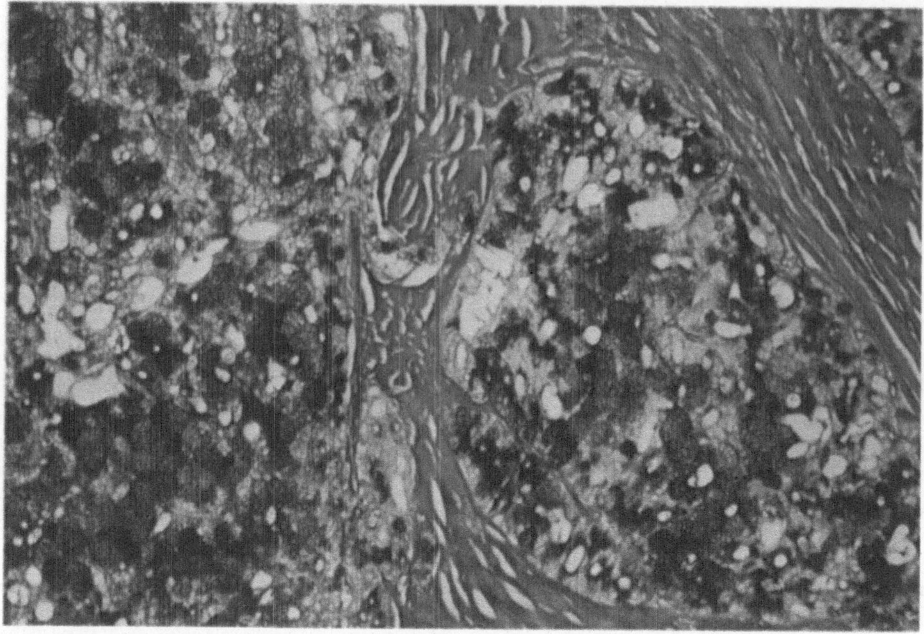

Abb. 1. Zapfen eines Acinuszelltumors und verbreiterte Interlobulärspalten. Die Tumorzellen weisen zum Teil eine Granulierung auf, andere Zellen enthalten ein wabiges Zytoplasma, dazwischen liegen kleine Zysten. PAS-Alcianblau, 125 ×

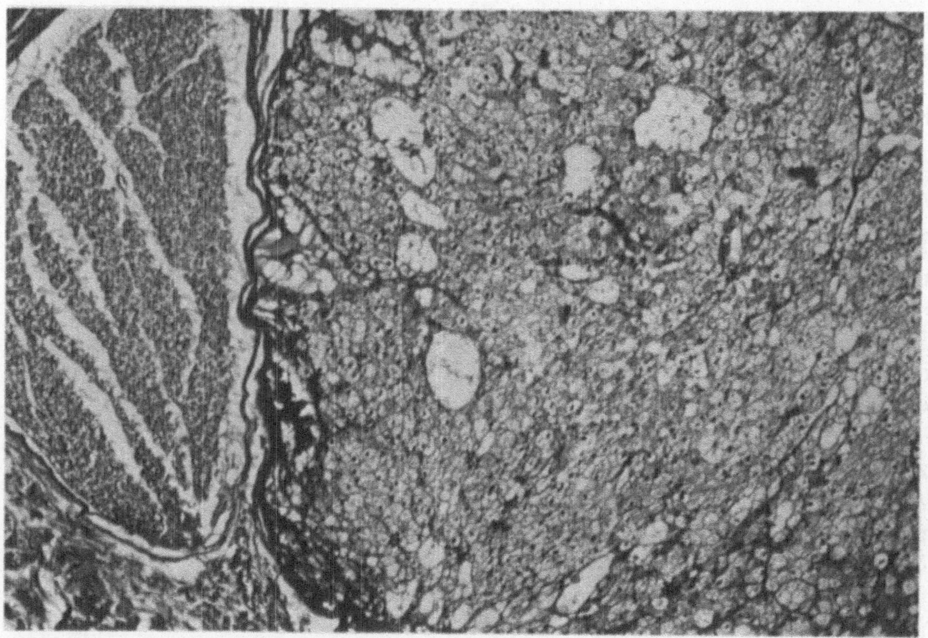

Abb. 2. Acinuszelltumor an einem Ast des N. facialis gelegen. Eine Infiltration des Nerven ist nicht erkennbar. HE, 80 ×

pie muß daher aus einer vollständigen Entfernung des Tumors mit ausreichendem Sicherheitsabstand bestehen, zumal die Wirksamkeit der Bestrahlung umstritten ist. Die 5-Jahres-Überlebensrate beträgt etwa 90%, wobei zu beachten ist, daß der Acinuszelltumor langsam metastasiert und daher die Überlebenszeit nach 10 oder 20 Jahren wesentlich niedriger liegt (Eneroth).

In der Tübinger Hals-Nasen-Ohrenklinik wurden zwischen 1967 und 1983 930 Patienten wegen eines Parotistumors operiert, von denen sich 15 als Acinuszelltumoren erwiesen. Betroffen waren 8 Männer und 7 Frauen im Alter zwischen 16 und 84 Jahren. 11 Patienten litten unter einer schmerzlosen Parotisschwellung, 4 Patienten klagten über einen Tumor und Gesichtsschmerzen, eine Facialisschädigung bestand in keinem Fall. Bei 2 Patienten wurde die Teilparotidektomie, bei 7 Patienten die totale Parotidektomie und bei 6 Patienten die Parotidektomie mit Neck dissection durchgeführt. 4 Patienten wurden nach der Operation bestrahlt. 3 Patienten entwickelten ein lokales Rezidiv, dreimal trat eine Metastasierung in regionäre Lymphknoten auf. Von den 15 in unserer Klinik operierten Patienten mit Acinuszelltumor sind 3 am Tumor verstorben. Bei 2 Patienten besteht der Verdacht auf regionäre Metastasen. 8 Patienten waren bei der Nachuntersuchung beschwerdefrei und ohne Anzeichen eines Rezidivs, das Schicksal von 2 Patienten ist nicht bekannt.

Nach unserer Erfahrung sollte der Acinuszelltumor wie ein Carcinom behandelt werden, die Therapie muß in einer ausreichend radikalen Operation bestehen.

Literatur

Batsakis JG (1979) Tumors of the head and neck. Williams and Wilkins Comp, Baltimore

Buxton RW, Maxwell JH, French AJ (1953) Surgical treatment of epithelial tumors of the parotid gland. Surg Gynec Obstet 97:401

Eneroth CM, Hamberger CA, Jakobsson PA (1966) Malignancy of acinic cell carcinoma. Ann Otol Rhinol Laryngol 75:480

Seifert G, Donath K (1976) Die Morphologie der Speicheldrüsenerkrankungen. Arch Otorhinolaryngol (NY) 213:111

127. J. Wustrow, J. Caselitz (a. G.), G. Seifert (Kiel/Hamburg): Physiologische und pathophysiologische Parameter des lokalen Immunsystems der großen Speicheldrüsen

Speicheldrüsentumoren werfen aufgrund ihrer besonderen Morphologie häufig diagnostische Probleme auf. In der letzten Zeit ist es möglich geworden, durch Anwendung geeigneter immunhistologischer Techniken nähere Aufschlüsse über das Tumorgewebe zu gewinnen. Durch den Einsatz von Antikörpern gegen Intermediärfilamente kann z. B. die Frage beantwortet werden, welchen histogenetischen Ursprung das Tumorgewebe hat (epithelial oder mesenchymal).

Um die diagnostische Aussage zu erweitern, haben wir zusätzliche Substanzen an Speicheldrüsen und ihren Tumoren untersucht:

1. Tumormarker: Carcinoembryonales Antigen (CEA)
   tissue polypeptide antigen (TPA)
2. Enzyme: Amylase
3. Metallo-Protein mit Enzymcharakter: Laktoferrin.

Wir studierten mit der Immunperoxydase triple layer Technik eine Auswahl von verschiedenen Speicheldrüsencarcinomtypen (Adenomcarcinom, adenoidcystisches Carcinom, Speichelgangcarcinom, Mucoepidermoidtumor, Carcinom im pleomorphen Adenom, Plattenepithelcarcinom, undifferenziertes Carcinom).

Das carcinoembryonale Antigen (CEA) ließ sich mit kommerziell erhältlichen Antikörpern an der Zellmembran der Azinus- und Schallstückzellen nachweisen. Es fand sich in der überwiegenden Anzahl der glandulär-differenzierten Tumoren, also insbesondere bei Adenocarcinomen und Mucoepidermoidtumoren.

Tissue polypeptide antigen (TPA) fand sich ausschließlich im gesamten Gangsystem der Speicheldrüsen. Die Acini sind TPA-frei. Auch dieses Antigen ließ sich in den Speicheldrüsencarcinomen nachweisen, wobei es möglicherweise einen proliferierenden Zellpol darstellt.

Amylase läßt sich in der normalen Speicheldrüse ausschließlich in Azinuszellen nachweisen. Entsprechend seiner histogenetischen Zuordnung können Amylase-Antikörper Azinustumoren selektiv darstellen. In anderen Tumorformen ist der Nachweis von Amylase bisher nicht möglich gewesen.

Laktoferrin fand sich in den Azinus- und Schaltstückzellen der normalen Speicheldrüse. Es war auch in den Adenocarcinomen und Mucoepidermoidtumoren nachweisbar, also ausschließlich in den glandulär-differenzierten Carcinomformen.

Zusammenfassend dienen diese Antikörper zum einen einer funktionellen Analyse des normalen Speicheldrüsengewebes und zum anderen einer weiteren histogenetischen Subklassifikation von Speicheldrüsentumoren. Es bleibt zu prüfen, inwieweit diese funktionellen Merkmale auch prognostische bzw. therapeutische Ergebnisse nach sich ziehen.

128. D. Adler, H. Maier, W. Fiehn (a. G.) (Heidelberg): Biochemische Veränderungen des Parotis- und Submandibularisspeichels bei chronischem Nikotinabusus

Zusammenfassung: Bei Zigarettenrauchern und Nichtrauchern wurden fraktioniert Parotis- und Submandibularisspeichelproben gesammelt und pH-Wert, Flußrate, IgA- und Lysozym-Ausscheidung sowie die Hyaluronidase-Aktivität im Speichel bestimmt. Im Parotis- und Submandibularissekret der Raucher fiel neben einer Abnahme der Flußrate und des pH-Wertes eine signifikante Erniedrigung der IgA- und der Lysozym-Ausscheidung auf. Die Hyaluronidase-Aktivität in beiden Drüsensekreten war hingegen im Vergleich zum Nichtraucher-Kollektiv erhöht. Diese Befunde weisen auf eine Beeinträchtigung der spezifischen und unspezifischen Abwehrmechanismen im Speichel bei Rauchern hin. Eine erhöhte Vulnerabilität der Mundschleimhaut bei chronischem Nikotinabusus wird diskutiert.

Über den Einfluß des Zigarettenrauchens auf die Funktion der großen Kopfspeicheldrüsen existieren bisher nur wenige Studien. Untersuchungen von Bennet u. Reade (1982) hatten bei starken Zigarettenrauchern eine signifikante Erniedrigung der IgA-Konzentration im Mischspeichel ergeben. – In der vorliegenden Arbeit wurden pH-Wert, Flußrate, Lysozym- und IgA-Ausscheidung sowie die Aktivität der Hyaluronidase im Parotis- und Submandibularisspeichel von 22 Nichtrauchern und 26 Zigarettenrauchern vergleichend untersucht.

Methodik

Die Untersuchungen erfolgten morgens zwischen 6,45 und 8,00 Uhr am nüchternen Patienten. In die Drüsenausführungsgänge der Glandula parotis und der Glandula submandibularis wurden Polyäthylenkatheter eingeführt und das Speichelsekret flußratenabhängig gesammelt. Die Stimulation der Speichelsekretion erfolgte gustatorisch mit 5%iger Zitronensäure. – Die IgA-Konzentration wurde mittels radialer Immundiffusion nach Mancini unter Verwendung von LC-Immundiffusionsplatten der Fa. Behring bestimmt. Die Lysozym-Konzentration wurde mit dem Testomar-Lysozym-Test der Fa. Behring bestimmt. Die Hyaluronidase-Aktivität wurde photometrisch nach der Methode von Linker gemessen.

Ergebnisse

	Nichtraucher	Raucher
IgA-Ausscheidung:		
Gl. parotis	15 ± 2 µg/min	9 ± 1 µg/min
Gl. submand.	11 ± 1 µg/min	7 ± 0,8 µg/min
Lysozym-Ausscheid.:		
Gl. parotis	116 ± 24 µg/min	26 ± 4 µg/min
Gl. submand.	77 ± 17 µg/min	22 ± 3 µg/min
pH-Wert		
Gl. parotis	7,80 ± 0,06	7,10 ± 0,08
Gl. submand.	7,68 ± 0,04	6,96 ± 0,07
Flußrate		
Gl. parotis	0,76 ± 0,09 ml/min	0,22 ± 0,02 ml/min
Gl. submand.	0,74 ± 0,07 ml/min	0,19 ± 0,02 ml/min
Hyaluronidase-Aktiv.:		
Gl. parotis	1,64 ± 0,45 U/l	8,44 ± 1,57 U/l
Gl. submand.	1,60 ± 0,41 U/l	8,79 ± 1,67 U/l

Übereinstimmend mit den Untersuchungen von Bennet u. Reade (1982) ließ sich im Speichelsekret der Glandula parotis und der Glandula submandibularis eine erniedrigte IgA-Ausscheidung nachweisen. Die reduzierte IgA-Sekretion weist darauf hin, daß Zigarettenrauchen entweder die immunologisch aktiven IgA-produzierenden Plasmazellen im Drüseninterstitium schädigt oder die Synthese der dimeren IgA-Komplexe im Drüsenepithel gestört ist. Da sekretorisches IgA antibakteriell wirksam ist, indem es carcinogene Streptokokken agglutinieren und dadurch ihre Adhärenz an Schleimhaut und Zähnen verhindern kann, läßt sich der bei Rauchern häufig zu beobachtende erhöhte Kariesbefall der Zähne möglicherweise auf die verminderte IgA-Ausscheidung im Speichel zurückführen.

Außer IgA zählt insbesondere das Lysozym zu den antibakteriell wirksamen Faktoren im Speichel. Es handelt sich um ein bakterizides Enzym mit einem Aktivitäts-Optimum bei pH 9. Die bei Rauchern nachweisbare signifikante Verminderung der Lysozym-Ausscheidung bedeutet eine erhebliche Abnahme der antibakteriellen Schutzfunktionen des Speichels. Diese wird noch dadurch verstärkt, daß bei Rauchern im Vergleich zu Nichtrauchern der Speichel-pH-Wert erniedrigt ist.

Gleichzeitig hat die bei Rauchern beobachtete Reduzierung der Speichelflußraten eine Einschränkung der Reinigungs- und Spülfunktion der Speichelflüssigkeit zur Folge. Die Schleimhaut trocknet infolge mangelhafter Befeuchtung aus und Bakterien, Viren und Fremdkörper, aber auch Carcinogene, können länger und in höherer Konzentration an der Schleimhaut haften.

Die im Raucherspeichel erhöhte Hyaluronidase-Aktivität dürfte zudem eine Auflockerung des Schleimhautepithels zur Folge haben, wodurch das Eindringen von Keimen und Noxen begünstigt wird. Die Entstehung von Schleimhautschäden wird damit zusätzlich gefördert.

Die von uns nachgewiesene Beeinträchtigung sowohl der spezifischen wie unspezifischen Abwehrmechanismen des Speichels begünstigt nicht nur das Auftreten von Infektionen der Mundschleimhaut, sondern könnte auch bei der Entstehung neoplastischer Prozesse eine Rolle spielen.

Literatur

Bennet KR, Reade PC (1982) Salivary immunglobulin A levels in normal subjects, tobacco smokers, and patients with minor aphthous ulceration. Oral Surg 53:461–465

129. H. Maier, D. Adler, W. Fiehn (a. G.) (Heidelberg): Die Phosphohexoseisomerase-Aktivität im Parotis- und Submandibularisspeichel als Parameter in der Diagnostik chronischer Sialadenitiden

Zusammenfassung: Im Parotis- und Submandibularisspeichel von Normalpersonen und Patienten mit chronischer Sialadenitis wurde die Phosphohexoseisomerase (PHI)-Aktivität bestimmt.

Bei Normalpersonen wurden im Parotisspeichel signifikant niedrigere Werte (10,93 ± 1,17 U/l) als Submandibularisspeichel (38,18 ± 4,44 U/l) gemessen.

Im Speichel von Patienten mit chronischer Sialadenitis fanden sich im Vergleich zum Normalkollektiv signifikant erhöhte PHI-Aktivitäten. Im Sekret der Glandula parotis wurden dabei Werte bis zu 5440 U/l, im Sekret der

Glandula submandibularis bis zu 1 620 U/l gemessen. Die Bedeutung der PHI-Bestimmung im Sekret der großen Kopfspeicheldrüsen für die Diagnostik der chronischen Sialadenitis wird diskutiert.

Die Phosphohexoseisomerase (PHI) ist als Enzym der Glykolyse und des Pentosephosphatzyklus in allen Geweben in zum Teil unterschiedlicher Konzentration zu finden.

Die Serum-PHI-Aktivität hat sich als wertvoller Parameter, insbesondere in der Diagnostik und Verlaufskontrolle maligner Tumoren [1, 2] und verschiedener Lebererkrankungen [3], erwiesen. Untersuchungen von Mathias [5] über das Verhalten der Liquor-PHI bei bakterieller Meningitis deuten auf eine mögliche Rolle der PHI als Parameter in der Diagnostik entzündlicher Erkrankungen hin.

In der vorliegenden Arbeit wurde die PHI-Aktivität im stimulierten Submandibularis- und Parotisspeichel von Normalpersonen und Patienten mit chronischer Sialadenitis untersucht.

Hierzu wurden von 31 gesunden Normalpersonen und 25 Patienten mit chronischer Sialadenitis der Glandula parotis bzw. der Glandula submandibularis unter Berücksichtigung der Flußrate Speichelproben gesammelt. Die Untersuchun-

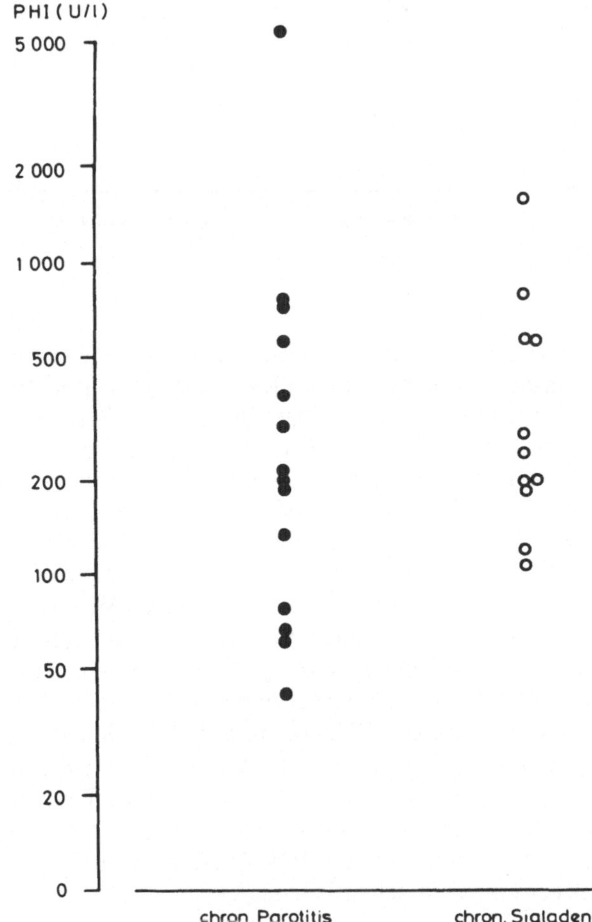

Abb. 1. PHI-Aktivität im Parotisspeichel von Normalpersonen und Patienten mit chronischer Sialadenitis

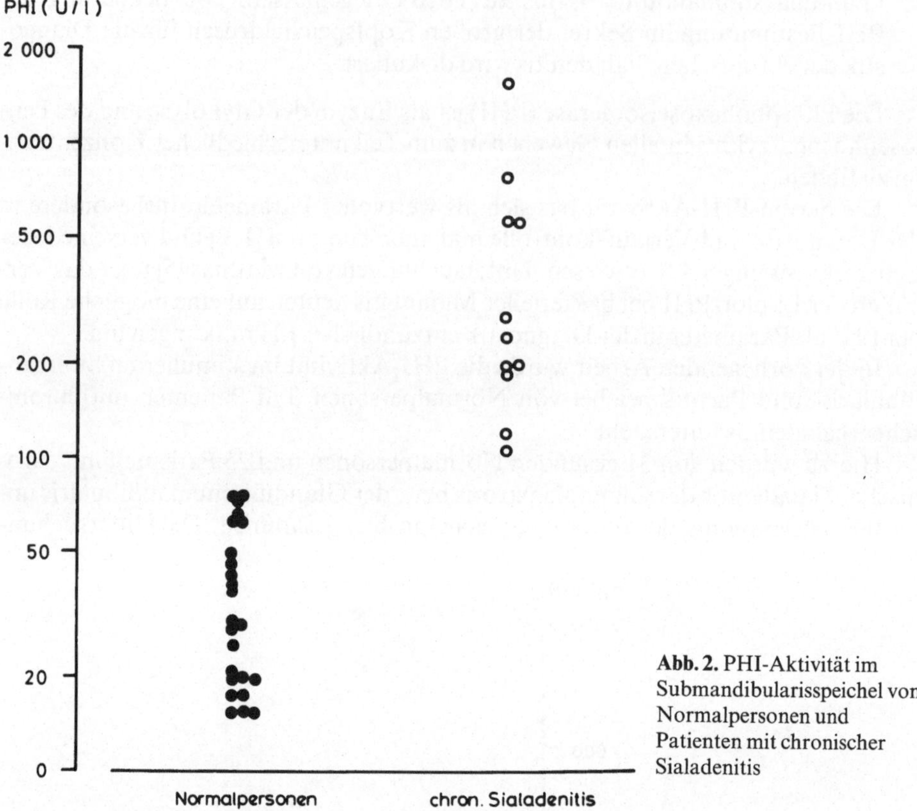

Abb. 2. PHI-Aktivität im Submandibularisspeichel von Normalpersonen und Patienten mit chronischer Sialadenitis

gen wurden am nüchternen Patienten zwischen 6,45 Uhr und 8,00 Uhr durchgeführt. Die Stimulation der Speichelsekretion erfolgte gustatorisch mit Hilfe von Zitronensäure. Zur Speichelkollektion wurden Polyäthylenkatheter in die Ausführungsgänge der Drüsen eingeführt [4]. Die Bestimmung der PHI-Aktivität erfolgte photometrisch mit Hilfe einer im Handel befindlichen Mikromethode (Testomar-PHI, Behringwerke AG). Die PHI-Aktivität im Parotisspeichel von Normalpersonen schwankte zwischen 0,33 und 25,7 U/l und betrug im Mittel 10,93 ± 1,17 U/l (Abb. 1). Im Submandibularisspeichel variierten die PHI-Werte zwischen 11,71 und 76,3 U/l bei einem Mittelwert von 38,18 ± 4,44 U/l und waren gegenüber den im Parotisspeichel gemessenen Werten signifikant erhöht. Sowohl im Submandibularis- als auch im Parotisspeichel konnte im Flußratenbereich von 0,1 bis 0,8 ml/min keine Abhängigkeit der PHI-Aktivität von der Speichelflußrate nachgewiesen werden. Erst bei höheren Flußraten (0,8 bis 1,3 ml/min) fiel eine diskrete Abnahme der PHI-Werte auf. Eine Korrelation zwischen Serum-PHI und Speichel-PHI war in der vorliegenden Untersuchung nicht nachweisbar, eine Tatsache, die zum einen auf einen glandulären Ursprung der im Speichel nachgewiesenen Phosphohexoseisomerase hinweist, zum anderen eine Beeinflussung der im Speichel gemessenen PHI-Werte im Gefolge von Schwankungen der Serum-PHI wenig wahrscheinlich macht.

Im Speichel von Patienten mit chronischer Sialadenitis konnten, wie bereits in der Vergangenheit im Liquor von Patienten mit bakterieller Meningitis [5] signifikant erhöhte Werte nachgewiesen werden. Im Parotisspeichel von Patienten mit chronischer Parotitis lag die PHI-Aktivität immer über 40 U/l (Abb. 1). Der höchste, hierbei gemessene Wert lag bei 5 530 U/l. Bei der chronischen Sialadenitis der Glandula submandibularis lagen die im Drüsensekret gemessenen PHI-Werte immer über 10 U/l (Abb. 2). Der höchste, hierbei gemessene Wert betrug 1 620 U/l. Bei Patienten mit einseitiger chronischer Sialadenitis konnten im Sekret der erkrankten Drüse im Vergleich zur gesunden kontralateralen Drüse um bis zu 25 fach höherliegende PHI-Werte nachgewiesen werden. Die vorliegenden Befunde eröffnen neue zusätzliche Möglichkeiten für die Diagnostik der chronischen Sialadenitis. Insbesondere bei Patienten mit Jodallergie, bei denen sich die Durchführung einer Sialographie verbietet und bei Patienten, die eine Biopsie ablehnen, könnte diese Form der speichelchemischen Diagnostik eine wichtige Rolle spielen.

Literatur

1. Bodansky O (1954) Serum phosphohexose isomerase in cancer: II. As index of tumor growth in metastatic carcinoma of breast. Cancer 7:1200–1226
2. Bowen M, de Mells J, Cooper EH (1981) The clinical significance of phosphohexose isomerase levels in gastrointestinal and breast cancer. Tumor Diagnostik 2:22–26
3. Bruns FH, Jacobs W (1954) Studien über Serumenzyme bei Erkrankungen der Leber. Klin Wochenschr 32:1041–1944
4. Maier H, Triebel C, Heidland A (1982) Die flußratenabhängige Ausscheidung von Elektrolyten im menschlichen Parotis- und Submandibularisspeichel nach Stimulation mit Pilocarpin und Zitronensäure. Laryngol Rhinol Otol (Stuttg) 61:686–689
5. Mathias D (1980) Phosphohexose isomerase in cerebrospinal fluid in meningitis. Eur J Pediatr 134:75–78

H. Maier (Heidelberg): Neben der chronischen Sialadenitis wurde das Verhalten der PHI bei verschiedenen anderen Speicheldrüsenerkrankungen, unter anderem auch bei Tumoren, untersucht. Es handelt sich dabei jedoch um relativ kleine Kollektive, so daß eine definitive Aussage zum jetzigen Zeitpunkt nicht möglich ist. Sicher läßt sich jedoch feststellen, daß sich bei keinem der bisher untersuchten Krankheitsbilder ein ähnliches Verhalten der PHI-Aktivität im Speichel wie bei der chronischen Sialadenitis nachweisen ließ.

130. G. Rettinger, M. Stolte (a. G.) (Erlangen): Verödungsbehandlung der Ohrspeicheldrüse – Tierexperimentelle Langzeitergebnisse und klinische Erfahrungen

Im Tierexperiment an Meerschweinchen und Kaninchen führte der temporäre Ausguß (Okklusion) des Gangsystemes der Ohrspeicheldrüse durch transpapilläre Instillation einer resorbierbaren, alkoholischen Eiweißlösung (Ethibloc) innerhalb von 3 Wochen zu einer hochgradigen Parenchymatrophie. Gleichzeitig trat eine Rekanalisation der Ganglumina infolge leukozytären Abbaus der Füllungs-

Tabelle 1. Ergebnisse von 28 Speicheldrüsen-Okklusionen

	Beschwerdefrei	Gebessert	Unverändert	Operation erforderlich	Komplikationen
Chron. Sialadenitis (16 Patienten, 17 Drüsen, 1 × doppelseitig)	8	5	1	3	1 Abszedierung
Sialadenose (4 Patienten, 6 Parotisdrüsen, 2 × doppelseitig)	4	–	2	–	–
Speichelfisteln (5 Parotisdrüsen)	5	–	–	2 (Oper. aus anderen Gründen)	–

masse auf [1]. Histologische Untersuchungen von Parotisdrüsen des Kaninchens nach mehr als 12 Monate zurückliegender Okklusion zeigten ein atrophisches, pseudoduktulär umstrukturiertes Parenchym, rekanalisierte und mit metaplastischem Plattenepithel ausgekleidete Ganglumina sowie eine vorwiegend periduktulär lokalisierte Fibrose [2]. Die Atrophieentstehung wird auf drei Vorgänge zurückgeführt: Die direkte Parenchymschädigung durch die alkoholische Komponente der Okklusionslösung, Stoffwechselstörungen infolge der Sekretionssuppression und eine mit zeitlicher Verzögerung einsetzende Vernarbung der azinären Blutversorgung, die eine funktionelle Endstrombahn darstellt [3].

Klinische Erfahrungen stützen sich bislang auf die Okklusionsbehandlung von 32 Speicheldrüsen bei einer durchschnittlichen Nachbeobachtungszeit von 17 Monaten. Sechzehn Parotisdrüsen und eine Submandibulardrüse wurden wegen chronischen Entzündungen auf diese Weise therapiert. Die zweitgrößte Krankheitsgruppe stellten Parotisschwellungen infolge einer Sialadenose dar. Hier wurden sechs Drüsen behandelt. Darüber hinaus wurden fünf Speichelgangsfisteln der Glandula parotis traumatischer oder iatrogener Genese okkludiert. Die übrigen Okklusionen wurden aus unterschiedlichen Gründen, so z. B. vor operativen Eingriffen oder bei unkontrollierbarem Speichelfluß aus dem Munde (Sialorrhoe) vorgenommen. Die Ergebnisse der Okklusionstherapie sind aus der Tabelle 1 ersichtlich.

Komplikationen sahen wir in einem Falle mit globulären Gangektasien. Dabei trat wenige Wochen nach Okklusion eine Abszedierung im Wangenbereich auf, welche aber nach Inzision folgenlos abheilte. Nach den vorliegenden Erfahrungen kann die Gangokklusion bei folgenden Indikationen angewendet werden:

Indikationen zur Gangokklusion
– chronisch rezidivierende Parotitis – Sialadenose – Speichelgangsfistel – Sialorrhoe

Bei terminalen, globulären Gangektasien oder ausgeprägten, sackförmigen Erweiterungen der Hauptausführungsgänge im Sialogramm ist mit einer Okklusionsbehandlung zur Zurückhaltung zu raten. Auch bei nur gering ausgeprägten sialadenotischen Parotisschwellungen ist die Parotisverödung als rein symptomatische Therapie nur bedingt zu empfehlen.

Die Okklusion der Ausführungsgänge der Speicheldrüsen durch eine resorbierbare Eiweißlösung zeichnet sich durch eine einfache, der Sialographie vergleichbare Applikationstechnik aus, führt rasch zu einer Parenchymatrophie und bietet in vielen Fällen eine Alternative zur operativen Drüsenresektion.

Literatur

1. Rettinger G, Stolte M, Bäumler C (1981) Ausschaltung von Speicheldrüsen durch temporäre Okklusion des Gangsystemes. HNO 29:294–299
2. Rettinger G, Stolte M, Lasmono W Verödung der Glandula parotis durch Ausguß des Gangsystemes mit einer Eiweißlösung. HNO (im Druck)
3. Donath K (1978) Zur Pathohistologie des Speicheldrüseninfarktes. Arch Otolaryngol 219:392–394

M. Schröder (Göttingen): In einer umfangreichen tierexperimentellen Studie haben wir die Wirkung von Ethibloc auf die Gl. parotis des Kaninchens untersucht und konnten dabei die Ergebnisse von Herrn Rettinger nicht bestätigen. Es fand sich zwar eine fast komplette Atrophie des sezernierenden Drüsenparenchyms, jedoch trat nach ca. 11 Monaten eine ausgedehnte Abszedierung der gesamten Parotisregion auf. Diese Spätabszedierung könnte möglicherweise auf den Röntgenkontrastmittelanteil der Lösung zurückzuführen sein. Wir fanden nämlich auch nach 11 Monaten noch Reste von Ethibloc im Gangsystem. Es besteht die Gefahr, daß mit dieser Therapiemethode bei den chronisch-entzündlichen Speicheldrüsenerkrankungen der „Teufel mit dem Beelzebub" ausgetrieben wird.

G. Rettinger (Erlangen); Schlußwort:
Zu Herrn Schröder: Ihre tierexperimentellen Befunde einer Spätabszedierung nach Gangokklusion entsprechen nicht unseren Erfahrungen. Es ist zu fragen, wodurch diese Differenz bedingt ist. Wenn ich Ihre Publikation richtig interpretiere, so unterscheiden sich unsere Versuchsbedingungen durch die Applikationstechnik. Während Sie den Stenonschen Gang transkutan aufsuchten, durchtrennten und nach Instillation unter mikrochirurgischen Bedingungen wieder vernähten, haben wir im Tierexperiment das gleiche Verfahren gewählt wie bei klinischer Anwendung, nämlich die transpapilläre Instillation über das orale Ostium. Es handelt sich demnach um unterschiedliche Versuchsbedingungen, die den direkten Vergleich der Ergebnisse beider Tierexperimente nicht erlauben.

131. F. J. de Paula Lima (a. G.), M. Schröder, R. Chilla (Göttingen): Die parasympathische Denervierung von Speicheldrüsen zur Fisteltherapie

Speichelfisteln stellen besonders im Parotisbereich bei voroperierten oder entzündeten Drüsen ein schwieriges therapeutisches Problem dar. Um das Risiko einer Verletzung des N. facialis bei der operativen Fistelrevision zu umgehen, wurde die parasympathische Denervierung der Gl. parotis in Form der Plexus-tympanicus-Neurektomie vorgeschlagen. Der Erfolg dieser Methode, deren experimentelle Basis bisher weitgehend fehlte, ist umstritten.

1. Bei 15 Kaninchen legten wir einseitig nach Durchtrennung des Ductus parotideus unter mikrochirurgischen Bedingungen Parotisfisteln an. Dabei wurde der Speichel über einen intraductal gelegenen Katheter nach außen abgeleitet. Alle Fisteln versiegten spontan. Die Dauer der Fistelsekretion ist abhängig von der Verweildauer des Katheters.

2. Bei 10 Kaninchen wurden einseitig ductale Parotisfisteln angelegt. Die Plexus-tympanicus-Neurektomie (= PTN) und die Chorda-tympani-Neurektomie (= CTN) nahmen wir nur bei 5 dieser Tiere vor. Nach Pilocarpin-Stimulation sammelten wir täglich den aus den Fisteln abtropfenden Speichel und bestimmten die Flußrate, die Konzentrationen von Amylase, Protein, Natrium, Kalium und Calcium.

3. Bei 10 Kaninchen legten wir beidseitig ductale Parotisfisteln an und führten einseitig die PTN und die CTN durch. Die tägliche Stimulation der Speichelsekretion mit Pilocarpin entfiel. Die Fistelsekretion wurde vielmehr während der täglichen Nahrungsaufnahme der Tiere überprüft. Nach Versiegen der Parotisfisteln entfernten wir die Ohrspeicheldrüsen zur histologischen Untersuchung und zur Bestimmung ihres Amylase-, ihres Protein- und ihres Acetylcholinesterase-Gehaltes.

Nach Pilocarpin-Stimulation steigt die Flußrate denervierter Drüsen gegenüber den Kontrollen deutlich an. Mit steigender Flußrate nimmt ebenfalls die Sekretion von Protein, von Amylase, von Natrium, Kalium und Calcium zu. Wir deuteten dies im Sinne einer „Denervierungsüberempfindlichkeit" der Drüse.

Die Dauer der Fistelsekretion wird bei täglicher Pilocarpin-Stimulation (Versuch 2) von der PTN und CTN nicht beeinflußt. Unterbleibt die Pilocarpin-Stimulation (Versuch 3), versiegen die Fisteln nach PTN und CTN im Mittel um 2 Tage schneller als ohne Neurektomien.

PTN und CTN haben keinen Einfluß auf den Acetylcholinesterasegehalt des Drüsengewebes. Denervierte und nicht denervierte Ohrspeicheldrüsen unterscheiden sich nicht hinsichtlich ihrer feingeweblichen Struktur.

Aufgrund dieser Versuche ist anzunehmen, daß die PTN und die CTN nicht zu einer vollständigen parasympathischen Denervierung der Ohrspeicheldrüsen geführt haben. Ihr Einsatz zur Behandlung von Speichelfisteln der Gl. parotis hat daher nur begrenzten Wert.

M. E. Wigand (Erlangen): Ihre optimistischen Erwartungen sind leider einzuschränken: Bei eigenen Versuchen, die Parotis-Speichelproduktion durch Resektion des N. tympanalis einzuschränken, standen Anfangserfolgen spätere Versager bei Langzeitbeobachtung gegenüber. Offenbar kann die Drüsenaktivität durch andere Mechanismen wiederbelebt werden.

J. Wilke (Erfurt): Es wird auf die guten klinischen Erfahrungen bei der Behandlung der chronischen Parotitis mit der Plexus-tympanicus-Neurektomie nach der Methode von Dishell hingewiesen.

F. J. de-Paula-Lima (Göttingen); Schlußwort: Herrn Prof. Wigand danke ich für seine kritische Anmerkung. Ich möchte dazu nochmals betonen, daß die Tympanicusneurektomie von uns nicht als alleinige Therapiemaßnahme, sondern nur unterstützend bei der Behandlung der Parotisfistel eingesetzt wird.

Arch Otorhinolaryngol Suppl 303–312 (Verhandlungsbericht 1983)

Archives of
Oto-Rhino-Laryngology

Mittelohr

132. J. Poppendieck, E. Steinbach (Tübingen): Zur granulierenden Myringitis

Die granulierende Myringitis ist ein seit über 100 Jahren bekanntes Krankheitsbild, das jedoch in den neueren Lehrbüchern der Otologie nur kurz oder gar nicht erwähnt wird.

Bei 83 Patienten der Tübinger HNO-Klinik wurde in den letzten 4 Jahren die Diagnose einer granulierenden Myringitis gestellt. Charakteristisches Symptom war ein häufig fötides Ohrenlaufen sowie eine in der Regel nur sehr geringe Schalleitungsschwerhörigkeit. Die Dauer der Anamnese reichte von Tagen bis zu 20 Jahren. Gehörgangshaut und Trommelfell waren gewöhnlich mit trübem Sekret belegt, als dessen Quelle nach gründlicher Reinigung ein granulierend veränderter Trommelfellbezirk aufgedeckt wurde, der in über der Hälfte der Fälle hinten randständig gelegen war oder auf die hintere Gehörgangswand übergriff. Bei bakteriologischen Untersuchungen wurden meist gramnegative Stäbchen nachgewiesen.

Im Gegensatz zu anderen Autoren fanden wir in gut einem Drittel aller Fälle Zeichen pathologischer Mittelohrveränderungen (geringe Retraktion 1, Tympanosklerose 1, Schalleitungsschwerhörigkeit über 15 dB 18, winzige Trommelfellperforation 8, Serotympanon 4, Mittelohrschleimhautverdickung 6, Retraktion oder Perforation im späteren Verlauf 9). In vielen Fällen führte die wiederholte sorgfältige Reinigung und konservative Behandlung zur Ausheilung. Bei 23 Patienten wurde der veränderte Trommelfellbezirk exzidiert. Histologisch fand sich in den Exzisaten gewöhnlich eine erhebliche Verdickung des Trommelfells infolge entzündlich zellulärer Infiltrationen und Fibrosierungen. Das bedeckende verhornende Plattenepithel wies teilweise eine Akanthose und Hyperkeratose auf, daneben ein papilläres Tiefenwachstum. An Granulationswärzchen fehlte meist die bedeckende Epidermis. In vielen der zur histologischen Untersuchung gelangten Präparate durchsetzte der Entzündungsprozeß alle Trommelfellschichten, betraf also auch die Mittelohrschleimhaut.

Bei ausbleibender Behandlung breitet sich nach Pulec sowie Bonding und Tos in einem Teil der Fälle die Entzündung auf das gesamte Trommelfell und die medialen Gehörgangsanteile aus. Wenn der Prozeß dann nach Jahren narbig abheilt, resultiert eine Fibrosierung der medialen Gehörgangsanteile. Hierdurch kommt es in leichteren Fällen zum Verstreichen des vorderen tympanomeatalen Winkels, in schweren Fällen zur narbigen Stenosierung oder Atresie des medialen Gehörgangsteils mit entsprechend ausgeprägter Schalleitungsschwerhörigkeit.

Die in etwa einem Drittel unserer Fälle gefundenen Zeichen pathologischer Mittelohrveränderungen und die histologisch nachgewiesenen teilweise sehr

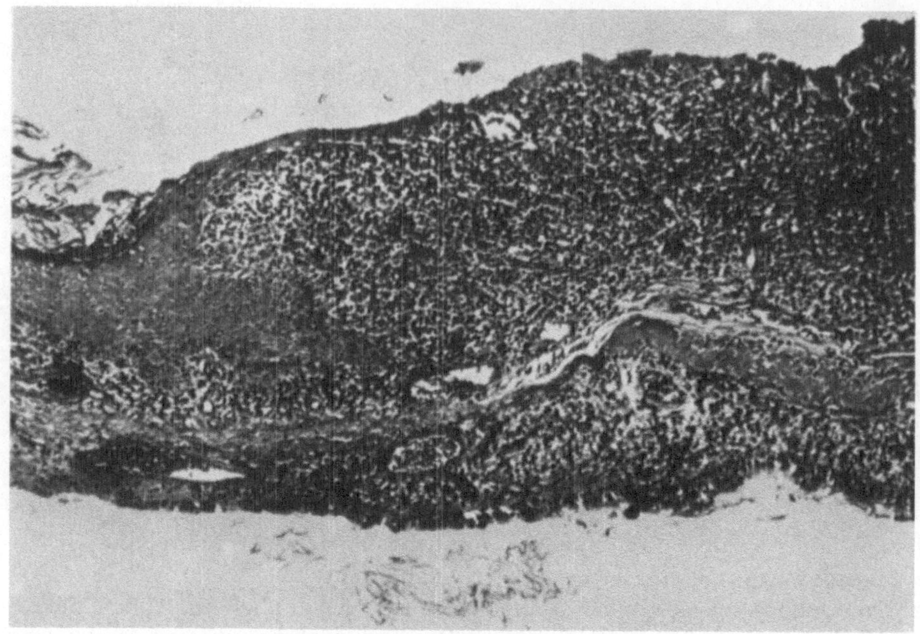

Abb. 1. Diffuse entzündlich zellige Infiltration aller Schichten des Trommelfells. Epidermis hyperkeratotisch und akanthotisch mit zapfenartigem Tiefenwachstum. HE, 100 fach

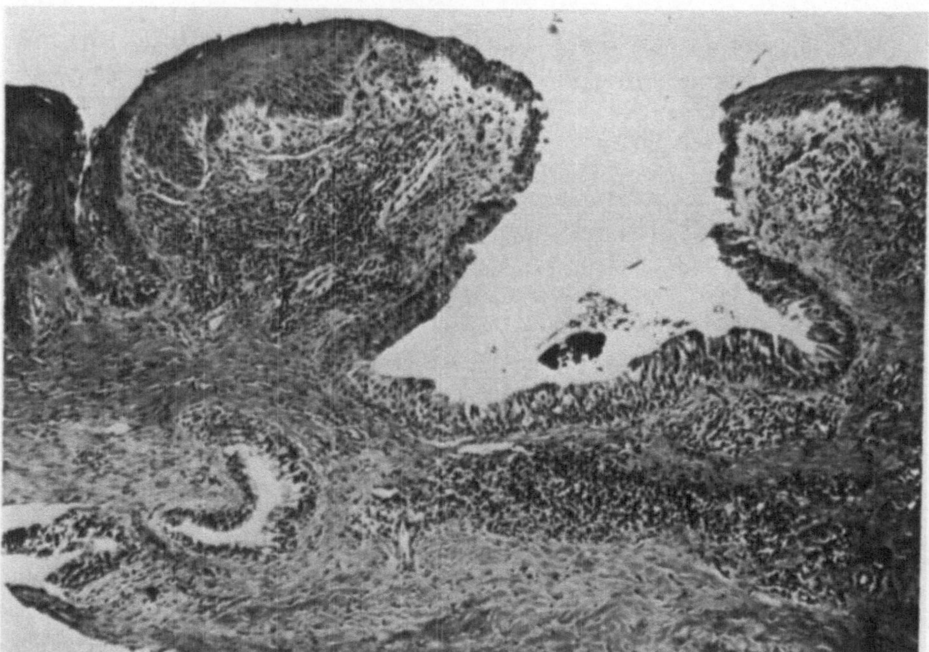

Abb. 2. Fibrotisch stark verdicktes Trommelfell mit weniger dichten zellulären Infiltration. Kryptenbildung, vermutlich mit der Mittelohrschleimhaut kommunizierend, also mikroskopisch kleine Perforation. HE, 160 fach

schweren entzündlichen Veränderungen durch alle Trommelfellschichten zeigen dagegen, daß die granulierende Myringitis nicht immer auf die Dermisschicht des Trommelfells beschränkt ist. Sie kann nach unseren Befunden auch Symptom oder Vorläufer einer chronischen Mittelohrentzündung sein.

Die histologisch häufig gefundenen in die Tiefe wachsenden Epidermiszapfen erinnern an die in der Literatur beschriebenen Anfangsstadien von Cholesteatomen, auch an eigene Befunde bei der experimentellen Cholesteatomerzeugung im Tierversuch über eine chemisch induzierte umschriebene hinten oben randständige Myringitis. Wir halten es daher nicht für ausgeschlossen, daß die hinten oben randständige granulierende Myringitis einen ähnlichen Verlauf nehmen kann.

Literatur

Pulec J (1980) Diseases of the Tympanic Membrane. In: Paparella, Shumrick (eds) Otolaryngology. Saunders, Philadelphia London Toronto, pp 1391–1393

Bonding P, Tos M (1975) Postinflammatory acquired atresia of the external auditory canal. Acta Otolaryngol (Stockh) 79:115–123

Steinbach E (1978) Tierexperimentelle Untersuchungen zur Erzeugung von Cholesteatomen. Laryngol Rhinol Otol (Stuttg) 57:724–733

K. Fendel (Solingen): Die granulierende Myringitis ist ein launisches Krankheitsbild. – Spontanremissionen sind bei Beobachtungen über Monate und Jahre häufig. Bei Tympanotomien findet man granulierende Veränderungen vorwiegend in chordafazialen Winkel und Sinus tympani. Anfrage: 1. Wie lange haben Sie nach Myringoplastik Ihre Patienten beobachtet? 2. Haben Sie mykologische Untersuchungen – Aspergillus oder Hefen – durchgeführt?

J. Helms (Mainz): Wurden zur Erklärung der unterschiedlichen Verläufe der Myringitis weitere klinische Basisdaten untersucht? (Diabetes?, Immunstörungen?)

I. Poppendieck (Tübingen); Schlußwort: Spontanremissionen haben wir deshalb nicht beobachten können, weil wir immer behandelten. Auch wir sahen Rezidive, z. T. nach mehreren Jahren. Da regelmäßige Kontrolluntersuchungen nicht erfolgten und die Nachbeobachtungszeit auch zu kurz wäre, können zuverlässige Zahlenangaben zur Rezidivrate von uns nicht geliefert werden. Abstriche wurden nur durchgeführt, wenn keine rasche Besserung erfolgte ($n = 13$); Pilze wurden nicht gefunden.

Faktoren, wie Diabetes mellitus, Lebensalter oder Jahreszeit als auslösende Faktoren sahen wir nicht, allerdings bestand in einer Reihe von Fällen eine chronische Mittelohrentzündung auf der Gegenseite.

133. R. Laszig, O. Neumann (Hamburg): Druckentwicklung im Mittelohr nach Nasenoperation

Vor tympanoplastischen Eingriffen müssen die oberen Luftwege saniert werden. Dabei sind am häufigsten die Korrektur der Nasenscheidewand und submuköse Verkleinerung der Nasenmuscheln durchzuführen. Im allgemeinen wird die Nasenhaupthöhle für einige Tage nach Operation austamponiert. Aufgrund der kompletten Ventilationsstörung ist mit veränderungen des Druckes in den Paukenhöhlen zu rechnen, da die Belüftung via Tube behindert ist. Um diese Druckverhältnisse erfassen zu können, wurden täglich indirekte Paukendruckmessungen mit einem Impedanzmeßgerät bei klinisch und anamnestisch ohrgesunden Patienten durchgeführt. Nach Entfernung der Naentamponaden wurden die Messungen bis zur Erreichung der Ausgangswerte fortgesetzt. Die Wichtigkeit der zuerst zu erfolgenden Sanierung der Nase und Nebenhöhlen wird betont. Empfehlungen werden für den frühesten Zeitpunkt für Mittelohreingriffe nach Nasenoperationen ausgesprochen.

J. Helms (Mainz): Der zeitliche Abstand zwischen Nasen- und Ohrenoperation sollte nach unseren Beobachtungen wesentlich länger als 5 Tage dauern.

H. Heumann (Tübingen): Es empfiehlt sich nach unserer Erfahrung, zwischen der Septumkorrektur und der Tympanoplastik mindestens 3 Monate zu warten. Manchmal kommt es nach der Korrektur der Nasenscheidewand zu einem spontanen Verschluß der Trommelfellperforation.

R. Laszig (Hamburg); Schlußwort:
Zu den Herren Helms und Heumann: Die Zeitangabe von 3 Tagen nach Entfernung der Tamponaden eine Tympanoplastik anzuschließen, ist als Mindestzeit anzusehen. Auch wir empfehlen den Patienten Wochen oder Monate zu warten. Nur wenn gelegentlich von Patienten der Wunsch geäußert wird, beide Operationen in einem Krankenhausaufenthalt durchführen zu lassen, warten wir mit der Tympanoplastik in angegebener Weise.

134. H.-J. Straehler-Pohl, U. Koch (Bonn): Beeinflussung einer epitympanalen Retraktion durch Dauerbelüftung des Mittelohres über ein Paukenröhrchen

Von vielen Autoren wird eine Unterdrucksituation in den Mittelohrräumen, hervorgerufen durch eine Störung der Tubenfunktion, als ein wichtiger Faktor für die Pathogenese bestimmter Cholesteatomformen angesehen [1, 2]. Dieser Unterdruck kann in bereits atrophischen Trommelfellanteilen, bevorzugt jedoch im epitympanalen Abschnitt, zu Retraktionstaschen führen. Eine vollständige Rückbildung dieser Einziehungen konnte Buckingham [2] durch Einsetzen von Paukenröhrchen erreichen.

Wir wollten der Frage nachgehen, ob speziell epitympanal gelegene Retraktionstaschen durch eine Dauerbelüftung der Pauke beeinflußt werden können. Hierzu haben wir 40 erwachsenen Patienten mit einer epitympanalen Retraktion unterschiedlicher Größe ein Paukenröhrchen in die Pars tensa des Trommelfelles eingelegt. Kontinuierliche Nachuntersuchungen beinhalteten neben der otoskopischen Kontrolle audiometrische, tympano- sowie tubenmanometrische Messungen.

Bei 25 Patienten fand sich präoperativ im Tympanogramm ein abgeflachter Kurvenverlauf mit einem Umschlagspunkt im Unterdruckbereich. In der Mehrzahl der untersuchten Patienten war die Tube zumindest bei Überdruck passiv mit und ohne zusätzliche Schluckakte durchgängig. Nur bei 3 Patienten war die Tube sowohl bei Unter- als auch Überdruck verschlossen. Den Schwerpunkt unserer Untersuchungen bildete die Photodokumentation der otoskopischen Verlaufskontrollen. Hierbei zeigte sich, daß nur bei 2 Patienten nach Einsetzen eines Paukenröhrchens eine Rückbildung der epitympanalen Retraktion nachweisbar war.

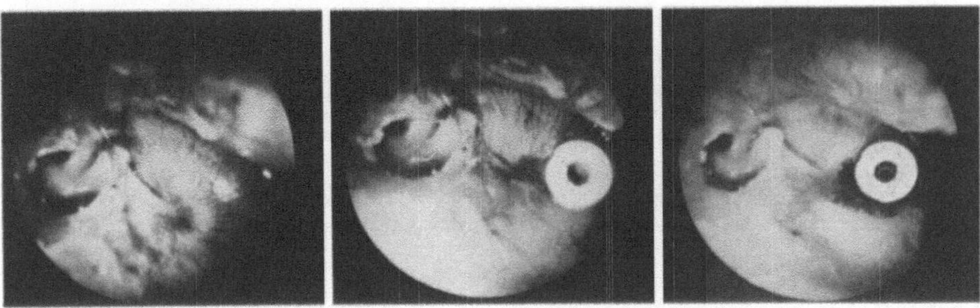

Abb. 1 a–c. Erläuterungen s. Text

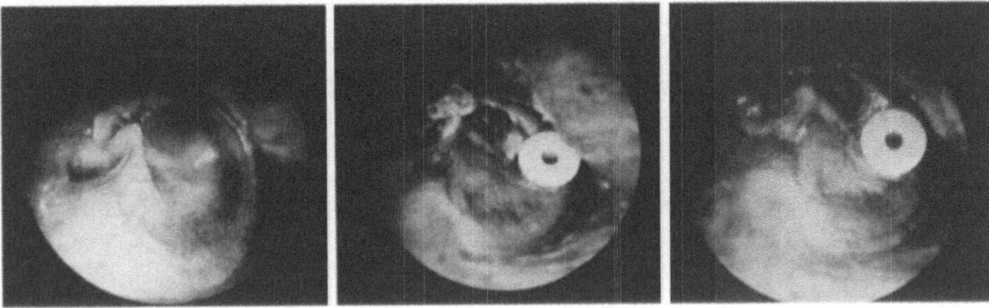

Abb. 2 a–c. Erläuterungen s. Text

In den meisten Fällen bestand diese während des Beobachtungszeitraumes in unveränderter Größe weiter oder hatte sogar zugenommen (Abb. 1 a–c). Als Ausgangsbefund findet sich ein eingezogenes Trommelfell mit einer reizlosen, trockenen epitympanalen Einziehung (Abb. 1 a). Weder unmittelbar nach Einsetzen des Paukenröhrchens an typischer Stelle (Abb. 1 b) noch 10 Monate später (Abb. 1 c) ist eine Rückbildungstendenz der epitympanalen Retraktionstasche erkennbar. Bei 5 der untersuchten Patienten war es unter Dauerbelüftung der Pauke zu einer deutlichen Zunahme der epitympanalen Tasche bis hin zur Entwicklung eines Cholesteatoms gekommen, so daß noch innerhalb des Beobachtungszeitraumes eine Tympanoplastik erforderlich war. Abbildung 2 a zeigt den präoperativen Befund mit einer reizlosen, übersichtlichen epitympanalen Retraktion. 4 Monate später ist es zu einer Anhäufung von Epithelschuppen in der Retraktionstasche gekommen (Abb. 2 b). Nach 6 Monaten hat sich epitympanal ein Cholesteatom ausgebildet (Abb. 2 c).

Zusammenfassend führte die Dauerbelüftung der Pauke über ein Paukenröhrchen in der Pars tensa bei der Mehrzahl der untersuchten Patienten zu keiner Rückbildung der epitympanalen Retraktionstasche. Neben der Unterdrucksituation im Mittelohr sind noch weitere Faktoren für die Entwicklung epitympanaler Retraktionen von Bedeutung. Hierzu zählen insbesondere eine unterschiedliche Belüftung von Pauke und Epitympanon sowie eine Fibrosierung von Schleimhautfalten in diesem Bereich.

Literatur

1. Bluestone CD, Cantekin E, Beery QC, Douglas GS, Stool SE, Doyle WJ (1977) Functional Eustachian tube obstruction in acquired cholesteatoma and related conditions. In: McCabe BF (ed) First international conference on cholesteatoma, May 26–30. Aesculapius Publ Comp, Birmingham, Alabama
2. Buckingham RA, Ferrer JL (1966) Reversibility of chronic adhesive otitis media with polyethylene tube, middle ear air-vent, Kodachrome time lapse study. Laryngoscope 76:993–1014

J. E. Hug (Luzern, Schweiz): Erlauben Sie mir eine Bemerkung und eine Frage zu dem sehr interessanten Vortrag von Herrn Straehler-Pohl. Anhand der planimetrischen Untersuchungen der Felsenbeinpneumatisation konnte ich feststellen, daß durch eine Dauerbelüftung der Paukenhöhle die anfangs gehemmte Pneumatisation sich deutlich bessert. Durch eine Belüftung von über 6 Monaten konnte ich bei Kindern eine Annäherung der Pneumatisation an die Ausdehnung Ohrgesunder finden.

Frage: 1. Haben Sie prä- und postoperativ die Felsenbeine geröntgt? 2. Wenn ja, haben Sie Unterschiede in der Pneumatisation im positiven oder negativen Sinne gefunden?

J. Wilke (Erfurt): Es wird darauf hingewiesen, daß die pathophysiologischen Vorgänge um die epitympanale Retraktion bereits in den 20er Jahren im Handbuch Denker/Kahler (w. Lange und andere) geschrieben wurden.

J. Helms (Mainz): Haben sie Ihre Patienten nach dem Lebensalter differenziert?

135. G. Geyer, M. Borneff (a. G.) (Mainz): Ergebnisse der Tympanoplastik unter Berücksichtigung der regionalen Keimbesiedelung

Bei Eingriffen am Mittelohr wird der postoperative Verlauf außer von der Operationstechnik von verschiedenen individuellen Faktoren wie z. B. Tubenfunktion, Schleimhautbeschaffenheit, Defektgröße und -lokalisation, bestimmt.

Wird der äußere Gehörgang oder die Mastoidhöhle – wie in der Mainzer Klinik üblich – am Ende der Operation mit Silikonfolie ausgekleidet und anschließend mit Reverin-getränktem Marbagelanschwamm angefüllt, so ist die Beschaffenheit der Tamponade als weiterer Einflußfaktor zu berücksichtigen.

Nach Pau u. Exner [3] hat die Dauer der Liegezeit einen deutlichen Einfluß auf den Kontaminationsgrad der Tamponade. Sie konnten durch in vitro-Versuche zeigen, daß gramnegative Problemkeime wie Pseudomonaden und Enterobakterien unter diesen Bedingungen vermehrt auftreten können.

Ziel der eigenen Untersuchungen war es, das prae- und postoperative Keimspektrum der Ohrregion bei normalen und komplizierten Verläufen zu erfassen, um die Treffsicherheit einer unter Umständen – neben der perioperativen Penicillinprophylaxe – erforderlichen Antibiotikagabe zu erhöhen.

Die Verarbeitung der bakteriologischen Proben, bestehend aus Mittelohr- und Nasenrachensekret sowie Reverin-getränkten Gehörgangstamponaden erfolgte nach der andernorts [1] beschriebenen Methodik. Bei primär intaktem Trommelfell und belüfteter Pauke wurden Folie und Tamponade üblicherweise nach einer Woche, bei Unterfütterung eines Trommelfelldefektes nach 3 Monaten entfernt.

Ergebnisse

Insgesamt 161 Patienten konnten vor und nach dem Eingriff mikrobiologisch erfaßt und klinisch untersucht werden. 21 Tage nach dem Eingriff war bei 3 von 50 Knocheneiterungen und 13 von 48 Schleimhauteiterungen eine Trommelfellperforation festzustellen. 12mal lag ein Adhäsivprozeß vor, 15mal war das Trommelfell intakt und reizlos. In keinem dieser 27 Fälle war ein komplizierter Verlauf zu beobachten. Therapiebedürftige Granulationsbildungen bestanden bei jeweils 7 Patienten mit chronischer epitympanaler und mesotympanaler Trommelfellperforation.

Wundheilungsstörungen traten bei 2 Patienten nach Operation einer Schleimhauteiterung sowie bei 4 Patienten nach Cholesteatomoperation auf. Die komplizierten Verläufe waren durch ein vermehrtes Vorkommen gramnegativer Keime gekennzeichnet, wie in Abb. 1 dargestellt.

Dabei traten in einem Drittel bis zur Hälfte der Fälle prae- und postoperativ Mikroorganismen mit identischem biochemischen Muster auf. Zu ähnlichen Ergebnissen kamen Ojala et al. [5], die in 44% der von ihnen untersuchten Fälle eine bereits praeoperativ bestehende Kontamination postoperativ unverändert nachweisen konnten.

Aus der Gesamtzahl von 146 prae- und postoperativ erfaßten eigenen Patienten war bei 65 – also fast der Hälfte der Fälle – die Pauke entzündlich verändert, während 81 mal das Mittelohr keine Reizerscheinungen zeigte.

Hinsichtlich der Transplantateinheilung konnte Gibb [2] bei primär trockenen Ohren einen Anteil von 91,4% gegenüber 80,9% bei praeoperativ feuchtem Ohrbefund feststellen.

Bei den eigenen Patienten erreichten wir in diesen Fällen eine ähnliche Einheilungsquote, während bei primär trockenem Zustand des Ohres das Transplantat in 96% der Fälle nach 3 Wochen eingeheilt war.

Granulationsbildungen im äußeren Gehörgang oder der Mastoidhöhle protrahierten den postoperativen Verlauf; die Transplantateinheilung war dadurch in keinem Fall beeinträchtigt.

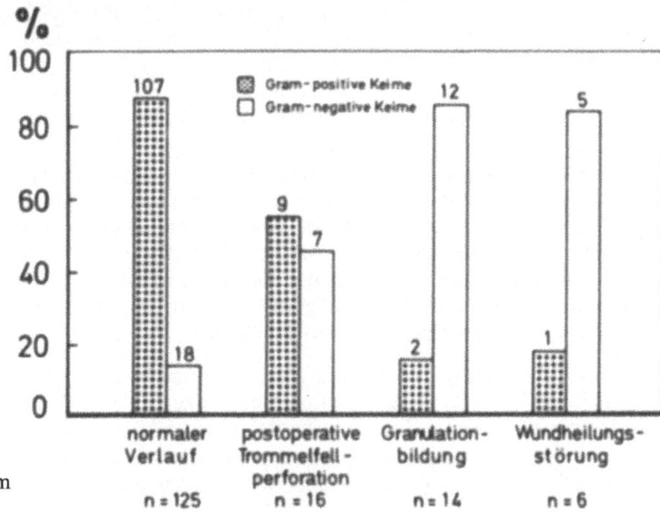

Abb. 1. Prozentualer Anteil grampositiver und gramnegativer Keime bei normalem und kompliziertem Verlauf (n = 161)

	reizloses Mittelohr	sezernierendes Mittelohr	Gesamtzahl
Normaler Verlauf	65 (80.2%)	45 (69.2%)	110
postop. Trommelfellperforation	3 (3.7%)	13 (20.0%)	16
Granulationsbildung	11 (13.6%)	3 (4.6%)	14
Wundheilungsstörung	2 (2.5%)	4 (6.2%)	6
Anzahl der prä- u. postop. untersuchten Patienten	81 (100 %)	65 100 %)	146

Abb. 2. Ergebnisse der Ohreingriffe unter Berücksichtigung des praeoperativen Ohrzustandes

Aufgrund unserer Ergebnisse erscheint es vorteilhaft, wie auch von Ojala et al. [5] empfohlen, das individuelle Keimspektrum im Operationsgebiet praeoperativ zu erfassen, um bei Auftreten einer Infektion eine gezielte antibiotische Therapie einleiten zu können.

Literatur

1. Borneff M, Geyer G (1982) Das Auftreten von Otitis externa nach Schwimmbadbesuchen – eine Fallstudie in 6 Hallenbädern. Zentralbl Bakteriol Orig B I. Abt 176:383–390
2. Gibb AG, Sing-Kiat Chang (1982) Myringoplasty. Laryngol Rhinol Otol (Stuttg) 96:915–930
3. Pau HW, Exner M (1979) Experimentelle Untersuchungen über antimikrobielle Zusätze in Gehörgangstamponaden. Arch Otorhinolaryngol (NY) 225:472–475
4. Pau HW, Exner M (1980) Mikrobiologische Untersuchung von Gehörgangstamponaden nach Tympanoplastiken. Laryngol Rhinol Otol (Stuttg) 59:176–178
5. Ojala K, Sorri M, Vainio-Mattila J, Palva A (1982) Bakterien im Mittelohr and Nasopharynx bei Patienten mit chronischer Mittelohrentzündung. Laryngol Rhinol Otol (Stuttg) 61:120–123

P. Federspil (Homburg/Saar): Ich gratuliere zu diesen wichtigen Untersuchungsergebnissen. *Erste Frage:* Welche Anaerobier stellten Sie fest? Wie war prozentual das Verhältnis zu den Aerobiern? *Zweite Frage:* Wir sind der Auffassung, daß eine optimale Antibiotikatherapie bei der chronischen Otitis media zu einer Verbesserung der Ergebnisse tympanoplastischer Maßnahmen führt, während die Verabreichung eines inadäquaten Antibiotikums, wie z. B. von Penicillin G, bei einer durch Pseudomonas aeruginosa verursachten Otitis media möglicherweise eine Exazerbation der Infektion hervorruft. Können Sie diesbezüglich vorläufige Ergebnisse mitteilen?

G. Geyer (Mainz); Schlußwort: Anaerobier wurden bisher nicht angezüchtet. Von verschiedenen Autoren (Fairbanks/Finegold/Mann) wird jedoch auf die zunehmende Bedeutung dieser Mikroorganismen im Rahmen pathologischer Mittelohrprozesse hingewiesen.

Eine entsprechende Diagnostik ist geplant. Ein Wechsel des Antibiotikums wurde nach Testung bei nach außenhin sichtbaren pathologischen Prozessen (z. B. Vereiterung der Inzisionsstelle) vorgenommen.

Bei inadäquater antibiotischer Behandlung konnte bei dieser Patientengruppe zwar ein Zusammenhang zwischen Heilungsstörung und Besiedelung festgestellt werden, in qualitativer und quantitativer Hinsicht kann die Frage einer kausalen Verknüpfung letztlich jedoch nicht beantwortet werden. Daß hier jedoch ein Zusammenhang bestehen muß, zeigt eine Beobachtung an 2 Patienten einer anderen Gruppe, die sich einer ausgedehnten Kopf-Hals-Operation unterziehen mußten und deren Wundheilungsstörungen nach Absetzen der Antibiotika sistierten.

136. C. Jansen (Gummersbach): Topographisch-anatomische Details bei der Tubenchirurgie

Der Begriff der Tubenchirurgie war bis zum Jahre 1981 nicht existent, da es bis zu diesem Zeitpunkt lediglich wenige Versuche einer chirurgischen Intervention von Zöllner (1963), House et al. (1969) und Holmquist (1973) gab. 1981 wurde in Wiesbaden anläßlich des deutschen HNO-Kongresses erstmalig ein Film über die vom Autor entwickelte Technik gezeigt. Nach weiteren Filmvorträgen in der Zwischenzeit soll hier näher auf topographisch-anatomische Einzelheiten eingegangen werden, die sehr wichtig für das Verständnis des ohnehin schwierigen chirurgischen Vorgehens sind.

Bei Felsenbeinstudien stellte der Autor bereits 1974/1975 fest, daß die 1958 eingeführte Technik der „Posterioren Tympanotomie" mit der weiten Freilegung des Epitympanons und des tympanalen Tubenostiums neue Möglichkeiten für eine extensivere Chirurgie der Tube eröffnen könnte. Bei erhaltenem Gehörgang bietet sich durch starke Verdünnung von posterior aus die potentielle Erweiterung des knöchernen Tubenanteils zwischen Kiefergelenk, der bereits stark nach medial zurückgewichenen Dura und dem vorderen Hammerband bzw. Chorda tympani an. Nachdem das Tubenostium durch weite Epitympanotomie identifiziert ist, wird die Mucosa im posterioren und superioren Anteil abgeschoben und der knöcherne Tubenanteil sukzessiv abgetragen. Wie aus der Zeichnung ersichtlich, ist eine Erweiterung nach vorne und nach unten zu nicht möglich wegen der

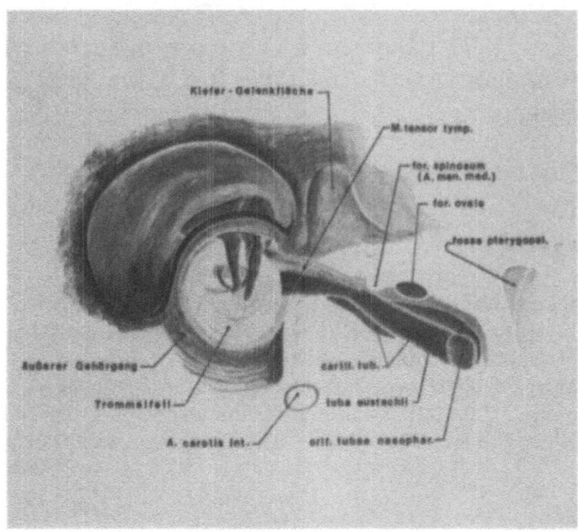

Abb. 1

Nähe der Arteria carotis interna und dem Muskulus tensor tympani. Die knorpelige Tube beginnt bereits im Bereich der Carotis-Kreuzung, allerdings zunächst lediglich im anterior-inferioren Anteil.

Erst im weiteren Verlauf zum naso-pharyngealen Ostium zu wird der knorpelige Anteil im posterio-superioren Teil solider und im anterior-inferioren Segment dünner. Es ist also in den meisten Fällen möglich, weiteren Knochen im posterio-superioren Bereich zu resezieren. Allerdings sind es nur noch etwa 2–4 mm, die übrig bleiben, da hier der Musculus tensor tympani zumindest randständig vorliegt. Auch die Arteria meningea media kann im Ausnahmefall im Verlauf durch das Foramen spinosum verletzt werden.

In diesem Zusammenhang kann festgestellt werden, daß es bisher bei 87 Fällen, die seit 1976 operiert wurden, nicht zu Komplikationen gekommen ist. Bei Entfernung des Muskulus tensor tympani, wie manchmal angezeigt bei Zerstörung des Hammers, ist durch Palpation auf eine evtl. Dehiszenz des knöchernen Kanals zu schließen, der unmittelbar der Arteria carotis interna aufliegen kann.

An dieser Stelle muß eindringlichst darauf hingewiesen werden, daß die Tubenchirurgie nur von Otochirurgen durchgeführt werden darf, die über hinreichende operative Erfahrung verfügen.

Die Kürze des zur Verfügung stehenden Platzes gestattet lediglich eine geraffte Darstellung im Sinne des Titels ohne genaueren Erfahrungsbericht über die 7 Jahre operativer Praxis. Insgesamt wurden 87 Fälle seit 1976 operiert. Die Technik ist in 82% aller Fälle anwendbar. In 44 Fällen extensiv wachsender Cholesteatome konnte bis auf 5 Fälle eine sehr gute Tubenfunktion auch auf einen längeren Zeitraum bis zu 6 Jahren erreicht werden. Bei 21 Schleimhautprozessen, wie Muco-Serositis unterschiedlicher Genese, konnten bis auf 2 Fälle gleichgute Ergebnisse erzielt werden. Auch bei Schädelfrakturen konnten noch nach Jahren von 11 Fällen 6 Patienten mit gutem funktionellem Ergebnis gewertet werden. Dagegen waren von 11 Schleimhautprozessen, die infolge von Verätzungen, abnormen Drucktraumen mit Chemikalienimpression, oder auch nach Hitzeeinwirkung, alle mit meist totalen Perforationen auftraten, nur 4 Fälle als völlig beschwerdefrei mit zufriedenstellenden Hörergebnissen zu werten.

Von allen 87 Fällen waren 42 Patienten bereits einmal, 26 Fälle mehrfach voroperiert. 72 Fälle waren chronisch infiziert und sezernierten z. Z. des Eingriffs. Postoperativ waren 64 Fälle d. h. etwa 89% von 72 chronisch sezernierenden, trocken.

Literatur

Holmquist J (1973) Eustachian tube surgery. J Laryngol 87:1029

House WF, Glasscock ME, Sheehy JL (1969) Homograft transplants of the middle ear. Trans Am Acad Ophtalmol Otolaryngol 73:836

Jansen C (1958) Über Radikaloperation u. Tympanoplastik. Sitzungsber Fortbild Ärztek Ob 18:2

Jansen C (1981) Mikrochirurgie des Epitympanons. Arch Ohren Nasen Kehlkopfheilkd 231:568

Zöllner F (1963) Therapy of the Eustachian tybe. Arch Otolaryngol 92:248

Arch Otorhinolaryngol Suppl 313–323 (Verhandlungsbericht 1983)

Archives of
Oto-Rhino-Laryngology

Innerer Gehörgang

137. W. Koehn, E. Kamradt, E. Meyer-Hardting (a. G.), H.-J. Nickol (Hamburg): Diagnostik von Kleinhirnerkrankungen in der HNO-Praxis

Es wird eine einfach in der HNO-Praxis durchzuführende Untersuchungsmethode zur Diagnose von Kleinhirnerkrankungen vorgestellt, bei Gleichgewichtsstörungen zeigt sie eine zentrale Ursache der Beschwerden an. Auf CT-Bildern werden die Kleinhirnerkrankungen (Atrophien und Insulte) der 8 untersuchten Patienten demonstriert. Die neurophysiologische Grundlage der Experimente wird gebildet durch den inhibitorischen Effekt, den die Kleinhirn-Purkinjezellen auf die gleichseitigen Vestibulariskerne ausüben und durch visuelle Afferenzen des Cerebellums. Bei Kleinhirnkranken ist die visuelle Suppression des vestibulär ausgelösten Nystagmus vermindert und die langsame Blickfolge gestört. Die Funktionseinbuße der Purkinjezellen scheint dabei eine wesentliche Rolle zu spielen.

Zunächst wurden 10 Normalpersonen getestet, um Normalwerte zu erhalten. die visuelle Suppression (= fixationsbedingte Hemmung) des vestibulär ausgelösten Nystagmus wurde mit 2 verschiedenen Methoden untersucht. Erstens wurden die thermischen Vestibularisprüfungen mit und ohne Frenzelbrille, also ohne und mit Fixation, miteinander verglichen und die Hemmung im Elektronystagmogramm sichtbar gemacht. Zweitens wurde der Untersuchte 60 Sekunden nach Beginn der therm. Vestibularisprüfung nach Entfernen der Frenzelbrille zur Fixation aufgefordert. Das Ausmaß der Nystagmushemmung ist im ENG gut erkennbar. Zur Untersuchung der langsamen Blickfolge wurde der Untersuchte 60 Sekunden nach Beginn der therm. Vestibularisprüfung, etwa während der maximalen Nystagmusreaktion, nach Entfernen der Frenzelbrille zur Fixation eines schwingenden Pendels aufgefordert.

Zusammenfassung der Ergebnisse:

1. Bei allen Normalpersonen sind im Elektronystagmogramm eine deutliche visuelle Nystagmussuppression (schnell einsetzende intensive Verkleinerung der Amplituden) und eine ungestörte langsame Blickfolge (sinusförmige Kurve) nachweisbar.

2. Bei den Kleinhirnkranken war die visuelle Nystagmussuppression unterschiedlich stark ausgeprägt; z. T. war sie normal, z. T. kaum oder gar nicht vorhanden.

3. Zur Messung der fixationsbedingten Nystagmushemmung erscheint uns der Vergleich der mit und ohne Frenzelbrille durchgeführten therm. Vestibularisprüfungen geeigneter als die Aufforderung zur Fixation 60 Sekunden nach Beginn der therm. Spülung. Die erste Methode wird durch weniger technikbedingte

Artefakte gestört, die zweite hat den Vorteil, daß sie die Messung des zeitlichen Ablaufes der Hemmung erlaubt.

4. Bei allen Kleinhirnkranken konnte elektronystagmographisch eine gestörte langsame Blickfolge nachgewiesen werden. Der Pendel-Test ist daher ein zuverlässiges Verfahren zum Nachweis einer Kleinhirnerkrankung und zeigt bei der Differentialdiagnose von Gleichgewichtsstörungen eine zentrale Ursache an.

138. H. Bornemann, K.-D. Franke, C. Bornemann, H. Hundeshagen (a. G.) (Hannover): Die Bedeutung der cochleomeatalen Szintigraphie zur Diagnostik des Akustikusneurinoms *

Einleitung

Akustikusneurinome, auch mit rein intrameataler Lokalisation lassen sich szintigraphisch darstellen [1]. Der Stellenwert der cochleomeatalen Szintigraphie (CMS) in der Akustikusneurinom-Diagnostik wurde an unserem ausgesuchten neurootologischen Patientengut bestimmt.

Material und Methodik

112 Patienten mit neurootologischem Verdacht auf einen Tumor im inneren Gehörgang bzw. im Kleinhirnbrückenwinkel wurden mit der von uns angegebenen Methode szintigraphiert [2]. Die Verdachtsdiagnose – „Akustikusneurinom" – stützte sich auf Befunde der subjektiven und objektiven Audiometrie (ERA), der Vestibularis- und Fazialis-Diagnostik sowie den Standard-Röntgenuntersuchungen (Stenvers, transorbitaler Pyramidenvergleich, Felsenbeinschichtung). Bei allen 112 Patienten wurde ein Nativ-Computertomogramm – einschl. i.v.-Kontrast –, bei 50 Patienten zusätzlich eine Gas-CT-Zisternographie durchgeführt.

Ergebnisse

Ein Akustikusneurinom konnte bei 37 Patienten später operativ gesichert werden. Alle Tumore – Größe: von rein intrameatal bis 2,5 cm – ließen sich mit der CMS und der Gas-CT-Zisternographie nachweisen. Im Nativ-Computertomogramm konnten 12 Tumore nicht dargestellt werden. Die CMS ergab keinen falsch positiven und keinen falsch negativen Befund. In einem Fall konnte die CMS durch Bestimmung der Anreicherungskinetik des 99 mTc – DTPA einen Gefäßprozeß – Gefäßschlinge der a. cerebelli inferior anterior – als Ursache für eine röntgenologische Aufweitung des inneren Gehörgangs aufzeigen (Abb. 1). In einem anderen Fall war die CMS negativ, im Gas-CT-Zisternogramm wurde jedoch wegen fehlender Luftfüllung des inneren Gehörgangs ein intrameataler Tumor vermutet. Verlaufskontrollen über mehr als 1 ½ Jahre machen einen Adhäsivprozeß der Zisterne als Ursache der fehlenden Luftfüllung wahrscheinlich [3].

* Erscheint ausführlich in HNO

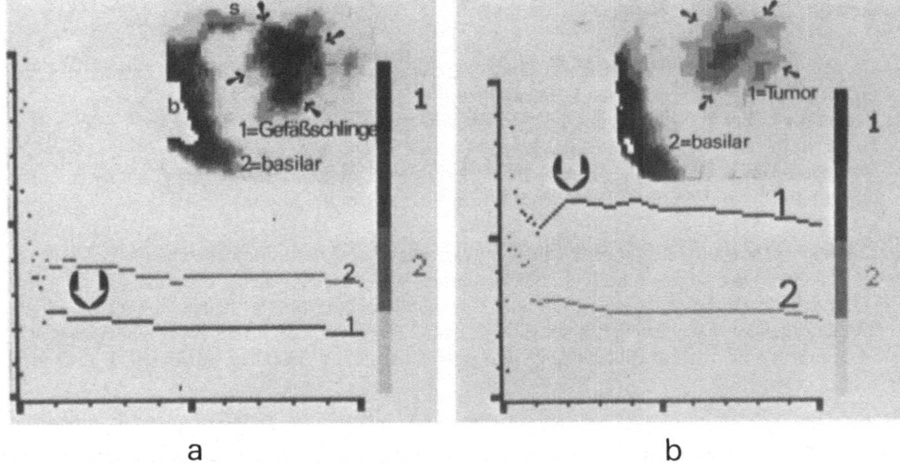

Abb. 1. a CMS links, Gefäßprozeß, 20 mCi 99 mTc – DTPA-Bolus i.v. Funktionsauswertung einer dynamischen Studie während 10 min, die Zeitaktivitätskurve 1 über der pathologischen Aktivitätsanreicherung (s. Pfeile statisches Szintigramm – oben) weist nach dem initialen „Durchblutungspeak" *keinen* erneuten Kurvenanstieg auf (⇒) – gleicher Kurventyp wie über den basilaren Gefäßen = Kurve 2. Der vermehrte Aktivitätsnachweis in Projektion auf den Kleinhirnbrückenwinkel beruht auf der intravasalen Aktivität einer später angiographisch bestätigten Gefäßschlinge der Arteria cerebelli inferior anterior. **b** CMS links, intra-extrameatales Akustikusneurinom 1,5 cm∅, 20 mCi 99 mTc – DTPA-Bolus i.v., Funktionsauswertung einer dynamischen Studie während 10 min, Die Zeitaktivitätskurve 1 über dem Tumor (s. Pfeile im statischen Szintigramm – oben) weist durch eine aktive Nuklidakkumulation nach dem initialen „Durchblutungspeak" einen erneuten Kurvenanstieg auf (⇒), dieses zeigt die Kurve 2 über den basilaren Gefäßen nicht, entsprechend langsamer Abnahme intravasaler Radioaktivität – renale Ausscheidung von Tc-DTPA – findet sich insgesamt ein abfallender Zeitaktivitätskurvenverlauf

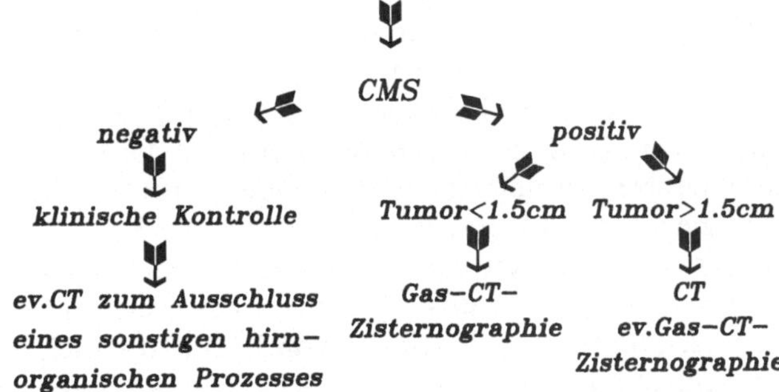

Abb. 2. Diagnostisches Vorgehen bei neurootologischem Tumorverdacht

Schlußfolgerung

Die cochleomeatale Szintigraphie gewährleistet nicht-invasiv eine hervorragende Aussagekraft zur Diagnostik des Akustikusneurinoms. Damit ergibt sich die in Abb. 2 dargestellte Rangfolge der diagnostischen Maßnahmen bei neurootologischem Verdacht auf einen Tumor im inneren Gehörgang bzw. im Kleinhirnbrückenwinkel. Zum Tumor-Ausschluß ist bei negativem Szintigramm des Gas-CT-Zisternographie verzichtbar.

Literatur

1. Bornemann H et al. (1982) Cochleomeatale Szintigraphie zur Darstellung von Tumoren des inneren Gehörgangs. Arch Ohren Nasen Kehlkopfheilkd 235/2.3:499
2. Bornemann H et al. (1982) Digitale Szintigraphie des Mittel- und Innenohrs. Radioaktive Isotope Klin Forsch 15/1:403
3. Bornemann H et al. (1983) Modern neuroradiological diagnosis of acoustic neuroma – Air-CT cisternography and cochleomeatal scintigraphy –. Neuroradiology (im Druck)

G. Rettinger (Erlangen): Falschpositive luftmeatographische CT-Befunde stellen heute bei Verwendung neuer Techniken mit 2 mm-Dünnschichttechnik und Hochauflösung sicher die Ausnahme dar. Meine Frage bezieht sich auf ein von Ihnen gezeigtes Computertomogramm mit fehlender Luftfüllung des inneren Gehörganges. Das gezeigte Bild stellt eine Schichtebene caudal des inneren Gehörganges dar, so daß zumindest nach diesem Bild mangels fehlender Darstellung ein falsch positiver CT-Befund nicht erhoben werden kann.

W. Draf (Fulda): Zu dieser faszinierend erscheinenden, nicht invasiven Technik zur Suche nach dem Akustikusneurinom zwei Fragen: 1. Wie hoch ist das Auflösungsvermögen, d. h. wie klein kann der Tumor sein, damit Sie ihn noch nachweisen können und 2. wo liegen die Schwierigkeiten und Irrtumsmöglichkeiten bei dieser Untersuchungsmethode?

139. M. Handrock, F. Oppel (a. G.) (Berlin): Die Endoskopie des Kleinhirnbrückenwinkels. – Unsere Indikationsstellung nach fünfjähriger Erfahrung

Von 1978–1983 wurden von uns bisher insgesamt 60 Endoskopien des Kleinhirnbrückenwinkels durchgeführt.

Nachdem Prott (1974) über die Möglichkeit der retrolabyrinthären Zisternoskopie berichtet hatte, wurden von Mulch u. Oppel (1979) unsere ersten Erfahrungen mitgeteilt.

Nach nunmehr fünfjähriger Erfahrung mit diesem Eingriff soll nun eine Zwischenbilanz gezogen werden.

Bei der Kleinhirnbrückenwinkel-Endoskopie ist zwischen der diagnostischen Endoskopie (z. B. bei Tumorverdacht) und der therapeutischen Endoskopie (zur gezielten Neurotomie) zu unterscheiden. Trotz der Fortschritte in der Neuro-Radiologie ist unseres Erachtens die diagnostische Endoskopie bei Verdacht auf ein kleines Akustikusneurinom häufig indiziert; denn eine fehlende Füllung des inneren Gehörgangs im Luft-CT ist nicht beweisend für das Vorliegen eines Akustikusneurinoms. Das Eindringen von Luft kann auch durch arachnoidale Verklebungen, durch Gefäßschlingen, sehr enge anatomische Verhältnisse am Porus acusticus internus, etc. bedingt sein (Abb. 1).

Dementsprechend konnten wir bisher bereits vier Patienten beobachten, bei denen aufgrund einer einseitigen retrocochleären Hörstörung und fehlender Füllung des inneren Gehörgangs im Luft-CT eine Zisternoskopie durchgeführt wurde, sich endoskopisch jedoch der Tumorverdacht nicht bestätigen ließ.

Die therapeutische Endoskopie wurde in den ersten drei Jahren vorwiegend bei Neuralgien der Nerven V, IX und X durchgeführt (Oppel et al. 1980; Oppel 1981); inzwischen sehen wir aber auch bei Patienten mit Morbus Ménière, bei denen eine Gentamycin-Ausschaltung erfolglos war, eine Indikation zur isolierten parapontinen Neurotomie des Nervus vestibularis (Abb. 2).

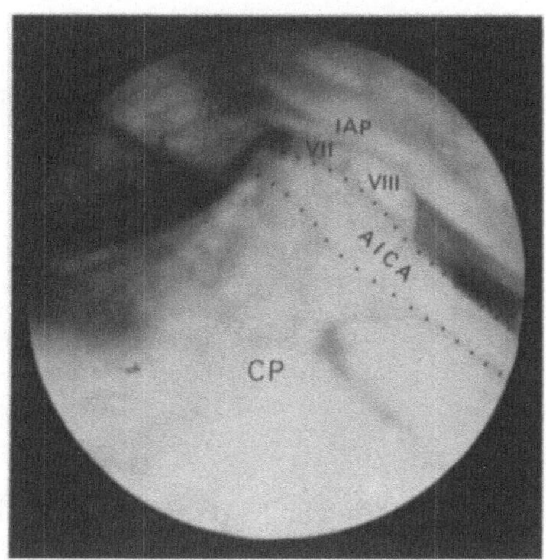

Abb. 2. Endoskopiebefund bei retrocochleärer Hörstörung rechts und fehlender Kontrastierung des inneren Gehörgangs im Luft-CT. Die Wand der Cisterna pontis (*CP*) ist noch nicht eröffnet. Unterhalb des Porus acusticus internus (*IAP*) erkennt man eine Gefäßschlinge der Arteria cerebelli anterior inferior (*AICA*), die das Eindringen von Luft in den inneren Gehörgang verhindert

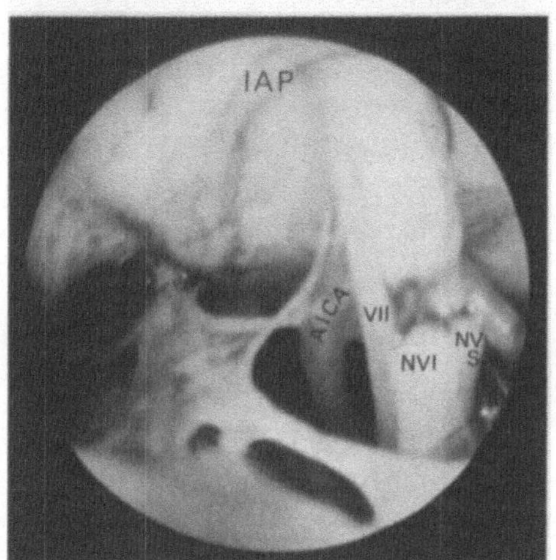

Abb. 2. Endoskopiebefund nach Neurotomie der Pars superior und inferior des Nervus vestibularis (*NVS* und *NVI*) bei Morbus Ménière rechts. Die Schlinge der Arteria cerebelli anterior inferior (*AICA*) erkennt man ventral der Nerven VII und VIII

Die bis jetzt bei fünf Patienten durchgeführte Neurotomie hatte bisher sehr ermutigende Ergebnisse bezüglich der Schwindelbeschwerden der Patienten, so daß dieser Eingriff unseres Erachtens eine wichtige Alternative zur transtemporalen Neurektomie darstellt, auch wenn die im N. cochlearis verlaufenden vegetativen Fasern bei der Neurotomie nicht miterfaßt werden.

Bei praktischer Taubheit und gleichzeitig bestehendem Tinnitus wurde neben dem N. vestibularis auch der N. cochlearis durchtrennt.

Ob sich durch die Neurotomie auch gleichgute Langzeitergebnisse wie bei der Neurektomie erzielen lassen, werden unsere weiteren Nachuntersuchungen ergeben müssen.

Ernsthafte Komplikationen konnten bei keiner der von uns durchgeführten Endoskopien beobachtet werden. Die anfangs gelegentlich aufgetretene Liquorfistel wurde nach Verbesserung der Technik des Duraverschlusses nicht mehr beobachtet.

Literatur

Ehrenberger K (1978) Endoscopy of the cerebellopontine angle. Endoscopy 10:260–264

Mulch G, Oppel F (1979) Erfahrungen mit der Endoskopie des Kleinhirnbrückenwinkels. Arch Otorhinolaryngol (NY) 223:460–463

Oppel F (1981) Die Endoskopie des Kleinhirnbrückenwinkels: Grundlagen und klinische Anwendung. Habilitationsschrift 1981, Berlin

Oppel F, Mulch G, Brock M (1980) Endoscopic section of the trigeminal root, the glossopharyngeal nerve and the cranial part of the vagus for intractable facial pain caused by upper jaw carcinoma. Surg Neurol

Prott W (1974) Möglichkeiten einer Endoskopie des Kleinhirnbrückenwinkels auf transpyramidalem – retrolabyrinthärem Zugangsweg – Cisternoscopie. HNO 22:337–341

140. K. Hörmann, M. Heller (a. G.), M. Wöhrle (a. G.) (Hamburg): Computertomographische Morphologie des inneren Gehörgangs

Zusammenfassung: Bei 190 Computertomographien der Felsenbeine von Patienten mit der otologischen Verdachtsdiagnose eines Kleinhirnbrückenwinkeltumors wurden die absoluten Abmessungen sowie die intra-individuelle Seitendifferenz des Porus acusticus internus bestimmt. Bei einer Porusweite von mehr als 10 mm und gleichzeitiger Seitendifferenz beider Gehörgänge von mehr als 2 mm liegt in 80% der Fälle ein Kleinhirnbrückenwinkeltumor vor. Vier verschiedene Gehörgangsformen im CT sind lagerungsbedingte Äquivalente der Schichtebene und nicht als indirektes Tumorzeichen zu deuten.

Wie bei jeder onkologischen Fährtensuche ist auch die möglichst frühzeitige Entdeckung möglichst kleiner Akustikusneurinome Ziel unserer diagnostischen Bemühungen. Die CT verhilft mit Kontrastmittelgabe bzw. Luftzisternographie, Form und Lage des Tumors zu erkennen. Dabei spielt die absolute Weite bzw. die Asymmetrie des inneren Gehörgangs als indirektes Tumorzeichen eine wichtige Rolle. Zur Wertigkeit der Morphologie des inneren Gehörgangs im CT soll im folgenden Stellung genommen werden.

Unter der otologischen Verdachtsdiagnose eines Kleinhirnbrückenwinkeltumors wurden 190 Patienten an der Radiologischen Klinik der Universität Hamburg mit einem nach dem Fächerstrahlprinzip arbeitenden Rotationsscanner computertomographiert. Hierbei wurde die axiale transorbitale Schichtung mit einer Schichtdicke von 2 mm, bzw. in acht Fällen von 8 mm, gewählt. Zur Auswertung unter unserer Fragestellung gelangten solche Schichtaufnahmen, die beide inneren Gehörgänge am unfassendsten anschnitten und vor allem den Porus acusticus internus beidseits in gleicher Deutlichkeit und maximaler Weite zeigten. Mit der elektronischen Distanzmessung wurden die Porusweiten in Millimetern vermessen.

182 Fälle konnten ausgewertet werden. Die absolute Porusweite wurde im Minimum mit 5 mm, im Maximum mit 17 mm gemessen. Der Mittelwert betrug 7,6 mm. Ein wesentlicher Geschlechtsunterschied bestand mit einem Durchmesser von 7,7 mm für Männer und 7,5 mm für Frauen nicht. Der 2 s Bereich lag zwischen 5 und 10 mm. In 36 Fällen, also zu 19% war die Porusweite größer oder gleich 10 mm. Hiervon konnten bei 14 Patienten, also in 35% der Fälle mit über

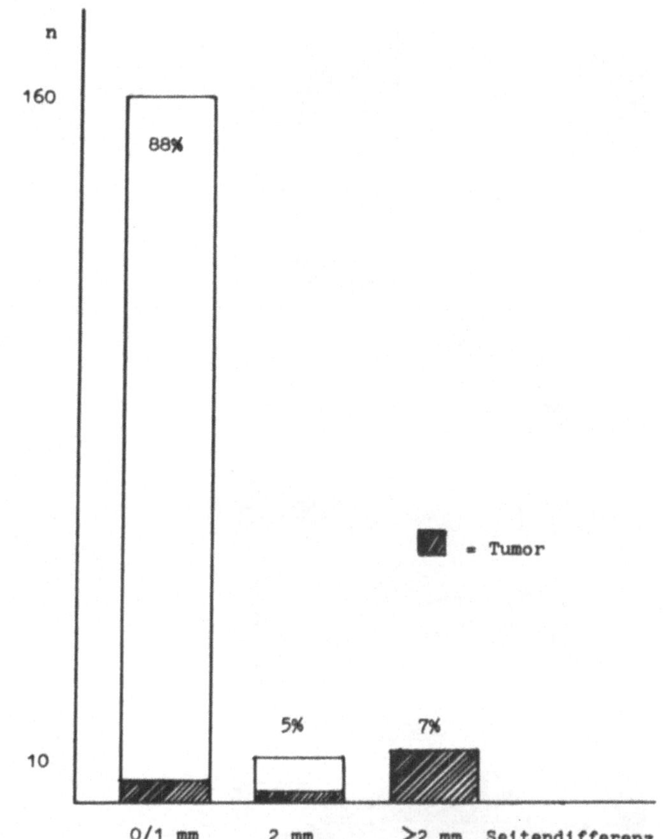

Abb. 1. Seitenvergleich des Porus acusticus internus

die doppelte Standardabweichung hinaus vergrößertem Porus ein Tumor nachgewiesen werden. In 22 Fällen, also zu 65% fand sich ein sog. „leerer, erweiterter innerer Gehörgang".

Im Seitenvergleich betrug die Differenz in 160 Fällen, also zu 88% 0 bzw. 1 mm, in 10 Fällen, entsprechend 5% 2 mm und in 12 Fällen, entsprechend 7%, mehr als 2 mm. Durch die üblichen einschlägigen Untersuchungen wurden schließlich bei diesen Differenzen 3% bzw. 20% bzw. 100% Kleinhirnbrückenwinkeltumoren nachgewiesen. Das heißt mit steigender Seitendifferenz des Porus steigt die Tumorrate bis zum zuverlässigen Nachweis.

Kombiniert man bei der Auswertung die Kriterien Porusweite und Seitendifferenz, weisen von den 19 Tumorfällen 15, also 80%, einen pathologischen Befund auf.

Bei der weiteren Vermessung der Schichten konnten als zusätzliche morphologische Kriterien vier unterschiedliche gestaltliche Typen des Meatus acusticus internus erkannt werden. Wir fanden ein Pyramiden-, eine tubuläre, eine Keulen- und eine Daumenform. Um die Abhängigkeit dieser Formen vom Strahlengang, also von Kopflagerung und Gantryneigung zu überprüfen, wurde bei der Untersuchung eines präparierten Schädels mit Hilfe der Hochauflösungstechnik (HR-Mode) die Gantry-Ebene in neun Schritten von je 5 Grad um insgesamt 40 Grad von +20 bis −20 gekippt. Dabei zeigte sich, daß die Gantryneigung die CT-Mor-

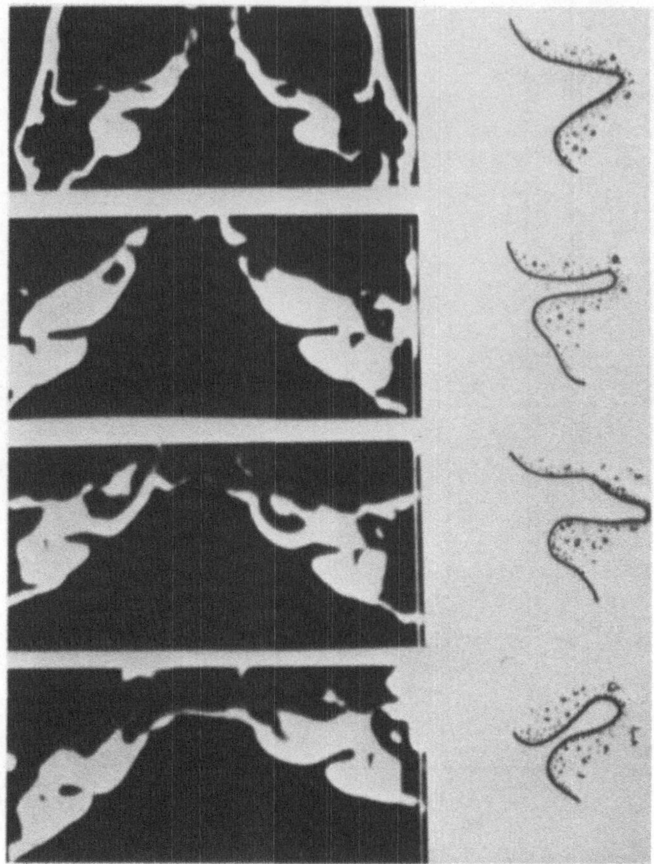

Abb. 2. Gestaltliche Typen des Meatus acusticus internus

phologie beeinflußt. Verschiedene der oben beschriebenen Gehörgangsformen waren in den unterschiedlichen Winkelstellungen zu erkennen. Die Gantryneigung allein vermag jedoch die Formvarianten nicht hinreichend zu erklären. Anatomische Varianten und lagerungsbedingter Abschnitt sind mit einzubeziehen.

Somit kann zusammenfassend festgestellt werden, daß bei einer Porusweite von mehr als 10 mm und gleichzeitiger Seitendifferenz der beiden inneren Gehörgänge von 2 mm und mehr, hochgradiger Verdacht auf das Vorliegen eines Kleinhirnbrückenwinkeltumors besteht. In diesen Fällen ist die Indikation zur Kontrastmittelgabe bzw. Luftzisternographie zu stellen. Da außerdem 20% der Tumoren weder eine pathologische Aufweitung noch eine Seitendifferenz der inneren Gehörgänge aufwiesen, sollte auch bei entsprechendem klinischen Verdacht die Indikation zu diesen diagnostischen Schritten ohne Verzug gestellt werden. Scheinbar verschiedene Gehörgangsformen im CT konnten als lageabhängige Äquivalente der Schichtebene nachgewiesen werden. Eine Interpretation dieser Morphologie im Sinne eines indirekten Tumorzeichens ist nicht statthaft.

Literatur beim Verfasser

141. W. Hosemann (Erlangen): Intimafibrose der Kleinhirnarterien? Ein Beitrag zur Pathogenese neurovaskulärer Kompressionssyndrome

Die sog. „neurovaskulären Kompressionssyndrome" als Folge eines lokalen Konfliktes zwischen normaldimensionierten Hirnbasisarterien und Hirnnerven wurden 1932 von Dandy für die Trigeminusneuralgie erstmals beschrieben. Das Konzept dieses lokalen Konfliktes wurde u. a. von Jannetta auf die Hirnnerven VII und VIII übertragen und findet heute Anwendung in der Pathogenese und Therapie z. B. des Spasmus hemifacialis und verschiedener Formen des fortschreitenden Hörverlustes.

Die formale Pathogenese der neurovaskulären Syndrome ist in vielen Gesichtspunkten noch ungeklärt, in der Literatur werden mehrfach lokale arteriosklerotische Gefäßveränderungen erwähnt und auch intraoperativ beobachtet (Kondo et al. 1981).

Diese Beobachtungen waren Anlaß, das Vorkommen von Gefäßveränderungen der Kleinhirnarterien bei 10 Verstorbenen ohne anamnestischen Hinweis für ein arterielles Kompressionssyndrom zu untersuchen. Die hintere Schädelgrube wurde bei der Autopsie entnommen, das arterielle Gefäßsystem in situ mit Gelatine gefüllt und nach Fixation ausgemessen und dokumentiert. Im histologischen Längsschnitt von 208 Gefäßabschnitten ließ sich sodann die Gefäßwand der unteren Kleinhirnarterien von ihrem Ursprung bis zur Aufzweigung auf der Kleinhirnkonvexität verfolgen und in Bezug zum dreidimensionalen Arterienverlauf setzen.

Die Intima trägt proximal und distal zu etwa 12% zum Gefäßwandaufbau bei, die Adventitia mit ca. 30% bei starken interindividuellen Schwankungen. Arteriosklerotische Intimaveränderungen fanden sich nur proximal und nahmen peripher rasch an Intensität ab. Selbst an haemodynamisch ungünstiger Stelle z. B. mit Knochenkontakt der Arterie war peripher nur eine mittelgradige adaptative Intimafibrose nachweisbar, an Orten eines engeren Kontaktes zwischen Hirnarterien und Hirnnerven wurden auch diese Veränderungen vermißt.

In der vorliegenden Untersuchung fand sich demnach kein Hinweis für eine direkte Beteiligung der Arteriosklerose an den beobachteten lokalen Gefäßveränderungen arterieller Kompressionssyndrome.

Die Adventitia der Arterien trägt 30% zum Gefäßwandaufbau bei und wird überzogen von den „mesothelialen" Zellen der Arachnoidea – die Leptomeninx als reaktionsfähiges Mesenchym nach Gusek könnte die Ursache einer Transparenzminderung der Gefäßwand am Ort arterieller Kompressionssyndrome darstellen und hat wahrscheinlich eine erhebliche Bedeutung in der Pathogenese neurovaskulärer Kompressionssyndrome.

Literatur

1. Dandy WE (1932) Concerning the cause of trigeminal neuralgia. Ann Surg 96:786–795
2. Gusek W (1962) Submikroskopische Untersuchungen als Beitrag zur Struktur und Onkologie der Meningeome. Zieglers Beitr Pathol Anat 127:274–326
3. Jannetta PJ (1981) Hemifacial spasm. In: Samii M, Jannetta PJ (eds) The cranial nerves. Springer, Berlin Heidelberg New York, pp 484–493

4. Kondo A, Ishikawa JI, Konishi T (1981) The pathogenesis of hemifacial spasm: characteristic changes of vasculatures in vertebro-basilar artery system. In: Samii M, Jannetta PJ (eds) The cranial nerves. Springer, Berlin Heidelberg New York, pp 494–501

142. A. Rauchfuss (Hamburg): Befunde zur Pathogenese der Otosklerose

Die Ätiologie der Otosklerose ist unklar. Es handelt sich weder um eine Sonderform des M. Paget, noch um eine auf die Labyrinthkapsel beschränkte Variante der Osteodystrophia fibrosa. – Eines ist sicher: die Vererbbarkeit und die Tatsache, daß sie nur in der enchondralen Schicht der menschlichen Labyrinthkapsel entsteht. Hier kommen zeitlebens beim Menschen und auch bei zahlreichen anderen Säugern Knorpelreste und eine embryonale Form des Knochengewebes (Strähnenknochen) vor.

Postnatal obliterieren zahlreiche Gefäße, so daß der Radius des Gewebszylinders zunimmt. – Vergleicht man die Labyrinthkapsel von Hund, Affe und Mensch, so sieht man, daß übereinstimmend die Umgebung des ovalen Fensters und der Basalwindung der Cochlea schlechter vaskularisiert sind als die übrigen Abschnitte der Labyrinthkapsel.

Otoskleroseherde haben Praedilektionsstellen, an denen sie gehäuft vorkommen: die vordere Begrenzung des ovalen Fensters und die Umgebung der Basalwindung der Cochlea. Bei der morphometrischen Untersuchung von histologischen Präparaten otosklerotisch veränderter Felsenbeine sieht man, daß die Otosklerose in den schlechter vaskularisierten Regionen der Labyrinthkapsel beginnt. – Im spannungsoptischen Experiment haben wir aus Acrylglas gefertigte Felsenbein-Modelle mechanisch belastet. Bei Belastung um eine vertikale, transversale und sagittale Achse ließen sich in denjenigen Bereichen, in denen die Knorpelreste gehäuft vorkommen, Zonen hydrostatischer Drucke reproduzieren.

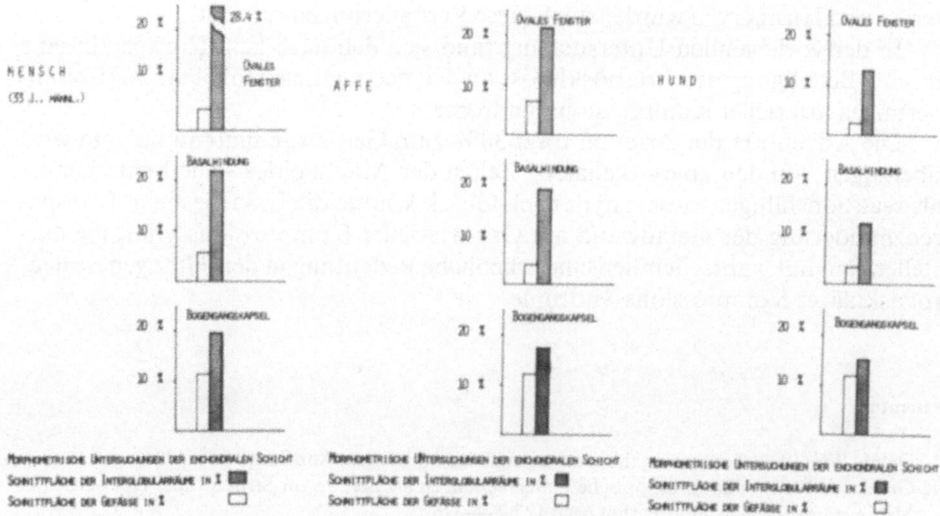

Abb. 1. Vergleichende morphometrische Untersuchungen der Labyrinthkapseln von Mensch, Affe und Hund

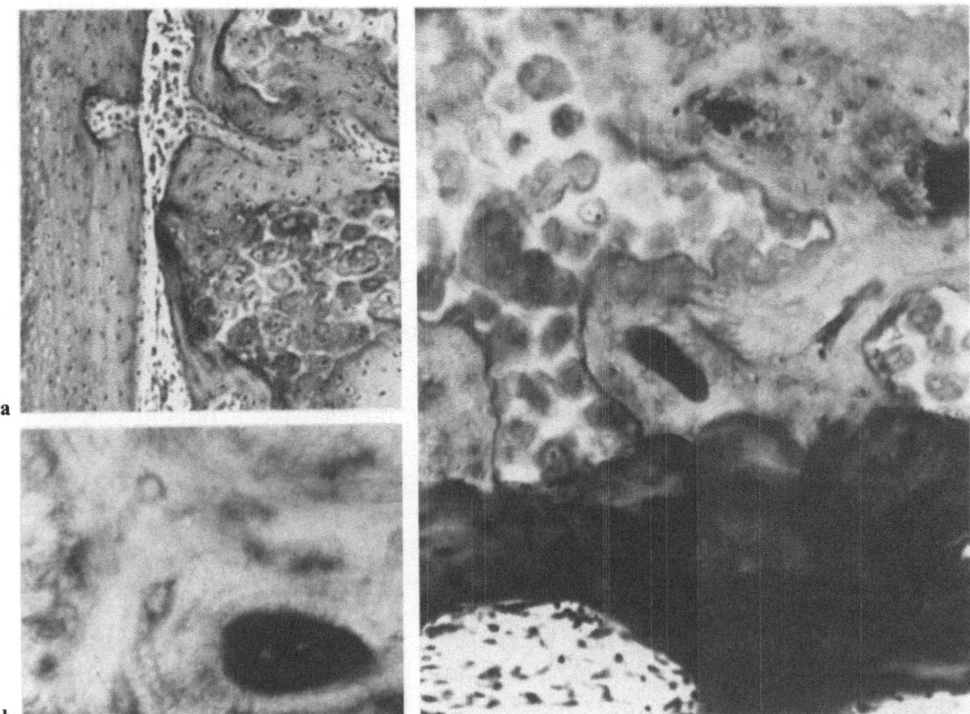

Abb. 2. a Entwicklung der enchondralen Schicht der Labyrinthkapsel. Foetus, acht Monate alt. Weitlumige Gefäße liegen zwischen den Knorpelresten, H.E. ×20. **b** Mit zunehmendem Alter obliterieren zahlreiche Gefäße in der Labyrinthkapsel, wie hier in der enchondralen Schicht eines 35jährigen Mannes. Diese obliterierten Gefäße sind von leeren Lakunen umgeben. H.E. ×80. **c** Front eines Otoskleroseherdes, vor dem ein Interglobularraum und Strähnenknochen liegt. Die Gefäße sind obliteriert. Die Lakunen sind leer. H.E. ×50

In denjenigen Bereichen, in denen Otoskleroseherde gehäuft vorkommen, traten Zugspannungen auf. Solche Zugspannungen begünstigen nach der Theorie der kausalen Histogenese des Knochengewebes das Einsprossen von Gefäßen.

Literatur beim Verfasser

H. Pichler (Wien): Bei der Angabe der Prädilektionsstellen der Otosklerose in Prozentzahlen wurde der Wert von 100% weit überschritten. Welche Erklärung wird hierfür gegeben?

A. Rauchfuss (Hamburg); Schlußwort:
Zu Herrn Pichler (Wien): Die Prozentzahlen bezüglich der Mikrotopographie der Otoskleroseherde beziehen sich auf multilokuläres Vorkommen. Deshalb werden 100% überschritten.
Zu Frau Wullstein (Würzburg): Die röntgenanatomische Analyse des Dachwinkels der Pyramide ist hilfreich bei der Diagnostik der Kapselotosklerose.
Zu Herrn Dietzel (Rostock): Wir haben in unserem Material (1000 in Serie geschnittene Felsenbeine) nur in 2 Fällen Mikrofissuren gesehen. Unseres Wissens handelt es sich größtenteils um Artefakte. Nicht verwechselt werden dürfen diese mit der Fissula ante fenestram, einem entwicklungsgeschichtlichen Rest an der vorderen Begrenzung des ovalen Fensters.

Arch Otorhinolaryngol Suppl 324–362 (Verhandlungsbericht 1983)

Archives of
Oto-Rhino-Laryngology

Klinische Forschung

143. E. Meyer-Breiting (Frankfurt): Kollagenolytische Aktivitäten bei Kopf- und Halstumoren

In den vergangenen beiden Jahrzehnten wurde immer wieder anhand von klinisch-morphologischen Studien auf einen Zusammenhang zwischen der Prognose maligner Kopf- und Halsgeschwülste und ihrem histologisch erkennbaren Verhalten gegenüber dem Wirtgewebe hingewiesen. Die Fähigkeit dieser Geschwülste, straff bindegewebige Strukturen zu zerstören, ist eine der Eigenschaften, die für den ungünstigen Verlauf einer Carcinomerkrankung verantwortlich gemacht wird. Berichte über gesteigerte kollagenolytische Aktivitäten bei Adenocarcinomen des Colon veranlaßten uns, 100 Probeentnahmen aus verschiedenen malignen Tumoren des Kopf- und Halsbereiches ebenfalls hierauf zu untersuchen. Der Nachweis der Kollagenolyse erfolgte mittels der Gel-Lyse-Methode. Parallel wurden Teile der Proben auf den Anteil von Tumorgewebe und dessen jeweilige histologische Eigenschaften untersucht. Etwa ein Drittel aller Geschwülste zeigte ein aggressives Verhalten gegenüber straff bindegewebigen Strukturen aber nur wenige eine nennenswerte kollagenolytische Aktivität.

H.-J. Pesch (Erlangen): Sie haben gezeigt, daß Plattenepithelkarzinome durch kollagenolytische Aktivitäten, sei es durch eigene oder durch entsprechende Induktion umgebenden Weichteilgewebes, leichter infiltrieren können. Besteht dadurch auch die Möglichkeit, schneller zu metastasieren, obwohl bei der Intravasation retikuläre Fasern zu überwinden sind?

144. M. Vollrath, M. Altmannsberger (a. G.) (Göttingen): Immunhistologische Darstellung von Intermediärfilamenten in Metastasen und Primärtumor im Kopf-Halsbereich

Die exakte histologische Diagnose von Tumoren im Kopf-Halsbereich bereitet häufig große Schwierigkeiten, dies besonders dann, wenn zunächst nur eine Halslymphknotenmetastase gefunden wird und Aussagen über den Primärtumor benötigt werden. Im besonderen Maße trifft dies für die undifferenzierten oder anaplastischen Tumoren zu, deren Abgrenzung voneinander bzw. von anderen Rundzelltumoren, wie z. B. den malignen Lymphomen problematisch ist. Die Differentialdiagnose mit Hilfe des ultrastrukturellen Bildes zum Nachweis epithelialer Strukturen wie Desmosomen, Tonofilamenten oder einer Basalmembran ist außerordentlich aufwendig, häufig nicht eindeutig und zudem durch den Nachteil der sehr kleinen Gewebsprobe belastet.

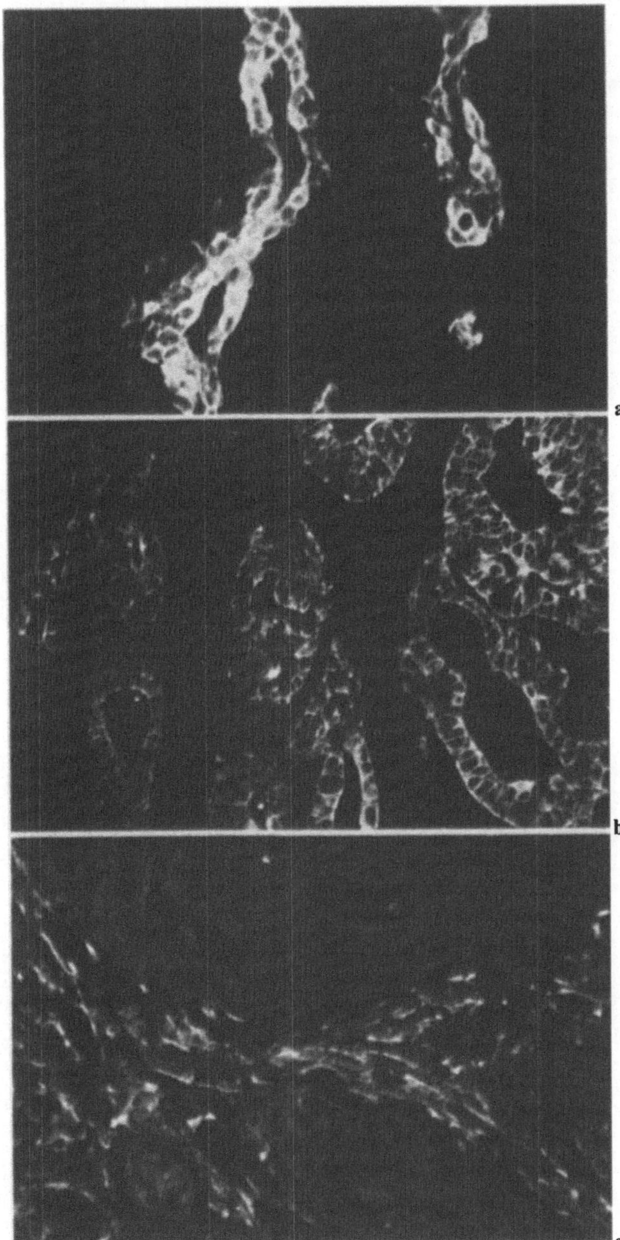

Abb. 1. a Adenocarcinom des Larynx. Die Färbung mit Antikörper gegen Keratin bringt nur die carcinomatös entarteten Drüsenepithelien zur Darstellung. **b** Lymphknotenmetastase des gleichen Falls: Färbung mit monoclonalem Antikeratin. Wie bei dem Primärtumor (Abb. 1 a) sind nur die Epithelien, nicht aber das Stroma des LK gefärbt. **c** Das gleiche Präparat wie Abb. 1 b bei Anfärbung mit Antikörper gegen Vimentin: Nur das Lymphknoten-Stroma kommt zur Darstellung, die Tumorzellen bleiben ungefärbt.

Die Darstellung der Intermediärfilamente mit Hilfe der indirekten Immunfluoreszenz erlaubt auch lichtmikroskopisch eine eindeutige histogenetische Zuordnung unterschiedlicher Tumoren. Intermediärfilamente sind elektronenoptisch nachweisbare intrazelluläre Proteinstrukturen, die zusammen mit den Mikrofilamenten und den Mikrotubuli zum Cytoskelett der Zelle gehören. Im Gegensatz zu den Mikrofilamenten, die ausschließlich aus dem Protein Actin und

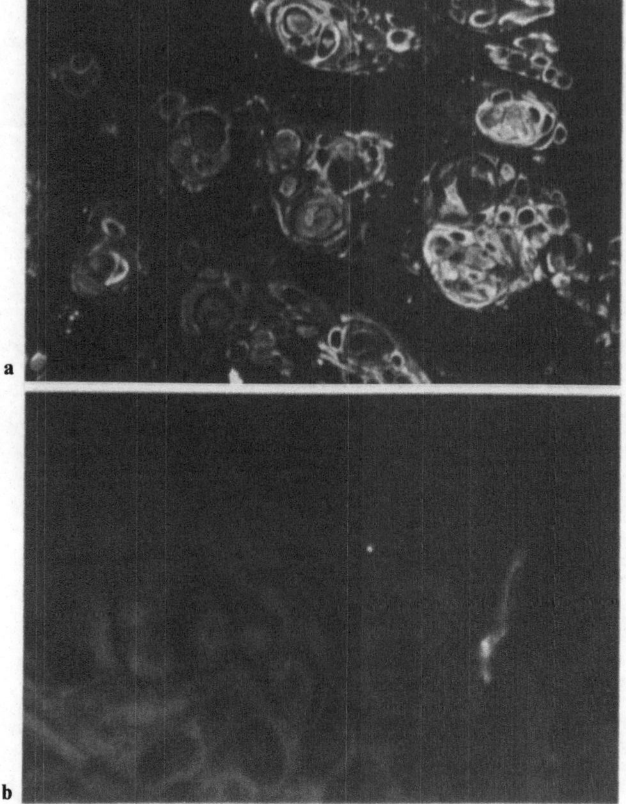

Abb. 2 a, b. Lymphknotenmetastase eines verhornenden Plattenepithelcarcinoms (Primärtumor: Mundboden). **a** Deutliche Immunfluoreszenz der Carcinomzellnester durch Antikörper gegen Keratin. **b** Die Applikation von monoclonalem Antikeratin färbt die Tumorzellen nicht an

den Mikrotubuli, die ausschließlich aus dem Protein Tubulin bestehen und beide einen ubiquitären Bestandteil aller Zellen darstellen, sind die Intermediärfilamente aus verschiedenen Proteinen aufgebaut und zeigen darüberhinaus noch eine gewebsspezifische Verteilung, die sie auch in Tumoren beibehalten (Altmannsberger et al. 1981; Bannasch 1980). So enthalten Epithelien Keratin – Intermediärfilamente, mesenchymale Zellen (Gefäßbindegewebe z. B.) Vimentin, Zellen muskulären Ursprungs Desmin, Nervenzellen Neurofilamente und Astrozyten ein als GFAP abgekürztes Intermediärprotein. (Übersicht bei Osborn et al. 1982; Lazarides 1980.) Mit Hilfe Fluorescin markierter Antikörper gegen diese Proteine lassen sich die unterschiedlichen Intermediärfilamente lichtmikroskopisch darstellen.

Die Klasse der Cytokeratine besteht aus 19 verschiedenen Intermediärproteinen, wobei den Plattenepithelien u. a. die Klasse 18 fehlt, während sie in drüsigen Epithelien und Übergangsepithelien z. B. enthalten ist. Mit Hilfe eines monoclonalen Antikörpers gegen das Cytokeratin 18 (Debus et al. 1982) ist es möglich, auch undifferenzierte Plattenepithelcarcinome von anderen Carcinomen zu unterscheiden.

Abbildung 1 a zeigt die immunhistologische Darstellung eines Adenocarcinoms mit Antikörpern gegen Keratin. Nur die carcinomatös entarteten Drüsenepithelien sind angefäbt, während das übrige bindegewebige Stroma dunkel, d. h. ungefärbt erscheint. Das gleiche Bild ergibt sich bei Anwendung des monoclonalen Antikörpers gegen C_{18} in Abb. 1 b, wobei es sich hierbei um die Lymphknotenmetastase des gleichen Tumors handelt. Demgegenüber zeigt die Applikation von Anti-Vimentin (Abb. 1 c) ausschließlich Immunfluoreszenz des Lymphknotenstromas, während jetzt die epithelialen Tumorzellen (Pfeil) ungefärbt bleiben. In Abb. 2 a handelt es sich um eine Lymphknotenmetastase eines verhornenden Plattenepithelcarcinoms. Deutlich ist die Immunfluoreszenz der Carcinomzellnester mit Antikeratin zu erkennen, während das Stroma wieder ungefärbt als dunkler Hintergrund imponiert. Bei Anwendung des monoclonalen Antikörpers gegen C_{18} bleiben jedoch (Abb. 2 b) epitheliale Tumorzellen gleichermaßen wie bindegewebiges Stroma ungefärbt (Pfeil).

Die Untersuchungen zeigen

1. daß mit Hilfe der immunhistologischen Darstellung der verschiedenen Intermediärfilamente Tumoren je nach ihrer Histogenese eindeutig eingeordnet werden können: Carcinome z. B. lassen sich mit Antikörper gegen Keratin, maligne Lymphome mit Antikörpern gegen Vimentin selektiv einfärben.
2. Mit Hilfe des monoclonalen Antikörpers gegen Cytokeratin 18 ist eine Differenzierung zwischen Plattenepithelcarcinomen und Carcinomen anderen Ursprungs, wie z. B. Adenocarcinomen, Übergangszellcarcinomen oder anaplastischen Carcinomen möglich.
3. Die spezifische Klasse der Intermediärfilamente der Primärtumoren ist unverändert auch in den zugehörigen Metastasen nachzuweisen.

Literatur

Altmannsberger M, Osborn M, Weber K, Schauer A (1982) Expression of intermediate filaments in different human epithelial and mesenchymal tumors. Path Res Pract 175:227–237

Bannasch P, Zerban H, Schmid E, Franke WF (1980) Liver tumours distinguished by immunfluorescence microscopy with antibodies to proteins of intermediate sized filaments. Proc Natl Acad Sci USA 77:4948–4962

Debus E, Weber K, Osborn M (1982) Monoclonal cytokeratin antibodies that distinguish simple from stratified squamous epithelia: characterization on human tissues. EMBO J 1(12):1641–1647

Lazarides E (1980) Intermediate filaments as mechanical integrators of cellular space. Nature 282:249–256

Osborn M, Geisler N, Shaw G, Sharp G, Weber K (1982) Intermediate filaments. Cold Spring Harbor Symp Quant Biol

145. J. Lindenberger, H. Vogelsang (a. G.), H. Knolle (a. G.) (Düsseldorf): Zellkinetische Daten von Plattenepithelkarzinomen des Kopf- und Halsbereiches

An 6 verschiedenen PLE-Carcinomen führten wir umfangreiche Bestimmungen der Zellzykluszeiten anhand der Prozent-markierten-Mitosen-Technik (PLM) durch.

Nach einer von uns modifizierten mathematischen Methode berechneten wir aus den gewonnenen PLM-Daten folgende zellkinetische Parameter: die Zellzyklusphasen G_1, G_2 und S, die Zellzykluszeit T, den Zellverlust ∅, die Wachstumsfraktion in % und den Markierungsindex LI. Wir haben ein analytisches Verfahren entwickelt, um eine Näherung für Zykluszeit und Wachstumsfraktion zu erhalten. Die somit ermittelten Zykluszeiten reichen von 28 Stunden bis 58 Stunden, die Markierungsindices LI von 10% bis 18%. Es zeigte sich bei histologisch vergleichbaren Carcinomen eine große Differenz in allen Zyklusphasen und recht unterschiedliche Werte für den Zellverlustfaktor. Diese Ergebnisse wurden mit vorhandenen Daten aus der Literatur verglichen.

146. T. P. U. Wustrow (München): Lipid-gebundene Sialinsäure als ein neuer biologischer Tumormarker

Zusammenfassung: Wir haben eine einfache und schnelle Methode zur Messung der Lipid-gebundenen Sialinsäure (LSA) vorgestellt. Eine altersentsprechende Veränderung der LSA-Konzentration konnte sowohl im Tierexperiment als auch bei Normalpersonen nicht beobachtet werden. Mit Ausbreitung der Tumorerkrankung nahm der Spiegel der LSA zu. Am Beispiel der sich spontan entwickelnden T-Zell-Leukämie der AKR-Maus konnte ein Anstieg der LSA-Konzentrationen im Plasma schon zu einem präleukämischen Zeitpunkt gemessen werden, als noch keine morphologischen Proliferationsveränderungen beobachtet werden konnten. Nach supraletaler Bestrahlung zur Zerstörung der lymphoiden Tumorzellen konnte durch allogene Knochenmarkstransplantation (B6 und AKR) ein verlängertes tumorfreies Überleben erreicht werden. Durch die vollständige Elimination von immunkompetenten post-Thymuszellen konnten langlebende Chimären ohne eine Transplantat-gegen-Wirt-Krankheit erzeugt werden. Gleichzeitig mit dem tumorfreien Überleben fielen die LSA-Werte auf Normalwerte, was für die biologische Spezifität der LSA als Tumormarker spricht. Entsprechende Befunde wie im Tierexperiment konnten bei Patienten mit Tumoren im HNO-Bereich gefunden werden.

Ausgehend von unseren zellkinetischen Untersuchungen an Tumorzellen stellte sich uns die Frage, ob bei Krebserkrankungen Zellmembranbestandteile vermehrt umgesetzt und in das Serum abgegeben werden.

Die Zellmembran ist eine Doppelschicht und besteht überwiegend aus Lipiden, insbesondere aus Gangliosiden. Diese setzen sich aus Cerebrosiden zusammen; das sind Ceramide, die aus Palmitinsäure und Serin entstehen und die glykosidisch an Mono- bzw. Polysaccharide gebunden sind. An diesen Polysaccharidkomplexen hängen 1, 2 oder 3 Sialinsäuren, sodaß man von Mono-, Di- und Trisialogangliosiden spricht (Abb. 1). Die Sialinsäuren werden auch N-Acetylneuraminsäuren genannt.

Ziel unserer Untersuchungen war es zu untersuchen:

1. Wie sich die LSA-Konzentrationen im Alter von gesunden Tieren und Probanden verhält?

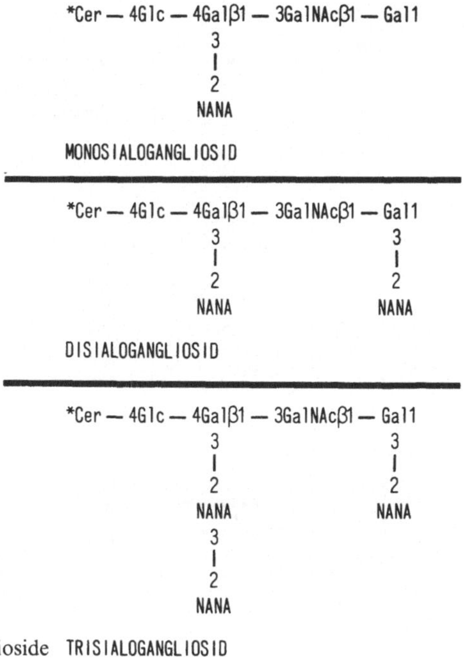

```
*Cer — 4Glc — 4Galβ1 — 3GalNAcβ1 — Gal1
                3
                |
                2
               NANA

MONOSIALOGANGLIOSID
```

```
*Cer — 4Glc — 4Galβ1 — 3GalNAcβ1 — Gal1
                3                    3
                |                    |
                2                    2
               NANA                 NANA

DISIALOGANGLIOSID
```

```
*Cer — 4Glc — 4Galβ1 — 3GalNAcβ1 — Gal1
                3                    3
                |                    |
                2                    2
               NANA                 NANA
                3
                |
                2
               NANA

TRISIALOGANGLIOSID
```

Abb. 1. Biochemische Grundstruktur der Sialoganglioside

2. Ob mit zunehmender Ausbreitung der Krebserkrankung die LSA-Konzentrationen im Tierexperiment ansteigen? und

3. Ob im Tierexperiment der tumorbedingte Anstieg der LSA-Konzentrationen nach erfolgreicher Behandlung auf Normalwerte sinkt und ob somit die bei krebserkrankten Tieren erhöhten LSA-Konzentrationen durch die gesteigerte Proliferationsrate der malignen Zellen hervorgerufen werden?

Als Tiermodelle verwendeten wir die sich spontan entwickelnde T-Zell-Leukämie der AKR/J-Mäuse, die ihren Ausgang im Thymus hat, und als gesunde Tiere dienten C57Bl/6J (B6)-Mäuse, die lediglich im höheren Alter eine Presbyakusis entwickeln. Um die biologische Spezifität zu prüfen wurde den AKR/J-Mäusen syngenes oder allogenes Knochenmark transplantiert.

Material und Methode

Tiere

C57Bl/6J (B6)- und AKR/J-Mäuse sind bezüglich ihres Haupthistokompatibilitäts-Gens unterschiedlich, also allogen. Das H-2 Antigen entspricht bei Mäusen dem menschlichen HLA-Antigen und ist bei den B6-Mäusen ($H\text{-}2^b$) und bei AKR/J-Mäusen ($H\text{-}2^k$).

Analyse der Lipid gebundenen Sialinsäure (LSA)

Wie aus Abb. 2 zu ersehen ist wurde die Gesamtheit der an Lipide gebundenen Sialinsäure (LSA) mit der von Katopodis et al. modifizierten Methode be-

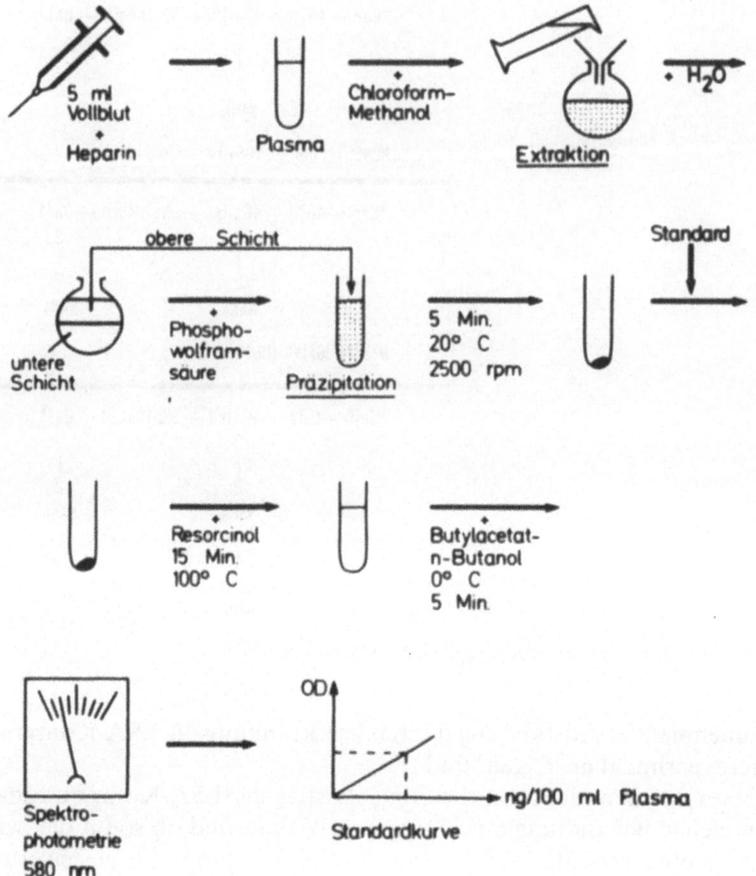

Abb. 2. Methode zur Bestimmung der Lipid gebundenen Sialinsäure

stimmt [1]. Die LSA wurde aus heparinisiertem oder mit EDTA behandeltem Blutplasma mit einem Chloroform-Methanol-Gemisch (2:1) extrahiert. Danach wurde die wäßrige Phase mit destilliertem H_2O aufgeschüttelt, in ein neues Gefäß transferiert und mit Phosphorwolframsäure (1 g/ml) präzipitiert. Das Präzipitat wurde mit 1 ml destilliertem H_2O resuspendiert und die LSA mit Resorcinol in Gegenwart von Butylacetat-n-butanol (85:15 v/v) photometrisch bei 580 nm bestimmt. Die Konzentrationen in mg/100 ml Plasma wurden aus einer Eichkurve abgelesen, die aus einer Standardlösung von N-Acetylneuraminsäure erhalten wurde.

Knochenmarkstransplantation (Tabelle 3)

Die Spendermäuse B6 oder AKR waren 8 Wochen alt. Aus den langen Röhrenknochen (Femur, Tibia und Humerus) wurden die Knochenmarkszellen mit kaltem RPMI-1640 Medium ausgespült. Für die allogene Knochenmarkstransplantation wurden 5×10^7 Zellen/ml mit 1,0 ml eines monoklonalen anti-Thy 1.2 An-

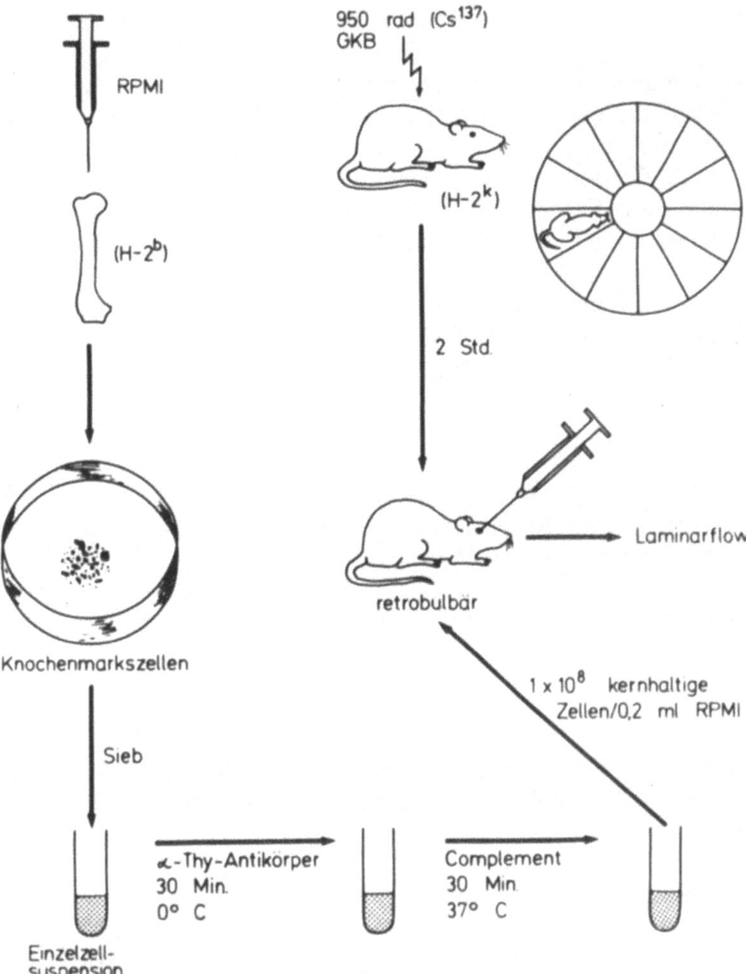

Abb. 3. Protokoll zur allogenen Knochenmarkstransplantation von C57Bl/6J- in AKR/J-Mäusen

tiserums bei einer Verdünnung von 1 : 500 für 30 Minuten bei 4 °C inkubiert. Daraufhin wurden die Zellen gewaschen und in 1,0 ml eines nicht toxischen Kaninchencomplement bei einer Verdünnung von 1 : 10–1 : 13 für 45 Minuten bei 37 °C inkubiert. Die Zellen wurden gepoolt und auf 1×10^8 Zellen/ml eingestellt.

Die Empfängertiere wurden supraletal mit 9,5 Gray (Gy) bei einer Dosisleistung von 1,2 Gy/min durch eine 137-Caesium-Quelle Ganzkörper bestrahlt. 2 Stunden nach Bestrahlung wurden den Tieren in einem Volumen von 0,2 ml 2×10^7 Zellen/ml retrobulbär transplantiert.

Ergebnisse und Diskussion

Die Ergebnisse zeigen, daß durch die LSA-Bestimmung im Blutplasma der Ausbruch einer malignen Erkrankung im Tierexperiment (AKR-Leukämie) erkannt werden kann. Zusätzlich zeigen sich bei einem großen Teil der Tiere schon deutlich erhöhte Werte, bevor morphologisch eine Veränderung festgestellt werden kann.

Nach allogener Knochenmarkstransplantation konnte sowohl die tumorbedingte Erhöhung der LSA-Werte als auch der Ausbruch der malignen Erkrankung verhindert werden. Im Gegensatz dazu zeigten syngen transplantierte Tiere erhöhte LSA-Konzentrationen und entwickelten spontan eine Leukämie.

Wurden diese Ergebnisse auf freiwillige gesunde Blutspender übertragen, so fand sich bei jungen Spendern im Alter von 4–15 Jahren ein Mittelwert von 13,2 mg LSA/100 ml Plasma und im Alter von 35–72 Jahren ein Mittelwert von 14,6 mg LSA/100 ml Plasma. Bei Krebspatienten im Hals-, Nasen- und Ohrenbereich lagen die Einzelwerte von 36 Patienten bis auf 3 auf bzw. über dem Grenzwert von 21 mg LSA/100 ml Plasma.

Literatur

1. Katopodis N, Stock CC (1980) Improved method to determine lipid bound sialic acid in plasma or serum. Res Commun Chem Pathol Pharmacol 30:171–180

G. Leineweber (Höxter): Ändert sich der Wert des Sialinsäurespiegels nach Therapie? Eine Senkung ist anzunehmen.

147. Y. Noda, T. Kosugi (a. G.), K.-D. Franke (Okinawa/Hannover): Thrombozytenfunktion und Fragen der Blutgerinnung und Fibrinolyse bei Kopf- und Halskarzinomen

Zusammenfassung: Bei Patienten mit unterschiedlichen Stadien von Karzinomen der Kopf- und Halsregion wurden die Adenosin-di-Phosphat- und die kollageninduzierte Thrombozytenaggregation bestimmt sowie als Parameter der Blutgerinnung und Fibrinolyse der Fibrinogenspiegel, die fibrinolytische Aktivität des Euglobulins, die Fibrinogen-Fibrinabbauprodukte, die Antiplasminaktivität und die Antithrombinaktivität. Die Daten verglichen wir mit denen gesunder Erwachsener. Anhand der Ergebnisse bzw. der gewonnenen Parameter wird bestätigt, daß bei Patienten mit Karzinomen eine vermehrte Thrombozytenaggregation, eine Hyperfibrinolyse und eine erhöhte Gerinnungsbereitschaft des peripheren Blutes bestehen.

Die Thrombusentstehung und die Metastasierung scheinen bei Krebskranken eng miteinander korreliert zu sein, sodaß eine quantitative Erfassung der Gerinnungs-Fibrinolysefaktoren im Hinblick auf therapeutische Möglichkeiten interessant ist.

Bei Patienten mit unterschiedlichen Stadien von Kopf- oder Halskarzinomen wurden als Parameter der Blutgerinnung und Fibrinolyse der Fibrinogenspiegel, die fibrinolytische Aktivität des Euglobulins, die Fibrinogen-Fibrinabbauprodukte (FSP), die Antiplasminaktivität und die Antithrombinaktivität bestimmt. Im Vergleich mit einer Kontrollgruppe Gesunder erwies sich der Fibrinogenspie-

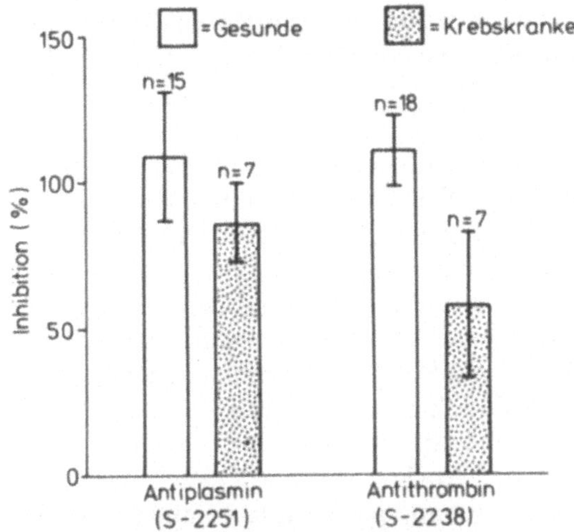

Abb. 1. Antiplasminaktivität (*links*) und Antithrombinaktivität (*rechts*) bei Kopf- und Halskarzinom. Gerasterte Säulen = Karzinompatienten; offene Säulen = Kontrollpersonen; beide mit Mittelwerten und Standardabweichung

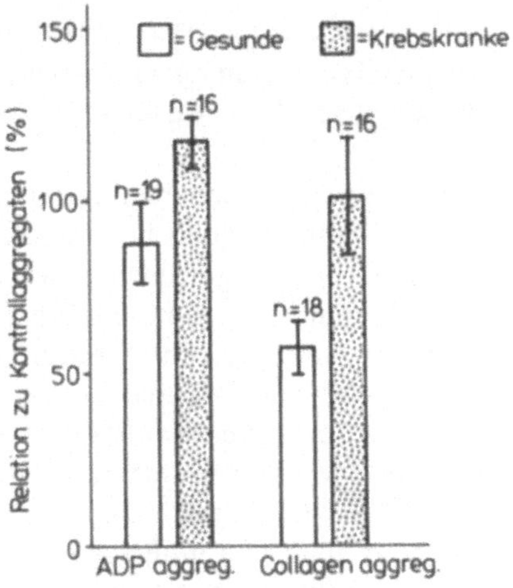

Abb. 2. Die Thrombozytenaggregation induziert durch ADP (*links*) und Kollagen (*rechts*) bei Karzinomen des Kopf- und Halsbereiches. Symbole wie in Abb. 1

gel Karzinomkranker als höher, der Lysebezirk des Euglobulin als größer und der FSP-Spiegel als höher. Die Antiplasminaktivität und die Antithrombinaktivität waren bei Krebskranken herabgesetzt (Abb. 1, 2). Die Thrombozytenaggregationsmessungen ergaben signifikant höhere Maxima als bei gesunden Kontrollpersonen.

Die Werte entsprechen einer Erhöhung der Fibrinogenspiegel bei herabgesetzter Antithrombinaktivität im Blut Krebskranker. Nachdem das Antithrombin, vorwiegend Antithrombin III, verbraucht wird, um die vermehrte Aktivität der Gerinnungsfaktoren zu inhibieren, zeigt der angehobene Fibrinogenspiegel zusammen mit der herabgesetzten Antithrombinaktivität einen Hyperkoagulationszustand im Blut Kopf- und Halskrebskranker an. Weiter erwies sich die Thrombozytenaggregation bei Karzinompatienten als vermehrt.

Die Ergebnisse sprechen für eine Hyperkoagibilität des Blutes Krebskranker, sodaß die Bildung von Metastasen durch die Einscheidung frei im Blut zirkulierender Karzinomzellen in Fibringerinnsel und die konsekutive Adhäsion dieses Komplexes an Gefäßwände verursacht sein kann.

Diese Störung der Thrombozytenfunktion und des Gerinnungs-Fibrinolysesystems läßt darauf schließen, daß die therapiebegleitende Applikation von Thrombozytenaggregationshemmern, Antikoagulantien und Antifibrinolytica einen Beitrag in der Therapie des metastasierten Karzinoms im Kopf- und Halsbereich leisten kann.

T. P. U. Wustrow (München): Haben Sie die Aggregationszeit der Thrombozyten nach dem Born-Test nephelometrisch bestimmt? Die meisten Ihrer Patienten wurden posttherapeutisch untersucht; an eigenen Untersuchungen konnten wir zeigen, daß sowohl die Bestrahlung als auch die Operation zu signifikanten Veränderungen der Thrombozytenfunktionen führen. Inwieweit haben Sie dies bei Ihren Ergebnissen berücksichtigt?

148. Ch. P. Hommerich (Düsseldorf): Die Grenzzone zwischen dem Epithel der Plica vocalis und dem respiratorischen Epithel (Linea arcuata inferior). – Eine lichtmikroskopische Untersuchung

Die Grenzzone zwischen dem Plattenepithel der Stimmlippe und dem respiratorischen Epithel gilt als bevorzugter Ort für die Carcinomentstehung. Dies soll vor allem für den subglottischen Bereich gelten (Linea arcuata inferior). Unter diesem Gesichtspunkt wurde diese Übergangszone lichtmikroskopisch untersucht. Das Material stammte von 15 männlichen Patienten, die wegen eines extralaryngealen Tumors oder eines Tumorbefalls der Gegenseite totalexstirpiert wurden. Die Aufarbeitung erfolgte nach Fixierung mit Glutaraldehyd und Osmium durch Einbettung in Epon und Anfertigung von Semidünnschichten (0,75 μm).

Bestätigung fanden die Ergebnisse anderer Autoren, nach denen die Breite der Linea arcuata sehr unterschiedlich sein kann. Am häufigsten war eine Übergangszone von 0,8–1,6 mm. Die Linea arcuata besteht eigentlich fast immer aus drei verschiedenen Zwischenformen des Epithelübergangs, die selbst wiederum ganz unterschiedliche Breite einnehmen können. Die einzelnen Zwischenformen sind im wesentlichen durch eine allmähliche Abrundung der superficiellen Zellen gekennzeichnet. Weitere cytologische Details der Zwischenformen werden mitgeteilt. Am deutlichsten in der zweiten und dritten Zwischenform sind Vacuolen und opake Vesikel (Abb. 1), die supranucleär liegen, auffällig. Solche Vesikel sind zum einen durch elektronenoptische Untersuchungen an der Überganszone bestätigt. Zum anderen wurden sie ebenfalls am metaplastischen Nasenmuschelepithel beobachtet und dort als primäre Lysosome gedeutet. Da während der gesamten metaplastischen Umwandlungsphase eine vermehrte lysosomale Aktivität be-

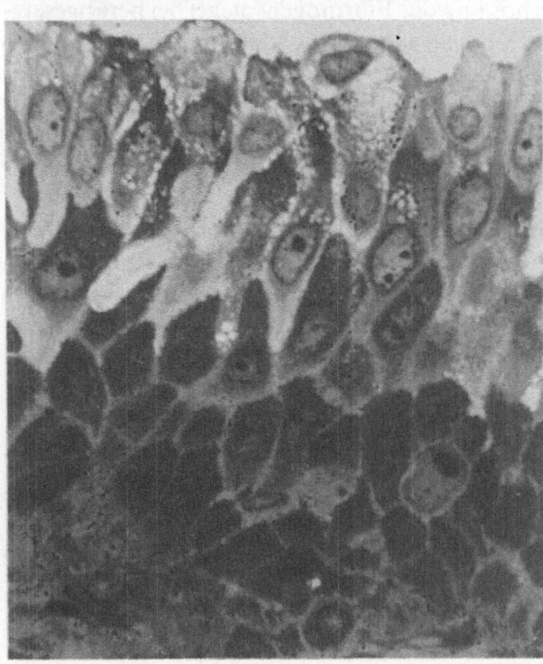

Abb. 1. Zwischenform mit Vacuolen und opaken Vesikeln

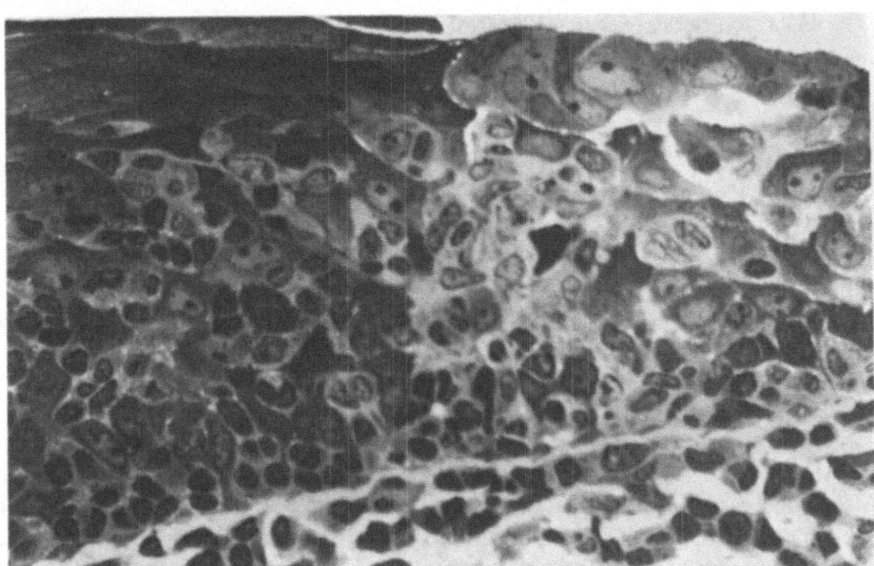

Abb. 2. Dysplasie im Übergangsbereich

schrieben wird, ist davon auszugehen, daß die Linea arcuata das in räumlicher Anordnung demonstriert, was sich bei der Metaplasie in zeitlicher Folge abspielt. Bei einem Patienten fanden wir im Übergangsbereich deutlich dysplastisches Plattenepithel (Abb. 2), das sich keilförmig unter das Flimmerepithel schob. Auffällig war zudem, daß kein fließender Übergang bestand, sondern in der oberen Zellage auf eine Plattenepithelzelle unmittelbar respiratorisches Epithel folgte. Solche Bilder werden gewöhnlich bei der Portio uteri gesehen. Zusätzlich zu den o. g. Patienten wurden leukoplakische und dysplastische Stimmlippenepithelien untersucht. Dabei konnten bei sechs Patienten mit Leukoplakie keine morphologischen Veränderungen im Übergangsbereich festgestellt werden. Auch bei Stimmbanddysplasien vermittelt sich jedenfalls bisher nicht der Eindruck, daß die Linea arcuata inferior primär dysplastisch ist. Deswegen scheint es zweifelhaft, ob von der Linea arcuata inferior wirklich so häufig Karzinome ausgehen.

Literatur

Burghardt E (1972) Histologische Frühdiagnose des Zervixkrebses. Gustav Thieme, Stuttgart

Glanz H (1981) Wachstum, p-Klassifikation und Grading von Plattenepithelkarzinomen der Stimmlippen. Habil Schr 1981, Marburg

Heymann R (1889) Beitrag zur Kenntnis des Epithels und der Drüsen des menschlichen Kehlkopfes im gesunden und im krankem Zustande. Virchows Arch 118:320–348

Treek HH (1974) Die Ultrastruktur der Grenzzone zwischen dem respiratorischen Epithel und nicht verhornendem Plattenepithel der plica vocalis beim Menschen. Arch Ohren Nasen Kehlkopfheilkd 207:554–555

H.-J. Pesch (Erlangen): Sie haben sich für Ihre Untersuchungen die Übergangszone des Plattenepithels zum respiratorischen Zylinderepithel an der Glottis zur Subglottis ausgewählt. Dies ist aber ein Bereich, in dem Karzinome ausgesprochen selten bis gar nicht auftreten, so daß gewebliche Veränderungen wie plattenepitheliale Dysplasien kaum zu erwarten sind.

149. H.-J. Pesch (Erlangen): Zur Relevanz des Sinus Morgagni für die Entstehung des Glottiskarzinoms *

Über 80% der Präkanzerosen und Karzinome des Kehlkopfes haben ihren Sitz im Bereich der Stimmlippen, die restlichen 20% in der Supraglottis, vorwiegend an den Taschenfalten (Pesch u. Steiner 1979). Diese bevorzugte Lokalisation läßt sich einerseits durch die anatomische Konstruktion des Kehlkopfes, andererseits durch physikalische Gesetzmäßigkeiten erklären. Als entscheidende Faktoren bei der Entstehung des Kehlkopfkarzinoms werden inhalatorische Schadstoffe, als morphologische Voraussetzungen altersabhängige Veränderungen des Drüsengewebes mit konsekutiver Austrocknung des Epithels angesehen. Der dadurch verminderte Reinigungseffekt könnte Mitursache des Kehlkopfkarzinoms sein, noch zumal alle epithelialen laryngealen Neoplasien plattenepithelialer Natur sind und damit von einem zur Selbstreinigung unfähigen Epithel abstammen.

An über 100 gesunden Kehlköpfen von Verstorbenen beiderlei Geschlechts im Alter von 16–88 Jahren wurden morphologische Merkmale bzw. deren Veränderungen am Stimm- und Taschenband mitsamt dem umgebenden Weichteilgewebe histologisch und semiquantitativ morphometrisch untersucht und außerdem das Volumen des Sinus Morgagni quantitativ erfaßt. – Ventriculus laryngis und Taschenfalte werden auch in höherem Alter größtenteils von typischem respiratorischem Epithel bedeckt. Lediglich im Übergangsbereich der Taschenfalte in den Ventrikel findet sich nach dem 30. Lebensjahr häufig mehrschichtiges Plattenepithel, das verhornt sein kann. Die Plica vocalis wird immer von mehrschichtigem Plattenepithel überzogen, das sich mit steigendem Alter in den Ventrikel und zum subglottischen Raum hin ausdehnt. Gleichzeitig treten auf dem subglottischen Abgang zunehmend Parakeratose, Akanthose und plattenepitheliale Dysplasien auf. Der Ventriculus laryngis zeigt einen ausgeprägten Formenreichtum und kann als einfache oder weitverzweigte Ausbuchtung mit glatter bis zottenartiger Oberfläche vorkommen. Auch Schleimhautoberfläche und subepitheliale Drüsen zeigen alters-, geschlechts- und seitenunabhängig eine ausgeprägte individuelle Variationsbreite. Weitgehend konstant ist dagegen die Schleimhautoberfläche der drüsenlosen Plica vocalis.

Die Größe der Plica vocalis, das Verhältnis von Drüsenmenge zu Schleimhautoberfläche und wahrscheinlich auch die Ausdehnung des Ventrikels bleiben im Laufe des Lebens konstant. Lediglich der der Reinigung bedürftige plattenepitheliale Anteil des Ventriculus laryngis nimmt zu. Ein von vorneherein großer Ventrikel muß somit einer durch reichlich anfallende inhalative Schadstoffe vermehrten Spülfunktion besser gerecht werden können als ein kleiner mit entsprechend geringer Schleimproduktion. Demnach ist es wahrscheinlich, daß ein für das Kehlkopfkarzinom *prädisponierter* Kehlkopf existiert. Da der teilweise deutlich seitenverschiedene Aufbau des Ventriculus laryngis auf eine im kleineren Ventrikel niedrigere Schleimproduktion schließen läßt, könnte damit das primär zumeist *einseitige* Auftreten des Kehlkopfkarzinoms im Bereich der schlechter befeuchteten und damit weniger „gespülten" Seite erklärt werden.

---

* Mit Unterstützung durch die Deutsche Forschungsgemeinschaft (SFB 118)

Obwohl in der Supraglottis altersabhängig eine ähnliche plattenepitheliale Zunahme besteht, sind Karzinome hier (außer an den Taschenbändern) die Ausnahme. Aufgrund der physikalisch günstigen rinnenartigen Form ist sie ähnlich wie die Trachea mit ihrer reibungsarmen Zylinderform der Einwirkung von Schadstoffen nur flüchtig ausgesetzt. Im Gegensatz dazu wirken insbesondere die vorderen Anteile der Stimmfalten und der Taschenbänder durch ihre exponierte Lage als Auffanglager für inhalative Schadstoffe.

Literatur

Pesch H-J, Steiner W (1979) Die Bedeutung der Dysplasien an der Kehlkopfschleimhaut. Verh Dtsch Ges Path 63:105–111

150. Chl. Beck, J. Staubesand (a. G.) (Freiburg): Das Kollagen der Stimmlippe im Alter

Für die Veränderung der Stimme im Alter bekannte anatomisch-degenerative Prozesse im Bereich der Stimmlippen sind neben einer Atrophie der Schleimhaut eine Faserverschmälerung der Muskulatur, wobei der Querschnitt der Muskelfasern von maximal 50 μ auf 20 μ abnimmt. Die größeren Arterien zeigen Hyalinose und Fibrose, die Grundmembran der Muskelkapillaren ist verdickt. Auch die Bindegewebslage läßt Veränderungen erkennen. Neben einer Ödembildung zeigt ein Teil der elastischen Fasern eine bandartige Verbreiterung und einen scholligen Zerfall, die kollagene Kittsubstanz ist verändert (Hommerich 1972; Leutert 1976). Über den ultrastrukturellen Aufbau und eventuelle Veränderungen der kollagenen Fibrillen und der elastischen Fasern der Stimmlippe liegen bisher keine detaillierten Befunde vor. Wir haben deshalb aus der Stimmlippe von 8 Patienten zwischen 39 und 72 Jahren bei einer direkten Laryngoskopie nach Abtragen gut- und bösartiger Veränderungen der Stimmlippe aus der Umgebung des Herdes Biopsiematerial entnommen und zur elektronenmikroskopischen Untersuchung aufbereitet. Als Kontrolle dienten Biopsien von zwei Patienten im Alter von 29 und 40 Jahren, die keine Heiserkeit zeigten, bei denen aber ebenfalls ein Eingriff an der Stimmlippe erforderlich war.

Die Stimmbandproben der Kontrollpersonen zeigten im Hinblick auf die kollagenen Faseranteile ein einheitliches Bild. Die Kollagenfibrillen waren zu Bündeln zusammengefaßt. Die Fibrillen waren teils schräg und teils längsgeschnitten, so daß sich der Eindruck einer zopfartigen Verflechtung ergab. Zwischen den Kollagenfaserbündeln lagen fischzugähnlich angeordnete dünne Filamente, die „Oxytalanfasern“ entsprechen dürften. Die elastischen Fasern lassen meist einen breiten Saum von Mikrofibrillen und einen amorphen Kern erkennen. An anderen Stellen war die amorphe Matrix durch hellere strukturlose Bezirke unterbrochen.

Die pathologisch veränderten Stimmlippen zeigten Umbauvorgänge im elastischen und kollagenen Gewebe. Häufig trafen wir auf ungeordnete, fast „chaoti-

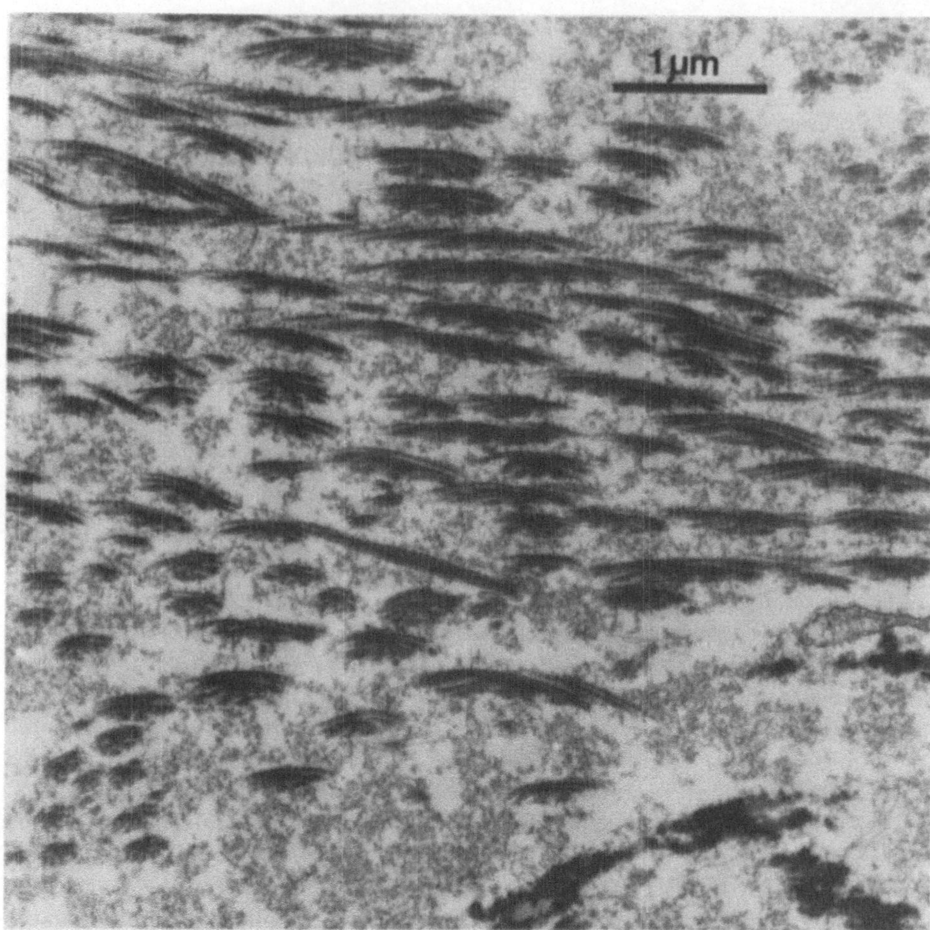

Abb. 1. Dysplastische Kollagenfibrillen aus dem Stimmband der 50jährigen Patientin B.E. Immersionsfixierung unmittelbar nach Entnahme der Mikroprobe mit Glutaraldehyd (2,5%) in 0,1 M Cacodylatpuffer bei pH 7,4; Nachfixierung in OsO_4 (1%) in 0,1 M Cacodylatpuffer; Blockkontrastierung mit Uranylacetat und Phosphorwolframsäure; Einbettung in Epon 812; Ultradünnschnitt mit LKB-Ultrotom 4800; TEM-Aufnahme-Nr. 28977/82 bei 8800facher Primärvergrößerung, Endvergrößerung s. Maßstab. Die teils längs-, teils schräg-, teils quergetroffenen dysplastischen Kollagenfibrillen zeigen gegen die Längsachse verdrillte filamentöse Untereinheiten und erscheinen an den Schnittenden wie aufgespleist. Rechts unten im Bild Anschnitt elastischer Fasern. Grundsubstanz zwischen den Fibrillen überwiegend granulär flockig ausgefällt

sche" Bindegewebsverhältnisse. Die Kollagenfibrillen waren zu Knäueln aggregiert und ließen keinerlei Richtung oder Ordnungsprinzip erkennen. Der Raum zwischen den kollagenen Fibrillen war dicht mit einer homogenen Substanz angefüllt, die annähernd dieselbe Elektronendichte hatte wie das Kollagen. Von den elastischen Fasern waren oft nur noch Reste einer feingranulären Matrix vorhanden. Versuchen wir die aufgezeigten Veränderungen zu ordnen, so lassen sich zwei Gruppen von Störungen der Kollagentextur erkennen: Die *inter*fibrilläre Dysplasie, vorwiegend bei kurzer Symptomdauer auftretend und die *intra*fibrilläre Dysplasie, die meist bei länger dauernder Symptomatik anzutreffen ist (s. auch Staubesand u. Fischer 1980; Fischer u. Staubesand 1982). Bei der interfibrillären Dysplasie sind regelrechte kollagene Fibrillen kaum noch vorhanden. Hier dominiert die retikuläre, teils auch mikrofibrilläre Grundsubstanz. Die intrafibrilläre Dysplasie ist durch Stränge stark veränderter „dysplastischer" kollagener Fibrillen gekennzeichnet. Die Fibrillen erscheinen im Längsschnitt entspiralisiert und wie zerrissen. Die Enden sind aufgespleißt, die Kontinuität der Fibrillen scheint unterbrochen (Abb. 1). Normale Kollagenfibrillen sind in der Minderzahl. Neben den beschriebenen Kollagenveränderungen konnten wir sogenanntes "long spacing collagen" beobachten. Es trat stets vergesellschaftet mit atypischen Kollagenfibrillen auf. Möglicherweise ist es im Rahmen eines Reparationsprozesses entstanden, bei dem das extrazelluläre Milieu die angebotenen Bausteine nicht regelrecht verarbeiten konnte.

Die elastischen Fasern, die in manchen Präparaten nur spärlich anzutreffen waren, zeigten mit gelegentlichen Lakunen- und Zystenbildungen in der amorphen Substanz degenerative Erscheinungen. Sie wurden eindeutig von Altersveränderungen überlagert. Die Zunahme der amorphen Matrix auf Kosten der fibrillen Anteile im Alter, wie sie an der Haut bei seniler und aktinischer Elastose beschrieben wurden, kann aufgrund unserer Befunde bei der Kontrollgruppe wie auch bei den pathologisch veränderten Stimmlippen bestätigt werden.

Auf eine besondere Art von Fibrillen bzw. Fasern ist noch hinzuweisen. Sie entsprechen in ihrer Morphologie den Olytalanfasern mit einem Durchmesser von 10–12 nm und sind u. E. konstante Bestandteile des Bindegewebsgerüstes, die bei besonderer Belastung vermehrt auftreten können. Weiter konnten bei fast allen Patienten mit chronischer Heiserkeit Matrix Vesikel in mehr oder weniger ausgeprägter Form beobachtet werden. Meist waren in diesen Präparaten auch untergehende Zellen vorhanden. Ihr vermehrtes Auftreten kann als Ausdruck einer Störung innerhalb des extrazellulären Milieus gedeutet werden.

Die beschriebenen pathologischen Veränderungen des kollagenen und elastischen Fasergerüstes der Stimmlippe sind sicher neben anderen Parametern für die Entstehung der Altersstimme verantwortlich. Darüber hinaus aber sind u. E. unabhängig vom Lebensalter als Ursache von chronischer Heiserkeit anzusehen. Die durchgeführten Untersuchungen stellen so eine erste Bestandsaufnahme über die Veränderungen des kollagenen und elastischen Fasergerüstes der Stimmlippe bei Heiserkeit dar. Ergänzende morphologische Studien zu diesem komplexen Geschehen müssen weiteren Aufschluß bringen.

Literatur

Fischer N, Staubesand J (1982) Zur Ultrastruktur kollagener Fibrillen in normalen und veränderten Blutgefäßen. Acta Anat 114:125

Hommerich K (1972) Der alternde Larynx: Morphologische Aspekte. HNO 20:115

Leutert G (1976) Die altersabhängigen morphologischen Veränderungen des menschlichen Kehlkopfes. In: Kaiser Meinhardt I, Wendler J (Hrsg) Geriatrische Probleme in der HNO-Heilkunde. G. Thieme, Leipzig, S 49

Staubesand J, Fischer H (1980) The ultrastructural characteristics of abnormal collagen fibrils in various organs. Conn Tissue Res 7:213

B. Minnigerode: Innerhalb der Biomorphose des Kehlkopfes lassen sich bezüglich des histologischen Aufbaues des Stimmbandes jenseits der Pubertät im wesentlichen zwei Zeitabschnitte gut abgrenzen: das 3. Jahrzehnt mit seiner geschlechtsdifferenten Vermehrung der kollagenen und elastischen Elemente und das 7. Jahrzehnt, in dem eine auffällige Zunahme der mit Elastikafarbstoffen darstellbaren Strukturen auftritt, deren Form – bandartige Verbreiterung und scholliger Zerfall – auf degenerierte elastische *und* kollagene, nicht mehr funktionsfähige Fasern hinweist. Ihre Beobachtungsfälle umfassen diesen ganzen Zeitraum und es erscheint mir daher fraglich, daß es sich um alterstypische Veränderungen handelt.

H.-J. Pesch (Erlangen): Treten diese geweblichen Veränderungen im kollagenen Bindegewebe bei allen älteren Menschen in den Stimmlippen auf und ist damit immer Heiserkeit verbunden?

K. W. Hommerich (Berlin): Die von dem Herrn Vortragenden beschriebenen Veränderungen des Kollagenverhaltens sind durchaus als Alterungsvorgänge zu deuten, wobei ihr Einfluß auf die Stimmfunktion naheliegend ist.

Wie soll man sich aber bei passageren Stimmstörungen die Mitwirkung der Kollagenveränderungen an der Funktionseinbuße vorstellen, da sie gewöhnlich irreversible Gewebszustände darstellen.

151. H. El-Hifnawi (Essen): Licht- und elektronenoptische Untersuchungen zur anatomischen und funktionellen Anordnung der Drüsen in der menschlichen Stimmlippe

Licht- und elektronenmikroskopische Untersuchungen an 35 unmittelbar postmortal entnommenem sowie 10mal als Operationspräparat gewonnenem, makroskopisch und mikroskopisch gesundem Stimmbandgewebe ergaben eine typische anatomische Anordnung der Drüsen über die Gesamtlänge des Stimmbandes sowie eindeutig funktionell bestimmte Oberflächenstrukturen im Mündungsbereich der Ausführungsgänge. Die anatomische und funktionelle Anordnung der Drüsen wird in ihren Beziehungen zur Stimmfunktion erläutert. Die auch heute noch bezüglich der Drüsen des menschlichen Stimmbandes auf den grundlegenden Arbeiten von *B. Fränkel* sowie *P. Heymann* basierenden Kenntnisse konnten damit erweitert werden.

M. E. Wigand (Erlangen): Können Ihre interessanten Studien der Anordnung von Drüsen in der Stimmlippe vielleicht auch dazu dienen, eine gewisse Grenze zur Sub- und Supraglottis festzulegen? Wie war in Ihren Untersuchungen die glottische Region definiert?

152. A. Beigel, W. Müller-Ruchholtz (Kiel): Tierexperimentelle Untersuchungen zur Immunogenität von Trachealtransplantaten

Zur Klärung der in der Literatur sehr widersprüchlichen Angaben über die Antigenität des Trachealtransplantates, wurden bei Ratteninzuchtstämmen ohne Begleitmedikation Trachealtransplantationen sowohl orthotop als auch heterotop sc vorgenommen. Empfänger waren LEW Ratten, Spender die zu LEW non-RT1 differenten AS oder zu LEW RT1 differenten CAP Tiere.

Als Zeichen einer immunogenen (sensibilisierenden) Wirkung des Trachealtransplantates wurde die beschleunigte Abstoßung eines später übertragenen Hauttransplantates von demselben Spenderstamm betrachtet.

Die Transplantationen wurden unter Variation der genetischen Differenz zwischen Spender und Empfänger und der Präsensibilisierung des Empfängers gegen den Spender vor der Trachealtransplantation durchgeführt.

Folgende Ergebnisse konnten erzielt werden:

1. Sowohl orthotop als auch heterotop transplantierte Tracheen führten zu einer signifikant beschleunigten Abstoßung nachfolgender Hauttransplantate bei beiden Histoinkompatibilitätsgruppen.

2. Im non-RT1 differenten (schwach histoinkompatiblen) System war die Überlebenszeit nach orthotoper Trachealtransplantation deutlich verringert, eine statistische Signifikanz war nicht zu erzielen. Die Überlebensraten der Tiere bei starker genetischer Differenz zwischen Spender und Empfänger (RT1-Differenz) waren statistisch signifikant sowohl im Vergleich zur syngenen Kontrolle als auch zur non-RT1 differenten Stammkombination verkürzt.

3. Vor der orthotopen Trachealtransplantation wurden die Empfängertiere gegen die Spender einmal bis dreimal mit Hauttransplantaten vorsensibilisiert. Alle präsensibilisierten Versuchstiere zeigten statistisch signifikant verkürzte Überlebensraten gegenüber der syngenen Kontrolle. Bei der RT1 differenten Stammkombination (CAP/LEW) bewirkte eine zweimalige, bei der non-RT1 differenten Kombination (AS/LEW) erst eine dreimalige Vorsensibilisierung vor der orthotopen Trachealtransplantation ein vollständiges Absterben aller Versuchstiere.

4. Tiere, die bei schwacher Histoinkompatibilität (non-RT1 Differenz) orthotope Trachealtransplantate erhielten und dies zu einem hohen Prozentsatz überlebten, stießen nachfolgende Hauttransplantate von demselben Spenderstamm statistisch signifikant beschleunigt ab, zeigten also ebenfalls eine systemische Immunisierung.

Diese Befunde ergeben, daß das Trachealtransplantat denselben Transplantationsimmunologischen Gesetzen wie alle anderen Gewebe auch unterliegt. Hinweise auf eine verminderte organspezifische Antigenität des Trachealtransplantates fanden sich nicht. Unsere systematischen tierexperimentellen transplantationsimmunologischen Untersuchungen über Trachealtransplantationen bei Inzuchtstämmen unter genauer Kenntnis der genetischen Differenz zwischen Spender und Empfänger, unter Verzicht auf jegliche Begleitmedikation und unter zur Hilfenahme von mathematisch-statistischen Methoden scheinen sich als geeignet zu erweisen, die Widersprüchlichkeiten in der Literatur über dieses Thema klären zu helfen und evtl. effektivere Wege zur erfolgreichen Trachealtransplantation zu entwickeln.

E. R. Kastenbauer (Berlin): Sie sollten besser von der Überlebenszeit der Trachealtransplantate als von der Überlebenszeit der Tiere sprechen und auf die verschiedenen morphologischen Veränderungen der allogenen Transplantate eingehen.

T. P. U. Wustrow (München): Sie haben in Ihren Experimenten die Überlebenszeit der Tiere untersucht. Ähnlich wie Prof. Kastenbauer möchte ich Sie fragen, welche lokalen immunologischen Veränderungen Sie beobachtet haben?

153. C. Herberhold, M. Westhofen, A. Rauchfuss (Hamburg): Zur Transplantation konservierter homologer Trachealsegmente *

Die Transplantation chemisch konservierter homologer Trachealsegmente wird zur Defektüberbrückung langer resezierter Trachealstenosen eingesetzt, die zu Querresektionen keine Indikation mehr abgaben. Bei gesicherter infektfreier Einheilung wurden in nunmehr 3jährigem Beobachtungszeitraum keine Abstoßungserscheinungen registriert.

Als Endresultat entsteht eine schleimhautausgekleidete Neotrachea, deren gerüsttragender Anteil das integrierte Transplantatmaterial ist. Die Funktionsstabilität wird durch Computertomografie und Ventilationsprüfungen dokumentiert.

H. Rudert (Kiel): Aus der Verwendung cialitkonservierten Knorpels für die Rhinochirurgie wissen wir, daß es im Laufe der Zeit zu Resorptionen des konservierten Homoio-Transplantates kommt. Haben Sie einen Anhalt dafür, daß dies auch mit den konservierten Trachealknorpelringen geschieht? Es wäre andererseits auch vorstellbar, daß die resultierende Narbe steif genug ist, um das Tracheallumen offenzuhalten.

CH. P. Hommerich (Düsseldorf): Der Problemfall ist häufig die kindliche Trachealstenose. Haben Sie Erfahrung mit Ihrer Operationsmethode an solchen jungen Patienten?

M. E. Wigand (Erlangen): Offenbar ist Ihnen mit den vorgetragenen ausgezeichneten Resultaten ein Durchbruch in der Rekonstruktion der stenosierten Luftröhre gelungen. Wodurch erklären sich Ihre Erfolge gegenüber zahlreichen Mißerfolgen anderer Autoren durch Restenosierung? Haben Sie besondere Kunstgriffe zur frühen Reepithelisierung angewandt, eventuell durch Schleimhautplastiken oder -verpflanzung?

K. W. Hommerich (Berlin): Aus eigenen Untersuchungen mit der Berliner Arbeitsgruppe, die vor mehr als 10 Jahren das Knorpelverhalten unter verschiedenen Versuchsbedingungen untersucht hat, ist bekannt, daß transplantierter Knorpel auch nach Konservierung in verschiedenen Medien nicht vital bleibt, sondern nur als platzbeanspruchende Gewebsstruktur im Aufnahmebett verbleibt. Aus diesen Untersuchungen ist ferner bekannt, daß nach Transplantation eine Knorpelneubildung stattfindet, die auch von dem Perichondrium allein auszugehen vermag. Infolgedessen ist die Konfiguration des Transplantats niemals endgültig vorauszusagen, ein Umstand, der bei der Trachealtransplantation wohl weniger, aber um so mehr bei Verwendung von Knorpeltransplantaten im Zusammenhang mit plastischen Eingriffen von Bedeutung ist.

H.-J. Pesch (Erlangen): Nach der Transplantation avitaler Trachealsegmente kommt es zu einem Ersatz des avitalen Bindegewebes durch körpereigenes Bindegewebe, während die Knorpelspangen avital bleiben. Angrenzendes vitales Bindegewebe kann aber trotzdem durchaus als Perichondrium bezeichnet werden. Auf Grund eigener Untersuchungen kommt es bei über 40jährigen in 50% bei Männern und in 5% bei Frauen zu einer Ossifikation von Trachealspangen. Haben Sie ähnliche Verknöcherungen röntgenologisch auch schon an den transplantierten Trachealspangen sehen können?

154. F. Martin, H. H. Naumann, F. Klingholz (a. G.), Th. N. Witt (a. G.) (München): Histochemische und funktionelle Untersuchungen zur Ätiologie des Hypopharynxdivertikels

Die Ursachen für die Genese des Zenkerschen Pulsionsdivertikels sind umstritten. Ungerecht betont, daß eine gestörte Koordination der Motorik in Höhe des Schleudermuskels ursächlich zu vermuten sei.

* Erscheint ausführlich in: Laryngologie, Rhinologie, Otologie

Klinisch imponiert die pars fundiformis des M. cricopharyngeus bei der Abtragung des Hypopharynxdivertikels von außen regelmäßig als deutlich hypertrophierter Muskel. Die histochemische Untersuchung der Schleudermuskeln von 11 Divertikel-Patienten zeigte im Vergleich zum normalen histologischen Bild der Schleudermuskeln Laryngektomierter durchweg ein myopathisches Gewebssyndrom im Sinne einer chronisch degenerativen Myopathie: Es ließen sich deutliche Kalibervariationen der Faserdurchmesser der Typ I- und Typ II-Fasern, eine ausgeprägte Bindegewebsvermehrung ohne Abgrenzbarkeit in Peri- und Endomysium, vorwiegend entrundete Myofibrillen und vermehrt zentralständige Kerne erkennen. Die Veränderungen sind vergleichbar mit der progressiven Muskeldystrophie Typ Duchenne beim Kind, bei der die Funktionsuntüchtigkeit der betroffenen Muskulatur bekannt ist.

Ösophago-manometrisch waren die Ruhe- und Schluckdrucke bei Verwendung von Ballonsonden mittels Durchzugsverfahren bei Divertikelpatienten verglichen mit einem Normalkollektiv erniedrigt.

Laryngologisch-stroboskopisch konnte bei allen Divertikelträgern eine primäre Hypofunktion mit sekundärer hyperfunktioneller Komponente ermittelt werden.

Aus unseren Untersuchungen ließe sich für das Hypopharynxdivertikel folgende pathogenetische Hypothese ableiten: Die makroskopische Hypertrophie des Schleudermuskels ist eine Pseudohypertrophie mit insuffizienter Funktion entsprechend erniedrigter Drucke im oberen Ösophagussphinkter. Die gleichzeitig bestehende phonatorische Fehlleistung im Sinne einer Hyperfunktion läßt sich als Kompensationsverhalten der an der Phonation beteiligten Kehlkopfmuskulatur bei Insuffizienz des Schleudermuskels erklären, der als phonatorischer Muskel im Zusammenspiel aller Kehlkopfmuskeln als schwächstes Glied einer Funktionskette die übrige Kehlkopfmuskulatur zur hyperfunktionellen Kompensation veranlaßt. Der insuffiziente, pseudohypertrophierte Schleudermuskel ist somit mit Wahrscheinlichkeit nicht in der Lage, der schnellen reflektorischen Impulsfolge für Relaxation und Kontraktion während des Schluckaktes nachzukommen, so daß er für den pharyngealen Bolus ein mechanisches und funktionelles Hindernis bildet.

155. A. Beck, M. Goos (a. G.) (Kiel): Immunhistochemische Darstellung von Langerhanszellen (LZ) mit monoklonalen Antikörpern in der Epidermis des Trommelfells

Im geschichteten Plattenepithel aller Organe sind LZ nachweisbar. Sie sind ultrastrukturell charakterisiert als dentritische, nicht desmosomal verknüpfte Zellen mit spezifischen Granula (Burbeck-Granula). LZ wandern während der Embryonalzeit in die epithelialen und lymphatischen Gewebe, stammen von Vorläuferzellen des Knochenmarks ab und machen in der Epidermis der Haut etwa 4% aller epithelialen Zellen aus. LZ exprimieren an ihrer Zellmembran das T_6-Antigen, das von dem monoklonalen Antikörper OKT_6 erkannt wird. Mittels der Immunperoxidase-Technik und Anwendung von OKT_6 lassen sich LZ in situ darstellen.

Das Trommelfell dient im wesentlichen als bewegliche Resonanzfläche für von außen auftreffende Schallwellen, der epitheliale Überzug könnte jedoch darauf hindeuten, daß noch weitere Funktionen wahrgenommen werden könnten.

Wir haben deshalb bei 14 Patienten mit einer chronischen Otitis media mesotympanica vor Verschluß des Trommelfelldefektes mit Temporalisfascie ein kleines Stückchen Trommelfell entnommen und dieses nach entsprechender Präparation mit dem monoklonalen Antikörper OKT_6 incubiert, um herauszufinden, ob auch in der Epidermis des Trommelfells LZ nachweisbar sind.

In einem weiteren Schritt wurde der Kryostatschnitt mit einem Peroxydase gekoppelten Antiserum überschichtet und schließlich mit Diaminobenzidin gefärbt. Dabei fanden wir, daß auch in der Epidermis des Trommelfells LZ vorkommen.

Der Nachweis von LZ in der Epidermis könnte bedeuten, daß das Trommelfell nicht nur eine Resonanzfläche und mechanische Schutzmembran darstellt, sondern auch ein immunreaktives Organ darstellt, welches verzögerte Immunreaktionen z. B. kontaktallergische Reaktionen vermittelt.

Literatur

1. Langerhans P (1868) Über die Nerven der menschlichen Haut. Virchows Arch [Pathol Anat] 44:325–337
2. Wolff K (1972) The Langerhans cell. Curr Probl Dermatol 4:79–145
3. Fithian E et al. (1981) Reactivity of Langerhans cells with hybridoma antibody. Proc Natl Acad Sci USA 78:2541–2544

156. W. Giebel, Th. Breinlich (a. G.) (Tübingen): Enzymhistochemische Untersuchungen am Cholesteatom

Das Problem der Zerstörung von Knochen durch Cholesteatome ist seit langem ein intensiv bearbeiteter Gegenstand der Forschung. Durch zahlreiche enzymhistochemische Untersuchungen wurde versucht, Aspekte der Knochendestruktion zu erklären.

Harris (1962) weist dem subepithelialen Bindegewebe die Hauptrolle bei der Knochendestruktion zu; hohe Esteraseaktivität lag in Bindegewebszellen vor. Das Verteilungsmuster der LDH beim Cholesteatom wurde von Palva et al. (1970) untersucht; Esterasenaktivität beim Cholesteatom, bei retro-aurikulärer Haut und Gehörgangshaut wurde von Palva et al. (1971) beschrieben. 1973 wurden Untersuchungen zur Aktivitätsverteilung der alkalischen und sauren Phosphatase vom selben Autor veröffentlicht. In zahlreichen Studien (1969, 1971, 1977) wurden von Abramson et al. das Enzym Kollagenase in Zellen des subepithelialen Cholesteatombindegewebes nachgewiesen. Auch extrazelluläre Kollagenase um Monozyten des Cholesteatombindegewebes und Osteozyten des angrenzenden Knochens wurden von Gantz et al. (1979) beschrieben. In Monozyten, aber auch extrazellulär, wurde kräftige saure Phosphatase-Aktivität vom selben Autor beobachtet. Auch histochemische Untersuchungen von Thomson (1974, 1975) unterstreichen die Bedeutung enzymatischer Prozesse, besonders der lysosomalen Enzyme (saure Phosphatase).

Gewebsproben von 25 Patienten mit Cholesteatomen wurden untersucht. Die Proben wurden sofort in flüssiger Luft tiefgefroren; nach maximal dreitägiger Lagerung in feuchten Kammern bei $-20\ ^\circ C$ wurden Gefrierschnitte (8–10 µm) des unentkalkten und unfixierten Materials gewonnen, die auf folgende Aktivitäten untersucht wurden: Laktatdehydrogenase (LDH) und Malatdehydrogenase (MDH) – Succinatdehydrogenase (SDH) und saure Phosphatase (SP) – Esterasen – auf proteolytische Aktivität mittels N-acetyl-DL-phenylalanin-beta-naphthylester. Ferner wurde ein Nachweis auf Fette durchgeführt; als Orientierung dienten Hämatoxylin-Eosin(HE)-Präparate der jeweiligen Proben.

Im Cholesteatomepithel und angrenzenden Bindegewebe finden wir folgende Ergebnisse: im Epithel und in den Zellen des subepithelialen Bindegewebes liegt sehr kräftige Aktivität an Laktat- und Malatdehydrogenase vor (Abb. 1 a); der Aktivitätsnachweis fällt bei der LDH geringfügig stärker als bei der MDH aus. In den Zellen des Epithels und subepithelialen Bindegewebes imponiert der kräftige Aktivitätsnachweis von Esterasen und der sauren Phosphatase (Abb. 1 b). Im Cholesteatomepithel finden sich äußerst schwache Zeichen proteolytischer Aktivität, während in den Zellen des subepithelialen Bindegewebes kräftige proteolytische Aktivität auffällt (Abb. 2 a). In den Zellen des subepithelialen Bindegewebes springen kräftige Niederschläge als Zeichen des Nachweises von Fett ins Auge (Abb. 2 b).

Die Zellen des subepithelialen Cholesteatombindegewebes an der Grenze Bindegewebe – arrodierter Knochen – zeigen die oben beschriebenen Charakteristika; besonders ausgeprägt ist das Vorliegen von Fetten entlang der arrodierten Knochenoberfläche und in den subepithelialen Bindegewebszellen an dieser Grenze.

Im Epithel und im subepithelialen Bindegewebe von retroaurikulärer Haut und Gehörgangshaut waren die Zeichen emzymatischer Aktivität deutlich schwächer; folgende Unterschiede waren besonders ausgeprägt: sehr schwacher bis negativer Nachweis an Aktivität der sauren Phosphatase bzw. an proteolytischer Aktivität in den subepithelialen Bindegewebszellen dieser Gewebe; der Nachweis von Fett in diesem Gewebe war negativ.

Die kräftige Aktivität der Laktat- und Malatdehydrogenase kann als Hinweis auf den hohen Energiebedarf und die hohe Energieproduktion von proliferierenden Geweben angesehen werden. Die starke Aktivität der sauren Phosphatase in Zellen des subepithelialen Bindegewebes weist auf die Bedeutung lysosomaler Enzyme im Rahmen der Knochendestruktion hin, die auch Gantz et al. (1979, 1982) als wichtigen Faktor dieses Vorganges ansehen. Auch der Nachweis kräftiger Aktivität von Esterasen in subepithelialen Bindegewebszellen kann als Indiz für die Bedeutung lysosomaler Enzyme im Rahmen der Knochendestruktion angesehen werden.

In Zellen des subepithelialen Bindegewebes, in denen Abramson et al. (1977) Kollagenase lokalisieren konnten, imponieren überaus kräftige Zeichen proteolytischer Aktivität.

Die starke Aktivität der LDH und MDH, die starke Aktivität von Esterasen und saurer Phosphatase sowie die kräftige proteolytische Aktivität in Zellen des

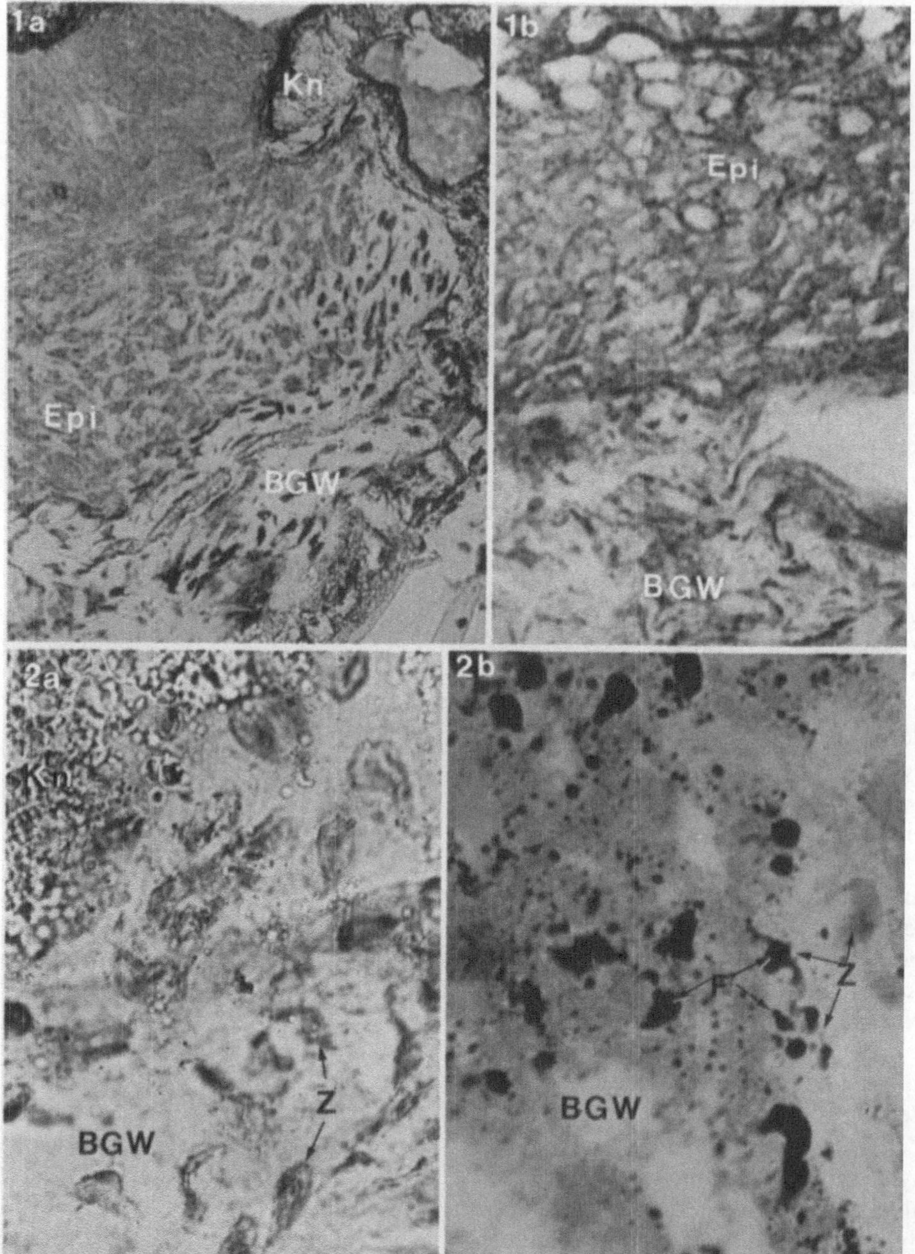

Abb. 1. a Zeigt kräftige LDH-Aktivität im Epithel (Epi), noch kräftigere LDH-Aktivität im subepithelialen Bindegewebe (BGW), Kn = Knochen. Inkubationsdauer 20 min; × 144; **b** läßt kräftige saure Phosphatase-Aktivität im Epithel (Epi), besonders ausgeprägte Aktivität im subepithelialen Bindegewebe (BGW) erkennen. Inkubationsdauer 20 min; × 288

Abb. 2. a Zeigt starke proteolytische Aktivität in Zellen (Z), des subepithelialen Bindegewebes (BGW); Kn = Knochen. Inkubationsdauer 30 min; × 625; **b** demonstriert Fetttröpfchen (F) in Zellen (Z) des subepithelialen Bindegewebes (BGW); × 720

subepithelialen Bindegewebes weist auf die Bedeutung enzymatischer Prozesse bei der Knochendestruktion hin. Der Nachweis von Fett im subepithelialen Bindegewebe, besonders an der Bindegewebs-Knochengrenze, könnte als Indiz für einen O_2-Mangel dieser Zellen betrachtet werden.

Literatur

Abramson M (1969) Collagenolytic activity in middle ear cholesteatoma. Ann Otol Rhinol Laryngol 78:112–124

Abramson M, Gross J (1971) Further studies on a collagenase in middle ear cholesteatoma. Ann Otol Rhinol Laryngol 80:177–185

Abramson M, Huang CC (1977) Localization of collagenase in human middle ear cholesteatoma. Laryngoscope 87:771–791

Gantz BJ, Maynard J (1982) Ultrastructural evaluation of biochemical events of bone resorption in human chronic otitis media. Am J Otol 3:279–283

Gantz BJ, Maynard J, Bumsted RM, Huang CC, Abramson M (1979) Bone resorption in chronic otitis media. Ann Otol 88:693–700

Harris AJ (1962) Cholesteatosis and chronic otitis media. Laryngoscope 72:954–980

Palva T, Raunio V, Nousiainen R (1973) Alkaline and acid phosphatase activity in postauricular skin and cholesteatoma epithelium. Acta Otolaryngol 75:227–231

Palva T, Forsen R, Raunio V, Palva A (1970) Lactate dehydrogenase pattern in middle ear mucosa. Pract Oto-rhino-laryngol 32:129–136

Palva T, Raunio V, Forsen R, Palva A (1971) Esterases of postauricular and ear canal skin, compared with cholesteatoma epithelium. Acta Otolaryngol 72:329–335

Thomsen J, Bretlau P, Kristensen HK (1975) Bone resorption in chronic otitis media. Acta Otolaryngol 79:400–408

Thomsen J, Jorgensen MB, Bretlau P, Kristensen HK (1974) Bone resorption in chronic otitis media. A histological and ultrastructural study. II. Cholesteatoma. J Laryngol Otol 88:983–992

157. N. A. Khan (Berlin): Histomorphologische Untersuchungen von homologem und heterologem Gewebe im Tierversuch

In der vorliegenden Arbeit wurden heterologe und homologe Knorpeltransplantate sowie heterologe Fascientransplantate im Tierexperiment vergleichend untersucht.

Dabei wurde das zu transplantierende Gewebe in die Bulla von insgesamt 50 Meerschweinchen eingepflanzt, nach 6monatiger Liegedauer entnommen und makroskopisch und mikroskopisch befundet.

Die Untersuchungen haben folgende Ergebnisse erbracht: Heterologe und homologe Knorpeltransplantate zeigen im Mittelohr des Meerschweinchens unterschiedlich ausgeprägte regressive Veränderungen und verschieden starke Umgebungsreaktionen.

Der heterologe Knorpel war bis auf einen Fall deutlich devital mit vollständigem Verlust der Kernfärbbarkeit.

Der allogene Knorpel zeigte sich nur teilweise devital, wobei die Kerne sich in den meisten Fällen anfärben ließen.

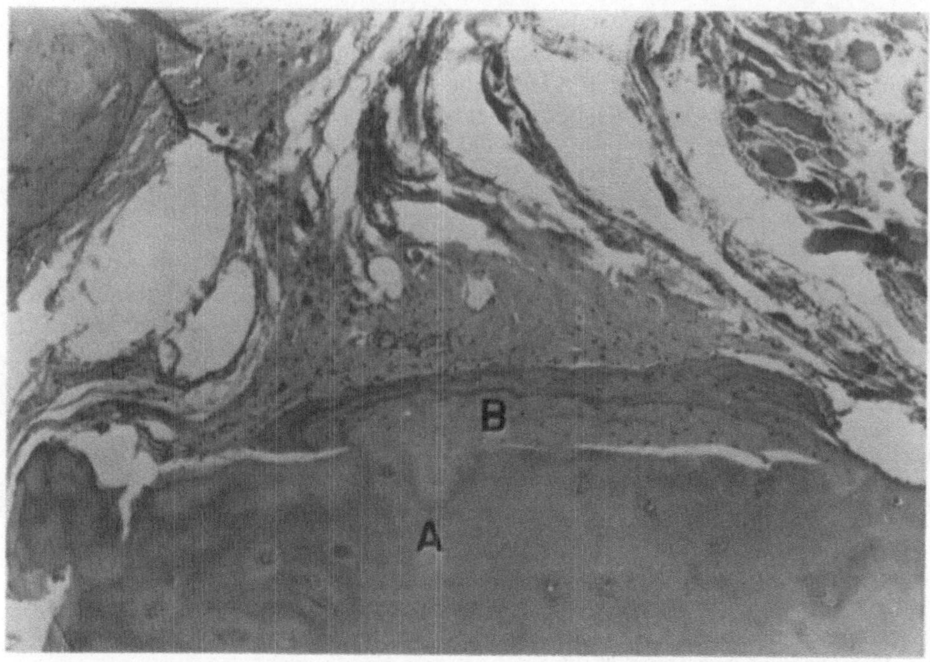

Abb. 1. Transplantierter Knorpel (A) mit teils erhaltener Kernfärbbarkeit und mäßig ausgeprägter Umgebungsreaktion. Der neugebildete Knochen (B) liegt dem Transplantat dicht an

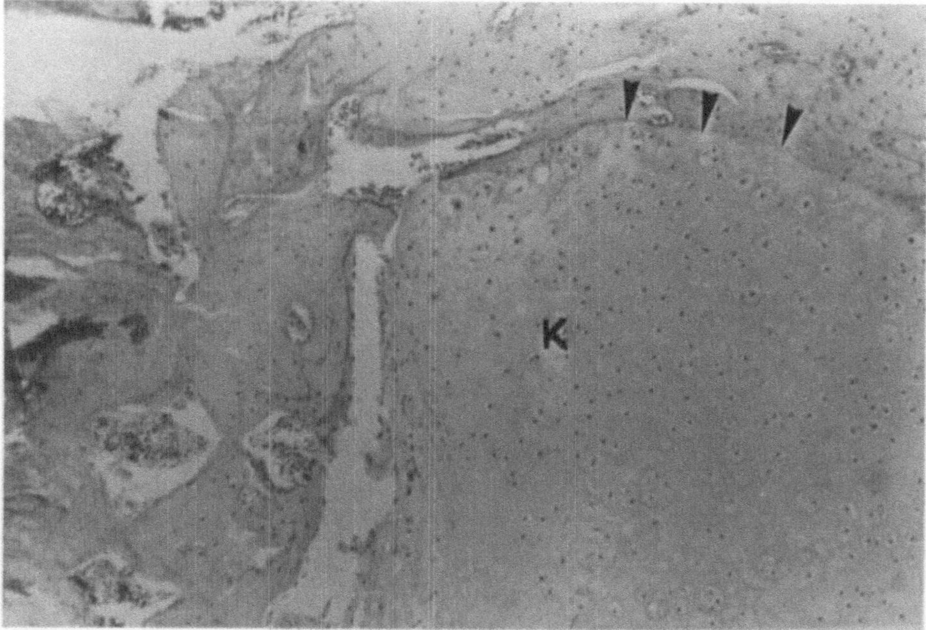

Abb. 2. Gut eingeheilter Knorpel (K) mit Kernfärbbarkeit, leichter Umgebungsreaktion und großflächigem, innigem Knochenkontakt

Beim Rinder- und Menschenknorpel fanden sich, im Gegensatz zum homologen Meerschweinchenknorpel, stärkere regressive Veränderungen in Form des Verlusts der Kernfärbbarkeit, der Basophilieabnahme und der dystrophischen Verkalkung.

Die Umgebungs- und Abwehrreaktionen waren beim heterologen Knorpel in den meisten Präparaten deutlich ausgeprägt, während beim homologen Knorpel überwiegend keine entzündlichen Reaktionen auftraten und die Transplantate sich als eingeheilt erwiesen.

Der homologe Knorpel wurde vom Empfängerorganismus in idealer Weise toleriert und von körpereigenem, neugebildetem Knochengewebe kapselartig umgeben.

Diese Knochenneubildungen fanden sich auch überwiegend beim heterologen menschlichen Knorpel und in einem Fall auch beim Kalbsknorpel. Dabei diente der transplantierte Knorpel immer als Leitschiene für die appositionelle Osteoneogenese.

Diese Reaktionen des Wirtsorganismus verdeutlichen, daß homologe und heterologe Transplantate im Mittelohr des Meerschweinchens akzeptiert und inkorporiert wurden, wobei der homologe Knorpel vom Empfängerorganismus besser angenommen wurde als der heterologe.

Histologische Zeichen einer Neubildung von Knorpelgewebe fanden sich weder beim homologen noch heterologen Knorpeltransplantat.

Bei den Faszientransplantaten, insbesondere bei der Kalbsfaszie, fand sich eine stark entzündliche Umgebungsreaktion im Granulationsgewebe, das von außen in das Transplantat einsproß und zahlreiche Entzündungszellen enthielt.

Die Transplantate waren zumeist devital und Kernfärbungen nur noch teilweise möglich.

Verkalkungen konnten in beiden Gruppen festgestellt werden. In fast allen Faszientransplantaten fanden Umbauprozesse in Form einer Osteoneogenese statt, die stets von peripher nach zentral verlief.

Die Faszie zeigte keine weiteren mikroskopisch sichtbaren regressiven Veränderungen und war in fast allen Fällen von Mittelohrschleimhaut überzogen.

Aufgrund der genannten geweblichen Reaktionen kann von einer Inkorporation der Faszientransplantate in den Empfängerorganismus gesprochen werden, wobei das Transplantat als Leitschiene für neugebildetes Knochengewebe diente.

Die zelluläre Zusammensetzung der Umgebungsreaktion war im wesentlichen einheitlich.

Zum Teil starke Reaktionen auf zusätzlich eingebrachtes Fremdmaterial mußten von geweblichen Reaktionen auf das Transplantat unterschieden und abgegrenzt werden.

Auf die Frage von immunologischen Reaktionen im Mittelohr nach Transplantation, soll im Rahmen dieser Arbeit nicht näher eingegangen werden. Hierbei sei auf die Untersuchung von Kastenbauer (1972) verwiesen.

Zusammenfassend können wir feststellen, daß homologe sowie heterologe Knorpel und Faszie auf Grund der morphologischen Befunde und unabhängig von klinischen und funktionellen Aspekten als Material für eine Transplantation geeignet sind.

158. P. Strauss, P. Pult, N. Jacobi (a. G.), A. Kurzeja, U. Müller (a. G.) (Aachen): Resorption konservierter Ambosse durch Antigenizität des quecksilberhaltigen Cialit

In eigenen Arbeiten wurde über Resorptionen an über 100 implantierten Cialit-konservierten Hörknöchelchen berichtet. Diese waren bei Nachoperationen dem Mittelohr wieder entnommen worden. Die Resorption wurde als Folge einer immunologischen Reaktion des Wirtes auf das körperfremde Implantat gedeutet (Strauss et al. 1980). Die Konservierung körperfremder Hörknöchelchen in dem quecksilberhaltigen Cialit soll nach Meinung anderer Autoren die Antigenizität der Implantate vermindern. Zur Härtung fixieren einige Autoren die Implantate direkt nach ihrer Entnahme zunächst in gepufferter Formalinlösung vor, um sie dann in Cialit bis zum Gebrauch aufzubewahren. Vor dem Einsetzen ins Mittelohr werden die Implantate gespült, um das quecksilberhaltige Konservierungsmittel auszuwaschen. Helms hat 1972 nachgewiesen, daß bei kleinen Hörknöchelchen nach etwa 15 Minuten Spüldauer kein Quecksilber mehr ausgewaschen wird. Im Tierversuch am vorsensibilisierten Meerschweinchen haben wir subkutan Hörknöchelchen implantiert und nach einer Verweildauer von 7 Monaten histologisch untersucht. Folgende Konservierungsmethoden wurden mit tierkörpereigenen Transplantat-Knöchelchen verglichen: wäßrige antibiotische Lösung/primäre Cialit-Konservierung/Formalinvorfixierung für 1 Tag, Cialit-Konservierung/Formalinvorfixierung für 7 Tage, Cialit-Konservierung.

Überraschenderweise war die Knöchelchenresorptionsrate bei primärer Cialit-Konservierung am größten, nach 7 Tagen Vorfixierung in Formalin mit anschließender Aufbewahrung in Cialit am geringsten, fast so gering, wie die der körpereigenen Vergleichsknöchelchen. Die Konservierung in antibiotischer wäßriger Lösung, die die größten Resorptionsraten erwarten ließ, lag noch deutlich besser als die primäre Cialit-Konservierung. Dies bedeutet:

1. daß die Verbindung Eiweiß-Konservierungsmittel die Antigenizität erhöht und
2. daß wahrscheinlich die Vorfixierung in Formalin die Bindungskapazität für quecksilberhaltiges Cialit erniedrigt. Cialit-Eiweißverbindungen müssen als besonders antigen angesehen werden.

Der Einfluß der Vorsensibilisierung der Empfängertiere durch Hauttransplantationen vom Spendertier war bei der Antibiotika-Konservierung deutlich nachweisbar, Konservierung in Cialit/Formalin hob diesen Einfluß auf.

Dies weist nach, daß die individual-spezifische Antigenizität durch die Konservierung vermindert wird, aber durch Bildung einer Quecksilber-Eiweißverbindung eine neue größere Antigenizität entsteht.

In einem weiteren Versuch wurde bestimmt, wie viel Rest-Gesamtquecksilber die konservierten Implantate nach Spülung in Kochsalzlösung enthalten. Unsere Hypothese lautete: nach Vorfixierung in Formalin muß der Quecksilbergehalt deutlich niedriger sein. Das Restquecksilber in den formalinvorfixierten Knöchelchen, die dann in Cialit aufbewahrt wurden, war 25 mal niedriger als nach primärer Cialit-Fixierung.

Folgerung: Vorfixierung aller Hörknöchelchenimplantate in gepuffertem Formalin (nach Perkins) für 1 Woche, anschließend Aufbewahrung in Cialit oder (wahrscheinlich besser) in Alkohol. Tierversuche im Vergleich mit einer Alkoholkonservierung werden z. Z. von A. Kurzeja durchgeführt.

Literatur

Helms J (1972) Austritt von Konservierungsmitteln aus konservierten Geweben. Effusionsmessungen nach Konservierung mit Cialit und Merthiolat. HNO 20:271–273

Strauss P, Ickler P (1980) Knochenneubildung und Knochenabbau konservierter menschlicher Ambosse im Mittelohr. Laryngol Rhinol Otol (Stuttg) 59:298–303

159. H. Enzmann, M. Sheikh (a. G.) (Heidelberg): Angry Back – Ursache für Ertaubung nach Stapesplastik?

Unverträglichkeiten von chirurgischen und orthopädischen Endoprothesen bei Kontaktallergien gegenüber den verwendeten Metallen sind bekannt [1]. Das Phänomen der zeitweisen Überempfindlichkeit bei gleichzeitig ablaufender allergischer Spätreaktion bzw. Kontaktallergie ist bei Endoprothesen bisher jedoch nicht beschrieben.

Bekannt ist dieses Phänomen beim Epicutantest: Bei einer stark positiven Testreaktion kommt es zu – scheinbar allergischen – Reaktionen auch an Teststellen, an denen ein wirksames Allergen gar nicht vorhanden ist [2]. Streuung bei stark positiver Reaktion, angry back [2] oder excited skin syndrome [3] sind die gebräuchlichsten termini technici hierfür.

Bei einer 55jährigen Patientin mit bereits bekannter inhalativer Allergie vom Soforttyp, einer Penicillinallergie und einer Überempfindlichkeit auf Pflaster wurde eine Stapesplastik nach Schuknecht mit Drahtprothese durchgeführt. Der weit überhängende Gehörgang wurde mit einem Diamantbohrer abgetragen.

Obwohl die bekannten Allergien beachtet wurden, kam es ab dem 1. postoperativen Tag, zunehmend bis zum 2., zu einem auf die Wange übergreifenden Ohrmuschelekzem. Trotz nur weniger Nystagmen in das operierte Ohr bei einer durch systemischer Corticoidgabe schnell wieder beschwerdefreien Patientin zeigte sich nach dem Entfernen der Gehörgangstamponade am 7. postoperativen Tag ein Innenohrabfall (Abb. 1).

Während der folgenden Therapie mit Rheomacrodex und Dusodril zeigte sich im Epicutantest eine positive Spätreaktion auf den verwendeten Prothesendraht. Wenig später ergaben sich jedoch selbst beim Anlegen der Infusionen durch den zur Desinfektion verwendeten Spirit. dilut. und den Isopropylalkohol nach 24 Stunden ausgeprägte Erytheme mit Induration, so daß ein excited skin syndrome angenommen werden muß.

Ein Test am Ende der Beobachtungszeit ergab positive Reaktionen auf Nikkel, Kobalt, Terpentin, Benzocain, Thiram, Oxypolyaethoxydodecan. Die zuvor positive Reaktion auf den Prothesendraht war nicht mehr nachweisbar – das excited skin syndrome war abgeklungen.

Abb. 1 a : Name: K. E., geb.: 29.01.1926
Tonaudiogramm (rechtes Ohr) vom
12. 11. 1981 01. 12. 1981 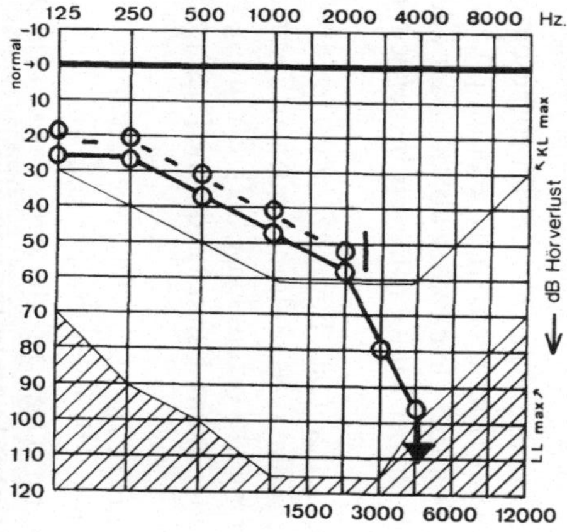 20. 07. 1982

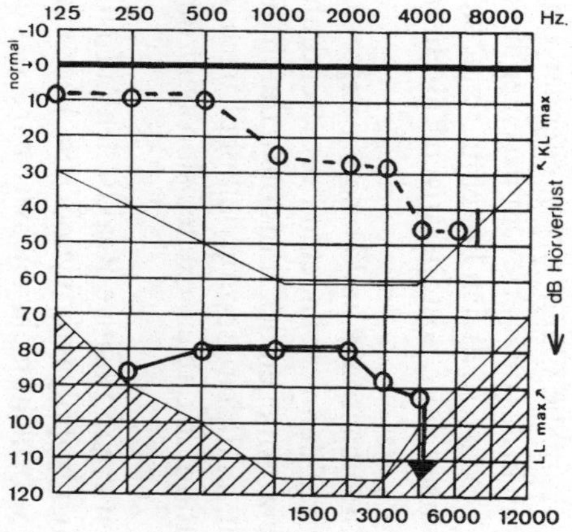

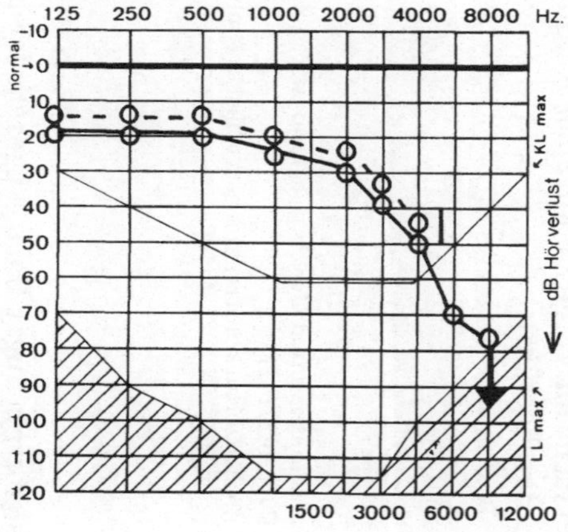

Abb. 1 b : Name: H. E., geb.: 07.07.1939
Tonaudiogramm (rechtes Ohr) vom
12. 05. 1982 21. 06. 1982 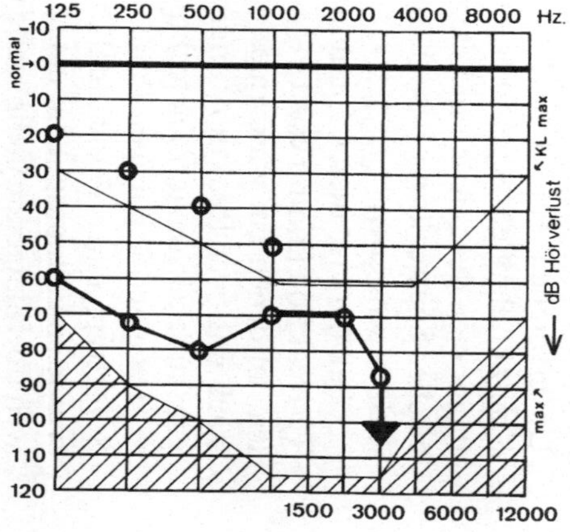 04. 01. 1983

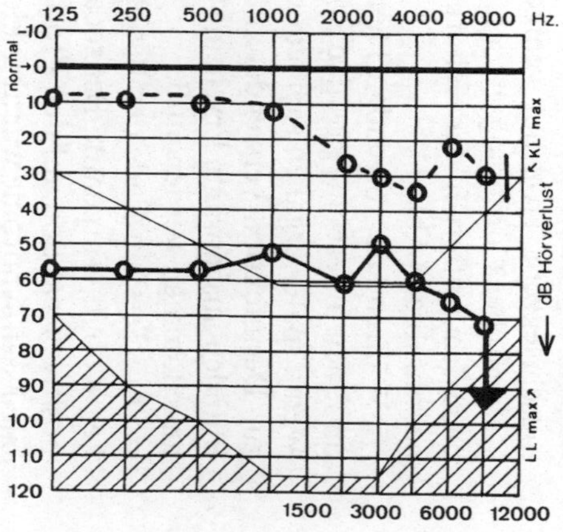

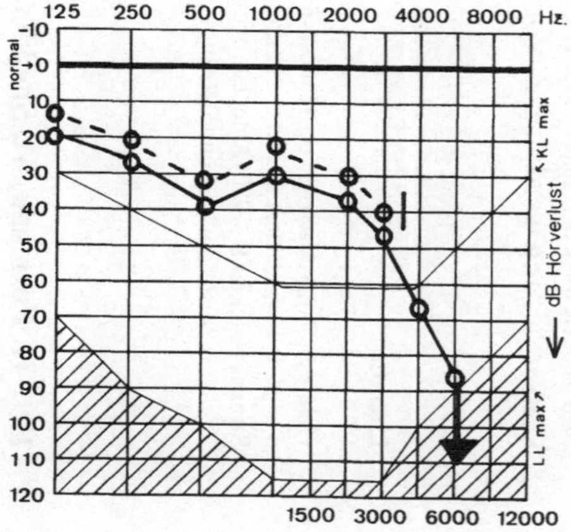

Ausgelöst wurde es durch Nickel, vielleicht auch ein weiteres Allergen. Durch das allergologisch bewährte Testverfahren mit Dimethylglyoxim konnte freier Nickel an der Rosette des Diamantbohrers, nicht jedoch am Prothesendraht nachgewiesen werden.

Zwei weitere Beobachtungen mit entsprechendem Innenohrabfall bei vorübergehender positiver Reaktion auf den Prothesendraht unterstützen die Hypothese, daß das excited skin syndrome zum Innenohrabfall führen kann. Spontane dermatologische Symptome fehlten bei einem Fall vollständig, müssen also gar nicht vorhanden sein.

Für die HNO-Heilkunde ist eine umfassendere Bezeichnung dieses Phänomens nötig: Hypererge Reaktionslage (vom Spättyp) durch Allergeneinwirkung.

Literatur

1. Cronin E (1980) Contact dermatitis. Churchill Livingstone, Edinburgh, London New York
2. Lederschmidt C, Heilgemeir G, Ring J, Burg G (1982) Polyvalente Kontaktallergie versus "Angry Back": Zur Problematik falsch positiver Epicutantestreaktionen. Allergologie 5:262
3. Maibach HJ (1981) The E.S.S. – Excited skin syndrome. In: Ring J, Burg G (eds) Alias "The Angry Back". New trends in allergy. Springer, Berlin Heidelberg New York, p 208

H. Jakobi (Halle): Auffällig ist, daß alle demonstrierten Fälle anscheinend einseitige Otosklerosen betrafen, während sonst die beidseitigen Befunde vier- bis fünfmal häufiger sind. Steht diese Tatsache der Einseitigkeit in einem Zusammenhang mit den beobachteten Komplikationen?

H. Enzmann (Heidelberg); Schlußwort: Die Schalleitungsschwerhörigkeit war bei allen drei Patienten mehr oder weniger einseitig, rechtsbetont. Die praeoperativen Befunde und die intraoperativ gefundene Stapesfixation entsprachen einer Otosklerose. Das gehäufte Auftreten eines mehr oder weniger einseitigen Befalles, hier der rechten Seite, muß deshalb als Zufall gedeutet werden.

160. E. Ferekidis, K. Papafrangos, G. Adamopoulos, P. Pantazopoulos (Athen): Ein neues objektives Meßverfahren bei der Prüfung von Gehörschützern

Für den Menschen war es immer schon eine Selbstverständlichkeit, sich durch Zuhalten der Ohren oder Verschließen der Gehörgänge gegen unangenehme Geräusche zu schützen. Bereits im homerischen Epos verstopfte Odysseus seinen Freunden die Ohren mit Wachs, um sie gegen den verführerischen Gesang der Sirenen zu schützen (Abb. 1). Auch das Verstopfen der Gehörgänge mit weichen Materialien, wie Haushaltswatte oder verschiedene Stoffstücke, gehört zu den gewohnten Selbstschutzmaßnahmen und ist so alt wie der Lärm selbst (Brusis 1980). Bei den persönlichen Schallschutzmitteln werden vier unterschiedliche Arten, nämlich Gehörschutzstöpsel, Gehörschutzkapseln, Gehörschutzhelme und Schallschutzanzüge unterschieden.

Abb. 1. a Praeoperatives Tonaudiogramm vom 12. 11. 1981; Innenohrabfall am 7. postoperativen Tag im Tonaudiogramm vom 1. 12. 1981; Erholung über Monate, sichtbar im Tonaudiogramm vom 20. 7. 1982. **b** Entsprechende Beobachtung wie in **a**, jedoch ohne spontane dermatologische Symptome: Praeoperativer Befund, am 7. postoperativen Tag und nach Erholung, die sich über Monate hinzieht

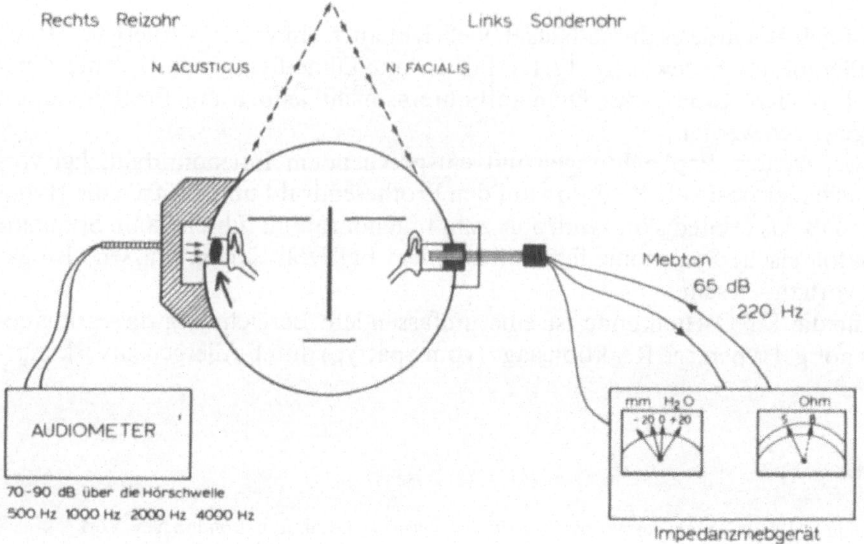

Abb. 1. Die Bestimmung der Stapediusreflexschwelle mit dem Ohrstöpsel im Reizohr (rechtes Ohr)

Nach Brinkman (1970), gibt es eine ganze Reihe von Kriterien für die Auswahl eines bestimmten Gehörschützers aus der Vielzahl von Modellen.

Die Bestimmung der Schalldämmung erfolgt nach einem sehr aufwendigen subjektiven Verfahren, die sogenannte „Hörschwellenmethode" (Brinkman 1978).

Methodik – Ergebnisse

Unserer Ansicht nach kann die Stapediusreflexmessung für die Bestimmung der Schalldämmung der Gehörschützer eingesetzt werden.

Sie soll besonders zur objektiven Prüfung der Gehörschutzstöpsel zuverlässige und in der Praxis verwendbare Ergebnisse liefern.

Dieses Verfahren beruht auf einer jeweils zweimaligen kontralateralen Stapedius-Reflex-Schwellenbestimmung an normalhörenden Personen, wobei das beschallte oder Reizohr einmal offen und einmal durch den Gehörschützer verschlossen ist. Die Differenz der beiden Reflexschwellenpegel hängt von den Schalldämmungseigenschaften des im Gehörgang befindlichen Gehörstöpsels ab, was ein objektives Kriterium für die dem Innenohr erreichbare Schallmenge sein soll.

Die erforderliche Meßapparatur bestand im wesentlichen aus einem automatischen Impedanzgerät der Firma Grason-Staedler, Typ 1723, mit eingebautem Audiometer, der impulsförmige Töne in Frequenzen von 500, 1000, 2000 und 4000 Hz bot, deren Pegel in 5 dB-Stufen verändert werden konnte.

Abbildung 2 zeigt die Registrierung der Trommelfellbeweglichkeit bei impulsförmiger Beschallung des kontralateralen Ohres. Gemessen wird es bei 500, 1000, 2000 und 4000 Hz. Eine zweite Schwellenbestimmung bei jeder Meßfrequenz erfolgte nach Verstopfen des Gehörgangs mit dem Ohrstöpsel. Abbildung 5 zeigt

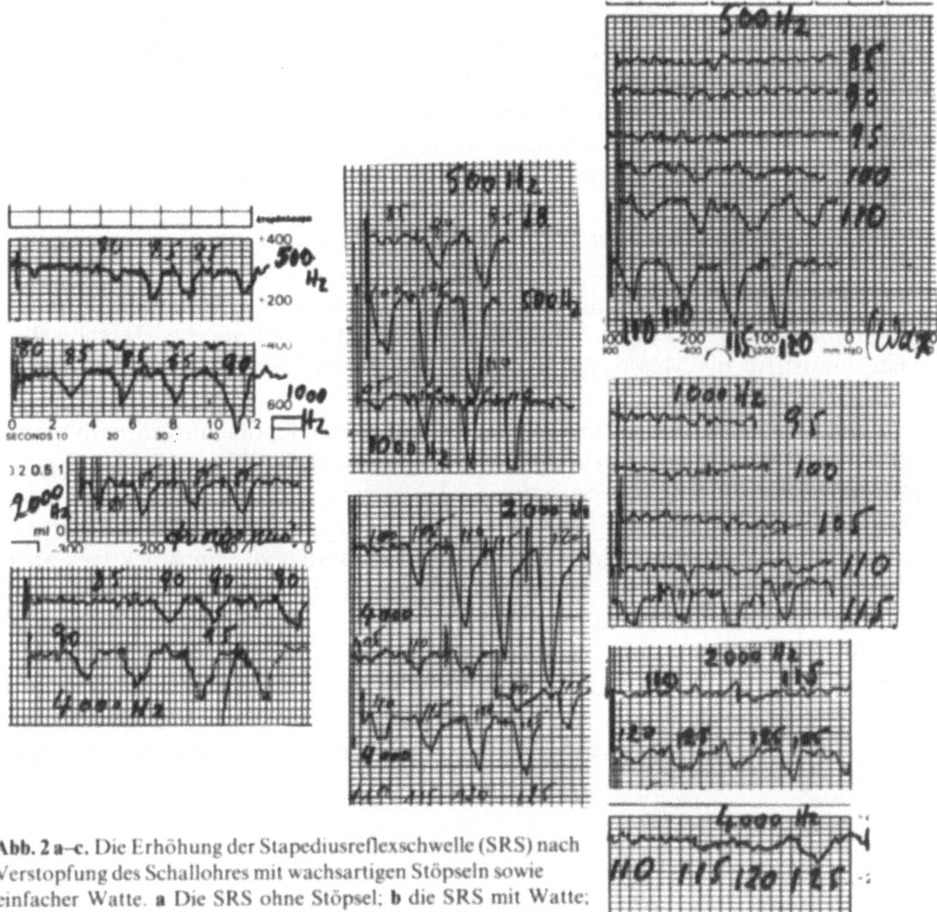

Abb. 2a–c. Die Erhöhung der Stapediusreflexschwelle (SRS) nach Verstopfung des Schallohres mit wachsartigen Stöpseln sowie einfacher Watte. **a** Die SRS ohne Stöpsel; **b** die SRS mit Watte; **c** die SRS mit wachsartigem Material

die Erhöhung der Stapedius-Reflex-Schwelle nach Verstopfung des Gehörgangs (des Schall-Ohres) mit einem Ohrstöpsel aus Glaswolle, bzw. Gehörschutzwatte.

Auf ähnliche Weise wurden einfache Watte, Gehörschutzwatte und formbare wachsartige Stöpsel für verschiedene Frequenzen geprüft (Abb. 2). Die Messungen wurden bei gleicher Person 6mal für jede Frequenz und Stöpselart wiederholt. Die Tabellen 8 und 9 zeigen die Meßergebnisse (Mittelwerte und Standard-Deviation).

Diskussion

Wie aus unserer Untersuchung hervorgeht, ist die Schalldämmung der einzelnen Gehörschutzstöpsel sehr unterschiedlich.

Die einfache Haushaltswatte oder Verbandswatte zeigt die geringsten Dämmwerte (Abb. 2). Der formbare Stöpsel aus wachsartiger Masse dagegen, zeigte die höchsten Dämmwerte (Abb. 2), allerdings mit zweifelhaftem Tragekomfort.

Im allgemeinen bewirken die geprüften Gehörstöpsel eine größere Dämmung vor allem in den hohen Frequenz-Bereichen, was mit den Ergebnissen anderer Autoren übereinstimmt (Brusis 1980).

Die Untersuchung beschränkte sich nur auf die Prüffrequenzen von 500, 1 000, 2 000 und 4 000 Hz, da das Audiometer des Impedanzgerätes nichts anderes bot. Eine entsprechende Modifikation des Audiometers würde noch die Prüfung anderer Meßfrequenzen, bzw. höherer Intensitäten erlauben.

Wenn man an die Lage der Stapedius-Reflex-Schwelle in der Hörfläche denkt, erkennt man, daß der Lärmbereich näher zur Stapedius-Reflex-Schwelle liegt als zur Hörschwelle. Die Stapedius-Reflex-Schwelle ist daher zur Beurteilung der Schalldämmungen in hohen Schallpegeln besser geeignet als die Hörschwelle. Weiterhin ist für die Messungen ein kostspieliger schallfreier Raum nicht unbedingt notwendig.

Die gleiche Methode konnte für die Prüfung der Gehörschutzkapseln, bzw. Helme eingesetzt werden. Dafür reichte die Einführung der dünnen Schläuche des Impedanzgerätes durch kleine, winzige Löcher an Gehörschutzkapseln oder Helm, zur Anpassung einer Miniatursonde im Sonderohr und die kräftige Beschallung des kontralateralen Ohres. Dadurch konnte evtl. ein objektives aber biologisches (kein künstlicher Kopf) Prüfungsverfahren entwickelt werden.

Zusammenfassend kann die vorgestellte objektive Methode ohne weiteres für die Prüfung von Gehörschützern eingesetzt werden. Sie konnte gerade bei der Beurteilung der Schalldämmung bei den verschiedenen Prüffrequenzen evtl. bei der Berechnung der Schalldämmungswerte nach entsprechender Bearbeitung von Fachleuten (Norm usw.) als Ergänzung zu der Hörschwellenmethode Gebrauch finden.

Literatur

1. Brinkman K, Brochsch KH (1970) Hörgeräte. Akustik 6:178
2. Brinkman K (1975) Sicherheitsingenieur 2:68–71
3. Brinkman K (1978) Moderne Unfallverhütung. Heft 22:3–11
4. Brusis T (1980) Die Lärm-Schwerhörigkeit und ihre Begutachtung. Demeter, Gräfelfing
5. Esser G, Schunicht R (1973) HNO 21:369–372

161. Th. Eichhorn, G. Martin, W. Schulze (Marburg): Langzeitbeobachtungen beim Vestibularisausfall

Es gibt bislang nur wenige Langzeitbeobachtungen bei größeren Patientengruppen mit akutem einseitigem Vestibularisausfall. 52 der 116 Patienten, die in den letzten zwei Jahrzehnten an der Marburger HNO-Universitätsklinik wegen dieser Erkrankung behandelt wurden, konnten nachuntersucht werden.

Die durchschnittliche Nachbeobachtungszeit betrug 5,9 Jahre. Mit 69,8% überwogen die männlichen gegenüber 30,2% weiblichen Patienten. Das Durchschnittsalter lag bei 45,3 Jahren. Eine jahreszeitliche Häufung im Auftreten der Erkrankung beobachteten wir nicht.

Mögliche Risikofaktoren in der Vorgeschichte der Patienten wie Infekte der oberen Luftwege, Hypotonien, Hypertonien, embolische und thrombotische Verschlußerkrankungen, HWS-Schäden, Streß sowie allergische Erkrankungen fanden sich in ähnlicher Häufigkeit wie in einem früher nachuntersuchten Hörsturzkollektiv. Keiner dieser möglichen Grunderkrankungen oder ätiopathogenetischen Faktoren zeigte eine signifikante Beziehung zur späteren Erholung oder Kompensation.

Patienten mit verbliebenem Provokationsnystagmus, per- oder postrotatorischem Richtungsüberwiegen, also Zeichen eines nicht vollständigen zentralen Ausgleiches, wiesen auch signifikant häufiger Gangabweichungen im Unterberger Tretversuch auf.

Bei vollständigem Ausfall des Gleichgewichtsorganes traten periphere Erholungen in 60% der Fälle auf und waren damit gleich häufig wie bei Patienten mit inkomplettem Vestibularisausfall.

Die Restitution war in unserem Beobachtungsgut weder vom Alter der Patienten noch vom Intervall zwischen Krankheitsauftreten und Behandlungsbeginn abhängig. Auch Dauer und Intensität der seinerzeit vorhandenen Beschwerden blieben ohne Einfluß auf das Erholungsvermögen.

Die stationär durchgeführte Infusionstherapie zeigte langfristig keine besseren Ergebnisse als die ausschließlich oral-medikamentöse Behandlung. Eine Langzeittherapie mit sogenannten Vasodilatantien bei 71% der Patienten ging nur mit geringfügig häufigeren Erholungen und Kompensationen einher.

Zum Zeitpunkt der Nachuntersuchung klagten noch 41,5% der Patienten über gelegentliche und dann nur Sekunden andauernde Schwindelbeschwerden bei extremen Kopfbewegungen, Gehen im Dunkeln und plötzlichem Lagewechsel. Diese Beschwerden korrelierten mit pathologischen Befunden im rotatorischen und kalorischen Test sowie im Tretversuch nach Unterberger.

H.-G. Boenninghaus (Heidelberg): In den letzten Jahren wird zur Therapie des einseitigen Vestibularisausfalles häufig ein sog. Vestibularistraining in Form von allmählich zunehmender Bewegungsbelastung durchgeführt, um den Schwindel schneller zum Abklingen zu bringen. Haben Sie bei Ihren Patienten dieses Vestibularistraining eingesetzt und, falls das der Fall war, welche Erfahrungen haben Sie damit gemacht? Konnten Sie feststellen, ob durch das Training die Erholung des peripheren Vestibularorgans oder bei bleibendem Ausfall die zentrale Kompensation gefördert wurden?

I. Kaiser-Meinhardt (Berlin): Häufig ist die Hypotonie Folge eines Infektes. Es würde sich unter dieser Betrachtung die Zahl der Patienten bezüglich Hörsturz und Vestibularis wesentlich erhöhen. *Frage:* Wie stehen die Autoren zu dieser Auffassung?

Th. Eichhorn (Marburg); Schlußwort:

Zu Herrn Boenninghaus: Da von einem kontrolliert durchgeführten vestibulären Training in den alten Krankenunterlagen keine verwertbaren Angaben vorlagen und auch die Befragung der Patienten über ein bis zu 18,5 Jahre zurückliegendes Ereignis keine verläßlichen Daten hätte erbringen können, wurde dieser Teil der Behandlung des Vestibularisausfalles in dieser Arbeit nicht berücksichtigt. Angesichts vergleichbarer Therapieergebnisse nach verschiedenen medikamentösen Behandlungen sollte in Zukunft auch versucht werden, die Wirkung eines vestibulären Trainings zu erfassen.

Zu Frau Kaiser-Meinhardt: Es wurde nicht untersucht, ob bestimmte Konstellationen in der Tabelle möglicher Risikofaktoren, die auch Mehrfachnennungen beinhaltete, gehäuft vorkamen und ob bei Vorliegen mehrerer Grunderkrankungen diese eine Beziehung zum Schweregrad der Erkrankung zeigten oder mit der Prognose korrelierten. (Im Nachhinein durchgeführte Berechnungen ließen keinen statistisch gesicherten Zusammenhang zwischen der Anzahl der bei einem Patienten vorliegenden möglichen Risikofaktoren und dem Erholungsvermögen nach dem Vestibularisausfall erkennen.)

162. H. J. Pichler, H. von Muldau (a. G.), U. Koskarti (a. G.) (Wien/Darmstadt): Über die Erprobung des „Miditast", eines mikroelektronischen Dialoggerätes für Gehörlose

Nach einer Idee von H. J. Pichler wurde ein mobiler Kleincomputer von H. v. Muldau als Mitteilungs- und Dialoggerät für Gehörlose entwickelt. Dieses Gerät wurde erstmals am 18. Februar 1982 anläßlich einer Pressekonferenz des Österr. Institutes für Flugmedizin und Weltraumbiologie, Wien, der Öffentlichkeit vorgestellt und in seiner Arbeitsweise gezeigt. Das Gerät, unter der Bezeichnung MIDITAST geführt, ist technisch ausgerüstet zum Einsatz als

Sichttelefon zur Abgabe von Mitteilungen
Sichttelefon zur Abwicklung von Dialogen
Sichttelefon, mit Akustikkoppler bei jedem Fernsprecher anwendbar
Schreibtelefon durch Anschluß eines Druckers.

Neben der laufenden Eingabe und gleichzeitigen Anzeige von Texten ist auch der Ablauf eines vorbereiteten Textes möglich. Eine Neuheit stellen die über einen einfachen Code abrufbaren 70 Sprachbausteine dar.

Zur Entwicklung eines Programmes mit standardisierten Texten arbeiteten zwei Klassen des Bundesinstitutes für Gehörlosenbildung, Wien, mit gehörlosen Schülern der Altersstufe 14–16 Jahre innerhalb von 4 Wochen in dem eigens dazu ausgerichteten Sprachunterricht eine Vielzahl von Dialogen aus.

Aus dieser Stoffsammlung wurden quantitativ auffällige Texte ausgewählt; qualitativ wurden jene Phrasen berücksichtigt, die in einer Streßsituation notwendig werden können.

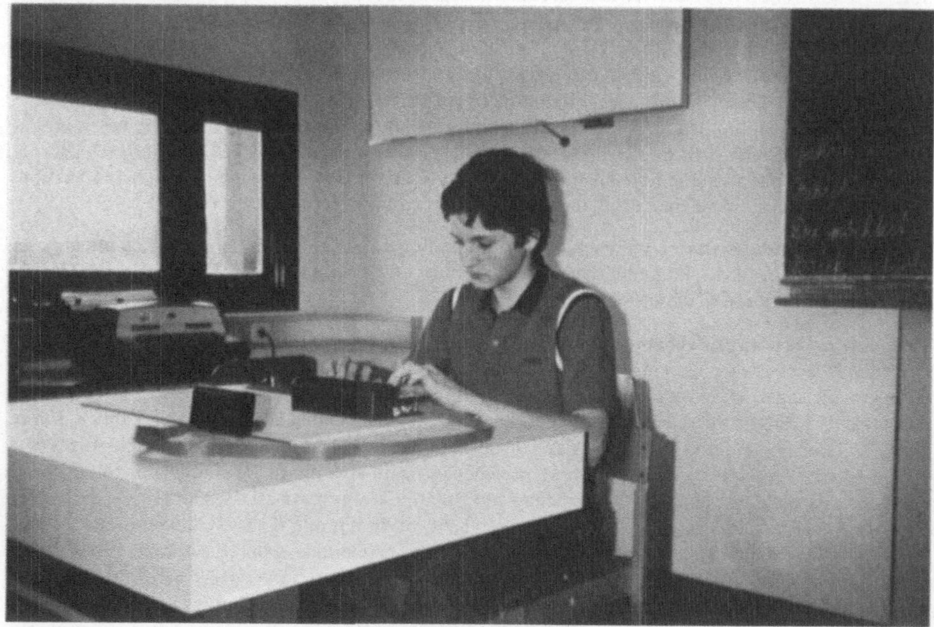

Abb. 1. Ein Schüler des Gehörlosen-Institutes Wien am MIDITAST-Gerät

Die notwendige Gliederung erfuhren diese Texte durch das Ordnen nach Sachgebieten: Mit der Festlegung auf 14 Sachgruppen konnten die häufigsten Bereiche abgedeckt werden.

Die 14 Sachgebiete lauten:

1. Behinderungsspezifische Information
2. Allgemeines
3. Orientierung
4. Bahn, Bus
5. Post
6. Bank
7. Amt, Behörde
8. Erste Hilfe
9. Einkauf
10. Lokal
11. Körper- und Kleiderpflege
12. Unterkunft
13. Kultur
14. KFZ

Zur Verbesserung der Übersichtlichkeit wurde nun die Anzahl auf fünf Texte je Sachgebiet beschränkt; damit wurde ein Programm von insgesamt 70 Textbausteinen festgelegt, das nach Speicherung über einen einfachen Code jederzeit abrufbar ist.

Solche Textbausteine heißen z. B. „Ich bin gehörlos. Bitte sprechen Sie langsam und deutlich.“ (Behinderungsspezifische Information), „Zeigen Sie mir das bitte auf dem Plan.“ (Orientierung), „Bitte ich möchte Geld vom Sparbuch abheben.“ (Bank), „Welches ist die beste Verbindung nach ...?“ (Bahn, Bus), „In welchem Zimmer bekomme ich bitte ...?“ (Amt, Behörde).

Da die Probanden aus der Zeit der Stoffsammlung mit dem System der Textbausteine bereits vertraut waren, genügte eine einwöchige Lernphase zur Aufnahme des Textprogramms in den aktiven Wortschatz. Sowohl die richtige Reihenfolge der Texte als auch das richtige Auffinden und Zuordnen eines Textbausteins

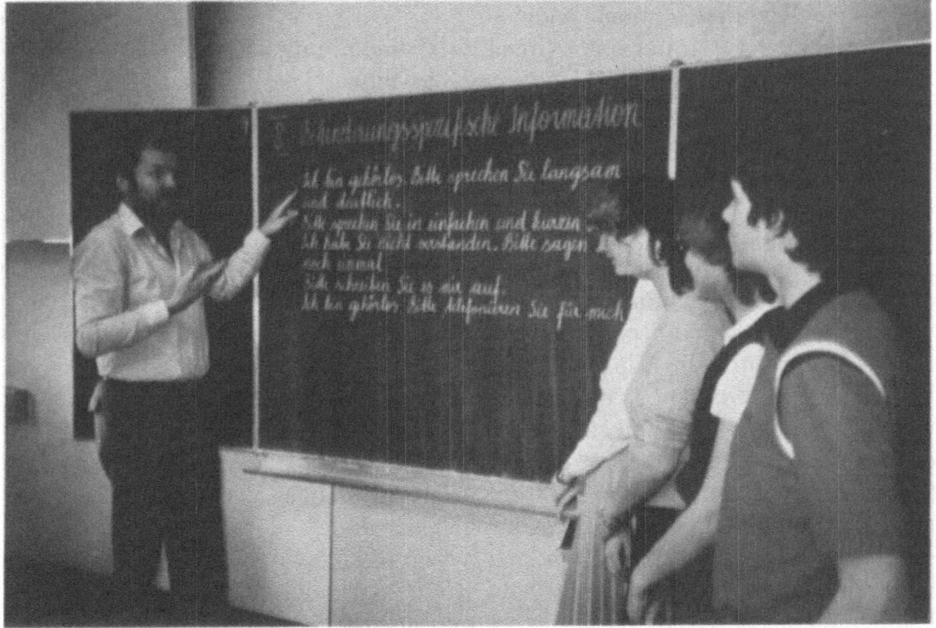

Abb. 2. Behinderungsspezifische Information im Umgang mit Vollsinnigen, Unterweisung der Schüler

zu einer gegebenen Situation ohne Zuhilfenahme von Unterlagen konnte dabei erreicht werden.

Neben der bekannten Verwendung als Anzeige- bzw. Schreibtelefon bietet das Gerät gute Dienste bei Mitteilungen und Dialogen über das Sichttelefon; Verständigungsschwierigkeiten wegen undeutlicher Artikulation oder nicht „eingehörter" Gesprächspartner können damit überwunden werden und die gespeicherten Texte verhelfen zu einem problemloseren rascheren Kommunikationsablauf. Da visuelle Informationssysteme immer mehr an Bedeutung gewinnen, erscheint die Gewöhnung an den Gebrauch solcher Geräte bereits während der allgemeinen Schulausbildung als empfehlenswert. Die an der Erprobung des MIDITAST beteiligten Schüler griffen jedenfalls gern zu dem Gerät und bedienten es problemlos.

Literatur beim Verfasser

163. G. Hortmann, P. Banfai, S. Kubik, F. Wustrow (Köln/Düren/Zürich): Der Entwicklungsstand unseres Elektroden- und Stimulatorsystems für die Innenohrprothese

Der Schwerpunkt unseres Berichtes über das Cochlea-Implantat liegt dieses Mal bei der Funktionsweise und Technik der Innenohrprothese. Das Kernstück hierfür besteht im Sprachprozessor, welcher die Aufgabe hat, den Schall in geeignete elektrische Reizimpulse umzuwandeln.

Die Kodierungsstrategie der Innenohrprothese muß sich nach unserer Meinung eng an die natürlichen Funktionen des Innenohres anlehnen. Damit fällt dem Sprachprozessor in erster Linie die Aufgabe zu, das Innenohr so weit wie möglich mit elektronischen Mitteln nachzubilden.

Die Frequenz-Ortsdispersion des Schalls wird durch eine Filterbank repräsentiert, welche den Schall in 8 Frequenzbänder aufteilt. Elektrodenimplantationen und ihre Ankoppelung an den Sprachprozessor erfolgt so, daß die Mittenfrequenzen der Bandpässe und die Bestfrequenzen im Bereich der implantierten Elektroden möglichst identisch sind.

Eine Frequenz-Zeitdispersion wird in unserer Innenohrprothese in einem gewissen Maße durch die Einführung einer Ansprechschwelle bewirkt. Diese wird je nach Patient zwischen 55 und 65 dB eingestellt. Die Ansprechschwelle erleichtert darüber hinaus noch einen weiteren wichtigen Verarbeitungsschritt, nämlich das Pendant zur Phasenkodierung des Schalls. Ein schalladäquates elektrisches Signal kann nur dann einen Reizimpuls triggern, wenn es das 55 Decibeläquivalent übersteigt und sich in positiver Phasenlage befindet.

Der so getriggerte Reizimpuls, welcher ein Rechteckwechselstromimpuls ist, wird nun dem Endverstärker zugeleitet, jedoch nur unter der Bedingung, daß an keiner anderen Elektrode zeitgleich ein Reiz herrscht. Diese zwischengeschaltete Logik bezeichnen wir als Kanaltrennung. Sie bewirkt, daß eine gegenseitige Be-

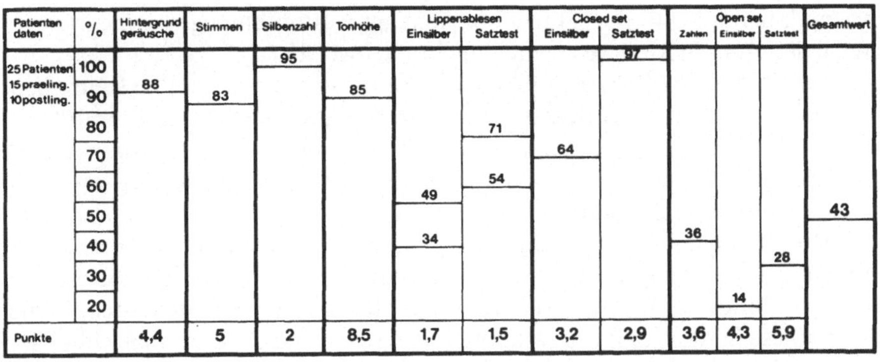

Patientendaten	%	Hintergrundgeräusche	Stimmen	Silbenzahl	Tonhöhe	Lippenablesen Einsilber	Lippenablesen Satztest	Closed set Einsilber	Closed set Satztest	Open set Zahlen	Open set Einsilber	Open set Satztest	Gesamtwert
25 Patienten, 15 praeling., 10 postling.	100, 90, 80, 70, 60, 50, 40, 30, 20	88	83	95	85	49 / 34	71 / 54	64	97	36	14	28	43
Punkte		4,4	5	2	8,5	1,7	1,5	3,2	2,9	3,6	4,3	5,9	

Abb. 1

einflussung gleichzeitig stimulierender Elektroden ausgeschlossen ist. Des weiteren bewirkt sie, daß dieselbe Elektrode nicht unmittelbar wieder gereizt werden kann, sondern es bedarf in Analogie zur Refraktärzeit des Nerven einer Pause von ca. 3 Millisekunden, bis eine erneute Reizung dieses Kanals möglich ist.

Dies sind zur Zeit alle Verarbeitungsstufen unseres Sprachprozessors. Eine Lautstärkekodierung ist bereits in unserem Experimentiergerät realisiert, aber noch nicht in den Patientengeräten implementiert. Das heißt, die nachfolgenden Ergebnisse wurden noch ohne Lautstärkekodierung gewonnen.

Die Ergebnisse wurden in einem neuentwickelten Bewertungsbogen zusammengefaßt, welcher für jeden Patienten aufgenommen wird.

Die Abb. 1 zeigt die gemittelten Werte von 32 Patienten. In jedem der Fälle haben wir das von uns gesteckte Mindestziel, nämlich die Erzielung eines akustischen Kontaktes zur Umwelt mit der Differenzierung von Hintergrundgeräuschen, menschlichen Stimmen, sowie die Möglichkeit der Selbstkontrolle und Verbesserung der eigenen Aussprache erreicht. Es verbleibt uns jedoch noch ein weiter Entwicklungsweg bis zum Verständnis der offenen Sprache, obwohl bei einigen Patienten hierfür schon Ansätze erkennbar sind.

164. R. Matthias (Berlin): Mikrozirkulationsmodulatoren in der Cochlea des Meerschweinchens

Prostaglandine sind in allen Geweben Regulatoren der kapillären Zirkulation und damit der Stoffwechselleistung des entsprechenden Organs. Das Verhalten der beiden wichtigsten Prostaglandine (Prostacyclin und Thromboxan) in der Basalwindung der Meerschweinchencochlea vor und nach Innenohrschädigung wurde untersucht.

Prostacyclin war im cochleären Ruhestand 40fach höher konzentriert als Thromboxan, von dem bekannt ist, daß es vasokonstriktiv wirkt und die Thrombozytenaggregation in Gang setzt. Nach 48stündiger Beschallung mit einem statistischen weißen Rauschen von durchschnittlich 105 dB SPL kam es in der Meerschweinchencochlea zu einer Umkehrung dieses Verhältnisses. Prostacyclin, das vasodilatierend und der Thrombozytenaggregation entgegen wirkt, war im Bereich der unteren Meßgrenze nicht mehr nachweisbar.

Ein ähnlicher Effekt konnte nach Vergiftung mit Acetylsalicylsäure beobachtet werden. Die Konzentrationen der Prostaglandinstoffwechselprodukte korrelierten mit dem Ausmaß der elektrophysiologisch bestimmten Innenohrschwerhörigkeit. Untersuchungen mit anderen Hemmsubstanzen der Prostaglandinsynthese (Indomethacin) bestätigten diese Ergebnisse.

Die Prostaglandinverteilung in der Meerschweinchenschnecke vor und nach Innenohrschädigung erklärt möglicherweise die histologischen Beobachtungen anderer Autoren [3, 4] und stellt einen weiteren Baustein zur Unterstützung der Hypothese [2] dar, in der unabhängig von der Ursache das feingewebliche Schädigungsmuster in der Cochlea weitgehend gleichartig abläuft. In diesem Zusammenhang sollten auch Untersuchungen [1, 5] über die erhöhte Thrombozytenaggregation in der Peripherie nach Schalltrauma und beim Hörsturzpatienten neu diskutiert werden.

Die sehr aufwendigen Untersuchungen über die Prostaglandinkinetik im cochleären Gewebe wurden dankenswerterweise von Frau Dr. C. Benedetto, Turin, auf Vermittlung von Herrn Dr. S. Nigam, Berlin, durchgeführt.

Literatur

1. Fowler EP (1956) Intravascular agglutination of the blood; a factor of certain diseases and disorders of the ear. Ann Otol Rhinol Laryngol 65:535
2. Hawkins JE (1973) Comparative otopathology: aging, noise and ototoxic drugs. Fortschr Hals Nasen Ohrenheilkd 20:125
3. Hawkins JE (1976) Microcirculation in the labyrinth. Arch Ohren Nasen Kehlkopfheilkd 212:241
4. Kellerhals B (1972) Acoustic trauma and cochlear microcirculation. Fortschr Hals Nasen Ohrenheilkd 18:91
5. Maass B (1976) Zur Bedeutung der Thrombozytenadhaesivität und -aggregation (TA) und der serumfreien Fettsäuren (FFA) bei Funktionsstörungen des Innenohres. Arch Ohren Nasen Kehlkopfheilkd 214:109

Arch Otorhinolaryngol Suppl 363–377 (Verhandlungsbericht 1983)

Archives of Oto-Rhino-Laryngology

Poster

P1. G. A. Sedee (Utrecht): Sellaskopie und Hypophysektomie, oder partielle Hypophysotomie

Hypophysektomie nach Kraniotomie ist ein neurochirurgischer Eingriff mit erheblichen Nebeneffekten und Risiken. Die transsinusoidale Annäherung ist in vielen Fällen schneller, vollständig suffizient und fast ohne Komplikationen. Der transethmoidale Eingang zur Sella ist kürzer, aber schräg in Beziehung auf die Augennerven und große Gefäße. Der transnasoseptale Weg ist schon etwas länger, aber in der Sagitalebene gibt es keine gefährlichen Strukturen. Man folgt Gewebespalten im Septum und Sinus. Deshalb gibt es wenig Blutung. Die Heilung erfolgt ohne Narben.

Also, der transnasoseptale Weg ist sicher, einfach, schnell, bietet genügend Arbeitsraum für das Operationsmikroskop.

Mit diesen einfachen Methoden sind die Indikationen für Sellaskopie: Diagnostik aber auch Therapie. Fachkollegen in der Gynäkologie, Innere Medizin, Neurologie, Augenheilkunde und Schmerztherapie möchten über die Hypophyse besser informiert sein.

P2. E. Müller-Hermann, Chl. Beck, P. Pedersen (a. G.) (Freiburg): Der TTL-Computerblitz für die automatische Belichtung für die Endo- und Mikrophotographie

Die photographische Dokumentation von endoskopischen und mikroskopischen Befunden ist für die Dokumentation und für die Lehre von großer Bedeutung.

Zahlreiche Methoden, Instrumente und Spezialkameras wurden für die verschiedenen Dokumentationsbereiche angegeben (1–10). Die mehr oder weniger komplizierten Photodokumentationssysteme für die endoskopische und mikroskopische Photographie erfordern alle ein hohes Maß an phototechnischen Kenntnissen. Reproduzierbar gute photographische Aufnahmen blieben dem Könner vorbehalten. Die große Variationsbreite der Belichtungsverhältnisse haben uns 1980 angeregt, ein – computergesteuertes – automatisches Blitzbelichtungssystem zu entwickeln. Dieses Hochleistungscomputerblitzsystem mit exakt dosierbarer Lichtmenge hat die Qualität und die Zuverlässigkeit der mikroskopischen und endoskopischen Photographie entscheidend verbessert (6).

Auch der photographisch weniger Versierte kann mit dem Freiburger System zur Endo- und Mikrophotographie gute photographische Resultate erhalten.

In Zusammenarbeit mit der Firma K. Storz (Tuttlingen/West Germany) haben wir inzwischen eine noch leistungsstärkere Computerblitzanlage entwickelt, die in Kürze lieferbar sein wird.

Material und Methode

Unser Freiburger System für die Mikro- und Endophotographie besteht aus einem Kamerabody mit einem TTL-Photomultipliersystem. Wir haben mit der OM-2N (Olympus Ltd) Kamera gute Erfahrungen gemacht, andere Kameratypen mit TTL-Meßeinrichtung kommen ebenfalls in Frage. Die Kamera ist für die Endoskopie mit einem Revolverhandgriff und einem Motorantrieb für den automatischen Filmtransport ausgerüstet. Alle notwendigen Informationen werden dem Untersucher durch eine LED (light-emitting diode) und durch akustische Signale mitgeteilt. Darüber hinaus verfügt unser System über eine integrierte elektronische Auslösung im Revolverhandgriff und über eine motorisch gesteuerte Schärfeneinstellung. Das Freiburger System für die Endophotographie kann mit einer Hand bedient werden. Es wird durch ein Spezialzoomobjektiv (Fa. K. Storz, Tuttlingen) ergänzt (Abb. 1).

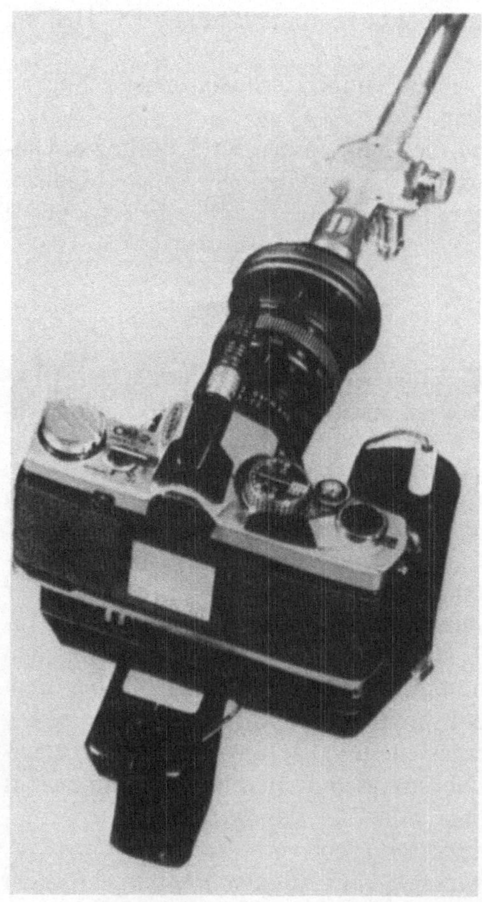

Abb. 1. „Freiburger Endokamerasystem“

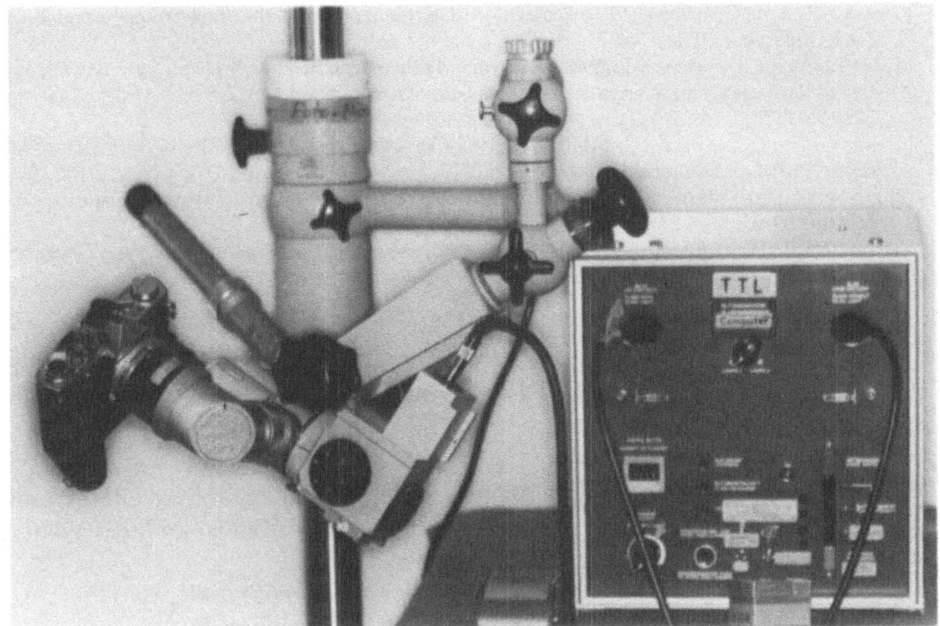

Abb. 2. Freiburger System zur Mikrophotographie

Einzelheiten des elektronischen Aufbaues und der Arbeitsweise sind in früheren Veröffentlichungen dargestellt (5–7).

Das Freiburger System zur Mikrophotographie (Abb. 2) besteht im wesentlichen aus Bauteilen des computergesteuerten Endophotographiesystems. Der Kamerabody wird über einen 70er Strahlenteiler, einen Photoadapter und einen zweifach Teleconverter an das Operationsmikroskop angebaut (OPMI I von Zeiss/Oberkochen/West Germany). Die elektronische Steuerung der Einheit wird über einen Fußschalter durchgeführt. Die koaxiale Faserbeleuchtung liefert die im TTL-Computerblitz integrierte Kaltlichtfontäne. Dezentrierte oder distale Beleuchtungsmöglichkeiten (z. B. für das Weerda-Spreiz-Laryngoskop) sind ebenfalls lieferbar.

Die automatische Blitzbelichtung und der automatisierte Ablauf der Photodokumentation ermöglichen eine einfache und zuverlässige Photodokumentation am Operationsmikroskop ohne daß der Operationsablauf gestört wird.

Literatur

Buckingham RA (1963) Endoscopic otophotography. Laryngoscope 73:71–84

Chen B, Fry TL, Fischer ND (1979) Otoscopy and photography – a new method. Ann Otol Rhinol Laryngol 88:771–773

Chole RA (1980) Photography of the tympanic membrane. A new method. Arch Otolaryngol 106:230–231

Gmür A (1981) Photographische Trommelfelldokumentation. ORL 4:197–202

Hawke M (1982) Telescopic otoscopic and photography of the tympanic membrane. J Otolaryngol 11:35–39

Konrad HR, Berci G, Ward P (1979) Pediatric otoscopy and photography of the tympanic membrane. Arch Otolaryngol 105:431–433

Müller-Hermann E, Pedersen P (1980) Electronic flash unit for endoscopy with autodynamic controlled flash energy for automatic exposure of endophotos. A new method. Arch Otorhinolaryngol 229:155–157

Müller-Hermann E, Pedersen P, Münker G (1981) TTL-Computerblitz und Zeiss Operationsmikroskop OPMI I. Arch Otorhinolaryngol 233:25–29

Müller-Hermann E, Münker G (1982) A hand-held otophotographic system with automatic exposure control. Endoscopy 14:55–57

Yanagisawa E (1982) Effective photography in Otolaryngology, head and neck surgery: Tympanic membrane photography. Otolaryngol Head Neck Surg 90:399–407

P3. R. Reck (Mainz): Bioaktive Glaskeramik in der Ohrchirurgie. – 5 Jahre klinische Erfahrungen

Seit 1978 wurden bei etwa 550 Patienten Prothesen aus bioaktiver Glaskeramik (Ceravital) zur Kettenrekonstruktion verwendet. 346 Patienten konnten nachuntersucht werden. Die präoperativen Diagnosen lauteten:

Cholesteatom 201 ×, Schleimhauteiterung und Tympanosklerose 115 ×, Adhäsivprozeß 14 ×, Trauma 8 ×, Fibrose 6 ×, und Mißbildung 2 ×.

Es wurden 101 konusförmige Implantate, 109 Steigbügelerhöhungen und 136 Totalprothesen eingesetzt, bei 52 Patienten wurden die hinteren Gehörgangswände rekonstruiert.

Die Operationsplanung war, wie auch bei den in unserer Klinik üblicherweise eingesetzten Homoioossikeln, einzeitig. Zum Trommelfellverschluß und zum Abdecken der Implantate wurde Temporalisfaszie verwendet, es erfolgte keine Inter-

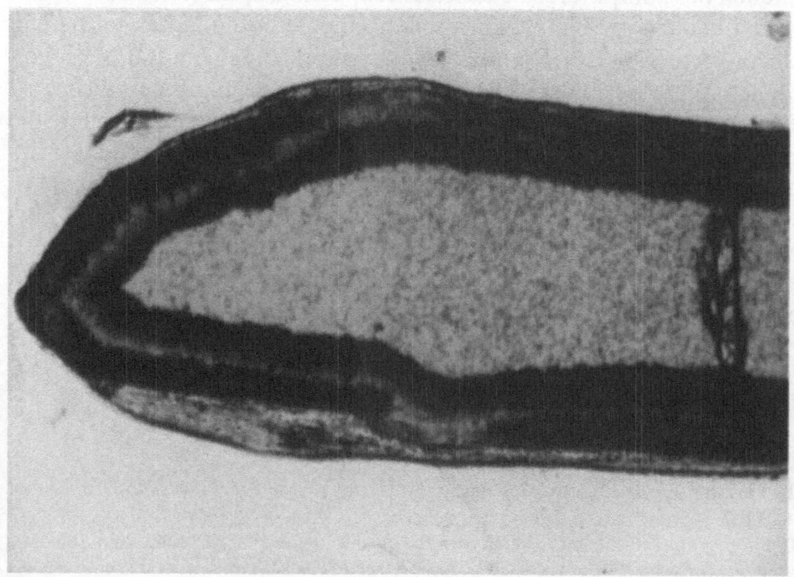

Abb. 1. Ceravital-Prothese eines Patienten, 1 ½ Jahre postoperativ. Wenige Zellen starke Knochenlamelle umschließt den Prothesenteller

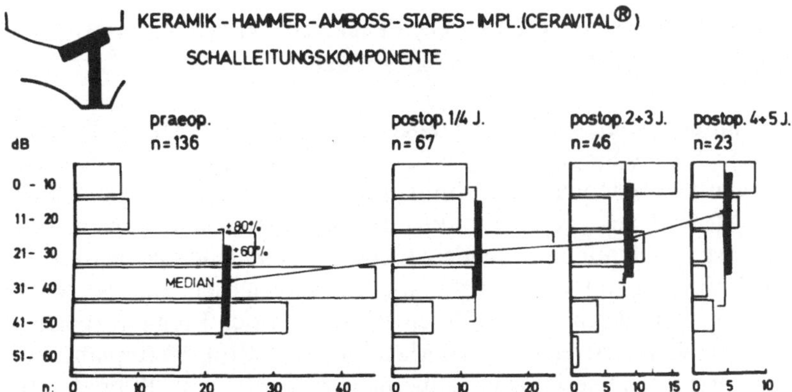

Abb. 2. Schalleitungskomponente nach Tympanoplastik Typ III mit Ceravital Totalprothesen

position von Knorpel zwischen Implantat und Faszie. Bei fehlender Steigbügelsuprastruktur wurden die Gehörknöchelchenprothesen direkt der Steigbügelfußplatte aufgestellt. Um auf der Oberfläche der Prothesentellerchen Knochenwachstum zu induzieren, wurde ein Tropfen autologen Knochenbreies zwischen Faszie und Implantat verteilt (entnommen an Cholesteatom- und entzündungsfreiem Corticalisknochen mit schneidenden Bohrern bei geringer Spülung). Die Implantate wurden mit Diamantbohrern unter ständiger Spülung beschliffen, sie wurden mit den Fingern gehalten, da bei Fixierung in metallischen Instrumenten Bruchgefahr besteht. Die Gehörgangsteil- oder Totalprothesen wurden in den knöchernen Defekt bündig eingepaßt und eingepreßt, eine weitere Fixierung erfolgte nicht. Offene Fugen wurden mit Knochenbrei gefüllt. Die Gehörgangsimplantate wurden mit Knochenbrei bestrichen und mit autologer Faszie und Gehörgangsepithel bedeckt. Nach Auflegen von Siliconfolien wurden die äußeren Gehörgänge mit Gelatineschwämmchen für 3 Wochen tamponiert. Fibrinkleber wurde nicht eingesetzt, da dieser durch Separation der Knochenpartikel von der Implantatoberfläche die Knochenneubildung behindert (Abb. 1).

Bei 31 unserer 346 nachuntersuchten Patienten wurden Implantatabstoßungen gesehen. Alle diese Ohren waren teilatelaktisch wegen ausgeprägten Tubenbelüftungsstörungen. 4 der 52 eingesetzten Gehörgangsprothesen zeigten Epithelisierungsdefekte. Eine therapeutische Konsequenz ergab sich daraus nicht.

Die audiologischen Ergebnisse der Schalleitungskettenkonstruktion bei erhaltener Steigbügelsuprastruktur (Statistische Auswertung von 245 Ohren) waren in etwa mit den Ergebnissen vergleichbar, die mit Homoioossikeln erreicht werden. Bei der Totalrekonstruktion der Schalleitungskette waren die Ceravital-Columellen den Homoioossikeln signifikant überlegen (Abb. 2).

Literatur

1. Reck R (1979) Erste tierexperimentelle und klinische Erfahrungen mit bioaktiver Glaskeramik in der rekonstruktiven Mittelohrchirurgie. Arch Otorhinolaryngol 223:369–373
2. Reck R (1981) Tissue reactions to glass ceramics in the middle ear. Clin Otolaryngol 6:63–65
3. Reck R (1983) Bioactive glass ceramic: A new material in tympanoplasty. Laryngoscope 93:196–199

P4. K. Jahnke, W. Eitel (a. G.) (Tübingen): Histologische Untersuchungen zur Eignung von Macor-Mittelohr-Implantaten

Wir untersuchten die Mittelohr-Kompatibilität von Macor-Keramik-Prothesen, die uns für die Stapeschirurgie zur Verfügung gestellt worden waren. Das Material wurde 3–9 Monate nach Implantation in die Bulla tympanica von Kaninchen und Meerschweinchen lichtmikroskopisch, raster- und transmissionselektronenmikroskopisch mit umgebendem Gewebe untersucht. Die meisten Implantate waren knöchern mit der Bulla-Wandung verwachsen, alle wiesen umschriebene Knochenneubildungen auf. Vereinzelt fanden sich Fremdkörperriesenzellen. Die Ergebnisse unterstreichen, daß Macor-Keramik für die Implantation in die ovale Fensternische ungeeignet ist, außerdem, daß jedes neue Biomaterial zuerst tierexperimentell in einem entsprechenden Implantatlager überprüft werden sollte.

P5. G. Dokianakis, G. Gavalas, E. Makrellis (a. G.), E. Chatzimanolis (a. G.) (Athen): Mißbildungen der ersten Kiemenfurche und des Nervus facialis

Die operative Behandlung der angeborenen Fehlbildungen der ersten Kiemenfurche stellt ein sehr interessantes und reizvolles Problem der Kopf- und Hals-Chirurgie dar. Diese Anomalien können enge und komplizierte Beziehungen zu wichtigen anatomischen Elementen der Umgebung aufweisen. In diesem Poster wird besonders das Problem der Facialisanwesenheit im chirurgischen Feld vorgestellt. Die Notwendigkeit der radikalen Exstirpation der Anomalie unter besonderer Würdigung der Fazialisschonung ergibt die echten Dimensionen des Problems. Wir stellen eine Reihe von Abbildungen auf, die den Verlauf der embryonalen Entwicklung der Anomalie darstellen. Die besondere Aufmerksamkeit sei auf die anatomische Beziehung der persistierenden Epithelreste der ersten Kiemenfurche zum Ausbreitungsmechanismus der Anlage des Komplexes mimische Muskulatur-Nervus Facialis gerichtet. Schließlich stellen wir repräsentative Fälle von Patienten vor, die an unserer Klinik operativ behandelt wurden.

P6. C.F. Claussen, E. Claussen (a. G.) (Bad Kissingen): Objektive neurootologische Untersuchungen bei Vertigo und Tinnitus mittels Elektronystagmographie und akustisch evozierter Potentiale

Mit Hilfe der On-Line-Nystagmusdigitalauswertung über 5 ENG-Kanäle nach dem System Claussen (NYDIAC) und mit Hilfe der akustisch evozierten Hirnstammpotentiale (ABEP) bzw. der akustisch evozierten langsamen Hirnrindenpotentiale (ALEP) werden regelmäßig objektive neurootologische Untersuchungen bei Vertigo- und Tinnituspatienten durchgeführt.

Das System NYDIAC versorgt den Untersucher unmittelbar nach der Durchführung einer kombinierten spontanen, optokinetischen und vestibulären Nystagmusprüfung mit 160 Reaktionsparametern, die monokulär ausgewertet sind.

Das Elektroden-Stimulus-Kreuzblattschema nach Claussen (ESKBC) gestattet dem Untersucher, unmittelbar im Anschluß an die Monitorauswertung der akustisch evozierten Potentiale nach Aufzeichnung mit einer 2-Kanal-Anlage die Resultate Audiogramm-analog per primam vistam zu interpretieren.

P7. H. Stammberger, R. Jakse (Graz): Nachweis und Analyse von röntgendichten Strukturen in den Nasennebenhöhlen bei Aspergillusmykosen

Bei 33 von 65 Aspergillus-fumigatus-Mykosen der NNH fanden sich im Übersichts-NNH-Röntgen bzw. im Tomogramm äußerst strahlendichte Strukturen im Kieferhöhlenlumen, welche zunächst wie metallische Fremdkörper anmuteten. Auf der Suche nach den vermeintlichen Fremdkörpern fanden wir regelmäßig von Pilzmassen völlig ausgemauerte NNH. Schon bei den histologischen Untersuchungen der Pilzmassen war bei der typischen Aspergillus-Schalenstruktur aufgefallen, daß im Zentrum – also dem ältesten Teil – oft Nekrose- und Lysezonen vorhanden waren. In diesen Arealen konnten wir mittels Röntgenstrahl-Fluoreszenz-Analyse mächtige Anreicherungen von tertiärem Calciumphosphat und geringer auch Calciumsulfat nachweisen.

Die Anhäufung dieser Ca-Salze, welche der Pilz aus seinem Wirtsmedium (pathologisches Sekret bzw. Eiter der NNH) assimiliert, führt zu den aufgezeigten röntgendichten Strukturen, welche auf dem Röntgenbild oft wie Ausgüsse der zentralen Pilzschalen wirken. Bei Fehlen einer entsprechenden Fremdkörperanamnese sind solche Röntgenschatten nach unseren Erfahrungen pathognomonisch für Aspergillus-fumigatus-Mykosen der NNH.

P8. R. Matthias, M. Handrock, A. Berghaus (Berlin): Das maligne Melanom der Tuba auditiva

Das maligne Melanom der Tuba auditiva wird selten beschrieben und meist spät erkannt. In unserer Klinik wurden in den letzten Jahren zwei derartige Geschwülste beobachtet.

Das Poster zeigt neben einer Literaturübersicht die otoskopischen und epipharyngoskopischen Befunde, die audiologischen Daten und das pathomorphologische Bild bei beiden Patientinnen. Diagnostische Kriterien, therapeutische Möglichkeiten und Prognose werden diskutiert.

P9. J. Strutz, Chl. Beck (Freiburg): Der Ursprung der efferenten labyrinthären Innervation. – Eine vergleichende anatomische Untersuchung bei Wirbeltieren

Eine der interessanten Phänomene der zentralen Hör- und Gleichgewichtsbahn ist die zentrifugale Innervation vom Hirnstamm zum Innenohr. Der Ursprung dieser efferenten Fasern im Hirnstamm blieb lange unbekannt. Erst die Methode des retrograden axonalen Transports von Meerrettich-Peroxidase (HRP) machte es möglich, die Ursprungszellen nachzuweisen. Nach HRP-Injektion ins Innenohr konnten wir in unserer vergleichenden anatomischen Untersuchung den Ursprung der akustischen Efferenz und der vestibulären Efferenz bei Vertretern aller Wirbeltier-Klassen markieren. Bei den Fischen untersuchten wir den Goldfisch, bei den Amphibien den Laubfrosch, bei den Reptilien Schildkröte und Krokodil, bei den Vögeln das Huhn und bei den Säugetieren das Meerschweinchen. Alle Ursprungszellen lagen in der Formatio reticularis; die primären Octavuskerne waren stets frei von Ursprungszellen. Vergleicht man die Ursprungszellen innerhalb der Evolutionsreihe, ergibt sich eine stetige Zunahme und Differenzierung. Diese Ergebnisse sollen in Form eines Posters veranschaulicht werden.

P 10. H. Bornemann, K.-D. Franke, C. Hundeshagen (a. G.) (Hannover): Die cochleomeatale Szintigraphie zur Diagnostik des Akustikusneurinoms

Die cochleometale Szintigraphie (CMS) gewährleistet nichtinvasiv eine hervorragende diagnostische Aussagekraft bei neurootologischem Verdacht auf einen Tumor im inneren Gehörgang bzw. Kleinhirnbrückenwinkel; folgende Rangfolge der diagnostischen Maßnahmen ist angezeigt:

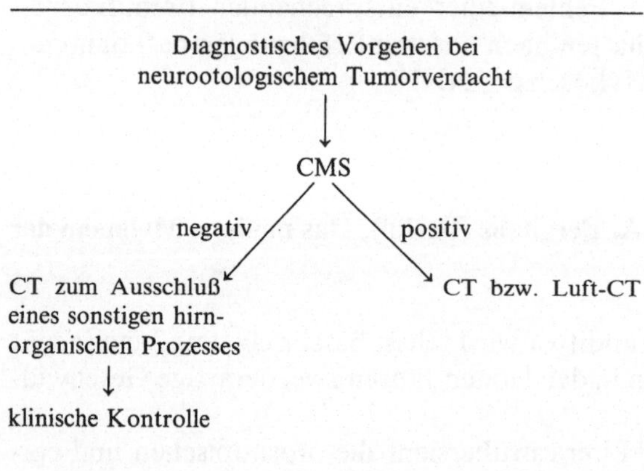

P 11. P. Bumm, J. Mertens, H. Rudert (Augsburg/Kiel): Die Kieferhöhlenfensterprothese Typ maxil air

Eine endoskopische Nachuntersuchung des Kieferhöhlenfensters im unteren Nasengang, in das die Kieferhöhlenfensterprothese Typ maxil air eingesetzt worden war, zeigte das Fenster in 97% der Fälle offen. Die Prothese war 6 Wochen nach der Operation entfernt worden. Die Kieferhöhlenoperation lag bis zu 3 Jahre zurück. Vor- und Nachteile der Methode, das Kieferhöhlenfenster bleibend offen zu halten, werden gegenübergestellt. Als nachteilig erwiesen sich: 1. Einsetzen und vor allem Entfernen der Prothese erfordern Übung. 2. Der mukoziliare Transport ist durch die Prothese vorübergehend gestört. Da die Kieferhöhlenschleimhaut erst bleibend ausheilt, wenn die Prothese entfernt ist, wird diese z. Z. schon nach 14 Tagen entfernt. 3. Nach Prothesenentfernung findet sich häufig ein Schleimhautödem im Fensterbereich, das eine medikamentöse Nachbehandlung der Schleimhaut mit cortisonhaltigen Nasensprays erfordert. Als Vorteil der Methode wird empfunden, daß das nasale Kieferhöhlenfenster auch nach Prothesenentfernung zuverlässig weit offen bleibt. Dadurch ist eine Langzeit-Ventilation-Drainage-Endoskopie-Nachbehandlung der operierten Kieferhöhle möglich.

Literatur

1. Bumm P (1980) Eine Methode, das nasale Kieferhöhlenfenster offenzuhalten. Arch Otorhinolaryngol 227:643
2. Draf W (1982) Praktische Hinweise zur Chirurgie der entzündlichen Nasennebenhöhlenerkrankungen und postoperativer Komplikationen. Arch Otorhinolaryngol 235:367
3. Mann W (1978) Wie gut ist die Fensterungsoperation bei chronischer Sinusitis maxillaris? HNO 26:298

P 12. K.-D. Franke, H. Bornemann, E. Reale (a. G.) (Hannover): Verbindungskomplexe am Nervus cochlearis und am Ganglion cochleare

Elektronenmikroskopische Befunde des Chinchilla-Innenohres nach Untersuchungen mit Hilfe der Dünnschnitt- und der Gefrierbruchmethode.

An den Myelinscheiden der Dendriten und der Ganglienzellen des Nervus cochlearis werden Verbindungskomplexe demonstriert, die einem Abschluß des mesaxonalen Raumes vom modiolären Interzellularraum entsprechen.

P 13. W. L. Mang, C. Walter (München/Heiden): Künstlicher Knochen (Trikalziumphosphat) in der plastischen Gesichtschirurgie

In den letzten Jahren hat sich an vielen Kliniken das Interesse auf dem Gebiet der Kopf-Hals-Chirurgie den Keramikwerkstoffen zugewendet. Dabei scheint unter den angebotenen Materialien dem künstlichen Knochen Hydroxylapatit oder Tricalciumphosphat in der Gesichtschirurgie immer größere Bedeutung zuzukommen aufgrund seiner günstigen Biokompatibilität und Bioaktivität (Induktion zur Knochenneubildung). An über 200 Patienten haben wir dieses Material seit 3 Jahren zur Augmentation von Gesichtsdefekten eingesetzt und kaum nennenswerte Komplikationen gesehen. Die Arbeit enthält eine Beschreibung der verschiedenen Anwendungsmöglichkeiten von künstlichen Knochen in der Ge-

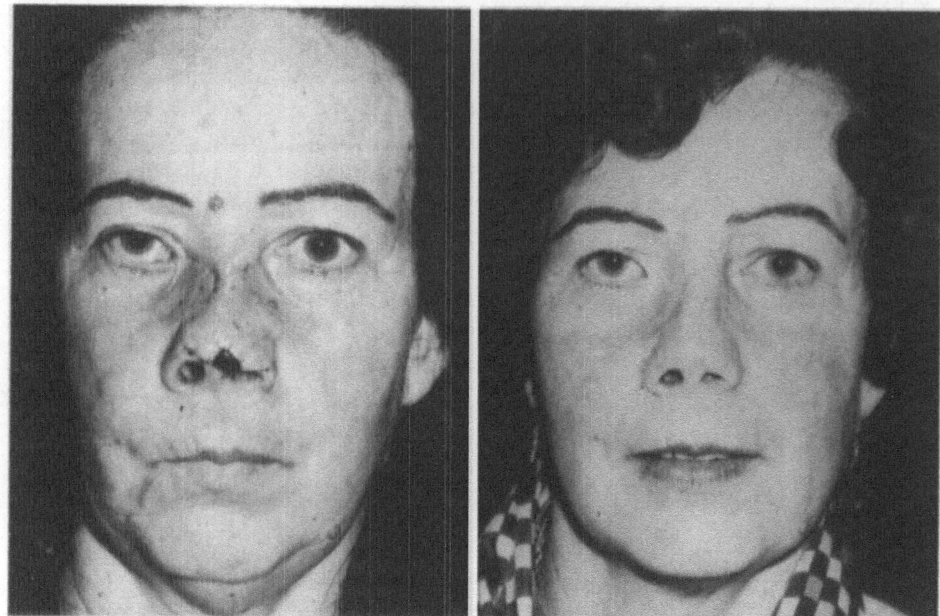

Abb. 1. Gesichtsaufbau und Augmentation mit künstlichem Knochen

sichtschirurgie. Obwohl unsere bisherigen Ergebnisse äußerst ermutigend sind, bedürfen sie jedoch einer jahrelangen kritischen weiteren Überwachung.

Da autologes Material nicht immer in ausreichender Menge zur Verfügung steht, ist es das Ziel zahlreicher Forschungsarbeiten verschiedener Fachgebiete gewesen, ein gewebeverträgliches Material zu entwickeln, das die bisher verwendeten natürlichen Knorpel- und Knochenersatzmittel weitgehend ersetzen kann. Auf der Suche nach einem geeigneten Implantationsmaterial von Keramikwerkstoffen in der Gesichtschirurgie fanden wir Hydroxylapatit, im Gegensatz zu Aluminiumoxyd ein bioaktives Material, dessen besonderes Merkmal es ist, Knochenneubildung zu induzieren. Es scheint in hohem Maße die Forderung zu erfüllen, daß ein Implantat nicht toxisch, nicht karzinogen und allergisierend sein soll [1, 2]. Es darf auch die Vitalität des umgebenden Gewebes nicht zerstören, den Heilungsprozeß nicht hemmen, sollte leicht sterilisierbar und formbar sein. Es handelt sich um ein Implantat, welches mit dem Gewebe und insbesondere mit dem Knochen reagiert. Obwohl unterschiedlich resorbierbar [2], stimuliert Hydroxylapatit das Knochenwachstum im Bereich der Implantatoberfläche. Tierexperimentelle Untersuchungen ergaben zwischen Knochen- und Calciumphosphatimplantat eine direkte Verbindung ohne erkennbaren Bindegewebssaum.

Grundstoff des künstlichen Knochens ist Beta-Tri-Calciumphosphat oder Hydroxylapatit. In die sich zunächst weich darstellende Masse wird eine 10%ige Wasserstoffsuperoxydlösung eingeblasen, dadurch werden künstlich Poren erzeugt. Der Brei wird bei 80° getrocknet und schließlich wird der entstandene Block bei Temperaturen bis zu 1 400 °C gehärtet. Die Poren eines solchen Blocks haben einen Durchmesser von mind. 100 My. Die Sterilisation erfolgt im Autoklaven bei 135–142 °C und 1 bar Druck für 15 min. Unsere klinischen Erfahrun-

Tabelle 1. Art und Anzahl der durchgeführten Augmentationen von Gesichtsdefekten mit Hydroxylapatit (n = 209)

Wangenaufbau	8	Jochbeinaufbau	10
Nasoorale Fistel	4	Gesichtsaufbau	6
Kinnaufbau	20	Pharynxunterfütterung	2
Sattelnasen	94	Oberkieferaufbau	8
Orbitarekonstruktion	14	Unterkieferaufbau	5
Weichteilimplantation	24	Tränenkanalrekonstruktion	2
Stirnaufbau	8	Ohrrekonstruktion	4
Gesamt	172		37

gen haben ergeben, daß dieses Material subperiostal implantiert, sehr schnell einen festen Kontakt findet mit dem Wirtgewebe und sich radiologisch kaum vom Knochen differenzieren läßt. Dies und die hervorragende Gewebsverträglichkeit haben zur Folge, daß bei der Augmentation von Gesichtsdefekten und bei der Rekonstruktion von Gewebeverlusten dieses Material sich als fast ebenbürtige Alternative zum autologen Gewebe anbietet. Wir haben an 209 Patienten (Tabelle 1) mit angeborenen oder erworbenen Entstellungen im Gesicht dieses Material seit 3 Jahren eingesetzt und kaum nennenswerte Komplikationen gesehen. In 9 Fällen kam es zu leichten blanden Infektionen, die jedoch nie zu einem Totalverlust des Implantates führten.

Literatur

1. Jahnke K, Plester D (1980) Praktische Hinweise zur Anwendung von Mittelohr-Implantaten aus Aluminiumoxid-Keramik. HNO 28:115–118
2. Köster K, Karbe E, Kramer H, Heide H, König R (1976) Experimenteller Knochenersatz durch resorbierbare Calciumphosphat-Keramik. Langenbecks Arch Chir 341:77–86
3. Walter C, Mang WL (1982) Künstlicher Knochen (Tricalciumphosphat) in der Gesichtschirurgie. Laryngol Rhinol Otol (Stuttg) 354–360

P 14. H. J. Radü, G. Kauffmann (a. G.) (Münster): Reflexorientierte Hörschwellenbestimmung beim Säugling

Mit dem Verfahren wird der Versuch unternommen, reflektorische Aktivitätsänderungen geräuschproduzierender Körperfunktionen zu registrieren. – Mit speziellen mechano-elektrischen Wandlern zur Registrierung der Saugaktivität und weiteren Methoden zur Analyse der Atemtätigkeit und der Augenbewegungen werden die Aktivitätsänderungen synchron mit dem Reiz auf einem Mehrkanalschreiber registriert. – Erste Ergebnisse zeigen, daß mit dieser Methode die Hörschwelle bei Säuglingen schon bei niedrigeren Lautstärken dargestellt werden kann als durch die bislang verwendete Verhaltensbeobachtung. Die Methode ist wenig kostenintensiv und praktisch nicht belastend für den Säugling. Sie ist anwendbar innerhalb des ersten Lebensjahres.

P 15. F.-X. Brunner (Würzburg): Zur Technik und Histologie der fibringeklebten mikrovaskulären Anastomose

Die herkömmliche Technik der mikrovaskulären Anastomose ist die Naht mit einem 10,0 bzw. 11,0 monofilen Faden. Versuche, mikrovaskuläre Anastomosen zu kleben, erbrachten bisher keine großen Erfolge.

Mit dem hier vorgestellten Verfahren gelang es im Tierversuch, an der Aorta der Ratte suffiziente Anastomosen zu kleben. Hinsichtlich der funktionellen und histologischen Ergebnisse ergaben sich gegenüber einer Kontrollgruppe, bei der die Anastomose End zu End genäht wurde, in einem Beobachtungszeitraum von 12 Stunden bis 12 Monaten postoperativ keine wesentlichen Unterschiede.

P 16. G. Esser, P. Nolte (a. G.), R. Printzen (a. G.), U. Seifert (a. G.) (Düsseldorf): Das SFT-System (*S*prach-*F*arbbild-*T*ransformations-System) – eine farbige Lautschrift

Das SFT-System, das beim Gehörlosen und beim hochgradig Schwerhörigen die fehlende auditive Rückkopplung durch ein visuelles feedback ersetzen kann, ist seinem Wesen nach eine Lautschrift, die jedoch nicht aus geschriebenen Zeichen besteht – wie z. B. das IPA-System –, sondern aus farbigen Formen, die direkt aus der gesprochenen Sprache entstehen. Um Bildformen zu erhalten, die vom visuellen Kurzzeitgedächtnis spontan erfaßt werden können, wird bei der SFT – im Gegensatz zur Sonagraphie – nicht die volle Information der Sprache übertragen, d. h. die Redundanz wird vermindert. Das führt dazu, daß nicht jedem Laut der Sprache eine farbige Form zugeordnet ist, sondern daß Lautkombinationen verschlüsselt werden. Die Elemente der Bildsprache sind daher nicht die einzelnen Laute, sondern Kombinationen, die aus zwei bis vier Lauten bestehen. Die Grundlagen dieser Farblautschrift werden dargestellt.

P 17. W. Sterner (a. G.), G. Chibanguza (a. G.), R. März (a. G.) (Nürnberg): Experimentelle Überprüfung der sekretolytischen Eigenschaften eines Phytopharmakons (SINUPRET) und seiner Einzelkomponenten

In einer Reihe von Tierversuchen wurde das Phytopharmakon SINUPRET auf seine sekretolytischen Eigenschaften untersucht.

Mit der Methode nach Perry u. Boyd (zit. nach [2]) konnte für die Drogenkombination unter 15 facher Dosierung eine Steigerung der Sekretmenge um 121,4% nachgewiesen werden. Die Überprüfung der Einzelkomponenten mit verfeinerter experimenteller Methode erbrachte in einem 2. Versuch unter 50 facher Dosierung die Erkenntnis, daß jede der Einzeldrogen signifikante sekretionsfördernde Eigenschaften besitzt, ohne daß toxische Wirkungen der Drogenkombination oder der Einzeldrogen festgestellt wurden [1]. Unter geringerer Dosierung (15 fache therapeutische Dosis) konnte das Ergebnis in einer weiteren Versuchsreihe sowohl für das Kombinationspräparat als auch für die Einzeldrogen im Vergleich zu einer Alkohol-Kontrollgruppe und einer NaCl-Kontrollgruppe bestätigt werden. Das Ausmaß der Steigerung sowie die Beteiligung der Einzeldrogen am Gesamtergebnis werden diskutiert.

Literatur

1. Chibanguza G, Sterner W, März R (1982) Secretolytic activity and potential toxic effects of a phytopharmakon for the treatment of sinusitis. Poster on the 9th Congress of the European Rhinologic Society, Stockholm, 1982
2. Engelhorn R, Püschmann S (1963) Arzneimittelforsch 13:474

P 18. J. Wustrow, R. Fischer (a. G.), R. Heymer (a. G.) (Kiel): Morphologische Veränderungen bei Langzeitintubation im Larynx und der Trachea

Die makroskopischen und histologischen Veränderungen der Schleimhaut von Larynx und Trachea wurden bei 98 Patienten mit Langzeitintubation unersucht. Dabei konnten deutliche Zusammenhänge zwischen der Intubationsdauer und dem Schädigungsgrad der Trachealschleimhaut zum einen bei klinisch und pathologisch nachweisbarem Schockgeschehen und zum anderen ohne vorausgegangenen Schock nachgewiesen werden. Diese Ergebnisse werden anhand einer ausführlichen Dokumentation demonstriert.

P 19. G. Rettinger, M. E. Wigand, W. Kalender (a. G.) (Erlangen): Hochauflösungs-Computertomographie zur Darstellung von Nerven und Gefäßen des Kleinhirnbrückenwinkels: Ein Vergleich computertomographischer und operativer Befunde

Der 7. und 8. Hirnnerv kann computertomographisch nach Luftfüllung der Kleinhirnbrückenwinkel-Zisterne nahezu regelmäßig dargestellt werden. Die guten Kontrastunterschiede erlauben durch Anwendung einer hochauflösenden Bildrekonstruktion darüber hinaus die Abbildung von Gefäßen. Operativ kann der Kleinhirnbrückenwinkel und der innere Gehörgang von einem transtemporalen Zugang aus übersehen werden, wobei Operationssitus und horizontales Computertomogramm im Blickfeld weitgehend übereinstimmen. Den CT-Aufnahmen ausgewählter Fälle wurden mit Hinweisen auf die klinische Symptomatik entsprechende operative Befunde gegenübergestellt. Neben Angaben zur Anatomie wird der Einfluß von Gefäßpulsationen auf die Bildwiedergabe diskutiert (in englischer Sprache).

P20. G. Rettinger (Erlangen): Verödung der Glandula parotis durch Ausguß des Gangsystems mit einer Aminosäurelösung

Die transpapilläre Instillation einer resorbierbaren Aminosäurenlösung (Ethibloc) in das Gangsystem bewirkt im Tierexperiment eine Parenchymatrophie, interstitielle Fibrose sowie, nach Abbau der Okklusionslösung, eine Rekanalisation der Ganglumina. Der zeitliche Ablauf dieser morphologischen Veränderungen wird durch histologische Schnitte veranschaulicht und ihre Genese diskutiert. Der klinische Teil verweist auf die bisherigen Erfahrungen über die Okklusionsbehandlung bei chronisch rezidivierender Parotitis, sialadenotischen Wangenschwellungen, Speichelfisteln u. a. Zusammengefaßt werden Applikationstechnik, Indikationen, Kontraindikationen und Komplikationen dargestellt.

P21. K. Jatho (Lübeck): Keine Kanüle im Tracheostoma nach Laryngektomie

Zwei Poster zeigen einen Operationsvorgang, der in jedem Fall ein kanülenfreies Tracheostoma sichert. Das linke Poster demonstriert schematisch das operative Prinzip. Zeichnerisch betont sind die Bildung eines jugularen Hautzipfels aus dem Schürzenlappen, die Abtrennung der Kopfnickermuskel vom Schlüsselbein, die Entfaltung des Trachealstumpfes nach medianer Durchtrennung bis auf die Intubationsöffnung. Durch die Trachealflügel gesetzte Nähte werden durch das Schlüsselbeinperiost subcutan infraclaviculär durch die Haut gestochen und über Gazetupfern fixiert. Das rechte Poster zeigt in photographischen Schritten die wesentlichen Phasen der Operation. Die postoperative Situation zeigt die offene Wundbehandlung des Tracheostomas. Postoperativ *keine* Kanüle. Wundverband mit lokaler Druckwirkung nur über dem Schürzenlappen mit eingebundener Gummimanschette. Keine Drainagemaßnahmen. Die rechte Posterhälfte demonstriert kanülenfreie Tracheostomen unseres Krankengutes.

P22. G. Kastellis (Athen): Die Otomykose

Anhand von 100 selbst beobachteten Otomykosefällen konnten wir bestätigen, daß Aspergillus am häufigsten unter den Pilzen im äußeren Gehörgang zu finden ist und daß Aspergillus niger am häufigsten zur Mykose führt. Zur Pilzkultur waren Sabouraud-Kchapek-Agar benutzt worden. Die Behandlung besteht vor allen Dingen in der Säuberung, Spülung und Trocknung des äußeren Gehörganges und der Radikalhöhle. Zur Spülung benutzen wir vorzugsweise eine 10%ige Natrium-bicarbonicum-Spülung; anschließend wurde Natrium-bicarbonicum-Pulver appliziert.

Wir meinen, damit außerdem bestätigt zu haben, daß die Änderung des pH von sauer zu alkalisch die wesentliche Voraussetzung für die Abheilung der Otomykose ist.

P23. H.W. Pau (Bonn): Gefäßdarstellung des Tromelfelles durch Fluoreszenzangiographie

Die Fluoreszenzangiographie ermöglicht ein Studium von Gefäßverläufen und Durchblutungsverhältnissen aufgrund der photographischen Darstellung intravasal applizierten Natrium-Fluoreszeins. Diese für die Fundusdiagnostik konzipierte Methode wurde von uns so modifiziert, daß Gefäßuntersuchungen am Trommelfell in vivo durchgeführt werden konnten. Auf dem Poster wurden typische Photosequenzen von normalen und pathologischen Trommelfellbefunden dargestellt.

Verzeichnis der Vorträge

* P nach Seitenzahl = Poster

H.J. Denecke, W. Ey

Die Operationen an der Nase und im Nasopharynx

mit Berücksichtigung der transsphenoidalen Operationen an der Hypophyse und der Eingriffe am vegetativen Nervensystem des Kopfes

1984. 153 überwiegend farbige Abbildungen in Teilbildern.
Etwa 330 Seiten. (Allgemeine und spezielle Operationslehre, Band 5. 3., völlig neubearbeitete Auflage, Teil 1)
Gebunden DM 360,-
Vorbestellpreis/Subskriptionspreis Gebunden DM 288,-
(Der Vorbestellpreis gilt nach Erscheinen weiter als Subskriptionspreis bei Verpflichtung zur Abnahme aller Bände des Handbuchs)
ISBN 3-540-12946-4

Inhaltsübersicht: Chirurgie der äußeren Nase. - Operationen an der inneren Nase. - Eingriffe bei Verletzungen der Nase. - Eingriffe bei Mißbildungen der Nase. - Transsphenoidale Eingriffe an der Hypophyse. - Chirurgie des Nasopharynx. - Operative Eingriffe am N. petrosus major, am N. Vidianus und Ganglion pterygopalatinum. - Literatur. - Sachverzeichnis.

Die Operationen an der Nase und im Nasopharynx haben seit Erscheinen der letzten Auflage 1953 im Rahmen der Kirschnerschen Operationslehre erheblich zugenommen und eine wesentliche Verfeinerung erfahren. Mit der Neuauflage dieses Teilbandes werden dem Leser sowohl die alt bewährten wie auch die modernen Operationsverfahren dieser Regionen dargelegt.
Der klar übersichtlich geordnete Text wird durch zahlreiche, größtenteils farbige Abbildungen ergänzt, die die wesentlichen Operationsverfahren veranschaulichen. Die korrigierende und rekonstruktive Rhinoplastik wird dem modernsten Stand entsprechend ausführlich dargestellt, ebenso die Kapitel über Nasenseptum und Nasenmuscheln. Dabei wird die Septumplastik ausführlich in Wort und Bild abgehandelt. Auch die operativen Möglichkeiten bei verschiedenen anderen Erkrankungen der Nasenhöhle wie Synechien, Tumoren, Rhinolithen und Ozaena werden berücksichtigt. Breiter Raum ist dem Vorgehen beim Nasenbluten, seinen Ursachen sowie dem Aufsuchen und Versorgen der Blutungsquelle gewidmet. Traumatologie und Mißbildungschirurgie der Nase finden entsprechende Würdigung. Ergänzt wird der Teil über die Chirurgie der Nase und eine ausführliche Darstellung der transsphenoidalen Eingriffe an der Hypophyse.
Chirurgische Eingriffe bei den Tumoren, den nasopharyngealen Stenosen und den velopharyngealen Insuffizienzen werden ausführlich beschrieben. Mit dem Kapitel über Eingriffe am vegetativen Nervensystem des Kopfes wird dieser Band abgeschlossen. HNO-Ärzte, Plastische Chirurgen, Kieferchirurgen und Neurochirurgen erhalten mit diesem Band ein bewährtes und aktuelles Nachschlagewerk über die Operationstechniken und Komplikationsmöglichkeiten.

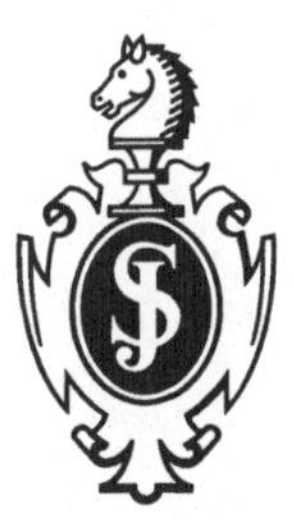

Springer-Verlag
Berlin
Heidelberg
New York
Tokyo